질병별로 분류한 우리나라 산약초 도감

한국의
산약초
300

이비락 樂

한국의 산약초 300
Medical Plants in Korea

개정판 1쇄 발행 2025년 9월 26일

지은이 제갈영, 손정호

펴낸곳 도서출판 이비컴
펴낸이 강기원

디자인 이유진
편　집 한주희
마케팅 박선왜
사진 협조 이동혁
일러스트 아이클릭아트

주소 (02560) 서울시 동대문구 고산자로34길 70, 431호
대표전화 (02)2254-0658 팩스 (02)2254-0634
전자우편 bookbee@naver.com

등록번호 제6-0596호(2002.4.9)
ISBN 978-89-6245-241-9 (16510)

ⓒ 제갈영, 손정호 2025

※ 파본이나 잘못 인쇄된 책은 구입하신 서점에서 교환해드립니다.

서문

　약용식물에 관해 공부하려면 우리나라 옛 문헌은 물론이고, 중국의 옛 문헌도 그냥 지나칠 수가 없다. 사실, 우리나라 산약초 자료 지식 정보의 적잖은 부분은 중국의 고대 의학서를 기반으로 하고 있다. 그래서 중국의 약용식물과 비슷한 우리나라 약용식물을 같은 약재로 취급하고 있는 것을 쉽게 발견하게 된다.

　식물의 염색체를 파악할 수 있는 첨단장비가 구축되면서 이웃 나라인 중국, 일본 등지의 식물과 국내의 식물이 서로 비슷해 보일지라도 염색체가 틀리면 서로 다른 식물임을 알 수 있다. 과거에는 지금처럼 염색체를 조사할 방법이 없어서 외관이 비슷한 유사 식물을 동일 약재로 취급하기도 했으나 실제는 동일한 약재가 아닌 경우도 많이 나타났다.

　가령, 우리나라와 중국에서 자라는 두 식물이 같은 식물처럼로 보여도 실제로는 다른 식물임을 알 수 있는데, 문제는 두 식물의 약리작용도 다르다는 점이다. 이러한 작업은 개인적으로 수행하기 힘든 작업이기에 전문적으로 약초를 연구하는 분들의 조언이 필요했다. 이 책은 이러한 과정 속에서 출발한 책으로 우리나라 산약초를 바르게 알고 바르게 활용할 수 있도록 하였고, 특히 우리나라 성인들에게 흔히 나타나는 질병을 선별하고 묶어 그에 따른 효능과 사용법을 소개한다. 물론 여기에는 전문가의 견해 차가 있을 수밖에 없음을 인정하며, 오래전부터 내려온 우리나라와 중국의 의학 원전에 기반하여 충실하게 담으려 노력한 것에 지나지 않다. 한국과 중국의 여러 의학전서의 도움과 번역으로 엮었을지라도 어디까지나 민간의학의 실용성을 위한 참고용 산약초 도감임을 아시기 바란다.

　약은 잘 쓰면 약(藥)이 되지만 잘못 쓰면 독(毒)이라고 한다. 약용식물을 사용할 때는 식물의 유독성 여부와 부작용, 성미 그리고 음식물 관계를 잘 살피고, 산약초를 채취하여 복용할 때는 반드시 한의사 등 전문가와 상의하여 적량을 사용할 것을 당부드린다.

2025. 8
제갈영, 손정호 배상

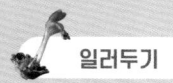
일러두기

- 우리나라 산과 들, 그리고 농가에서 재배하는 초본식물 242종과 목본식물 72종 등 총 314종을 소개한다.

- 식물 배열은 질병별로 분류하고 이를 다시 대표 질병과 세부 질환에 따른 식물의 주요 효능으로 분류하였다.

- 식물에 관한 사진은 전초와 잎, 꽃, 열매, 뿌리 등과 약재 순으로 배치하였으나 지면상 제외한 사진도 있고, 이해를 돕기 위해 약리작용이 비슷한 유사종을 넣거나 새순 등을 포함시키기도 하였다.

- 식물 정보는 식물명, 과명, 식물의 생육상 정보를 실었고, 지역, 그리고 한방에서 흔히 부르는 생약명, 이명과 서식지, 이용 부위, 번식과 토양, 채취법, 성미와 효능, 사용법으로 구분해서 정리하였다.

- 독자의 이해를 돕기 위해 어려운 질병명과 한자식 식물 용어는 풀어 쓰되, 그렇지 못한 것은 괄호를 넣어 부연 설명하고 부록의 〈용어해설〉에서도 다루었다.

- 부록에 수록한 〈식물명 찾아보기〉는 본문에서 소개한 초본과 목본 식물명, 그리고 유사종을 포함하여 해당 식물의 생약명과 이명까지 정리, 수록하였다. 목본식물은 하단의 쪽수와 함께 별색 표시하였고, 생약명과 이명은 (*) 표시로 구별해 놓았다.

- 본 산약초 도감은 산림청 국립수목원과 한국식물분류학회가 공동으로 운영하는 《국가표준식물목록》 자료에 근거한 국명과 학명, 정명을 따랐고, 필요에 의해 일반적으로 사용하는 견해를 반영한 것도 더러 있음을 밝혀둔다.

주의해야 할 약초 사용법

- 약초 사용 전에 자신의 질병을 정확히 알아야 한다. 질병은 정해진 의료시설에서 소변검사, 혈액검사, 방사선 등의 의료검사를 통해 파악할 수 있다.

- 하나의 약초는 여러 가지 성분을 함유하여 다양한 약리작용을 갖는다. 책을 참고하되, 해당 약초를 통해 필요한 처방을 받으려면 반드시 의사, 한의사 등 전문가의 지시를 받아서 사용해야 한다.

- 본 책의 분류는 초본, 목본 식물의 대표적인 약리작용을 기준으로 세분화하였다. 어디까지나 대체요법에 준하는 수준에서 참고용으로 사용하기를 바라며 약초의 오남용에 특히 주의하시기 바란다.

- 책에 수록한 '생약명'은 중국 의학문헌이나 우리나라 『동의보감』 등 옛 의학문헌에서 표기한 것으로 다른 여러 견해가 있을 수 있다. 가급적 일반적으로 알려진 생약명과 시중 약령시 등에서 부르는 생약명을 사용하였다.

- 기본요법에 표기한 용량은 1일 2~3회 복용량 기준이다. 기본요법의 약재 총 무게가 20g 이하이면 물 200ml에, 30g이면 물 300ml에 달여 복용한다. 일반적으로 3일~10일간 복용한다.

- 기본요법에 표기한 용량은 부작용이 발생하지 않는 한도를 책정하여 작성하였으나 환자의 상태에 따라 다를 수 있다. 개인의 체질, 질병 상태, 약재의 성질 등에 따라 차이가 있으므로 확실한 효과를 얻으려면 반드시 전문가의 처방을 받아서 사용해야 한다.

- 약용식물을 사용할 때는 식물의 성미와 유독성, 부작용, 그리고 음식물과의 관계를 파악하고, 약을 복용할 때는 반드시 한의사 등 전문가와 상의하여 적량을 섭취해야 한다.

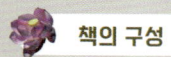

책의 구성

이 책은 질병별 산약초 활용법에 중점을 둔 도감이므로 질병명과 식물명, 과명, 학명, 초본 및 목본류를 기본 구성으로 하였다. 이어 세부적으로 산약초의 생육상 정보(높이, 잎 모양, 개화, 결실기)와 약용 정보에 필요하다고 판단되는 생약명과 이용부위, 서식지, 토양과 번식, 채취, 성미와 효능, 다양한 사용법을 차례로 수록하였다.

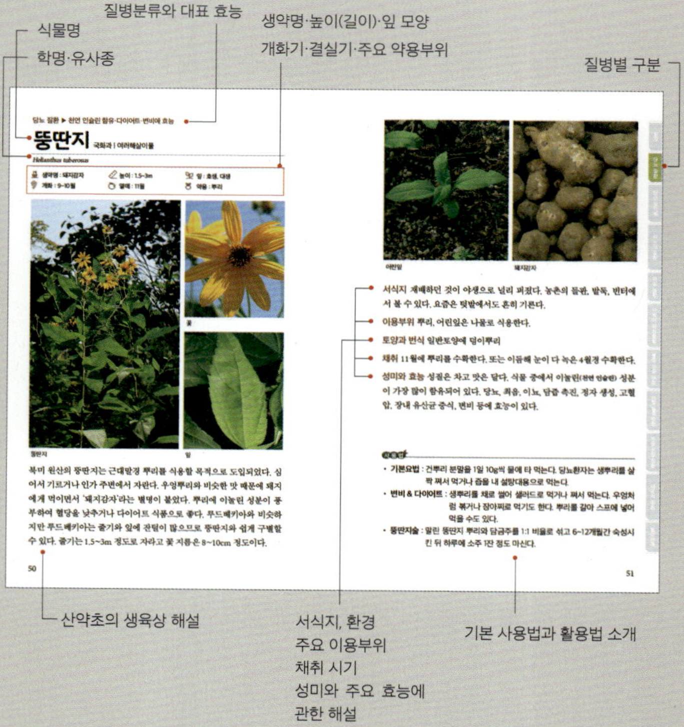

- 식물명
- 학명·유사종
- 질병분류와 대표 효능
- 생약명·높이(길이)·잎 모양
- 개화기·결실기·주요 약용부위
- 질병별 구분
- 산약초의 생육상 해설
- 서식지, 환경 / 주요 이용부위 / 채취 시기 / 성미와 주요 효능에 관한 해설
- 기본 사용법과 활용법 소개

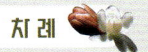
차례

- 서문·3
- 일러두기·4
- 주의해야 할 약초 사용법·5
- 책의 구성·6
- 용어해설·414
- 찾아보기·418

■ 차례에 기재하지 않은 유사종 식물명과 생약명은 부록의 찾아보기를 참조하세요.

항암
각종 암 예방과 암세포의 증식 억제에 효능

화살나무·14	겨우살이·16	갈퀴덩굴·18
바위솔·19	까마중·20	짚신나물·22
잔대·24	부처손·26	청미래덩굴·28
꾸지뽕나무·30	예덕나무·32	옻나무·34
마름·36		

당뇨 질환
대사증후군 질환인 당뇨 예방과 혈당개선 지원

택사·38	조릿대·40	당개지치·42
우엉·44	칡·46	하늘타리·48
뚱딴지·50	해당화·52	

천연 정력제(자양강장)
정력증진을 돕고, 발기불능, 조루, 불임 등 예방

삼지구엽초·54	풀솜대·56	복분자딸기·57
둥굴레·58	비수리·60	하수오·62
큰조롱·64	새삼·65	산수유나무·66
가래나무·68	생달나무·70	가시오갈피·72

비뇨기 질환

성병, 백대하, 빈뇨, 고환 등 비뇨기 질환에 효능

개불알풀 · 74	약모밀 · 76	수영 · 78
용담 · 80	초피나무 · 82	

여성 질환

생리불순, 무월경, 월경촉진, 생리통, 불규칙한 질 출혈, 출산 후 오로증세, 백대하, 산후위증 등에 효능

홀아비꽃대 · 84	양지꽃 · 86	쇠뜨기 · 88
광대수염 · 90	솜양지꽃 · 92	주름잎 · 93
비비추 · 94	쉽싸리 · 95	접시꽃 · 96
익모초 · 98	호장근 · 100	구절초 · 102
노박덩굴 · 104		

타박상·외상출혈

타박상과 외상, 벌레에 물린 상처, 지혈 등에 효능

피나물 · 106	달래 · 108	엉겅퀴 · 110
애기땅빈대 · 112	산톱풀 · 114	개구리발톱 · 115
오리나무 · 116		

통증·관절 질환

진통, 골증, 관절염, 통풍, 좌골신경통, 요통, 마비증, 손발시림 등에 효능

현호색 · 118	지모 · 120	독활 · 122
붉은서나물 · 124	진달래 · 126	잣나무 · 128
마가목 · 130	음나무 · 132	

어혈·혈액순환

기와 혈을 보하고, 현기증, 심장 질환, 빈혈, 막혀있는 혈액의 원활한 순환에 효능

광대나물 · 134	작약 · 136	억새 · 138
잇꽃 · 139	천궁 · 140	참당귀 · 142
골담초 · 144	산사나무 · 146	지렁쿠나무 · 148
된장풀 · 150		

부종·신장 질환
신장기능의 약화로 인한 각종 부종과 세균에 의한 신우염, 신우신염과 방광염, 혈뇨, 신장결석 등에 효능

옥수수 · 151	띠 · 152	원추리 · 154
환삼덩굴 · 156	쇠무릎 · 158	더덕 · 160
현삼 · 162	패랭이꽃 · 164	댕댕이덩굴 · 166
참가시나무 · 168	황벽나무 · 170	

내분비 질환
호르몬을 분비하는 내분비계통의 갑상선종, 갑상선항진 등과 간염, 폐농양, 폐렴, 늑막염, 탈장, 숙취, 간 해독 작용 등에 효능

괭이밥 · 172	민들레 · 174	뱀딸기 · 176
시호 · 178	쑥 · 180	갈대 · 182
굴풀 · 184	맥문동 · 186	으름덩굴 · 188
산겨릅나무 · 190	황칠나무 · 192	헛개나무 · 194

혈압관계
두통을 동반한 고혈압과 피로, 무기력증 등을 동반하는 저혈압 예방

좁쌀지풀 · 196	참나물 · 198	두충 · 200
벽오동 · 202	오수유 · 204	

호흡기·두통 질환
해수, 천식, 기관지염, 편도선염, 두통, 인후통, 발한에 효능

관동화 · 205	머위 · 206	패모 · 208
문모초 · 209	금창초 · 210	천문동 · 212
파 · 213	갯기름나물 · 214	도라지 · 216
꼭두서니 · 218	바디나물 · 219	약촉규 · 220
꽃향유 · 221		

알레르기 질환
비염, 축농증, 새집증후군에 의한 알레르기, 피부염 등에 효능

삼백초 · 222	삽주 · 224	목련 · 226
느릅나무 · 228	붉나무 · 230	

소화·위장 질환

소화불량, 장염, 설사, 식욕부진, 구토, 혈변, 위장염 등에 효능

딱지꽃 · 232	왕고들빼기 · 233	인동덩굴 · 234
개망초 · 236	산국 · 238	모과나무 · 240
소태나무 · 242	감나무 · 244	

소변·항문 질환

과민성대장염, 치질, 치루, 요실금, 야뇨증, 직장탈출증, 자궁탈출증에 효능

망초 · 246	지칭개 · 247	고삼 · 248
오미자 · 250	은행나무 · 252	승마 · 254

중이염 질환

중이염, 이명, 난청 등에 효능

어저귀 · 255	황련 · 256

치과 질환

잇몸 질환과 구강 및 구내염, 치통, 풍치, 충치 예방 등에 효능

조릿대풀 · 257	박하 · 258	자귀나무 · 260
대추나무 · 262	산초나무 · 264	

안과 질환

시력회복, 녹내장, 백내장, 백예, 야맹증, 급성결막염, 각종 안구 질환에 효능

결명자 · 266	맨드라미 · 268	쇠비름 · 270
쥐꼬리망초 · 271	석류풀 · 272	속새 · 273
구기자나무 · 274		

신경정신·중풍

신경쇠약, 불면증, 사지마비 및 통증, 히스테리, 스트레스, 중풍 예방에 효능

마타리 · 276	천마 · 278	석창포 · 280
강활 · 282	쥐오줌풀 · 284	고들빼기 · 285
연꽃 · 286	소나무 · 288	감태나무 · 290
치자나무 · 292		

소아 질환
볼거리(유행성이하선염)에 효능

미나리 · 294

식중독
어패류, 음식 등에 의한 식중독에 효능

생강 · 296	소엽 · 298	귤나무 · 300

허약 체질
병후 회복, 식은 땀, 소아감적(영양부족), 자양강장, 허약한 노인의 원기 회복 등에 효능

개별꽃 · 302	마 · 304	지황 · 306
황기 · 308	매듭풀 · 310	흑쌔기풀 · 312
전호 · 314	오갈피나무 · 316	

피부 질환
대상포진, 아토피 피부염, 부스럼, 화상, 정창, 가려움증, 옴, 벌레물린 상처, 피부습진, 두드러기, 건선 등에 효능

석잠풀 318	제비꽃 · 319	오이풀 · 320
괭이눈 · 322	도꼬마리 · 324	황금 · 326
옥잠화 · 328	싱아 · 329	할미꽃 · 330
꽈리 · 332	백선 · 334	가는잎쐐기풀 · 336
송이풀 · 337	편백 · 338	팥꽃나무 · 340
구릿대 · 342	달맞이꽃 · 344	감초 · 346
수세미오이 348	뽕나무 · 350	찔레꽃 · 352

변비·다이어트
변비 및 다이어트, 피부미용, 숙변제거에 효능

백년초 354	여주 · 356	차풀 · 357
질경이 358	퉁퉁마디 · 360	아마 · 362
소리쟁이 · 364	말채나무 · 366	

노화 예방
두뇌촉진과 자양강장, 노화방지에 효능

인삼 · 368	씀바귀 · 370	지치 · 372
무화과나무 · 374		

유독성 식물
각종 질병 예방과 치료에 효능이 있으나 유독성으로 주의해야 할 식물들

앉은부채 · 376	애기나리 · 378	멀구슬나무 · 380
동의나물 · 381	냉초 · 382	큰꽃으아리 · 384
놋젓가락나물 · 386	미치광이풀 · 388	족도리풀 · 390
큰천남성 · 392	자리공 · 394	박새 · 396
독말풀 · 398	상사화 · 399	

그 밖의 전통 한약재
오래전부터 내려온 다양한 효능의 전통 한약재들

마황 · 400	백두구 · 401	소목 · 402
여지핵 · 403	오약 · 404	원지 · 405
초과 · 406	파두 · 407	삼채 · 408
복령 · 409	마전 · 410	영지버섯 · 411

한국의 산약초

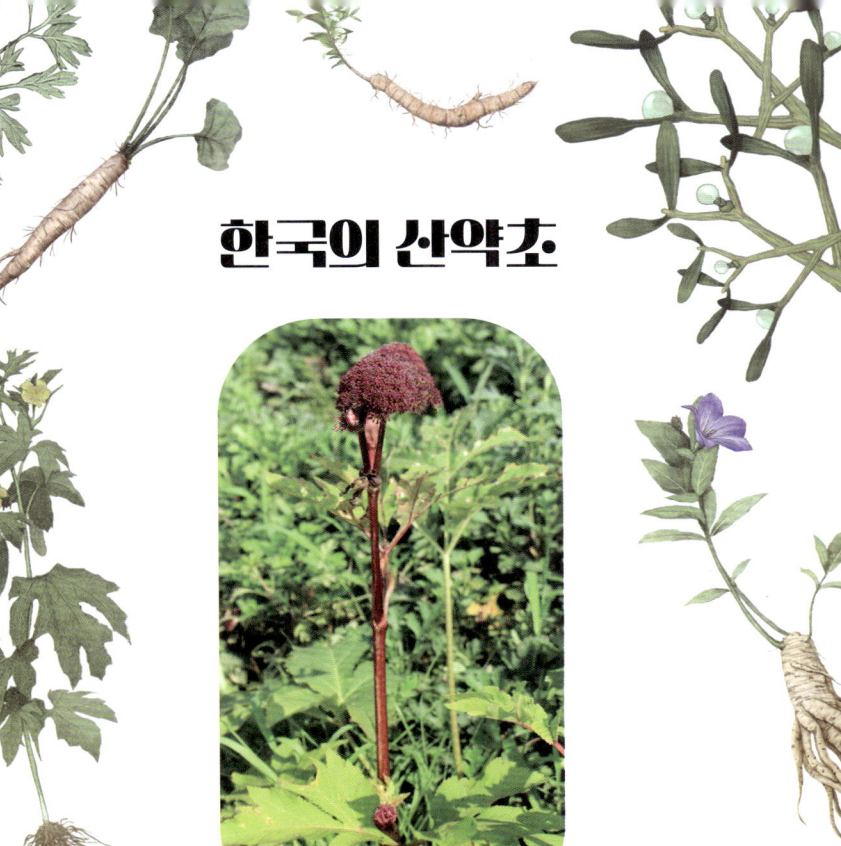

우리나라 산, 들, 농가에서 재배하는 초본식물과 목본식물을 질병별로 분류, 식물의 생육상 정보는 물론, 각 식물의 대표적인 효능과 서식지, 이용부위, 번식, 채취법, 사용법 등을 설명하였다.

항암 ▶ 위암·식도암·당뇨에 효능

화살나무(鬼箭羽) 노박덩굴과 | 낙엽 관목

Euonymus alatus

- 생약명 : 귀전우
- 높이 : 3m
- 잎 : 마주나기
- 개화 : 5월
- 열매 : 10~11월
- 약용 : 줄기

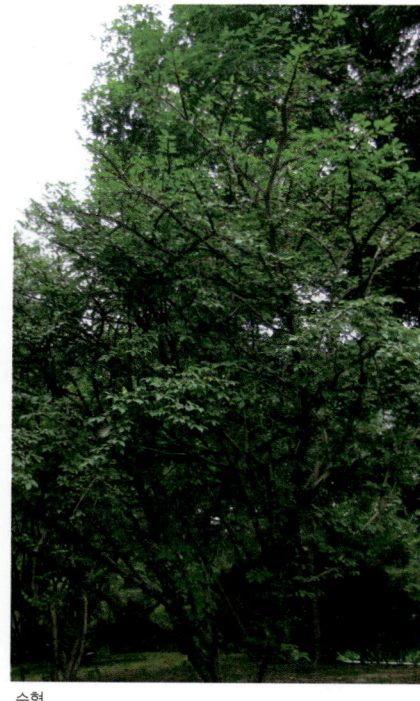
수형

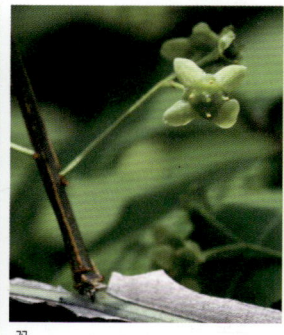
꽃

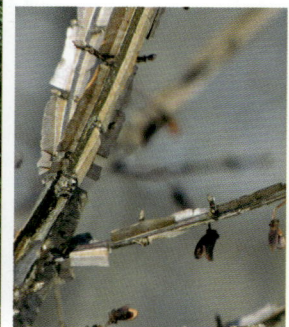
줄기

산에서 자라며 줄기는 높이 3m 정도이다. 줄기, 가지, 잎자루에는 2~4개의 코르크질 날개가 발달하여 비슷한 나무인 회잎나무와 구별할 수 있다. 황록색 우산 모양의 꽃은 5월에 피고 꽃잎과 수술은 각각 4개이다. 열매는 10월에 붉은색으로 익고 보통 겨울까지 달려있다. 번식은 10~11월에 채취한 종자의 과육을 제거한 뒤 저온에서 저장하여 이듬해 3~4월에 파종한다. 삽목번식은 이른 봄에 전년도 가지를 잘라 심으면 된다.

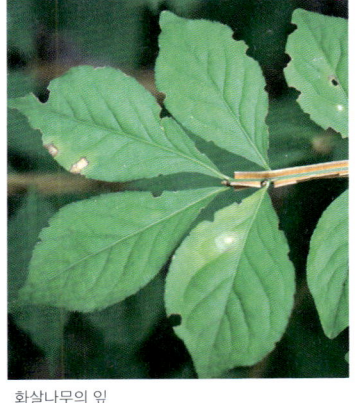
화살나무의 잎

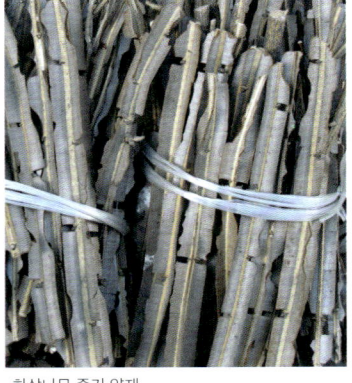
화살나무 줄기 약재

서식지 전국의 산에서 자생한다. 공해에 약하다고 알려져 있으나 최근에는 도시공원이나 학교에서 울타리용으로 즐겨 심는다. 남획이 심한 나무이므로 약용할 경우 직접 키워서 약용한다.

이용부위 날개 줄기, 어린잎은 나물로 식용한다.

토양과 번식 사질양토에 파종, 삽목

채취 코르크질의 날개가 달려있는 줄기를 채취한 뒤 햇볕에 말린다. 잎과 열매도 약용할 수 있다.

성미와 효능 맛은 쓰고 매우며 성질은 차갑고 약간의 독성이 있다. 부종, 어혈, 해독, 월경(통)불순, 흉복통, 구충, 대하, 화상, 땀을 흘리는 증세나 뱀에 물린 상처에 좋고, 항암, 혈당, 고혈압에도 효능이 있다. 항암, 당뇨에는 일단 기본요법으로 복용하는데 당뇨의 경우 50~80% 확률로 혈당을 낮추어 준다.

사용법

- **기본요법** : 5~12g을 달여 복용하거나 외용한다.
- **화살나무술** : 화살나무 130g, 담금주 1.8리터, 설탕 100g으로 담근 뒤 6개월간 숙성시켜 걸러내고 음용한다.
- **금기** : 허약한 사람이나 임산부는 약용을 금한다.

항암 ▶ 항암·당뇨·고혈압 등 성인병에 효능

겨우살이 겨우살이과 | 상록활엽 소관목

Visccum album var. *coloratum*

- 생약명 : 상기생, 기생목
- 개화 : 3월
- 높이 : 0.5~1m
- 열매 : 7~10월
- 잎 : 다육질의 바소꼴
- 약용 : 전초

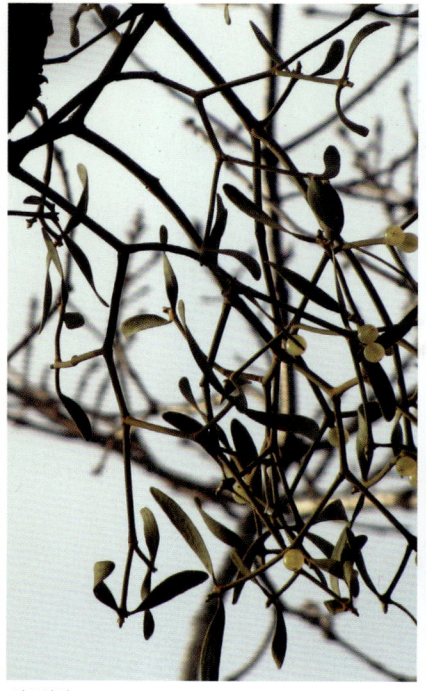

겨우살이

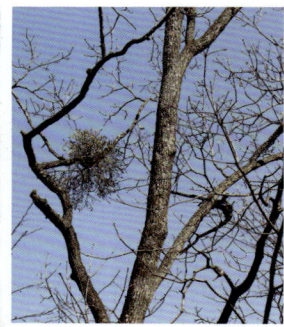

참나무 기생 겨우살이

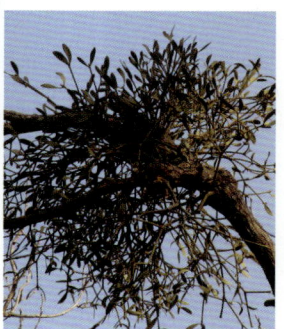

전초

높은 산의 참나무류, 밤나무, 팽나무, 뽕나무, 물오리나무 등에 기생하며 자란다. 지름 0.5m~1m 내외의 새 둥지 모양으로 뭉쳐 자란다. 가지에는 마디가 있고 마주난 잎은 바소꼴의 다육질이다. 꽃은 2~3월에 가지 끝에 암수딴그루로 피고 둥근 구슬 모양의 황록색 열매는 10월에 익는다. 해발 600m 이상의 높고 깊은 산 오래된 나무 꼭대기에서 볼 수 있다. 약용 효능은 뽕나무에서 기생하는 겨우살이를 최고로 친다.

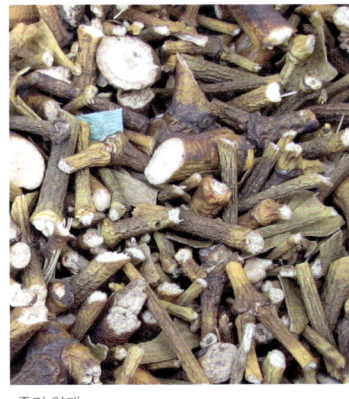 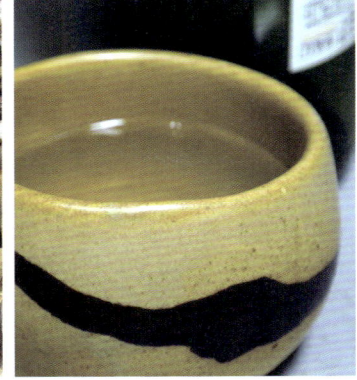

줄기 약재   겨우살이차

서식지 백운산(포천), 명지산(가평), 삼악산(춘천), 대암산(양구), 덕유산(무주), 소백산(영주), 제주도 등 전국의 600m 이상 깊은 산 능선의 참나무류에 기생하며 자생한다.

이용부위 전초

토양과 번식 주로 참나무류에 기생하며 종자(번식률 낮음)

채취 12월~3월에 낫을 매달은 높이 10m 정도의 장대를 겨우살이의 줄기에 건 뒤 힘껏 잡아 당긴다.

성미와 효능 성질은 평하고 맛은 쓰며 달다. 참나무류나 뽕나무에 기생한 겨우살이만 약용하며, 뽕나무 기생 겨우살이를 '상기생'이라고 한다. 항암, 강장, 고혈압, 관절염, 중풍, 심장병, 산후 유즙부족, 각종 마비 증세에 효능이 있다. 민간에서는 차나 술로 마신다.

사용법

- **겨우살이차** : 1일 30g의 건조시킨 겨우살이를 2리터의 물에 1시간 정도 은은하게 달여 진해지면 3~5회 나누어 마신다.
- **기동주** : 겨우살이로 담근 술이다. 술을 담그기 전 겨우살이 잎 180g을 잘 세척한 뒤 말린다. 담금주 1.8리터에 넣고 밀봉하여 냉암소에 1년간 보관한 뒤 소주잔으로 매일 1잔씩 마신다.

항암 ▶ 유방암·맹장염 등에 효과

갈퀴덩굴 (八仙草) 꼭두서니과 | 한두해살이풀

Galium spurium var. *echinospermon*

- 생약명 : 팔선초
- 개화 : 5~6월
- 높이 : 0.6~0.9m
- 열매 : 7~8월
- 잎 : 돌려나기
- 약용 : 전초

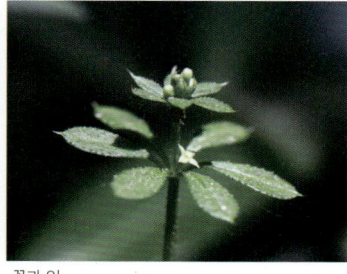
꽃과 잎

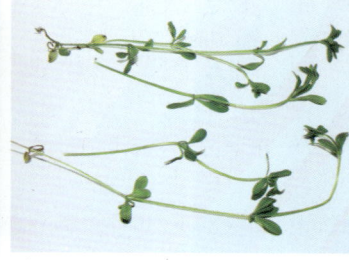
전초

주로 들판이나 밭둑, 길가 등에서 덩굴처럼 자라며, 도시 야산의 축축한 반그늘 풀밭에서도 자란다. 줄기는 네모지고 길이 60~90cm로 자란다. 꽃은 5~6월에 지름 0.3~0.5cm 크기로 자란다. 잎 가장자리에 가시털이 나 있는 잎은 6~8개로 돌려난다. 전초를 여름에 수확해 건조시킨 뒤 약용하되, 농약을 치지 않은 곳에서 채취한다.

이용부위 전초

토양과 번식 부식토에 종자와 분주

성미와 효능 달고 맵고 성질은 차다. (급성)만성맹장염, 이뇨, 해독, 감기, 잇몸출혈, 요로감염, 자궁출혈 부종, 종기, 유선염, 중이염, 항암, 백혈병에 좋다.

사용법

- **기본요법** : 전초 15~60g을 달여 복용하거나 외용한다. 신선한 전초는 35~180g을 달여 복용하거나 외용한다.
- **유방암** : 30~40g을 달여 1일 3회 흑설탕을 넣고 복용하되 6~12개월간 복용하면 50% 확률로 차도가 있다.
- **중이염** : 생즙을 귀에 넣는다.

항암 ▶ 발암물질을 막는 항암 효과

바위솔 (瓦松) 돌나물과 | 여러해살이풀

Orostachys japonica

- 생약명 : 와송
- 개화 : 9~10월
- 높이 : 0.2~0.4m
- 열매 : 11월
- 잎 : 피침 모양
- 약용 : 지상부

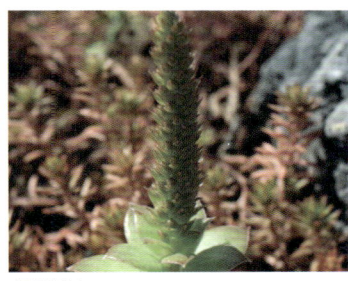
둥근바위솔

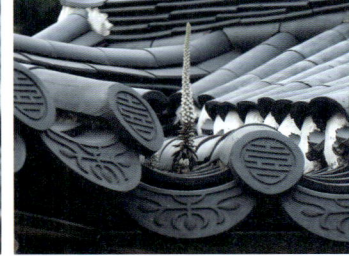
기와지붕의 바위솔(와송)

바위 위에 자라는 소나무처럼 생겨 바위솔이라고 한다. 산의 모래땅이나 바위 주변에서 자라지만 오래된 기와지붕에서도 자란다 하여 '와송(瓦松)'이라고 한다. 유서 깊은 사찰의 햇볕 잘 드는 기와지붕이나 고택 기와지붕에서 볼 수 있다. 뿌리에서 나온 잎은 방석처럼 퍼져 자라 가시처럼 된다. 줄기는 약 30cm 높이로 자라며 전체에 분백색이 돈다. 꽃이 필무렵 보통 붉은색이나 갈색으로 변하며 꽃이 핀다. 바위솔은 암세포가 전이되는 것을 막아주는 약재로 알려지면서 대표적인 항암 약초로 꼽힌다.

이용부위 뿌리를 제외한 지상부 전초

토양과 번식 11월에 종자를 채취한 뒤 바위가에 흙과 함께 심는다.

성미와 효능 시고 쓰며 성질은 서늘하고 평하다. 지혈, 청열, 소종, 비출혈, 간염, 치질, 습진, 화상, 항암에 좋다.

사용법

- **기본요법** : 지상부 전초 3~10g을 달여 복용하거나 차로 마신다. 화상에는 분말을 내어 외용한다. 싱싱한 잎은 즙을 내어 복용한다.

항암 ▶ 자궁암·난소암·간암 등에 효능

까마중 (龍葵) 가지과 | 한해살이풀

Solanum nigrum

- 생약명 : 용규
- 높이 : 0.2~0.9m
- 잎 : 어긋나기
- 개화 : 5~7월
- 열매 : 7~8월
- 약용 : 전초

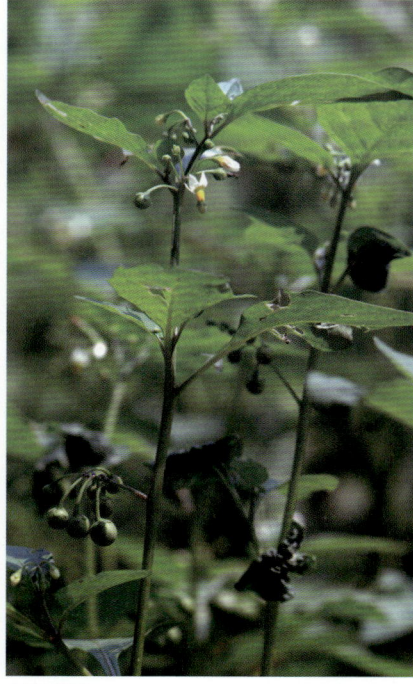

토종 까마중

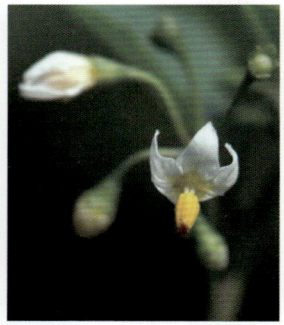

꽃

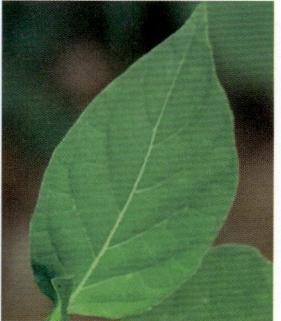

잎

토종 까마중은 약용이지만 미국에서 들어온 미국까마중은 약용할 수 없는 독성식물이다. 꽃은 흰색으로 피고, 물컹하게 익는 열매는 광택이 없으며 약간의 독성이 있다. 잎 가장자리는 밋밋하거나 물결 모양의 톱니가 있다. 미국까마중은 꽃잎 뒷면이 보랏빛이 도는 흰색이고 열매는 광택이 있으며, 잎 가장자리에 물결 모양의 톱니가 크게 있다. 까마중은 3~8개의 꽃이 총상꽃차례로 달리고, 미국까마중은 2~4개의 꽃이 산형꽃차례로 달린다.

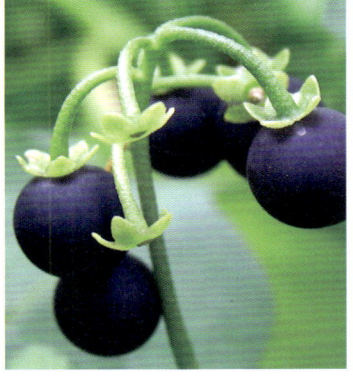
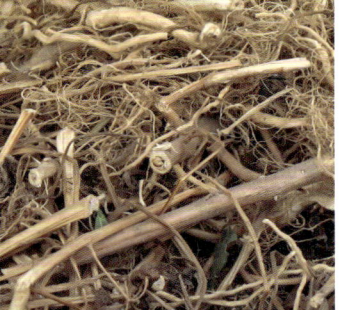

열매   까마중 약재

서식지 변두리 길가, 빈터, 들판, 야산에서 흔히 자란다.

이용부위 전초

토양과 번식 일반 토양에 파종(봄)

채취 토종 까마중의 전초를 여름~가을에 채취한 뒤 세척하고 그늘에 말린다.

성미와 효능 맛은 쓰고 성질은 차다. 청열, 혈액순환, 이뇨, 만성기관지염, 단독, 피로회복, 급성신염, 암에 효능이 있다.

사용법

- **자궁암, 난소암, 간암** : 말린 까마중 전초 60g, 채송화 60g, 지치 20g을 달여 1일 3회 나누어 복용하면 어느 정도 효과가 있다는 임상실험이 있다.
- **청열, 만성기관지염** : 말린 전초 15g을 달여 복용한다.
- **이질** : 말린 뿌리 10~15g을 달여 복용한다.
- **참고** : 미국까마중은 산형꽃차례(한 지점에서 여러 개로 갈라진 모양)로 꽃이 달리고, 잎 가장자리에 물결 모양의 톱니가 있다. 꽃잎 뒷면이 약간 보랏빛이며, 독성식물이므로 약용을 피한다.

항암 ▶ 위암·식도암·간암 등 항암재로 유용

짚신나물 (仙鶴草) 장미과 | 여러해살이풀

Agrimonia pilosa | 유사종 : 산짚신나물

- 생약명 : 선학초
- 높이 : 0.5~1m
- 잎 : 깃꼴겹잎
- 개화 : 6~8월
- 열매 : 8~9월
- 약용 : 전초

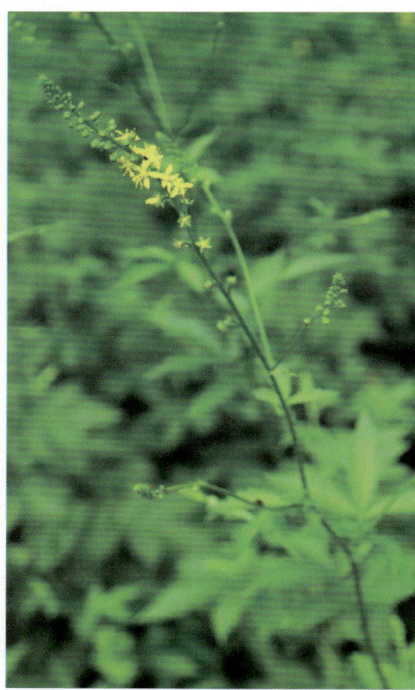

전초

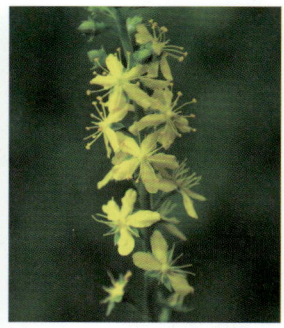

꽃

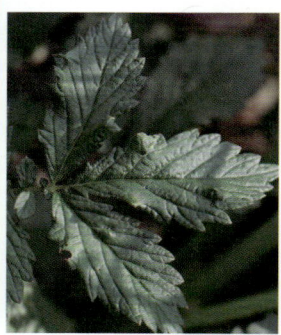

잎

뿌리는 짧지만 억세고 줄기는 높이 1m로 자란다. 잎은 어긋나고 홀수깃 꼴겹잎으로써 5~9개의 작은 잎으로 되어 있고, 작은 잎 사이에는 소형의 잎이 끼어 있다. 잎 앞뒷면에는 잔털이 많다. 잎자루에는 턱잎이 있다. 꽃은 노란색이고 걸고리 같은 털이 달린 열매는 8~9월에 성숙한다. 턱잎 모양으로 '짚신나물'과 '산짚신나물'을 구별하는데 산짚신나물은 턱잎이 부채모양으로 더 크고 많은 톱니가 있다.

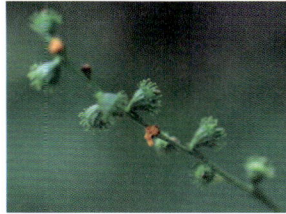
열매

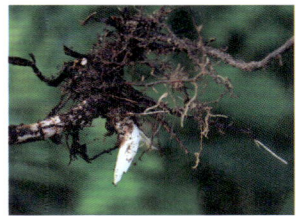
뿌리

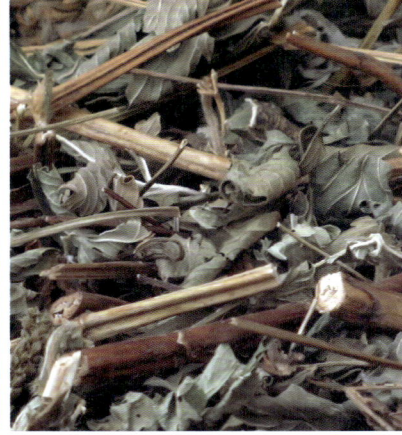
짚신나물 약재

서식지 산과 들, 높은 산에서도 자생한다.

이용부위 지상부와 뿌리, 어린잎은 나물로 이용

토양과 번식 부식토에 파종, 번식은 종자로 할 수 있다.

채취 지상부는 여름~가을에 수확한 뒤 건조시키고, 뿌리는 가을에 채취한 뒤 건조시킨다.

성미와 효능 맛은 쓰고 떫고 성질은 평하다. 해독, 지혈, 외상출혈, 이질, 객혈, 혈변, 자궁출혈, 강심, 대하, 종기, 항암, 항균, 부스럼 등에 좋다.

사용법

- **기본요법** : 지상부 또는 뿌리를 9~15g을 달여 복용하거나 외용한다. 지상부는 생즙으로 복용해도 된다.
- **항암** : 매일 120g을 달인 뒤 여과시킨 탕을 수증기로 찐 후 1일 6회 나누어 복용하되, 한 달 이상 복용하면 차도가 있다는 임상실험이 있다.
- **선학초술** : 건뿌리 300g, 설탕 100g, 담금주 1.8리터로 담근 뒤 6개월 숙성시킨다. 말린 전초로 담글 경우 500g을 넣는다.

항암 ▶ 폐암·인두암 등 항암 성분 함유

잔대(沙蔘) 초롱꽃과 | 여러해살이풀

Adenophora triphylla var. *japonica*

- 생약명 : 사삼, 딱주
- 높이 : 0.4~1.2m
- 잎 : 대생, 호생, 윤생
- 개화 : 7~9월
- 열매 : 7~8월
- 약용 : 뿌리

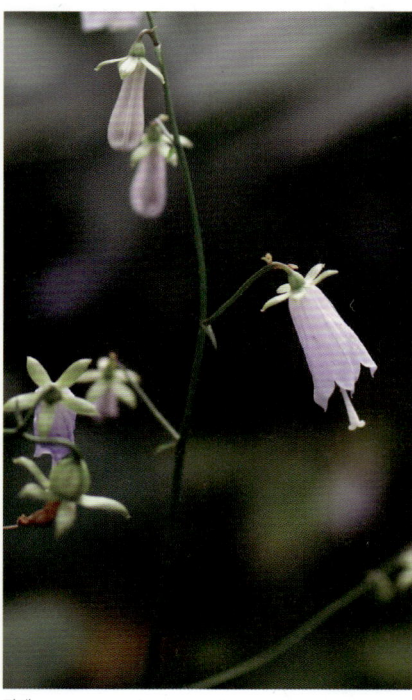

잔대

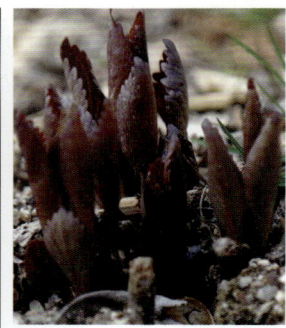

잔대의 순

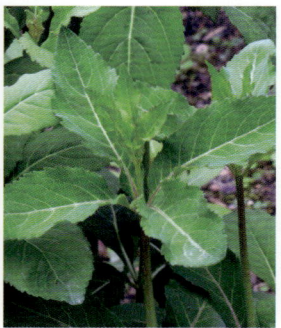

어린잎

뿌리는 도라지 뿌리와 비슷하고 굵다. 줄기는 높이 0.4~1.2m로 자라고 잎은 어긋나기, 마주나기, 돌려나기로 달린다. 잎이나 줄기를 자르면 흰 액이 나오며, 연한 보라색 꽃이 종 모양으로 달린다. '모시대'와 비슷하나 암술대가 길게 튀어나와 있으므로 구별할 수 있다. 또한 모시대의 잎은 돌려나거나 마주나지 않고 어긋나게 달린다. 한방에서 잔대, 층층잔대, 당잔대, 넓은잔대의 뿌리를 같은 생약인 '사삼(沙蔘)'으로 취급한다.

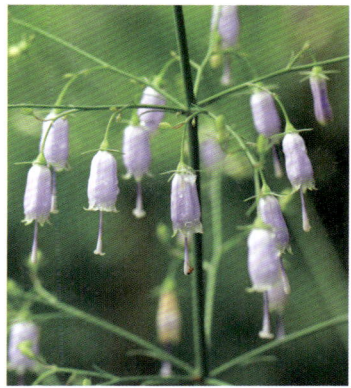
층층잔대

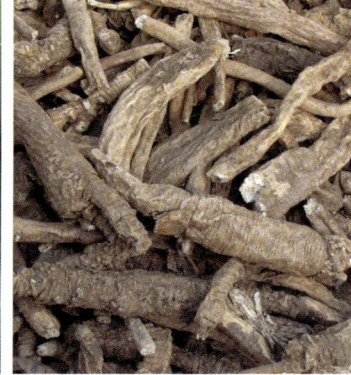
뿌리 약재

서식지 잔대는 산과 들판에서 흔히 자란다.

이용부위 뿌리, 어린잎은 나물로 이용

토양과 번식 비옥토에 파종, 분주

채취 가을에 뿌리를 채취한 뒤 겉껍질을 도라지처럼 긁어내 햇볕에 말려 약용한다. 어린잎과 생뿌리도 식용 가능하다.

성미와 효능 맛은 달고 쓰고 성질은 차갑다. 가래, 해수, 인후통, 기관지염, 폐결핵, 갈증에 좋고 음을 보한다. 보통 도라지에 비해 약성이 못하다고 알려져 있지만 최근 폐암, 인두암 등의 항암 효능이 있음이 밝혀졌는데 깊은 산에서 자생하는 잔대일수록 효능이 높다.

사용법

- **기본요법** : 10~15g을 달여 복용하거나 외용한다. 신선한 것은 상기 용량의 3~5배를 달여 복용한다.
- **결핵성 기침** : 잔대 뿌리 9g, 맥문동 6g, 감초 3g을 달여 복용한다.
- **항암** : 인두암 환자가 방사선 치료를 병행하면서 잔대 10g, 맥문동(3년 이상 재배한 뿌리) 10g, 백출 12g, 백모근(띠 뿌리) 12g을 달여 복용하였더니 5년 생존율이 50% 이상 높아졌다는 임상실험이 있다.

항암 ▶ 폐암 등에 효능·탁월한 항암 약재

부처손 (卷柏) 부처손과 | 상록성 양치식물

Selaginella tamariscina | 유사종 : 바위손

- 생약명 : 권백
- 높이 : 0.2m
- 잎 : 삼각상 난형
- 개화 : 포장낭수
- 열매 : 7~8월
- 약용 : 전초

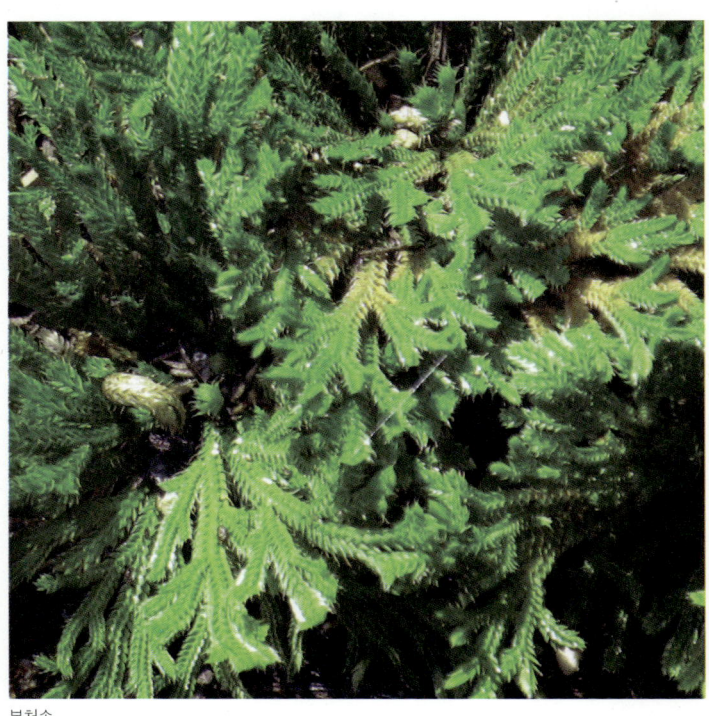

부처손

한국, 중국, 러시아, 일본 등지에서 자생하는 양치식물이다. 늘푸른 여러해살이풀로 겨울에도 푸른 잎을 유지한다. 줄기는 높이 20cm로 자라고 잔가지가 옆으로 퍼지며 자란다. 열매라고 할 수 있는 포자낭수는 가지 끝에서 1개씩 달리고, 포자낭의 크기는 약 2mm이다. 번식은 봄, 여름에 포자로 하거나 포기나누기로 한다. 부처손의 유사종인 '바위손'도 같은 약리작용을 하며, 생약명으로 둘 다 '권백'이라고 한다.

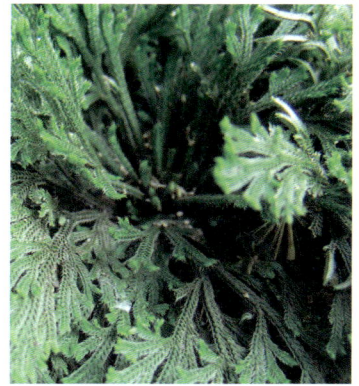 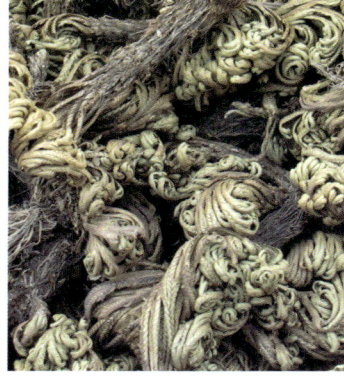

바위손　　　　　　　　　　　　　　말린 부처손 약재

서식지 산의 바위 밑에서 자라며 주로 양지바른 곳에서 볼 수 있다.

이용부위 전초

토양과 번식 부식질 점질토에 포자, 분주

채취 봄, 가을에 부처손이나 바위손을 채취하여 잔뿌리를 제거한 전초를 세척한 뒤 햇볕에 말린다. 또는 잎만 채취한다.

성미와 효능 맛은 달고 맵고 성질은 따뜻하고 독성은 없다. 월경주기가 일정치 않은 증세, 타박상, 천식, 복통, 항암, 혈변, 혈뇨, 항문탈출, 항암에 효능이 있으며, 최근에는 항암에 손꼽히는 약재로 각광받고 있다. 임산부는 약용을 피한다.

사용법

- **기본요법** : 1일 2~10g을 달여 복용한다.
- **폐암** : 말린 잎 2~3장을 1.8리터의 물에 달여 1일 2회 차로 마신다.
- **권백주** : 부처손 또는 바위손 250g을 담금주 1.8리터와 적량의 설탕을 넣고 3개월 숙성시킨 뒤 1일 1~2잔 마신다.

항암 ▶ 뛰어난 항암작용
청미래덩굴(菝葜) 백합과 | 낙엽덩굴 관목

Smilax china | 유사종 : 청가시덩굴

- 생약명 : 발계
- 높이 : 3m
- 잎 : 어긋나기
- 개화 : 4~5월
- 열매 : 7~8월
- 약용 : 뿌리

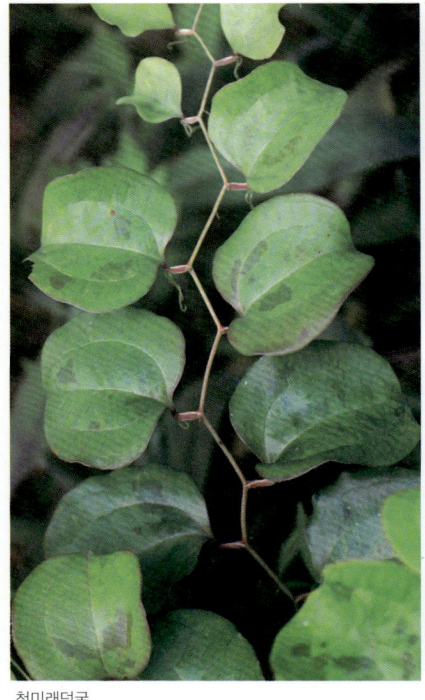

청미래덩굴

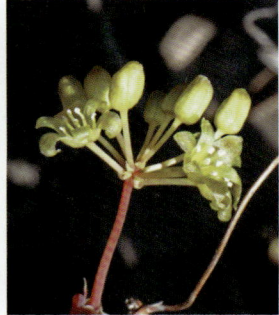

꽃

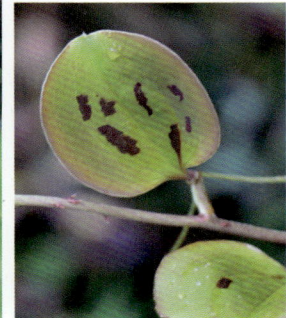

이른 봄의 잎

뿌리는 굵고 불규칙한 모양이다. 줄기에는 갈고리같은 가시가 있다. 잎은 어긋나며 둥글고 혁질에 끝이 어긋나고 윤채가 난다. 턱잎은 덩굴손으로 변한다. 꽃은 4~5월에 핀다. 수술은 6개, 암술은 1개이다. 둥글게 빨간색으로 익는 열매를 '명감' 또는 '망개'라고 부른다. 잎 가장자리가 밋밋하면 청미래덩굴이지만, 잎에 윤채가 없고, 잎 가장자리가 물결 모양에 열매가 검정색으로 익으면 청가시덩굴이다.

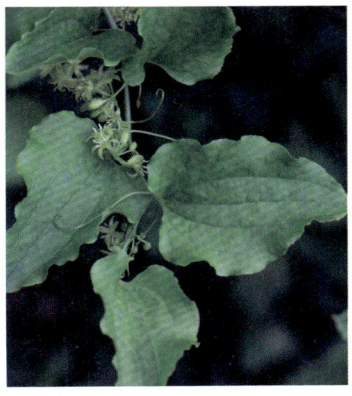
청가시덩굴의 잎

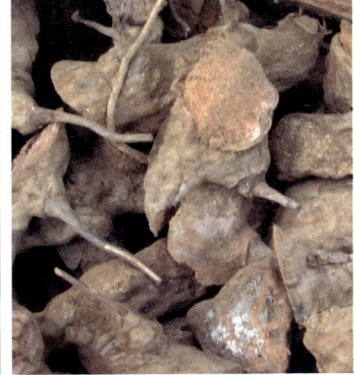
청미래덩굴의 뿌리

서식지 청미래덩굴은 남부지방의 산과 들에서 자라지만 청가시덩굴은 전국의 산과 들에서 흔히 자란다.

이용부위 뿌리와 잎

토양과 번식 비옥토에 파종과 삽목

채취 2월 또는 8월에 청미래덩굴의 뿌리를 캐어 수염뿌리를 제거하고 소금물에 몇 시간 담가놓았다가 햇볕에 말려 약용한다. 줄기에 억센 가시가 많으므로 주의한다.

성미와 효능 맛은 달고 시고 성질은 평하다. 국내에서는 청미래덩굴을 '토복령(土茯苓, Smilax glabra)'이라 하는 중국의 전통 약재를 대신해 약용하기도 한다. 중국에서 청미래덩굴을 '발계'라고 하는데 주로 해독, 이질, 설사, 치질, 관절통, 근육마비, 부종, 종기, 임질, 수은독, 화상, 여드름, 암, 당뇨에 사용하므로 토복령과는 효능이 비슷하면서도 다르다.

사용법

- **기본요법** : 잎 또는 뿌리 9~20g을 달여 복용하거나 외용한다.
- **금기** : 차(녹차), 식초와 약용을 금한다.

항암 ▶ 암세포 억제·당뇨·정력에 효능

꾸지뽕나무 (柘木) 뽕나무과 | 낙엽활엽 소교목

Cudrania tricuspidata

- 생약명 : 자목
- 높이 : 3~6m
- 잎 : 어긋나기, 난형
- 개화 : 5~6월
- 열매 : 8~9월
- 약용 : 전체

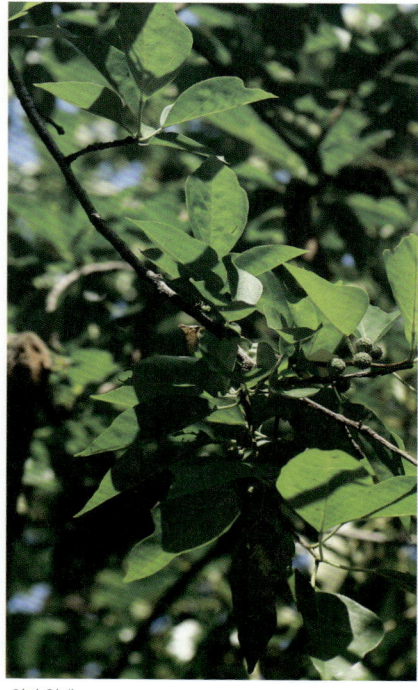

잎과 열매

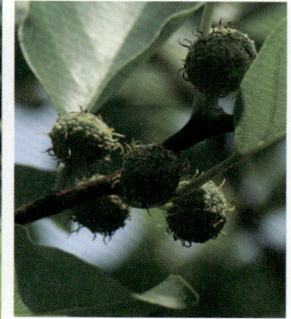

암꽃

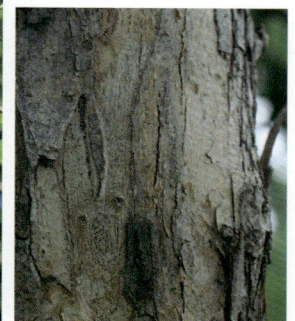

늙은 수피

중부이남 산지에서 자생한다. 줄기는 높이 3~6m로 자라고 잎은 어긋나며 잎 가장자리가 갈라지지 않았거나 2~3개로 갈라진다. 뽕나무과에 속하나 뽕나무와 달리 잎에 광택이 있고 열매 모양이 달라 구별할 수 있다. 꽃은 꽃잎이 없고 연한 노란색의 자잘한 꽃들이 공 모양을 만들면서 모여 달린다. 열매는 초록색이었다가 공 모양이 빨갛게 익으면서 성숙한다. 잎을 자르면 흰색의 액이 나온다.

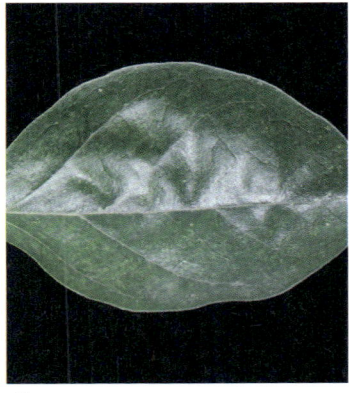
잎

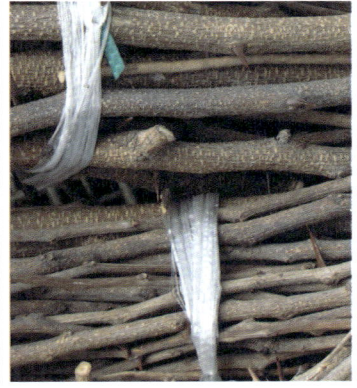
줄기 약재

서식지 전국의 산지 양지바른 곳에서 자생하지만 주로 남부지방의 들판, 계곡에서 많이 볼 수 있다.

이용부위 전체, 어린잎은 나물로 식용한다.

토양과 번식 비옥토에 파종, 삽목

채취 줄기, 수피, 근피, 잎, 열매를 약용한다. 필요할 때 채취한 뒤 건조시킨다.

성미와 효능 맛은 달고 성질은 따뜻하다. 줄기는 월경과다, 말라리아에 좋다. 수피와 근피는 타박상, 객혈, 토혈, 신장을 보하고 허약자의 정력을 보한다. 잎은 소염, 지통, 혈액순환, 습진, 폐결핵, 손발저림, 타박상에 좋다. 열매는 청열, 양혈, 타박상, 경락에 좋고 날로 식용할 수 있다. 줄기, 수피, 뿌리에는 30% 억제율의 항암 유효 성분과 항당뇨 유효 성분이 함유되어 있다.

사용법

- **기본요법** : 줄기, 수피, 근피는 15~60g을 달여 복용한다. 잎은 9~14g을 달여 복용하거나 외용한다.
- **꾸지뽕술** : 말린 열매, 잎, 줄기 500g, 담금주 1.8리터, 설탕 100g으로 담근 뒤 3~6개월 후 걸러내고 음용한다.

항암 ▶ 위암·각종 암에 효능

예덕나무 (野梧桐) 대극과 | 낙엽활엽 소교목

Mallotus japonicus

- 생약명 : 야오동
- 개화 : 6~7월
- 높이 : 10m
- 열매 : 8~10월
- 잎 : 어긋나기, 난형
- 약용 : 줄기

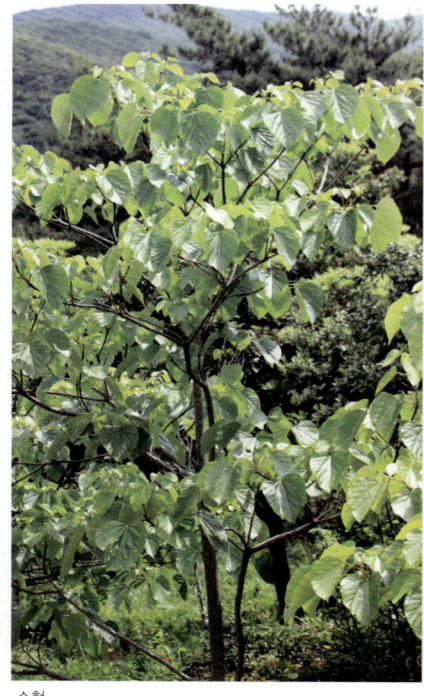
수형

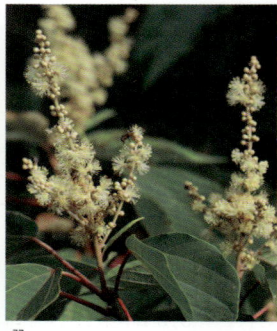
꽃

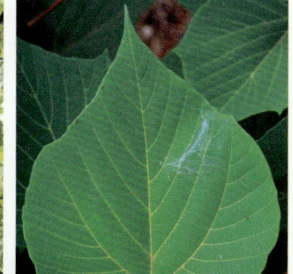
잎

남부지방 해안가 숲에서 볼 수 있으며, 10m로 높이로 자란다. 잎은 어긋나고 난형에 잎 가장자리는 갈라지지 않거나 3개로 갈라진다. 새로 돋는 잎은 붉은색을 띤다. 연한 노란색 꽃은 6~7월에 원뿔 모양 꽃차례로 자잘하게 모여 피고 암수딴그루이다. 열매는 8~10월에 성숙하며 열매 안에 검정색 종자가 들어있다. 나무모양이 오동나무를 닮았다 하여 야오동, 봄철에 돋는 새순이 붉은 빛깔을 띤다하여 '적아백(赤芽柏)'이라고도 한다.

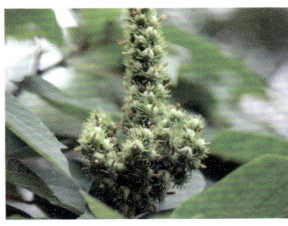
열매

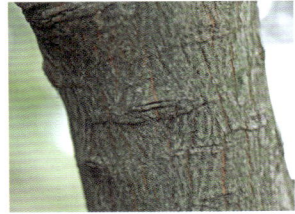
수피

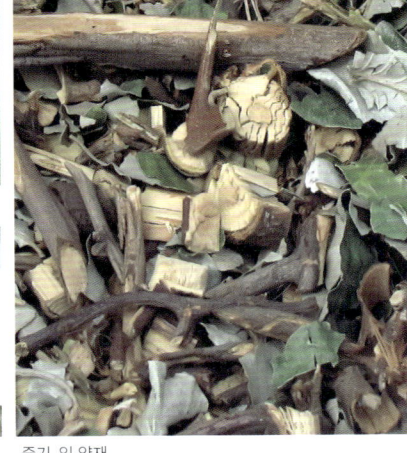
줄기, 잎 약재

서식지 충청남도, 전라도, 경상남도, 제주도의 해안가 숲에서 자생한다.

이용부위 수피와 줄기

토양과 번식 사질양토에 파종, 삽목. 보통 10월에 수확한 종자를 모래와 섞어 매장했다가 이듬해 봄에 파종한다.

채취 필요할 때 줄기를 채취한 뒤 줄기껍질을 햇볕에 말려 약용한다. 줄기와 뿌리도 약용한다.

성미와 효능 맛은 쓰고 떫으며 성질은 평하다. 수피는 위궤양, 십이지장궤양, 소화, 유선염에 효능이 있다. 줄기, 수피, 뿌리는 민간에서 항암에 사용한다. 잎은 항염, 피부궤양에 효능이 있다. 어린잎과 순은 식용한다.

사용법

- **기본요법** : 수피는 9~12g을 달여 복용한다.
- **항암** : 줄기나 잎, 수피를 10~30g을 달여 복용한다.
- **피부염** : 달인 액을 환부에 바른다.

항암 ▶ 어혈 제거·항암에 효능

옻나무 (漆樹) 옻나무과 | 낙엽활엽 교목

Rhus verniciflua

- 생약명 : 칠수
- 높이 : 20m
- 잎 : 홀수깃꼴겹잎
- 개화 : 5~6월
- 열매 : 8~9월
- 약용 : 수피

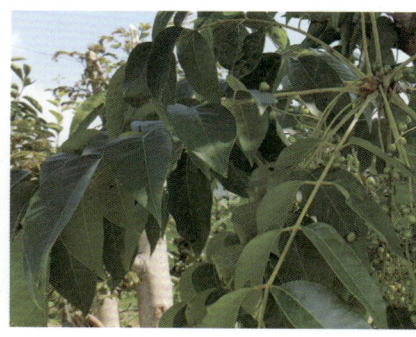

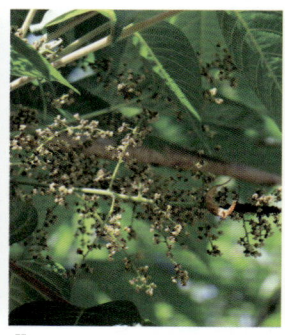
꽃

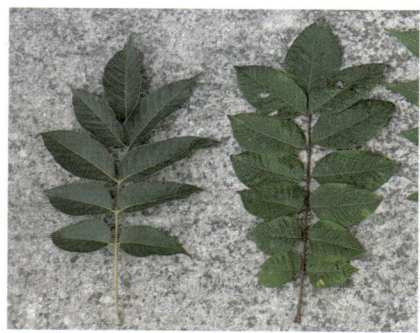
옻나무(좌), 개옻나무(우) 잎 비교

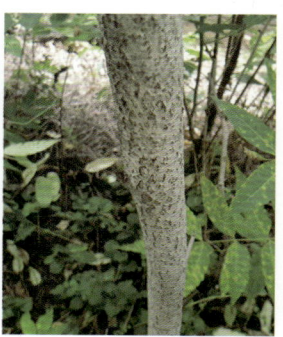
수피

중국 원산의 옻나무는 재배하는 경우가 많고 일부 야생화되었다. 산에서 자생하는 것은 개옻나무, 검양옻나무, 산검양옻나무 등이다. 옻나무의 줄기는 높이 20m로 자란다. 잎은 어긋나며 홀수깃꼴겹잎이고 작은 잎은 9~11개이다. 잎자루에 붉은빛이 돌거나 잎 가장자리에 톱니가 있으면 개옻나무로 동정한다. 전국의 산지에서 흔히 자생하는 것도 개옻나무 종류이다. 개옻나무 역시 약용할 수 있지만 약효는 옻나무에 비해 떨어진다.

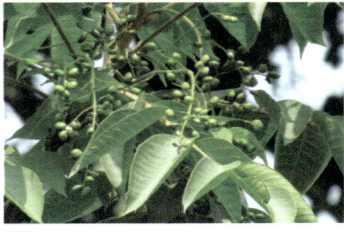
열매

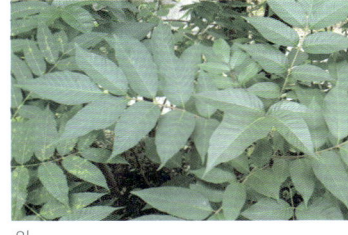
잎

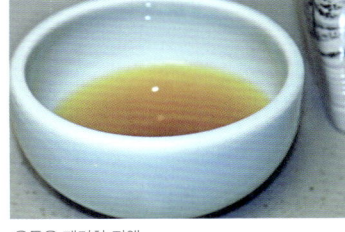
옻독을 제거한 진액

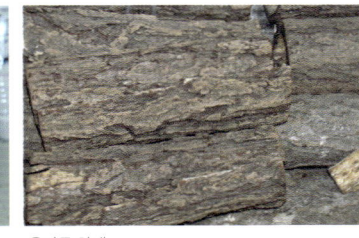
옻나무 약재

서식지 옻나무는 보통 심어 기르고 개옻나무는 자생한다.

이용부위 수액과 수피

토양과 번식 사질양토에 파종

채취 4년 이상 자란 옻나무에서 수액(옻)을 4~10월에 채취한 뒤 햇볕에 말린다. 수액 다음으로 효능이 좋은 것은 수피이다.

성미와 효능 생칠(싱싱한 수액)은 약용하지 않는다. 수액을 말린 뒤 다시 달달 볶아낸 건칠을 약용한다. 건칠의 맛은 맵고 성질은 따뜻하고 독성이 있다. 살충, 무월경, 기생충, 어혈, 징하(자궁근종)에 좋고 항암 성분이 함유되어 있다.

사용법

- **기본요법** : 건칠 2~4g을 달여 약용한다. 옻닭으로 먹기도 한다. 요즘은 옻독을 제거한 옻나무 진액을 판매한다.
- **금지** : 허약한 사람이나, 임산부는 금하고 꽃게와 함께 먹지 않는다.

항암 ▶ 식도암·위암 등에 효능

마름 마름과 | 한해살이풀

Trapa japonica | 유사종 : 애기마름

- 생약명 : 능실, 지실
- 높이 : 0.5~2m
- 잎 : 삼각꼴
- 개화 : 7~8월
- 열매 : 9~10월
- 약용 : 열매

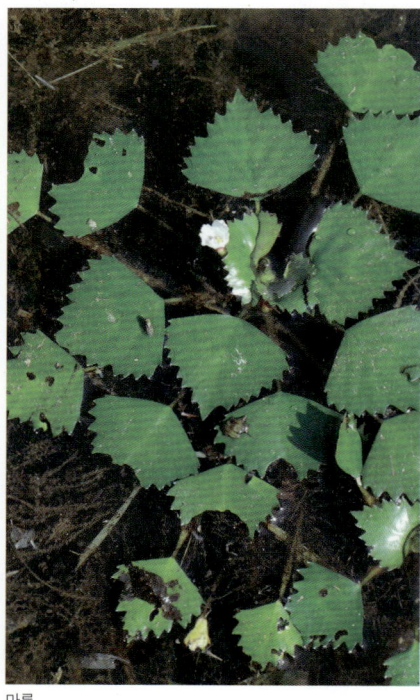

마름

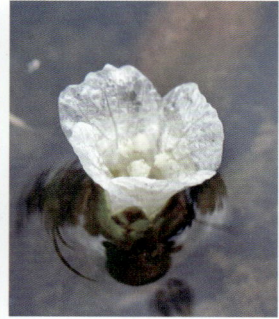

꽃

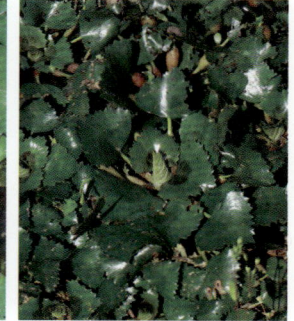

전초

마름과 유사종 애기마름의 열매 속살에서 밤맛이 나기 때문에 '물밤'이라고 하며, 생약명으로는 '능실' 혹은 '지실'이라 한다. 뿌리는 물속 진흙 속에 박혀있고 줄기가 물에서 올라온 뒤 잎자루가 수면에 사방으로 퍼진다. 잎자루 끝에는 삼각꼴 모양의 잎이 달린다. 꽃은 6~7월에 지름 1cm 크기로 핀다. 애기마름은 마름과 같은 모양이지만 잎의 길이가 1cm 내외로 작다. 둘 다 삼각꼴의 열매가 열리고 열매 껍데기는 견과류처럼 딱딱하다.

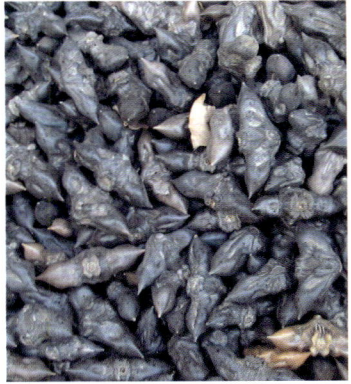 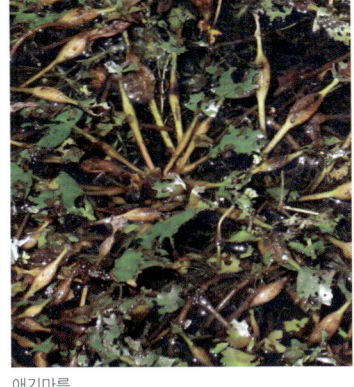

마름 열매의 약재(능실)　　　　　　　　애기마름

서식지 호수, 늪지, 소택지에서 자생한다.

이용부위 열매와 뿌리

토양과 번식 점질토양에 파종

채취 9~11월에 열매가 까맣게 익으면 수저에서 건져낸다. 잎이 모여 나는 가운데에 열매가 1~3개 정도 달려있다. 열매를 포함한 전초를 약용할 수 있다.

성미와 효능 맛은 달고 성질은 서늘하다. 열매는 해열, 갈증해소, 술독, 건비, 사지마비, 항암, 당뇨, 열독, 눈을 밝게 하는 효능이 있다. 꽃이 필 때 수확한 줄기는 사마귀에 짖이겨 바르면 효능이 있다.

사용법

- **기본요법** : 열매 껍질을 벗기고 생으로 먹거나 삶아 먹는다.
- **식도암 & 위암** : 열매 10개 정도를 달여서 1일 3회 복용하거나 열매 껍질을 분말로 만든 뒤 복용한다.
- **마름차** : 가을에 수확한 마름 전초를 세척한 뒤 햇볕에 말린다. 말린 전초 20g을 물 1L에 우려내거나 은은하게 달인 뒤 설탕을 가미해 마신다.

당뇨 질환 ▶ 신장·당뇨·고혈압에 효능

택사(澤瀉) 택사과 | 여러해살이풀

Alisma canaliculatum | 유사종 : 질경이택사

- 생약명 : 택사
- 높이 : 0.4~1.3m
- 잎 : 피침형
- 개화 : 7~8월
- 열매 : 8~10월
- 약용 : 전초

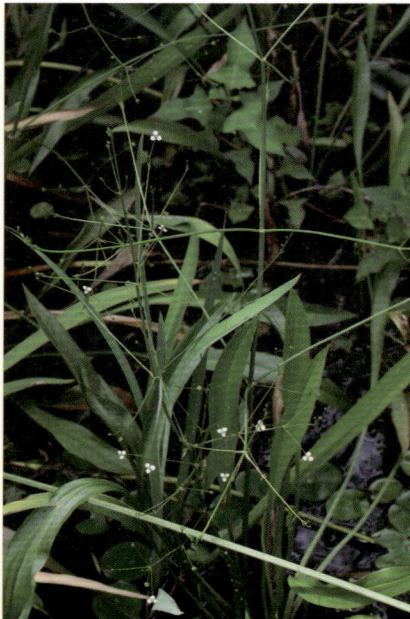

택사

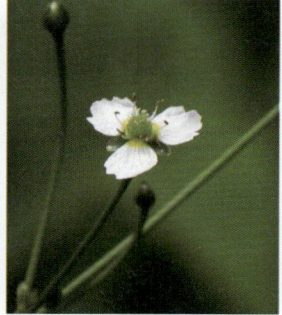

꽃

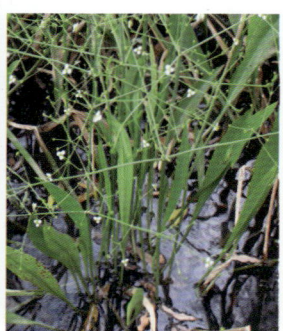

잎

전국의 논이나 습지, 연못가에서 자생한다. 택사와 질경이택사를 같이 취급하고 약용한다. 택사의 잎은 피침형이거나 넓은 피침형이고, 질경이택사의 잎은 주걱형이므로 구별할 수 있다. 잎 길이는 잎자루 포함 30~40cm 정도이고 1.2m 높이의 긴 꽃대가 올라온 뒤 흰꽃이 핀다. 꽃은 7~8월에 피고 꽃의 크기는 약 1cm 정도이다. 열매는 8~10월에 익는다. 번식은 포기나누기로 하는 것이 쉽다.

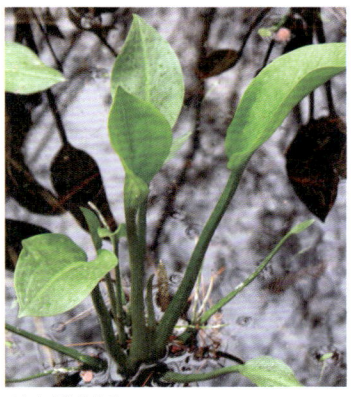
질경이택사의 잎

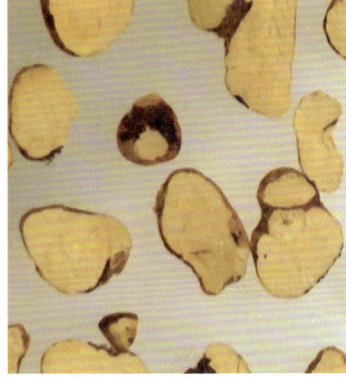
뿌리 약재

서식지 택사는 전국에 분포하고 질경이택사는 택사에 비해 분포지역이 적다. 논둑의 도랑이나 습지, 연못가에서 볼 수 있다.

이용부위 뿌리, 잎, 열매

토양과 번식 습지, 연못에 분근

채취 뿌리는 겨울에 채취한 뒤 껍질을 대충 깎아내고 불에 쪼여 말린다. 열매는 가을에, 잎은 필요할 때 채취한 뒤 햇볕에 말린다.

성미와 효능 맛은 달고 싱거우며 성질은 차다. 신장과 방광에 좋으며 특히 이뇨에 탁월하므로 신장, 당뇨에 좋다. 부종, 빈뇨, 이뇨, 혈뇨, 복통, 가래, 설사, 대하, 임탁, 신장염, 무좀 등에 사용한다. 또한 고혈압, 혈당을 낮추는 성분이 함유되어 있다. 잎은 기관지염, 나병에 좋다. 열매는 신장과 허, 음을 보하고 풍비, 갈증, 당뇨에 사용한다.

사용법

- **기본요법**: 뿌리는 5~10g을 달여 복용한다. 잎과 열매는 6~9g을 달여 복용하거나 외용한다.

당뇨 질환 ▶ 당뇨·고혈압 등에 효능

조릿대(山竹) 벼과 | 상록대나무

Sasa borealis | 유사종 : 제주조릿대

- 생약명 : 산죽, 얼룩조릿대
- 개화 : 4~5월
- 높이 : 1~2m
- 열매 : 5~6월
- 잎 : 긴 피침형
- 약용 : 잎

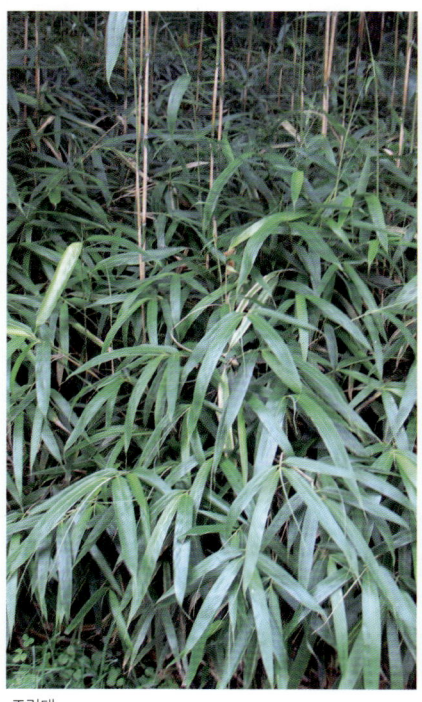

조릿대

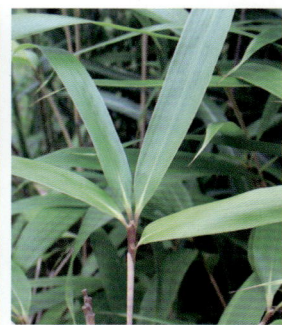

잎차례

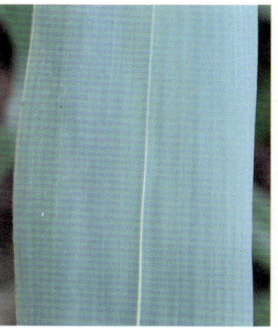

잎

산 그늘진 곳에서 무리지어 자란다. 자생하는 대나무 중 조릿대처럼 키 작은 대나무 종류의 잎을 전부 '산죽'으로 취급하고 약용한다. 보통 '조릿대'와 '제주조릿대'를 약용한다. 조릿대는 초상엽이 있지만 자라면서 없어지고 가지 끝에 잎이 여러 매씩 달린다. 줄기는 가늘며 속이 비어 있다. 제주조릿대는 잎에 무늬가 있고 초상엽의 아래쪽이 둥글며, 가지 끝에 여러 매의 잎이 달린다. 꽃은 보통 3~4년 된 가지 끝에 드물게 핀다.

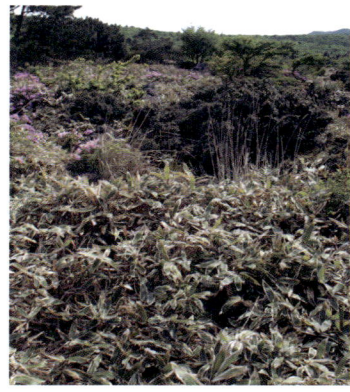 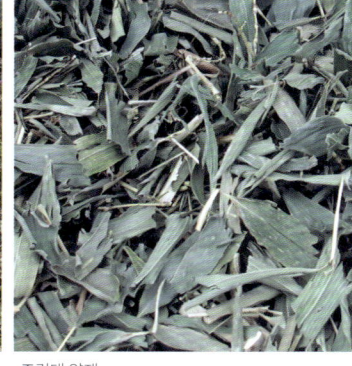

한라산의 제주조릿대   조릿대 약재

서식지 조릿대는 제주도, 울릉도를 제외한 깊은 산 그늘에서 자생한다. 제주조릿대는 제주도에서 자생한다. 간혹 '조릿대'와 '조릿대풀(담죽엽)'을 혼동하기도 하는데 둘은 다른 식물이고 약성도 다르다.

이용부위 잎

토양과 번식 사질비옥토에 분주

채취 꽃이 피지 않은 조릿대의 지상부와 뿌리를 수확한 뒤 그늘에서 건조시켜 약용한다.

성미와 효능 맛은 달고 성질은 차갑다. 민간에서는 해열, 해독, 강장, 항암, 소아경기, 고혈압, 혈당, 항암, 만성간염, 항암 목적으로 약용한다. 과학적으로는 당뇨, 고혈압 등에 효능이 있음이 증명되었다.

사용법

- **기본요법** : 9~14g을 달여 복용한다. 뿌리는 9~18g을 달여 복용한다.
- **조릿대차** : 잎을 잘게 썰어 뜨거운 물에 우려 마신다.
- **금기** : 혈압이 낮은 사람은 약용을 피한다.

당뇨 질환 ▶ 당뇨·천식에 효능

당개지치 (山茄子) 지치과 | 여러해살이풀

Brachybotrys paridformis

- 생약명 : 산가자
- 개화 : 5~6월
- 높이 : 0.5m
- 열매 : 8~9월
- 잎 : 타원형
- 약용 : 전초

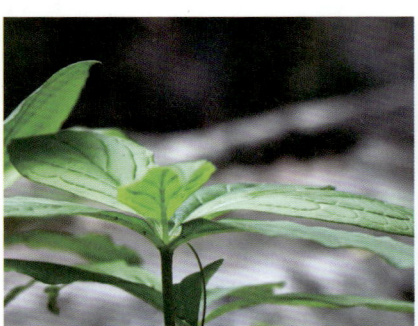

전초

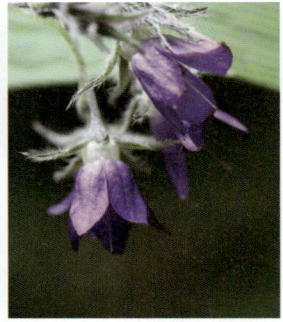

꽃

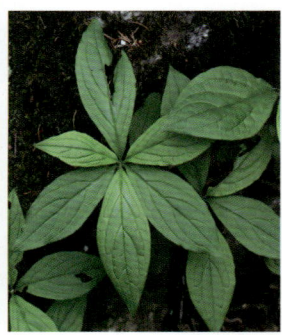

잎

중부이북의 높은 산 축축한 계곡가의 응달에서 자생하며 북한, 만주, 러시아 극동지방에도 분포한다. 줄기에는 짧은 털이 있다. 상단 잎은 5~7개의 잎이 밀집되어 돌려나는 것처럼 달리고, 하단 줄기잎은 1~2개씩 어긋나게 달린다. 잎 길이는 5~12cm 정도이다. 5~6월에 피는 자주색 꽃은 종 모양이고 길이 1~2cm 내외, 수술은 5개, 암술대는 1개이다. 열매는 6월경 익는다. 번식은 뿌리줄기를 나누어 심거나 종자를 파종한다.

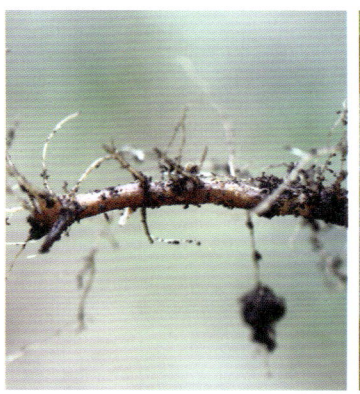 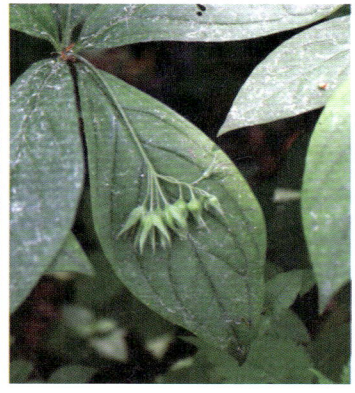

당개지치의 뿌리   열매자루

서식지 지리산과 대구를 경계로 중북부 지방의 높은 산의 그늘진 계곡이나 숲속의 습기 찬 곳에서 몇 그루씩 군락을 이루어 자생한다.

이용부위 뿌리와 지상부, 어린잎은 나물로 식용한다.

토양과 번식 부식토에 종자, 근경

채취 어린잎은 나물로 섭취하고 성장한 잎은 묵나물로 섭취하며, 꽃은 식용한다. 뿌리를 약용한 기록이 있지만 가급적 지상부만 채취한다. 독성식물인 삿갓나물과 비슷하므로 꽃이 없을 때는 반드시 열매자루를 확인하고 채취한다.

성미와 효능 맛은 달고 맵고 성질은 따뜻하다. 생약으로 사용한 기록은 없지만 민간에서는 천식, 기침, 식욕부진, 변비에 사용한다. 특히 전초에 핵산이 많이 함유되어 있으므로 당뇨환자에게 추천할만한 산나물이다. 당뇨환자는 보통 핵산 함량이 많은 식품을 섭취해야 하는데 버섯, 채소, 잡곡, 생선 등이며 산나물 중에는 당개지치가 핵산 함량이 높다. 산나물로 먹을 경우 맛이 부드럽고 감칠맛이 난다.

사용법

- **기본요법** : 어린잎을 데친 뒤 나물로 섭취하면 풍미가 있다. 식욕부진, 당뇨 식이요법으로 좋다.

당뇨 질환 ▶ 뇌졸중·당뇨·안면부종에 효능

우엉 (牛蒡子) 국화과 | 두해살이풀

Arctium lappa

- 생약명 : 우방자
- 개화 : 6~8월
- 높이 : 1.8m
- 열매 : 8~9월
- 잎 : 심장형
- 약용 : 종자

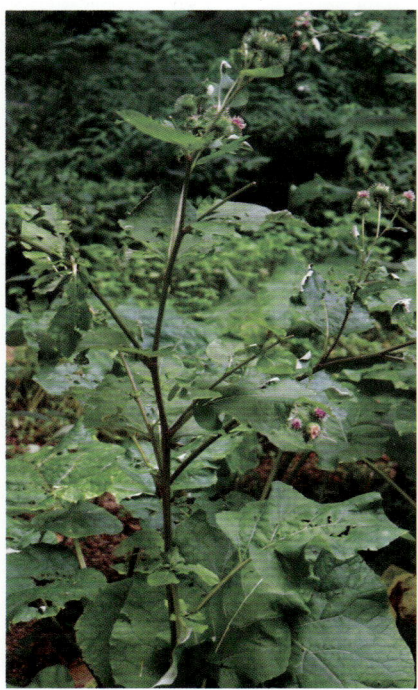

전초

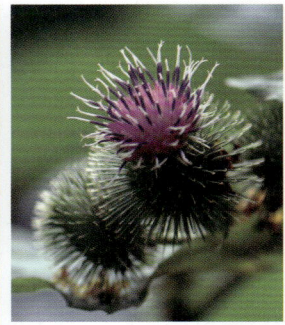

꽃

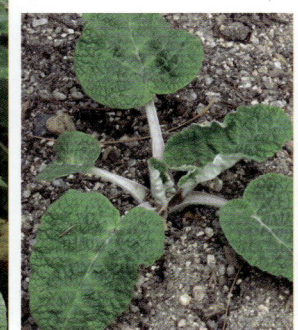

어린잎

중국, 유럽 원산이며 국내에서는 식용 목적으로 재배한다. 뿌리는 길이 60cm로 자라고 김밥의 재료인 우엉채로 널리 쓰인다. 뿌리잎은 모여 달리고 줄기가 1.5~1.8m로 자란다. 7~8월에 피는 꽃은 구형의 총포에 자잘한 자주색 꽃들이 둥글게 달린다. 열매는 8~9월에 성숙하고 가시가 있다. 열매 안의 씨앗을 '우방자(牛蒡子)'라 하여 약용한다. 번식은 가을에 수확한 종자를 이듬해 4~5월에 온수에 10분간 담근 뒤 파종한다.

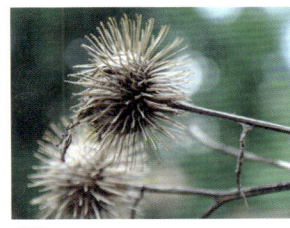
열매

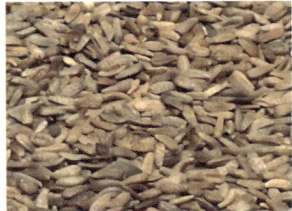
씨앗

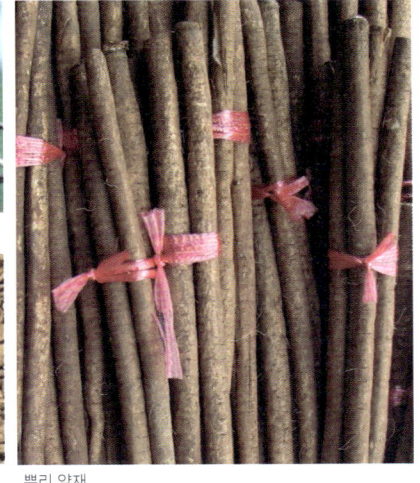
뿌리 약재

서식지 전역에서 재배하나 경상도에서 많이 재배한다.

이용부위 종자, 어린잎은 나물로 식용한다.

토양과 번식 사질양토에 파종, 분주

채취 종자, 잎, 뿌리를 약용한다. 8~9월에 열매를 수확한 뒤 햇볕에 말린 뒤 탈곡하여 종자를 얻는다. 2년 이상 자란 뿌리를 9~10월에 수확한 뒤 햇볕에 건조시킨다.

성미와 효능 종자의 맛은 맵고 쓰다. 기침, 가래, 홍역, 종기, 해독에 좋다. 뿌리의 맛은 달고 차갑다. 안면부종, 종기, 당뇨, 변비, 신장염, 현기증에 좋다. 잎은 항균, 인후통, 이하선염, 혈압, 급선유선염에 좋고 뇌졸증을 예방한다.

사용법

- **기본요법** : 종자는 6~12g을 달여 복용하거나 외용한다.
- **현기증** : 뿌리 130g, 전나무버섯(술로 씻은 것) 35g을 달여 복용한다.
- **안면부종** : 뿌리를 반찬이나 우엉차로 즐긴다. 나물중에서 몇 안 되는 얼굴 붓기를 빼는 약재이다.

당뇨 질환 ▶ 당뇨·고혈압에 효능

칡 (葛根) 콩과 | 낙엽활엽 덩굴관목

Pueraria lobata

- 생약명 : 갈근
- 개화 : 7~8월
- 길이 : 10m 이상
- 열매 : 10~11월
- 잎 : 어긋나기 3출엽
- 약용 : 전초

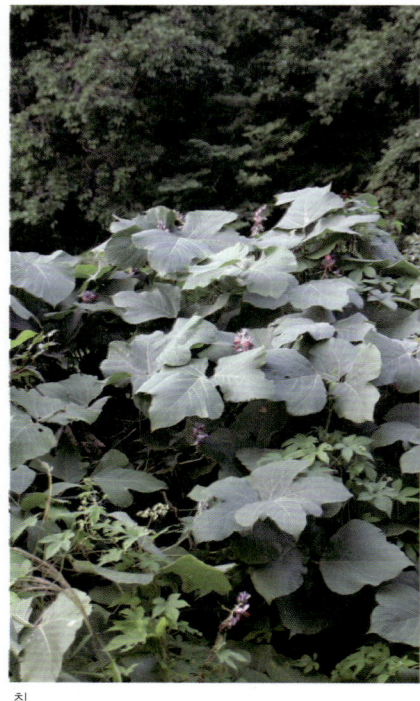
칡

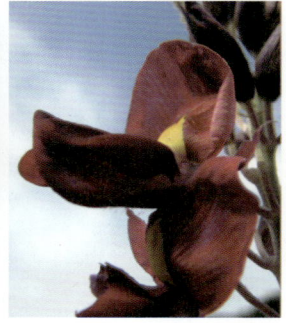
꽃

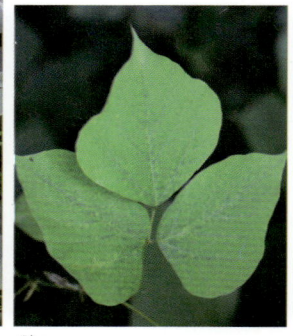
잎

한방에서 '갈근'이라고 불리는 뿌리는 땅속에서 길이 2~3m로 자란다. 줄기는 목질화되고 잎은 어긋나며 3출엽이다. 작은 잎의 길이는 10~15cm 정도. 꽃은 8월에 피고 홍자색이다. 열매는 9~10월에 익고 편평한 꼬투리 모양이다. 번식은 가을에 채취한 종자를 바람이 잘 통하는 곳에 보관했다가 이듬해 봄 온수에 침전한 뒤 파종한다. 3~4월에 가지를 꺾어 심어도 번식 된다. 어린잎은 나물로 식용할 수 있고 뿌리는 식용 및 약용한다.

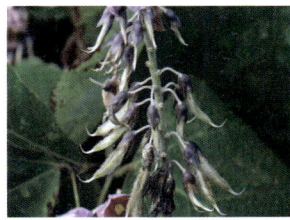
열매

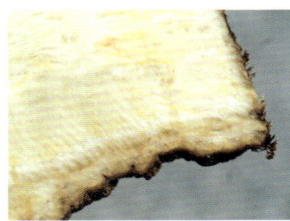
생뿌리

뿌리 약재

서식지 전국의 산과 들판에서 흔히 자란다.

이용부위 뿌리와 전초, 어린잎은 나물로 식용한다.

토양과 번식 토양 구별없이 파종, 삽목

채취 삽이나 곡괭이로 봄, 가을에 채취한 뒤 외피를 벗겨 햇볕에 말린다.

성미와 효능 맛은 달고 맵다. 뿌리는 발한, 해열, 두통, 고혈압, 갈증, 협심증, 홍역, 이질, 설사, 당뇨, 뒷덜미 통증, 난청에 좋고 진을 보하는 효능이 있다. 꽃은 개화 전 채취한 뒤 건조시킨다. 알콜중독, 식욕부진에 좋다.

사용법

- **기본요법** : 9~15g을 달여 복용하거나 외용한다.
- **칼에 베인 상처** : 칡잎을 짓찧어 바른다.
- **당뇨** : 칡에는 항당뇨 성분이 함유되어 있다. 생 칡뿌리를 갈아 먹되 당분을 가미하지 않고 식사대용으로 먹는다.
- **칡술** : 뿌리 300g과 담금주 1.8리터로 담근 뒤 최소 6개월간 숙성시키고 마시되 나중에 뿌리를 걸러내지 않는다.

당뇨 질환 ▶ 혈당강하에 효능

하늘타리 (天花粉) 박과 | 덩굴성 여러해살이풀

Trichosanthes kirilowii | 유사종 : 노랑하늘타리

- 생약명 : 천화분
- 높이 : 3~6m
- 잎 : 심장형
- 개화 : 7~8월
- 열매 : 9~10월
- 약용 : 열매

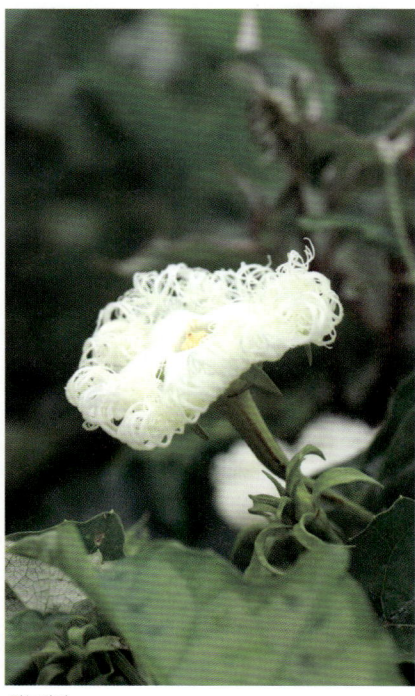
하늘타리

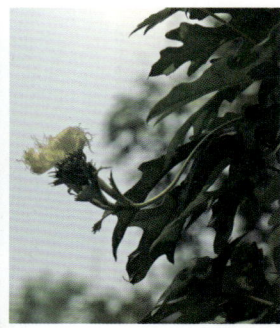
노랑하늘타리

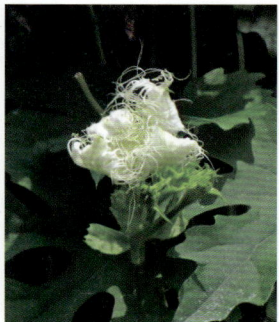
노랑하늘타리의 꽃

하늘타리는 중부 이남 산과 들에서 자생하고, 노랑하늘타리는 제주도와 남부 일부지방의 산과 들에서 자생한다. 둘 다 구불구불한 고구마 모양의 덩이뿌리가 달린다. 보통 잎 모양에 따라 구별하는데 잎이 5~7개로 갈라지면 노랑하늘타리, 3~5개로 갈라지면 하늘타리로 동정한다. 약용할 경우 둘 다 같은 약재로 취급한다. 열매는 10월에 주황색으로 익고, 번식은 종자로 하거나 분주로 한다. 종자 번식은 2월 전에 채취한 뒤 파종한다.

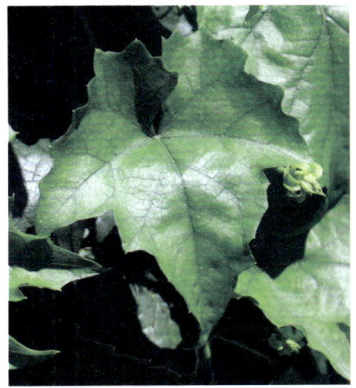
하늘타리의 잎

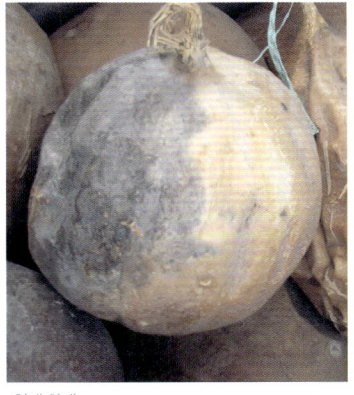
열매 약재

서식지 산과 들에서 자생하지만 남부지방은 농가에서 재배하는 경우가 많다. 남부지방의 농가 돌담이나 호박밭, 오이밭에서 흔히 키운다.

이용부위 뿌리, 과피, 종자

토양과 번식 비옥토에 파종, 분주

채취 성숙한 열매는 가을에 수확한 뒤 그늘에서 말린다. 뿌리는 봄, 가을에 채취한 뒤 껍질을 벗기고 햇볕에 말린다. 또한 열매 껍질, 잎도 약용할 수 있다.

성미와 효능 맛은 달고 약간 쓰고 성질은 차갑다. 열매는 황달, 갈증, 변비, 초기 종기, 명치가 답답한 증세에 좋고, 폐와 장에 좋다. 뿌리는 초기 종기, 부종, 고름, 당뇨, 황달, 치루, 마른기침, 객혈, 항암에 좋고 진을 보한다. 열매 껍데기는 변비, 가래, 종기, 유즙부족에 효과가 있다.

사용법

- **기본요법** : 뿌리를 9~15g을 달여 복용한다. 보통 분말을 사용하는 경우가 많고 외용도 분말로 하는 경우가 많다.
- **당뇨** : 칡 분말과 하늘타리 뿌리 분말을 혼합 복용한다.
- **금기** : 부자(투구꽃, 놋젓가락나물 등)와 배합을 금한다.

당뇨 질환 ▶ 천연 인슐린 함유·다이어트·변비에 효능

뚱딴지 국화과 | 여러해살이풀

Helianthus tuberosus

- 생약명 : 돼지감자
- 높이 : 1.5~3m
- 잎 : 호생, 대생
- 개화 : 9~10월
- 열매 : 11월
- 약용 : 뿌리

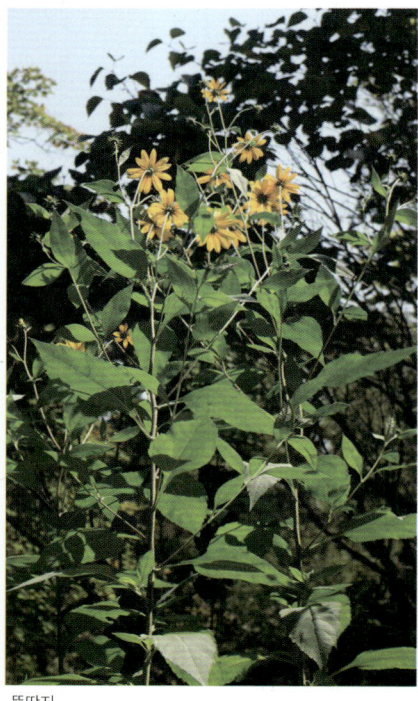

뚱딴지

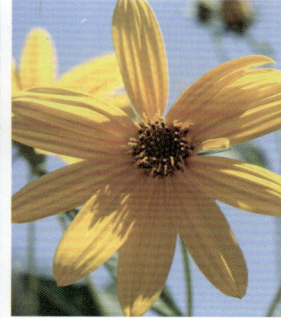

꽃

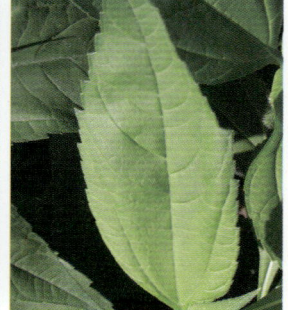

잎

북미 원산의 뚱딴지는 근대말경 뿌리를 식용할 목적으로 도입되었다. 심어서 기르거나 인가 주변에서 자란다. 우엉뿌리와 비슷한 맛 때문에 돼지에게 먹이면서 '돼지감자'라는 별명이 붙었다. 뿌리에 이눌린 성분이 풍부하여 혈당을 낮추거나 다이어트 식품으로 좋다. 루드베키아와 비슷하지만 루드베키아는 줄기와 잎에 잔털이 많으므로 뚱딴지와 쉽게 구별할 수 있다. 줄기는 1.5~3m 정도로 자라고 꽃 지름은 8~10cm 정도이다.

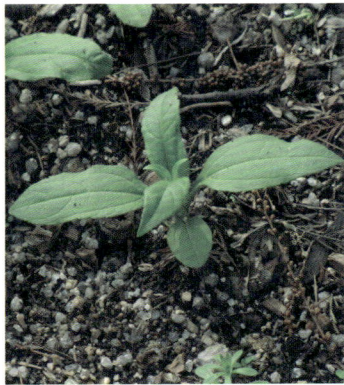
어린잎

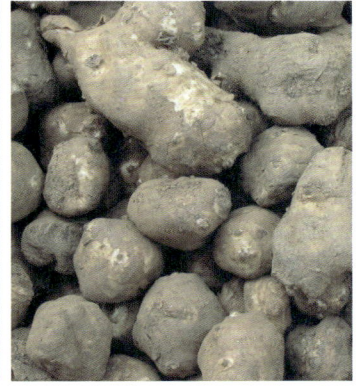
돼지감자

서식지 재배하던 것이 야생으로 널리 퍼졌다. 농촌의 들판, 밭둑, 빈터에서 볼 수 있다. 요즘은 텃밭에서도 흔히 기른다.

이용부위 뿌리, 어린잎은 나물로 식용한다.

토양과 번식 일반토양에 덩이뿌리

채취 11월에 뿌리를 수확한다. 또는 이듬해 눈이 다 녹은 4월경 수확한다.

성미와 효능 성질은 차고 맛은 달다. 식물 중에서 이눌린(천연 인슐린) 성분이 가장 많이 함유되어 있다. 당뇨, 최음, 이뇨, 담즙 촉진, 정자 생성, 고혈압, 장내 유산균 증식, 변비 등에 효능이 있다.

사용법

- **기본요법** : 건뿌리 분말을 1일 10g씩 물에 타 먹는다. 당뇨환자는 생뿌리를 살짝 쪄서 먹거나 즙을 내 설탕대용으로 먹는다.
- **변비 & 다이어트** : 생뿌리를 채로 썰어 샐러드로 먹거나 쪄서 먹는다. 우엉처럼 볶거나 장아찌로 먹기도 한다. 뿌리를 갈아 스프에 넣어 먹을 수도 있다.
- **뚱딴지술** : 말린 뚱딴지 뿌리와 담금주를 1:1 비율로 섞고 6~12개월간 숙성시킨 뒤 하루에 소주 1잔 정도 마신다.

당뇨 질환 ▶ 잎에 항당뇨 성분 함유

해당화(玫瑰花) 장미과 | 낙엽활엽 관목

Rosa rugosa

- 생약명 : 매괴화
- 개화 : 5~7월
- 높이 : 1.5m
- 열매 : 8~10월
- 잎 : 홀수깃꼴겹잎
- 약용 : 전초

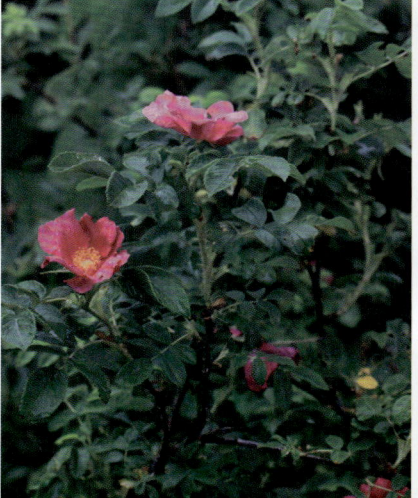

해당화

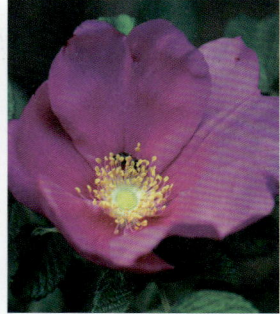

꽃

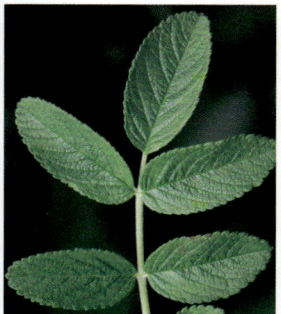

잎

줄기는 높이 1.5m로 자라고 줄기 전체에 가시같은 잔털이 있다. 잎은 어긋나고 7~9개의 작은 잎으로 된 홀수깃꼴겹잎이다. 잎 표면에는 윤채가 있고 뒷면 맥에는 잔털이 많다. 향수의 원료가 되기도 하는 꽃은 5~7월에 피고 꽃 지름은 6~9cm이다. 둥근 열매는 8~10월에 붉은색으로 익고 술을 담근다. 번식은 종자, 꺾꽂이, 포기나누기로 할 수 있다. 일반적으로 밑 둥에서 자란 곁줄기를 나누어 심는 방법이 가장 좋다.

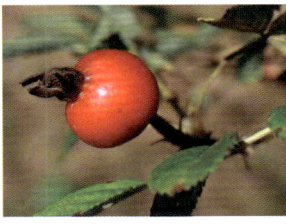
열매

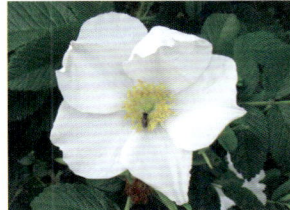
흰색꽃이 피는 흰해당화

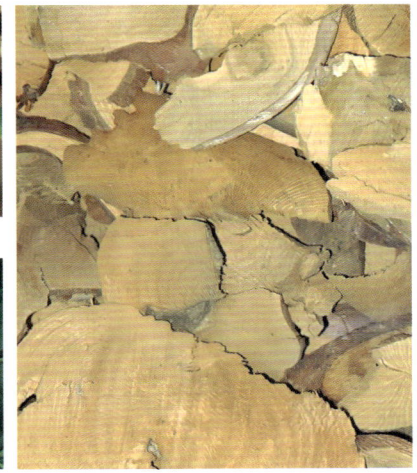
뿌리 약재

서식지 해변가의 모래땅이나 풀밭에서 자생한다.

이용부위 꽃봉오리, 뿌리, 잎

토양과 번식 사질토에 파종, 삽목, 분주

채취 5월에 꽃봉오리가 벌어지기 전의 꽃을 채취해 그늘에서 말린다.

성미와 효능 꽃의 맛은 달고 쓰며 성질은 따뜻하다. 말린 꽃봉오리를 '매괴화'라고 한다. 어혈, 혈액순환, 진통, 객혈, 창만통증, 급성유선염, 월경불순, 이질, 설사, 유주성 관절통, 타박상, 종창에 효능이 있다. 꽃을 증류한 것은 '매괴로'라고 하며 술을 담그는데, 혈액, 간장, 위장에 좋다. 뿌리와 잎은 당뇨에 사용하되 잎에 혈당을 낮추는 성분이 함유되어 있다.

사용법

- **기본요법** : 말린 꽃 1.5~6g을 달여 복용하거나 외용한다.
- **당뇨** : 뿌리 또는 잎을 20~30g을 달여 차로 마신다.
- **해당화술** : 열매 500g, 담금주 1.8리터로 담그고 2개월간 숙성시킨 뒤에 걸러내어 음용한다.

천연 정력제 ▶ 자양강장·불임에 효능

삼지구엽초 (淫羊藿) 매자나무과 | 여러해살이풀

Epimedium koreanum

- 생약명 : 음양곽
- 개화 : 4~5월
- 높이 : 0.3m
- 열매 : 7~8월
- 잎 : 3출엽 난형
- 약용 : 전초

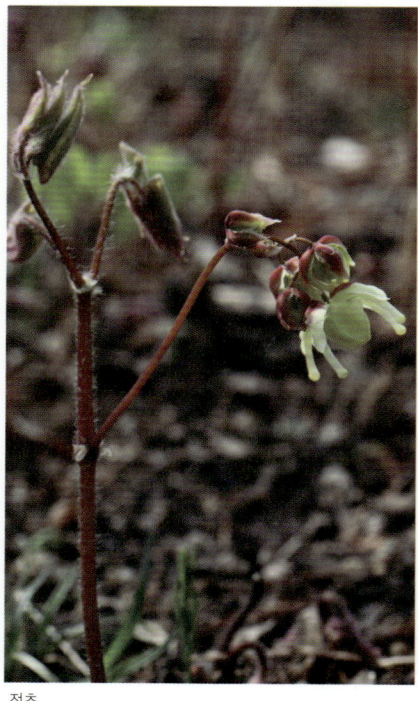

전초

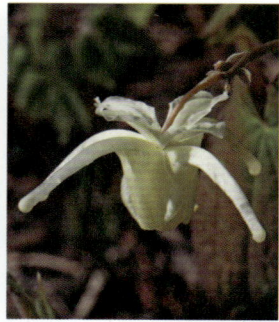

꽃

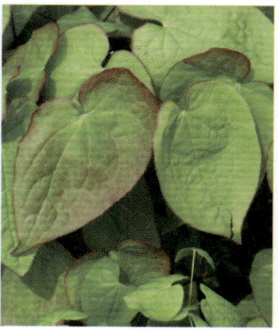

잎

줄기는 높이 30cm 정도로 자라고 뿌리는 가느다랗고 구불구불하며 길다. 꽃은 연한 노란색이고 겹총상꽃차례로 여러 개가 달린다. 꽃 지름은 2cm, 꽃잎은 4개가 돌출되는 형태이고 수술은 4개, 암술은 1개이다. 어긋난 잎은 작은 잎이 3개씩 2회로 달리고, 작은 잎은 달걀 모양이다. 가지가 3개로 갈라지고 가지마다 잎이 3장씩 달려 삼지구엽초라 한다. 5월 중하순에 종자를 채취한 뒤 파종하거나 늦가을 무렵 분주로 번식시킨다.

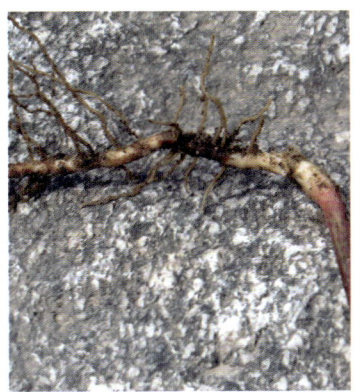 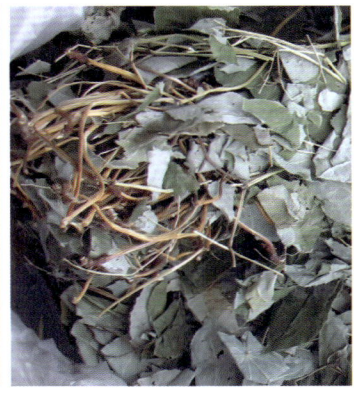

뿌리　　　　　　　　　　　　　삼지구엽초 약재

서식지 중부 내륙지방의 깊은 산 중간 지역의 비옥하고 습윤한 나무 그늘에서 자생한다. 남획이 심해 멸종위기식물로 지정된 상태이다.

이용부위 뿌리와 전초, 어린잎은 나물로 식용

토양과 번식 부식질 비옥토에 파종, 분주

채취 9월에 뿌리째 채취하거나 줄기와 잎만 채취한 뒤 세척하고 그늘에서 말린다. 국내산은 자연산과 재배산 약효 차이가 거의 없지만 중국산은 약효가 국내산의 절반 수준이다.

성미와 효능 맵고 달며 성질은 따뜻하다. 잎과 줄기는 자양강장, 발기불능, 불임, 심신허약, 마비, 중풍, 통증에 효능이 있고, 뿌리는 약효가 덜하지만 야맹증에 효능이 있다.

사용법

- **기본요법** : 말린 줄기와 잎을 3~15g을 달여 복용하거나, 뿌리를 3~30g 달여 복용한다.
- **발기불능** : 말린 줄기와 잎 10~20g을 달여 복용하거나 6g을 3~4회 분량의 차로 우려 마신다.
- **음양곽술** : 말린 삼지구엽초 300g을 담금주 1.8리터와 적당량의 꿀로 담근 뒤 3개월간 숙성시키고 마신다.

천연 정력제 ▶ 발기불능·동통에 효능

풀솜대 (鹿药) 백합과 | 여러해살이풀

Smilacina japonica | 이명 : 지장보살(영남, 제주)

- 생약명 : 녹약
- 개화 : 5~6월
- 높이 : 0.2~0.5m
- 열매 : 8~9월
- 잎 : 어긋나기, 타원형
- 약용 : 뿌리

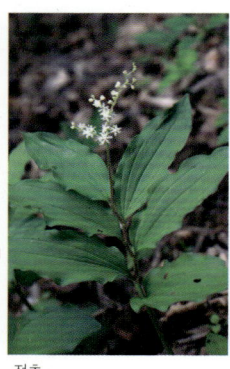
전초

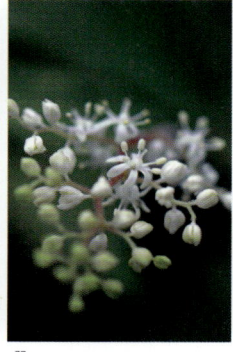
꽃

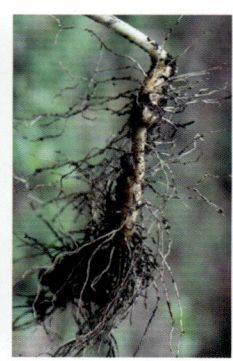
뿌리

높은 산 계곡의 습한 그늘에서 자란다. 줄기는 비스듬히 자라고 잎은 어긋난다. 보통 줄기당 5~7개의 잎이 달려있다. 줄기와 잎에 잔털이 많고 특히 잎 뒷면에 털이 많다. 열매는 9월경 붉은색으로 익는다. 어린잎은 나물로 섭취하고 뿌리는 봄과 가을에 채취한 뒤 잔뿌리를 제거하고 햇볕에 말려 약용한다. 전초로 술을 담가도 맛있다.

이용부위 뿌리, 어린잎은 나물로 식용한다.

토양과 번식 부식토에 파종

성미와 효능 맛은 달고 성질은 따뜻하며 독성은 없다. 신장, 기를 보하고 편두통, 강한 동통, 타박상, 화농성 유선염, 혈액순환, 월경불순, 발기부전에 좋다.

사용법

- **기본요법** : 9~15g을 달여 복용하거나 외용한다.

천연 정력제 ▶ 조루·불임에 효능

복분자딸기(覆盆子) 장미과 | 낙엽활엽 관목

Rubus coreanus

- 생약명 : 복분자
- 개화 : 5~6월
- 높이 : 1~2m
- 열매 : 7~8월
- 잎 : 홀수깃꼴겹잎
- 약용 : 열매

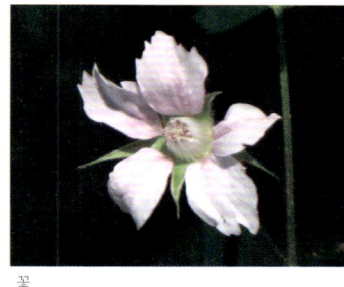
꽃

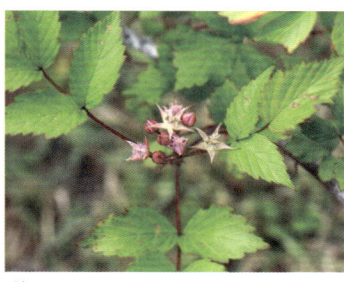
잎

충청이남의 산지에서 자생하지만 재배하는 경우가 더 많다. 나무껍질은 검붉은색을 띠며, 가시가 나 있다. 잎은 어긋나며 깃 모양의 겹잎으로 가장자리에 불규칙한 톱니가 있다. 열매는 붉은색에서 검은색으로 익는다. 번식은 종자, 삽목, 분근으로 할 수 있다. 약용하려면 7월경 미성숙한 열매를 수확한 뒤 건조시킨다. 9~10월에 채취한 뿌리와 잎도 약용한다.

이용부위 열매

토양과 번식 토양 구별없이 파종, 삽목

성미와 효능 맛은 시고 성질은 평하다. 열매는 간과 신장에 좋고 발기부전, 조루, 불임, 잦은 배뇨, 어두운 눈에 좋다. 뿌리는 혈액순환, 코피, 타박상, 지혈, 월경불순에 좋고 잎은 눈을 밝게 하고 치통에도 효능이 있다.

사용법

- **기본요법** : 열매를 4~9g, 뿌리는 6~14g을 달여 복용하거나 외용한다. 복분자 술을 담글 때는 열매:담금주:흑설탕을 10:30:2 비율로 담근 뒤 40일 후에 걸러내고 6개월간 숙성시킨다.

천연 정력제 ▶ 노화작용 억제·정력 증강

둥굴레 백합과 | 여러해살이풀

Polygonatum odoratum var. pluriflorum | 유사종 : 층층갈고리둥굴레

- 생약명 : 옥죽, 원황정
- 높이 : 0.3~0.6m
- 잎 : 어긋나기
- 개화 : 5~6월
- 열매 : 7~8월
- 약용 : 전초

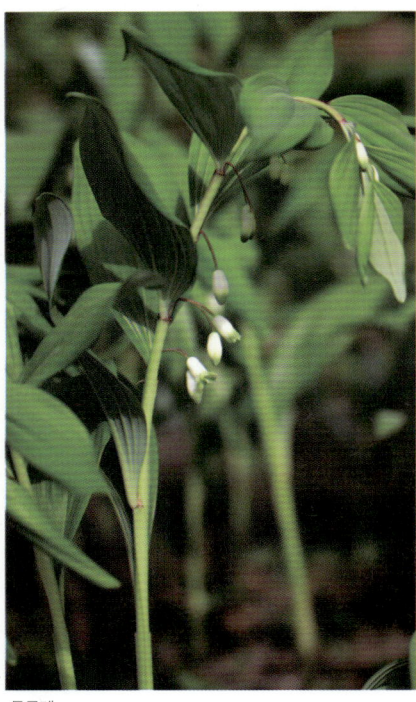
둥굴레

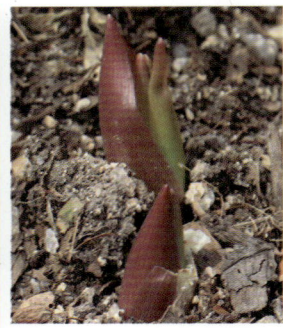
새순

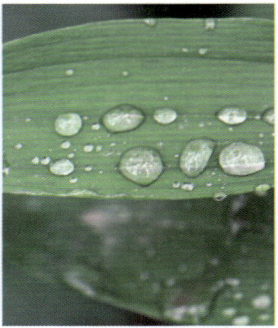
잎

줄기가 6각으로 각 지고 어긋난 잎은 긴 타원형이며 잎자루가 없다. 5~6월에 백록색으로 피는 꽃 길이는 1.5~2cm 정도이고 수술은 6개이다. 열매는 검게 익으며 단맛이 난다. 층층갈고리둥굴레는 줄기가 둥글며, 잎이 2~7개씩 돌려나고, 높이 1.2m까지 자란다. 둥굴레는 '옥죽', 층층갈고리둥굴레는 '원황정'이라고 하는데, 진황정이란 둥굴레도 있다. 중국 원산의 원황정은 국내에서 재배로 키우며 둥굴레 중에서 약효가 가장 좋다.

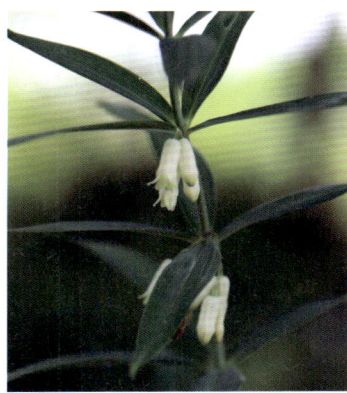
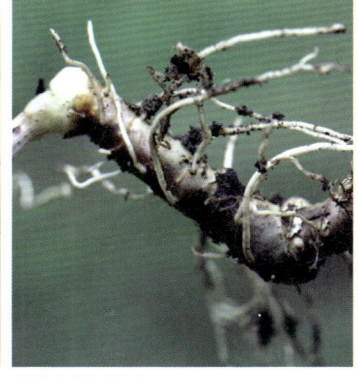

층층갈고리둥굴레　　　　　　　　둥굴레의 뿌리줄기

서식지 둥굴레(옥죽)는 전국의 높은 산 반그늘 숲속에서 자란다. 층층갈고리둥굴레(원황정)는 중국 원산이며 국내에서는 오래전부터 재배해왔다.

이용부위 뿌리와 지상부, 어린잎은 나물로 식용한다.

토양과 번식 비옥토에 파종

채취 초봄과 초가을에 뿌리를 캐어 수염뿌리를 제거하고 찜통에서 찐 뒤 건조시킨다. 뿌리두께는 옥죽에 비해 원황정이 3배나 굵고 튼실하다. 시중에서 판매하는 둥굴레 뿌리는 원황정보다 두껍지만 약효는 원황정에 비해 못하다.

성미와 효능 맛은 달고 평하며 독성은 없다. 옥죽은 '음(陰)'을 충전하는 약재로써 피로회복, 과로, 식은땀, 빈뇨, 진정, 강심, 기침, 안색피로, 허기 제거에 좋다. 원황정은 '기(氣)'를 충전하는 약재로써 병후회복, 식욕부진, 자양강장, 정력 증강, 빈혈, 당뇨, 주근깨, 비장, 뼈 등에 좋다.

사용법

- **기본요법** : 옥죽은 6~9g, 원황정은 9~15g을 달여 1일 3회 나눠 복용한다.
- **정력증강** : 원황정 15g을 달여 1일 3회 나눠 복용한다.
- **금기** : 팔다리가 차거나 설사를 하는 사람은 약용을 피한다.

천연 정력제 ▶ 신경증·왜소증·정력에 효능

비수리 (夜關門) 콩과 | 여러해살이풀

Lespedeza cuneata

- 생약명 : 야관문
- 높이 : 1m
- 잎 : 어긋나기, 3출엽
- 개화 : 8~9월
- 열매 : 10월
- 약용 : 전초

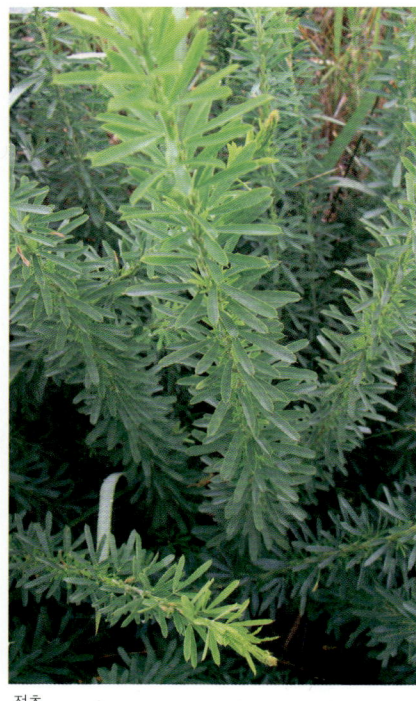

전초

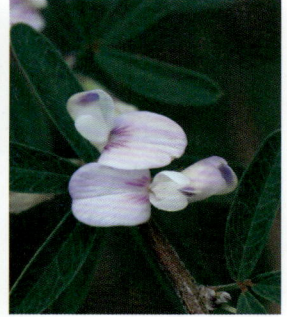

꽃

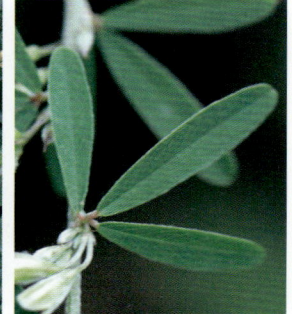

잎

우리나라와 중국, 대만, 일본에 분포한다. 뿌리에서 여러 개의 줄기가 올라온 뒤 짧은 가지가 달린다. 줄기 아래쪽은 목본성이 있어 딱딱하다. 잎은 3출엽이고 어긋나게 달린다. 꽃은 8~9월에 홍백색으로 잎겨드랑이에서 핀다. 열매는 3mm 정도 타원 모양의 꼬투리로 열리고 1개의 씨앗이 들어있다. 번식은 가을에 수확한 씨앗을 스타킹 등에 넣어 걸어두었다가 이듬해 봄에 뿌린다. 한방에서 뿌리를 '야관문(夜關門)'이라 하여 약용한다.

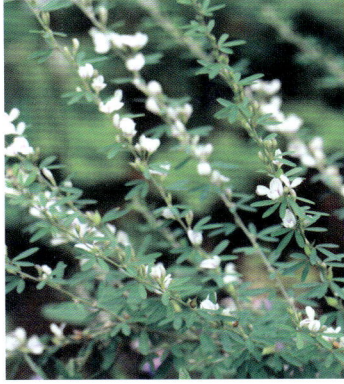
줄기

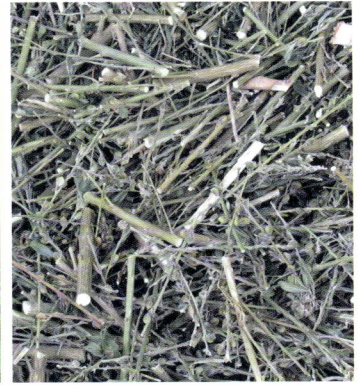
비수리 약재

서식지 산이나 들판, 바닷가 모래땅에서 자란다.

이용부위 전초, 어린잎은 나물, 효소, 차로 식용한다.

토양과 번식 사질토양에 파종

채취 꽃이 피어있을 때 뿌리를 포함한 전초를 수확한다. 적당한 길이로 자른 뒤 깨끗이 세척하고 햇볕이나 그늘에서 말린다. 어린잎은 나물로 먹는다.

성미와 효능 맛은 쓰고 맵고 성질은 따뜻하며 독성은 없다. 대하, 유정, 결막염, 종기, 타박상, 위통, 시력감퇴, 해독, 요실금, 조루, 고환결핵, 치통, 회충증, 탈장, 소아의 영양불량에 의한 왜소증에 좋고 폐, 간, 콩팥을 튼튼하게 한다. 어혈을 제거하고 기력부족, 노곤증, 신경쇠약에 효능이 있다.

사용법

- **기본요법** : 말린 비수리 15~40g을 달여 먹는다. 생 비수리는 2배 용량을 달여 복용한다.
- **기력부족** : 뿌리 20~40g을 달여 1일 2회 나누어 복용한다.
- **비수리술** : 말린 비수리와 담금주를 1:3 비율로 섞어 담근 뒤 3개월간 숙성시키고 마신다.

천연 정력제 ▶ 정력·강장에 효능

하수오 (何首乌) 마디풀과 | 덩굴성 여러해살이풀

Pleuropterus multflorus | 유사종 : 나도하수오

- 생약명 : 적하수오, 하수오
- 높이 : 2~4m
- 잎 : 어긋나기
- 개화 : 8~9월
- 열매 : 9~10월
- 약용 : 뿌리

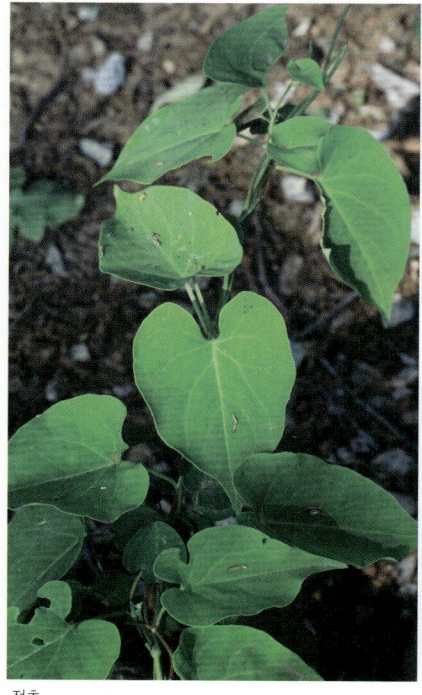

전초

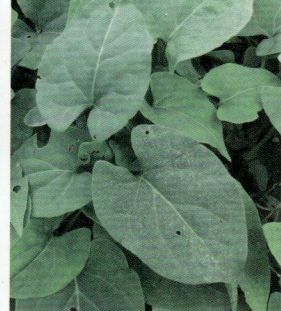

잎

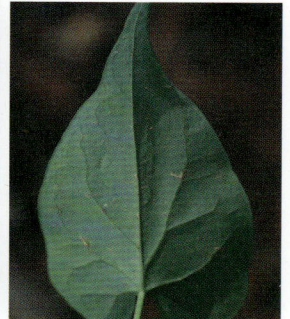

잎 뒷면

땅속에서 덩이뿌리가 무리지어 자라며 이를 '하수오' 또는 '적하수오'라고 한다. 보통 적하수오의 줄기는 붉은색, 백하수오의 줄기는 초록색이다. 줄기는 가늘고 털이 없으며 잎은 어긋난다. 잎 끝 부분은 뾰족하고 잎 하단부는 V자 혹은 U자 모양이다. 꽃은 가지 끝에서 흰꽃이 원추꽃차례로 핀다. 유사 식물인 '나도하수오'는 턱잎이 반투명 막질이므로 구별할 수 있다. 뿌리는 울퉁불퉁한 고구마같고 뿌리껍질 색상은 적색에 가깝다.

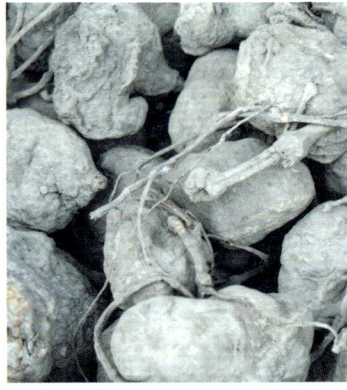 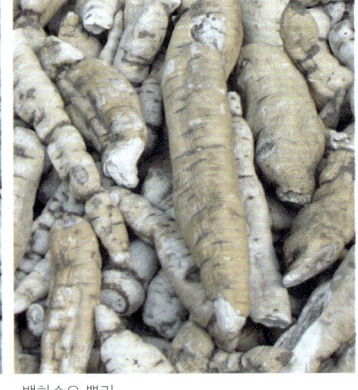

적하수오 뿌리　　　　　　　　　　백하수오 뿌리

서식지 깊은 산에서 드문드문 자라지만 최근엔 재배하는 경우가 많다.

이용부위 뿌리

토양과 번식 점질양토에 파종, 분주

채취 3~4년 자란 뿌리를 수확한다. 이른 봄 또는 잎이 떨어진 가을에 채취한 뒤 햇볕에 건조시킨다. 덩굴은 여름, 가을에 채취하고 잎과 덩굴을 같이 약용하거나 잎만 약용한다.

성미와 효능 맛은 쓰고 달며 성질은 따뜻하다. 뿌리는 해독, 종기, 설사, 강장, 현기증, 이명, 학질, 만성간염, 초기 흰머리와 흰수염, 풍진, 염증, 근육통, 가려움증, 유정, 자궁출혈, 대하, 조혈, 신경쇠약, 변비, 고지혈증, 치질에 효능이 있고 간, 신장, 정력에 좋다. 잎과 덩굴은 폐결핵, 개선피부염, 불면증, 다한, 정신안정, 통증, 경락에 좋다. 잎은 부스럼, 개선피부염, 나력에 짓찧어 바른다.

사용법

- **기본요법** : 그냥 복용하면 독성이 있으므로 9~20g을 구증구포 후 복용한다.
- **하수오술** : 쌀뜨물에 이틀정도 담가두었다가 담금주를 섞어 담되 1년 이상 숙성한 뒤 하루 1~2잔정도 음용한다. 과다복용은 금한다.
- **금기** : 변이 묽은 사람은 금한다. 돼지고기, 양고기, 파, 마늘을 피한다.

천연 정력제 ▶ 자양강장에 효능

큰조롱 박주가리과 | 덩굴성 여러해살이풀

Cynanchum wilfordii

- 생약명 : 백하수오, 백수오
- 개화 : 7~8월
- 높이 : 0.5~2m
- 열매 : 9~10월
- 잎 : 삼각꼴
- 약용 : 뿌리

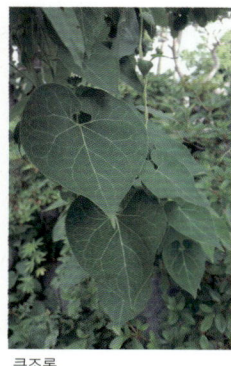
큰조롱

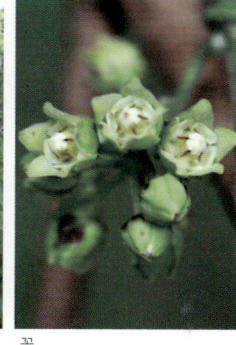
꽃

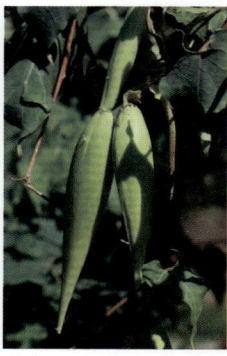
열매

산지의 양지바른 풀밭과 바닷가에서 자생한다. '은조롱'이라고도 하며, 덩이뿌리를 '하수오'라고도 하나 재배하는 하수오와는 다르다. 잎은 마주나며, 황록색의 꽃은 우산 모양의 꽃차례로 핀다. 열매는 박주가리 열매보다 길쭉하다. 약효는 하수오(적하수오)에 비해 조금 떨어지지만 하수오와 비슷한 효능을 가지고 있다. 채취 시기는 하수오와 같다.

이용부위 뿌리

토양과 번식 사질양토에 파종, 분주

성미와 효능 달고 쓰며 성질은 다소 따뜻하다. 약효는 하수오에 비해 조금 떨어진다. 자양강장, 조혈, 빈혈, 신경쇠약, 약한 허리와 무릎에 효능이 있다.

사용법

- **기본요법** : 구증구포한 백하수오 6~12g을 달여 복용하거나 외용한다.

천연 정력제 ▶ 차로 즐기는 정력보강제

새삼(兎絲子) 메꽃과 | 덩굴성 한해살이 기생식물

Cuscuta japonica | 유사종 : 실새삼

- 생약명 : 토사자
- 높이 : 1m 이상
- 잎 : 비늘잎
- 개화 : 7~9월
- 열매 : 9~10월
- 약용 : 종자

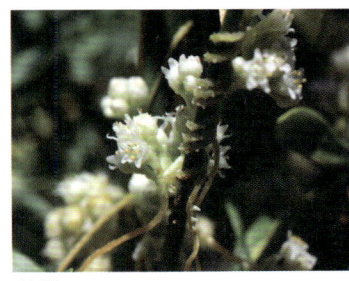
실새삼

열매 약재

새삼, 실새삼, 갯실새삼의 종자를 '토사자'라고 부르며 약용한다. 전국에서 볼 수 있는 새삼은 칡 등에 기생하며 자생한다. 새삼과 거의 비슷한 실새삼은 주로 콩과식물에 기생하므로 여름에 콩밭에 가면 흔히 볼 수 있다. 새삼에 비해 줄기가 실처럼 가느다랗다. 열매는 둥근 모양으로 검게 익는다. 9월에 성숙한 열매를 수확한 뒤 햇볕에 말려 약용한다. 갯실새삼은 7~9월에 숙주식물의 줄기까지 채취한 뒤 세척하고 햇볕에 말린 전초를 약용한다.

이용부위 종자와 전초

토양과 번식 기생식물에 종자

성미와 효능 종자 맛은 맵고 달며 성질은 평하고 독성은 없다. 강장, 정력보강, 유정, 발기불능, 당뇨, 시력감퇴, 허리, 무릎통증, 냉증, 습관성 유산에 효능이 있고 간장과 신장을 보한다.

사용법

- **기본요법** : 10~15g을 달여 복용한다.
- **새삼차** : 종자 8g을 물 500ml에 은은하게 달여 마신다.

천연 정력제 ▶ 발기부전·현기증에 효능

산수유나무 (山茱萸) 층층나무과 | 낙엽활엽 소교목

Cornus officinalis

- 생약명 : 산수유
- 개화 : 3~4월
- 높이 : 7m
- 열매 : 9~11월
- 잎 : 마주나기, 타원형
- 약용 : 열매

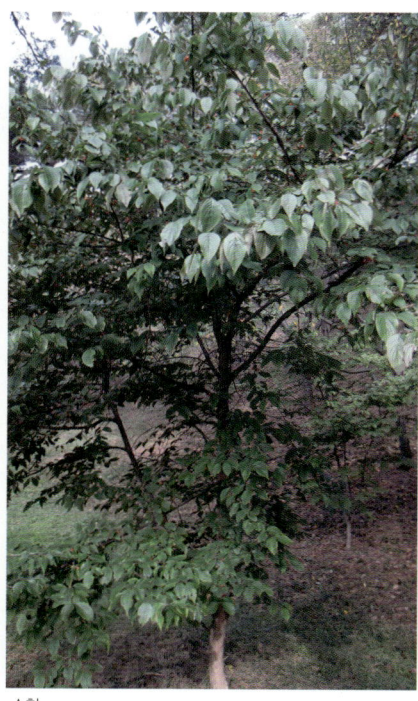
수형

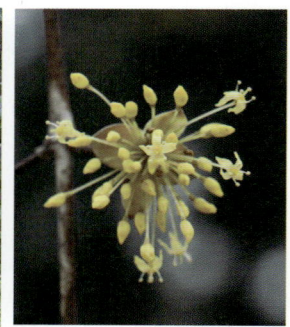
꽃

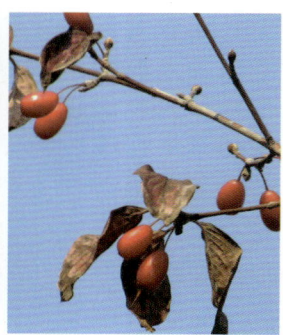
열매

줄기는 높이 7m로 자란다. 잎은 마주나고 타원형에 끝이 뾰족하다. 꽃은 이른 봄인 3~4월에 우산 모양의 꽃차례로 노란색 꽃이 잎보다 먼저 핀다. 열매를 '산수유(山茱萸)'라 하며 긴 타원형이고 9~11월에 검붉은색으로 익고 겨울까지도 매달려 새들의 먹이가 되기도 한다. 번식은 종자와 삽목으로 할 수 있는데 삽목 번식이 잘 안되므로 보통 종자로 한다. 종자 번식은 가을에 채취한 종자를 바로 직파하면 된다.

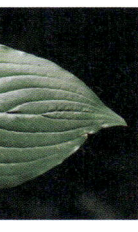
잎

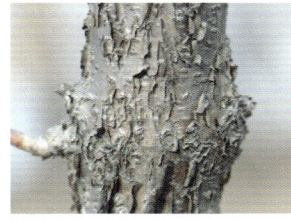
수피

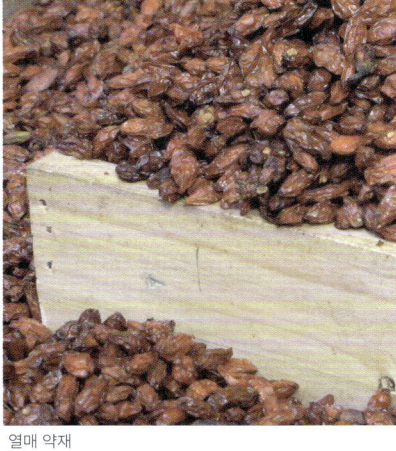
열매 약재

서식지 중국 원산으로 보는 견해도 있고 한국에서 자생한다고 보는 견해도 있다. 주로 중부이남 지방에서 약용 목적으로 재배한다. 지리산 일대에서 많이 재배한다.

이용부위 열매(산수유)

토양과 번식 사질비옥토에 파종

채취 열매가 검붉게 익는 10~11월에 수확한 뒤 종자를 제거하고 햇볕에 말린다.

성미와 효능 맛은 달고 시며 성질은 따뜻하다. 간과 신장에 좋고 정기를 보하고, 현기증, 이명, 발기부전, 요통, 허리와 무릎, 몽정, 야뇨증, 빈뇨에 좋다. 또한 항암 성분이 있고 백혈구에 유용한 성분이 함유되어 있다.

사용법

- **기본요법** : 4~9g을 달여 복용하거나 외용한다.
- **산수유술** : 산수유 열매 500g과 담금주 1.8리터로 담근 뒤 6개월간 숙성시켜 걸러내고 음용한다.

천연 정력제 ▶ 발기부전에 효능

가래나무 (核桃楸) 가래나무과 | 낙엽활엽 교목

Juglans mandshurica

- 생약명 : 핵도추
- 높이 : 20m
- 잎 : 홀수깃꼴겹잎
- 개화 : 4월
- 열매 : 7~8월
- 약용 : 종자

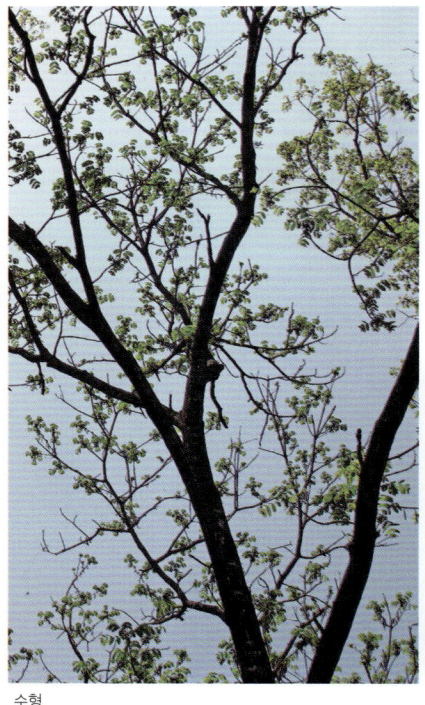

수형

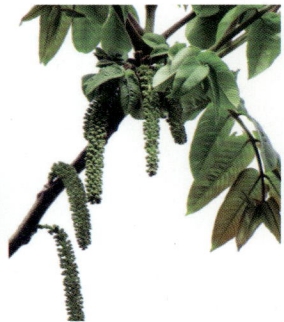

수꽃

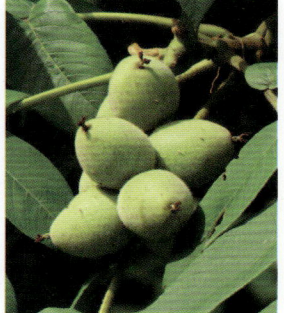

열매

가래나무는 호두나무와 꽃, 잎, 열매 모양이 비슷하다. 보통 잎 모양을 보고 구별하며, 호두나무는 깃꼴겹잎이 5~9개의 작은 잎으로 되어 있고, 작은 잎이 끝으로 갈수록 점점 큰 경우가 많다. 가래나무는 깃꼴겹잎이 7~17개의 작은 잎으로 되어 있고, 작은 잎이 끝으로 갈수록 작아진다. 열매를 '가래'라고 하며 단단한 타원 모양이다. 번식은 9월에 수확한 종자를 냇물에 4일간 담갔다가 모래와 섞어 땅에 묻은 뒤 이듬해 봄에 파종한다.

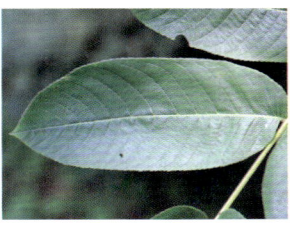
잎

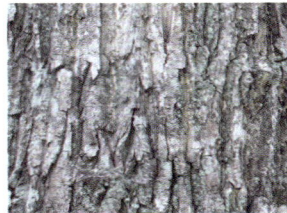
종자 약재

수피

서식지 충청이북의 높은 산에서 자생한다. 주로 강원도에서 많이 볼 수 있다.

이용부위 씨앗과 수피

토양과 번식 비옥토에 파종

채취 가을에 성숙한 열매를 채취한 뒤 2개월 정도 밀봉해 놓았다가 장화로 밟아 과육을 벗겨내고 세척한 뒤 햇볕에 말린다. 수피는 봄, 가을에 늙은 가지 또는 어린가지의 수피를 수확해 햇볕에 말린다.

성미와 효능 종인(種仁, 열매 속의 씨)의 맛은 달고 성질은 따뜻하다. 요통, 변비, 발기부전, 요로결석, 유즙부족에 좋고 신장, 폐에 효능이 있다. 호두나무의 종인(種仁)도 정력에 좋다. 종자 껍질은 위염, 위 및 십이지장궤양, 복통에 좋다. 수피는 쓰고 맵고 성질은 평하다. 해독, 이질, 결핵, 백대하, 충혈에 좋다. 익지 않은 과실의 맛은 맵고 성질은 평하나 독성이 있다.

사용법

- **기본요법** : 종인과 수피는 4~10g을 달여 복용한다. 종자 껍질은 담금주에 담가 몇 주 숙성했다가 1회 10ml 정도 복용한다.

천연 정력제 ▶ 발기부전·통증에 효능

생달나무(桂皮) 녹나무과 | 상록활엽 교목

Cinnamomum japonicum

- 생약명 : 계피
- 개화 : 6월
- 높이 : 15m
- 열매 : 10월~11월
- 잎 : 3개의 맥
- 약용 : 수피

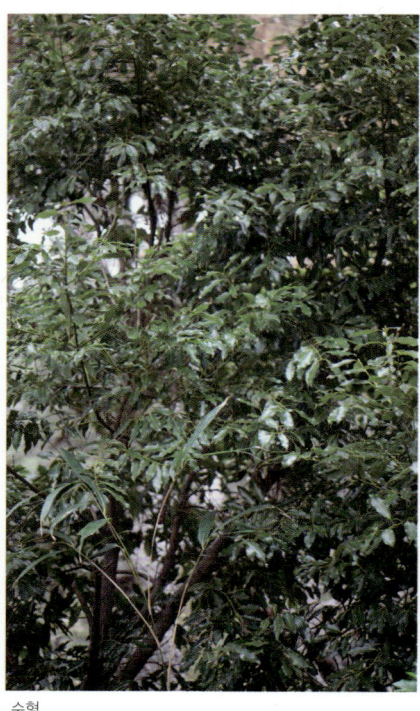

수형

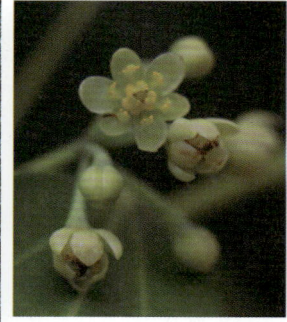

꽃

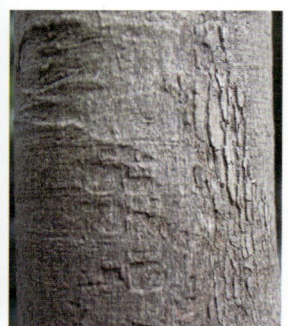

수피

생달나무 수피를 '계피'라고 하며, 계피향료는 대개 수입산 품종의 나무 수피이다. 전체적으로 센달나무, 육계나무와 비슷한 나무이므로 잎 모양을 보고 구별해야 한다. 생달나무 잎은 질이 두껍고 양끝이 뾰족하며, 아래에서 조금 위쪽에서 주맥이 3개로 갈라지므로 주맥이 3개인 경우 생달나무로 동정한다. 잎을 자르면 계피향이 난다. 열매는 타원형이고 흑자색으로 익는다. 번식은 9~11월에 성숙한 종자를 채취한 뒤 봄에 파종한다.

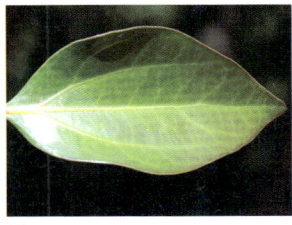
잎

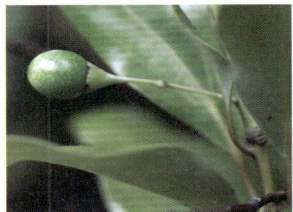
열매

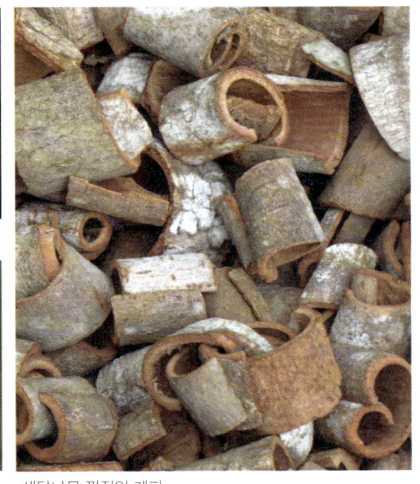
생달나무 껍질인 계피

서식지 제주도와 전라남도, 남부지방의 섬에서 자생한다. 주로 바닷가 근처의 산이나 바닷가 근처 숲에서 자생한다.

이용부위 수피와 종자

토양과 번식 비옥토에 파종, 삽목

채취 손가락 2~3마디 굵기의 5~6년 자란 줄기나 잔가지를 채취한 뒤 줄기껍질을 햇볕에 말린다.

성미와 효능 맛은 맵고 달며 성질은 따뜻하다. 신장, 비장, 방광에 좋다. 류머티즘, 관절염, 지통, 복통, 설사, 구토, 발기부전, 무월경, 코피, 식욕촉진, 사지마비 등에 효능이 있다.

사용법

- **기본요법** : 3~5g을 달여 복용하거나 외용한다.
- **금기** : 계피에는 발암 성분이 함유되어 있으므로 가급적 적은 양을 약용하는 것이 좋으며 장기복용을 금한다.

천연 정력제 ▶ 조루·심장 질환에 효능

가시오갈피 (刺五加) 두릅나무과 | 낙엽활엽 관목

Acanthopanax senticosus

- 생약명 : 자오가
- 개화 : 7~8월
- 높이 : 2~3m
- 열매 : 9~10월
- 잎 : 어긋나기, 손 모양
- 약용 : 수피

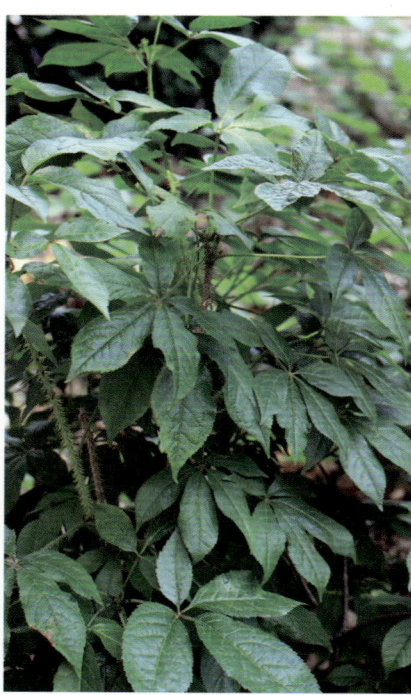
수형

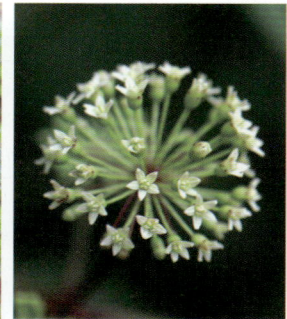
꽃

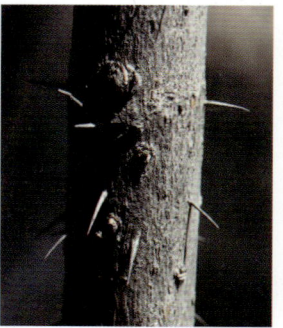
가시

국내에서는 '오갈피나무'와 '가시오갈피'를 같은 약재로 취급하나, 약효는 조금 다르며, 가시오갈피의 효능을 더 높게 평가한다. 산림청지정 멸종위기 Ⅱ급식물이므로 재배해서 약용한다. 전체적인 외형은 오갈피나무와 비슷하지만 꽃 모양이 전혀 다르다. 어긋나는 잎은 손 모양이며, 열매는 타원형에 흑자색으로 익는다. 또한 잔가지에 가시가 많은 것이 오갈피나무와 다른 점이다. 번식은 그해 자란 녹색가지를 꺾어 삽목하면 된다.

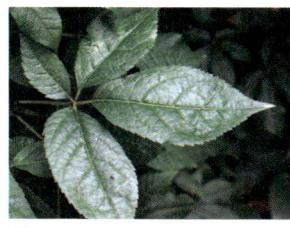
잎

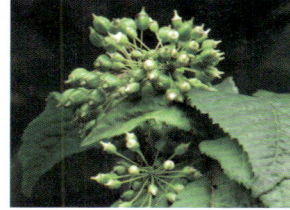
열매

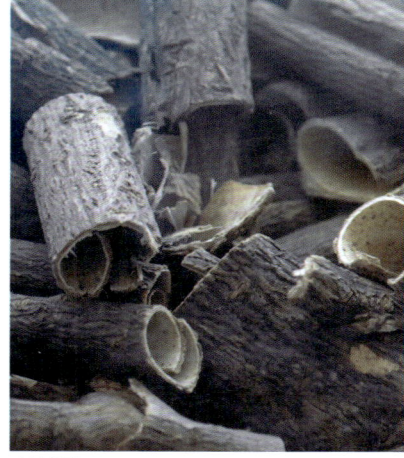
수피 약재

서식지 중부이북 지방의 높은 산 숲속에서 자생한다. 현재 멸종위기Ⅱ급 식물이다.

이용부위 근피, 수피, 잎, 어린잎은 쌈이나 나물로 식용

토양과 번식 비옥토에 파종, 삽목

채취 여름, 가을에 뿌리를 채취한 뒤 뿌리껍질을 햇볕에 말린다. 수피를 약용하는 경우도 있다.

성미와 효능 맛은 맵고 쓰며 미세하게 달고 성질은 따뜻하다. 류머티즘, 손발저림, 허리 무릎통증, 근육마비, 골절, 타박상, 부종, 각기, 음부가려움증, 발기부전, 조루, 건망증, 불면에 효능이 있고 비장, 신장, 심장, 뼈에 좋다. 열매는 불면증, 심계항진(심장의 두근거림), 건망증, 피로회복에 효능이 있다.

사용법

- **기본요법** : 6~9g을 달여 복용하거나 외용한다.
- **금기** : 몸이 으슬으슬 춥거나 야위고 화기(火氣)로 인해 가슴이 답답한 사람은 약용을 금한다.

비뇨기 질환 ▶ 고환 질환·백대하에 효능

개불알풀(婆婆納) 현삼과 | 두해살이풀

Veronica didyma var. lilacina | 유사종 : 큰개불알풀·선개불알풀·눈개불알풀

- 생약명 : 파파납
- 높이 : 1.5m
- 잎 : 어긋나기
- 개화 : 4~6월
- 열매 : 7~8월
- 약용 : 전초

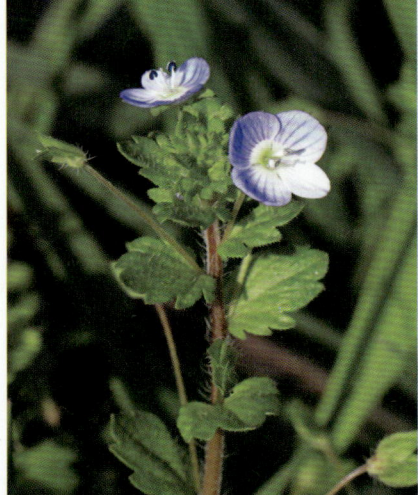

큰개불알풀

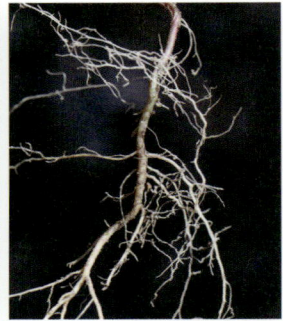

큰개불알풀 뿌리

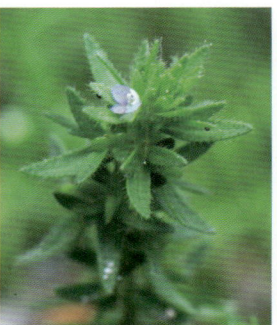

선개불알풀

유럽 원산으로 높이 5~15cm 내외로 길가 풀밭에서 자란다. 꽃받침과 꽃잎의 길이가 비슷하다. 큰개불알풀은 높이 30cm 내외로 자라고, 꽃받침에 비해 꽃잎이 조금 더 크다. 선개불알풀은 높이 10~30cm 내외이고 꽃의 지름은 4mm 정도일 정도로 아주 작다. 눈개불알풀은 남부지방의 풀밭에서 볼 수 있다. 꽃이 진 다음 열리는 열매가 개의 음낭을 닮았다 하여 붙여진 이름이나 혐오스럽다 하여 '봄까치꽃'으로 부르기도 한다.

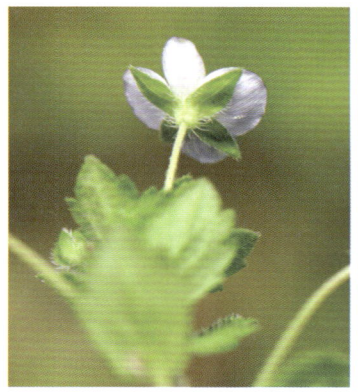
개불알풀의 꽃받침

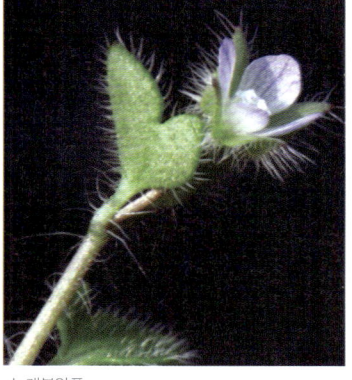
눈개불알풀

서식지 개불알풀과 큰개불알풀은 전국에서 자라지만 주로 남부지방의 밭둑, 길가 풀밭에서 자란다. 눈개불알풀은 남부지방에서 볼 수 있다.

이용부위 전초

토양과 번식 비옥토에 파종

채취 개불알풀과 큰개불알풀은 꽃이 피기 전 전초를 채취한 뒤 말린다. 선개불알풀은 봄, 여름에 채취해 사용하며 생약명은 '비한초(脾寒草)'라고 한다. 눈개불알풀은 잎과 줄기를 식용한다.

성미와 효능 맛은 달고 성질은 서늘하다. 개불알풀과 큰개불알풀은 요통, 백대하, 고환부종, 고환이 아픈 증세에 효능이 있다. 선개불알풀은 학질에 사용하고 눈개불알풀은 괴혈병, 피부질환, 화상, 궤양에 사용한다.

사용법

- **기본요법**: 개불알풀, 큰개불알풀 말린 것은 15~30g, 싱싱한 것은 2~3배 용량을 달여 복용하거나 외용한다. 학질에는 선개불알풀 30~50g을 달여 복용하고 싱싱한 것은 2~3배 용량을 달여 복용한다.
- **피부궤양 & 피부질환**: 눈개불알풀을 달여 바르거나 짓찧어 바른다.

비뇨기 질환 ▶ 성병 항생 기능에 효과

약모밀 (魚腥草) 삼백초과 | 여러해살이풀

Houttuynia cordata

- 생약명 : 어성초
- 높이 : 0.2~0.5m
- 잎 : 난상 심장형
- 개화 : 5~7월
- 열매 : 8~9월
- 약용 : 전초

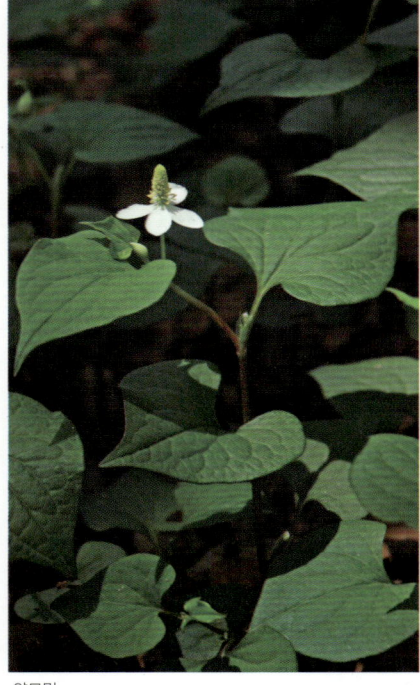
약모밀

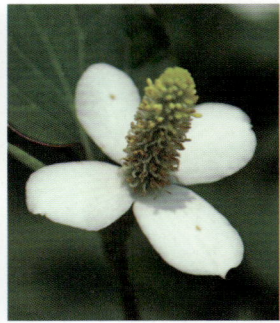
꽃

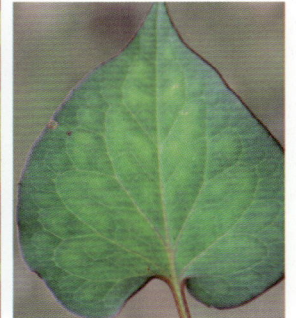
잎

그늘진 습지에서 자라며 연한 뿌리에서 20~50cm 높이의 줄기가 올라온다. 어긋난 잎은 난상심장형이고 길이 3~8cm 정도이다. 잎과 줄기에서 물고기 썩는 냄새가 나서 '어성초'라고 한다. 잎을 비벼보면 비린내가 난다. 꽃은 4개의 총포조각이 꽃잎처럼 보이고, 4개의 총포조각을 둘레에 두고 이삭 모양의 꽃차례로 자잘한 흰색 꽃들이 모여 핀다. 번식은 가을에 뿌리를 나누어 심으면 된다. 약모밀은 자연산 항생제로 유명하다.

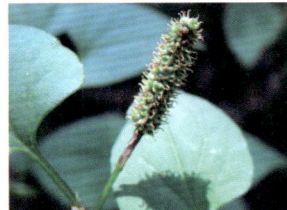
열매

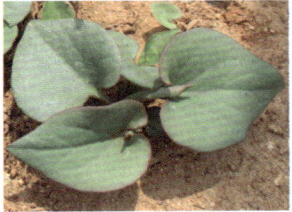
어린잎

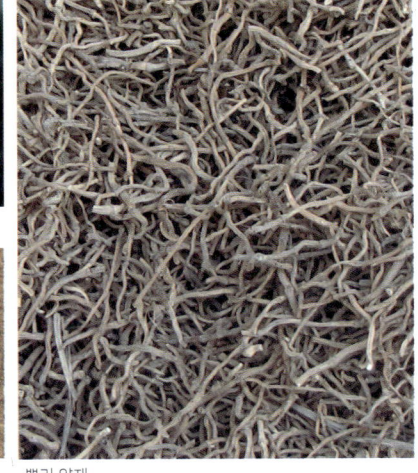
뿌리 약재

서식지 주로 남부지방의 습지 주변의 나무 그늘에서 자생한다.

이용부위 전초

토양과 번식 부식토에 분주

채취 여름, 가을에 뿌리째 뽑아 세척한 뒤 건조시킨다.

성미와 효능 맛은 맵고 쓰며 성질은 약간 차다. 항균, 해독, 이뇨, 부종, 악성 종기, 폐렴, 말라리아, 임병, 성병, 백대, 습진, 개선피부염, 여드름, 농약 중독등에 좋다.

사용법

- **기본요법** : 말린 전초 9~14g을 달여 1일 3회 나누어 복용하거나 외용한다. 싱싱한 것은 3배 용량을 달이면 된다.
- **방광염** : 9~14g을 달여 1일 3회로 나누어 복용하되 얼마간 복용한다.
- **금기** : 체중이 적고 마르고 어지럼증 있는 음이 허한 사람은 약용을 금한다.

비뇨기 질환 ▶ 비뇨기 질환·빈뇨에 효능

수영 (酸模) 마디풀과 | 여러해살이풀

Rumex acetosa | 유사종 : 애기수영

- 생약명 : 산모, 산모근
- 높이 : 0.3~0.8m
- 잎 : 어긋나기, 피침형
- 개화 : 5~6월
- 열매 : 7~8월
- 약용 : 전초

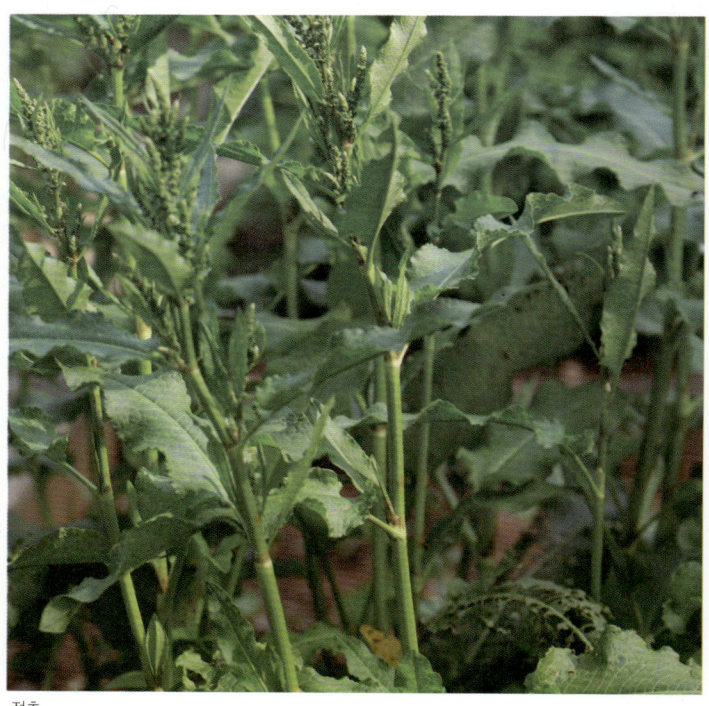

전초

수영은 산과 들판에서 흔히 자라는 키큰 풀꽃이다. 줄기는 30~80cm 높이로 곧게 자라고 어긋나게 달리는 잎은 길쭉한 타원상의 넓은 피침형이다. 줄기 위쪽에 달리는 꽃은 녹자색으로 자잘하게 달린다. 토대황, 소리쟁이와 비슷하며, 약용할 경우 둘 다 같은 약재로 취급한다. 유사종 '애기수영'은 도시 풀밭에서도 흔히 자라는 키작은(15~50cm) 여러해살이풀이로 뿌리줄기가 사방으로 뻗어나가 빠르게 자라는 특성을 갖고 있다.

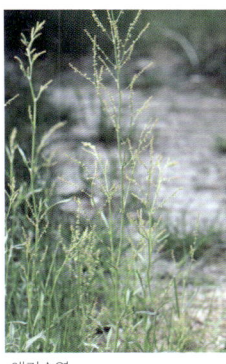 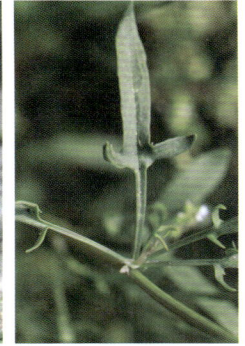 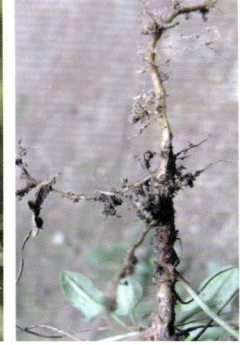

애기수영　　　　　　　잎　　　　　　　　뿌리

서식지 전국 각지 인가의 풀밭 등에서 자란다.

이용부위 뿌리줄기(산모근)와 잎, 어린잎은 나물로 식용한다.

토양과 번식 토양 구별없이 종자로 파종

채취 여름, 가을에 전초를 채취한 뒤 햇볕에 말린 후 잘게 썰어 약용한다. 뿌리는 가을에 캐어 물에 씻은 후 햇볕에 말린다.

성미와 효능 맛은 시고 성질은 차다. 뿌리는 청열, 충혈, 살충, 임질, 개선 피부염, 악창, 옴, 요로결석, 온몸이 붓는 증상, 소변을 시원하게 보지 못하고 오줌을 못 누는 증세 등에 좋고, 잎은 부스럼과 악창 등에 외용한다. 또한 설사를 유발하는 작용이 있어 변비에도 사용한다.

사용법

- **기본요법** : 말린 뿌리 9~16g을 달여 복용하거나 외용한다.
- **부스럼 & 악창** : 잎을 짓찧어 환부에 바른다.

비뇨기 질환 ▶ 방광염·남녀 성기 질환에 효능

용담(龍膽草) 용담과 | 여러해살이풀

Gentiana scabra | 유사종 : 과남풀

- 생약명 : 용담초
- 높이 : 0.2~0.6m
- 잎 : 마주나기, 피침형
- 개화 : 8~10월
- 열매 : 10~11월
- 약용 : 뿌리

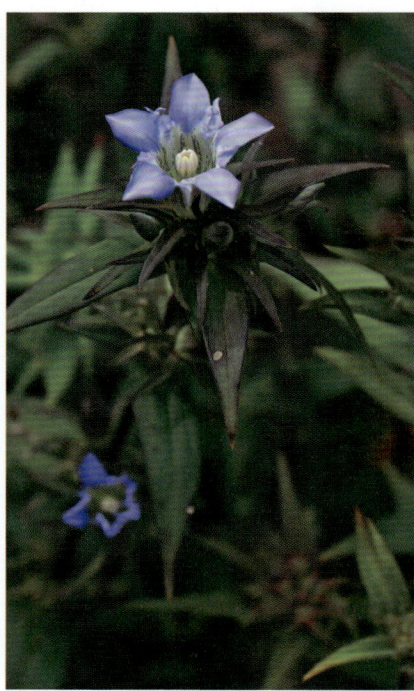

용담

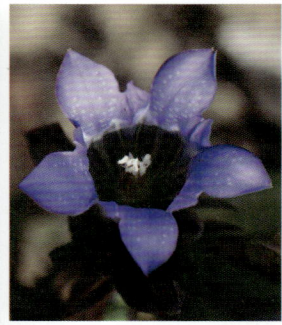

꽃

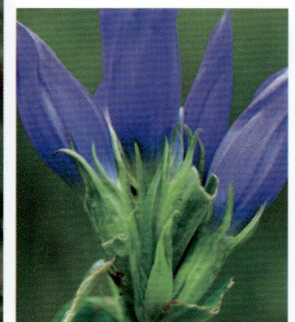

과남풀 (사진제공 이동혁)

노란색의 뿌리는 짧지만 굵다. 줄기는 높이 20~60cm로 자라고, 4개의 가는 줄이 있다. 8~10월에 피는 꽃은 꽃받침이 뒤로 젖혀지고, 꽃받침이 곧게 서면 '과남풀'로 본다. 칼잎용담, 큰용담도 과남풀과 같은 것으로 본다. 약용할 경우 용담, 과남풀 뿌리를 같은 약성의 생약으로 취급한다. 열매는 늦가을에 시드는 꽃 안에 들어있다. 번식은 10~11월에 씨앗을 채취한 뒤 바로 파종하거나, 9~10월에 포기나누기로 심는다.

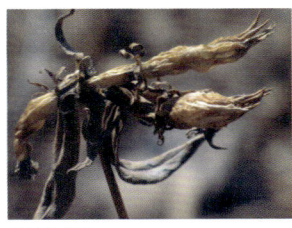
용담의 열매

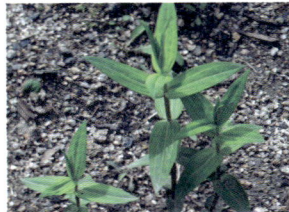
어린잎

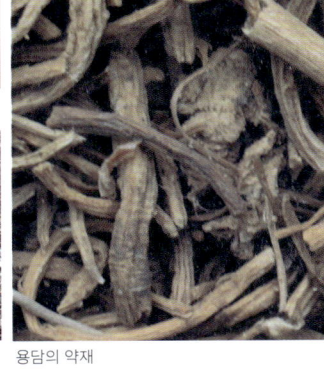
용담의 약재

서식지 높은 산의 풀밭에서 자생한다. 재배할 경우 보통 4~5년 자란 노란색의 뿌리를 약용한다.

이용부위 뿌리

토양과 번식 부식토에 파종, 분주

채취 봄, 가을에 용담이나 과남풀의 뿌리를 채취한 뒤 햇볕에 잘 말려 약용한다.

성미와 효능 맛은 쓰고 성질은 차다. 충혈, 인후통, 황달, 음낭이 붓고 아픈 증세, 외음부 팽창 질환, 음부소양증, 대하, 혈뇨, 난청, 종기, 습진, 가려움증, 방광염, 요도염 등에 효능이 있다.

사용법

- **기본요법** : 3~6g을 달여 복용하거나 외용한다.
- **금기** : 비위가 약해 얼굴이 창백하고 소화불량, 설사, 노곤해 하는 사람은 약용을 금한다.

비뇨기 질환 ▶ 성병 유효 성분 함유

초피나무(花椒) 운향과 | 낙엽활엽 관목

Zanthoxylum piperitum

- 생약명 : 제피, 젠피, 화초
- 개화 : 5~6월
- 높이 : 3m
- 열매 : 9~10월
- 잎 : 홀수깃꼴겹잎
- 약용 : 열매(껍질)

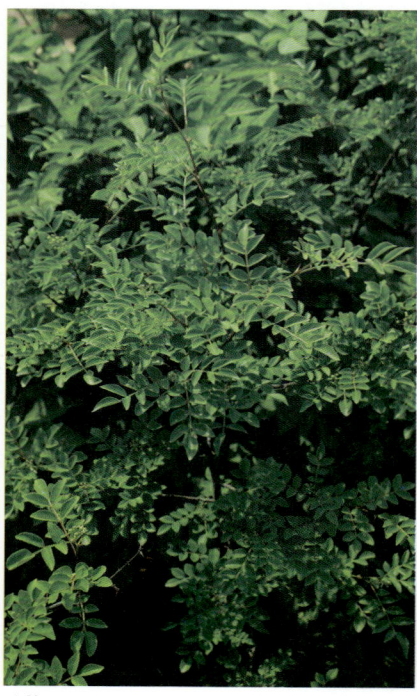

수형

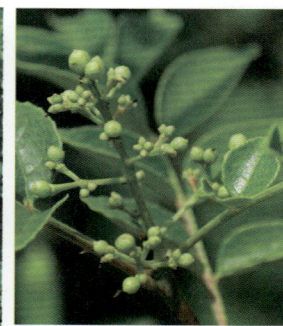

꽃과 열매

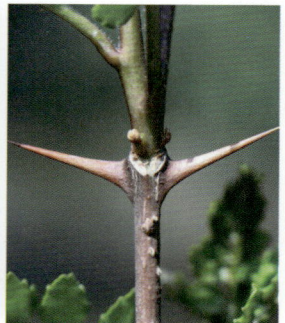

마주난 가시

강원도, 중부 이남의 산지에서 자란다. 열매를 '초피가루'라 하여 가루를 내어 추어탕 향신료로 사용한다. 줄기는 높이 3m로 자란다. 잎은 어긋나고 작은 잎 9~11개로 이루어진 홀수깃꼴겹잎이다. 꽃은 5~6월에 복총상 꽃차례로 핀다. 줄기의 가시는 마주나고 열매는 9~10월에 빨간색으로 익으므로, 가시가 어긋나고 열매가 황색으로 익는 산초나무와 구별할 수 있다. 번식은 종자와 접목으로 할 수 있다.

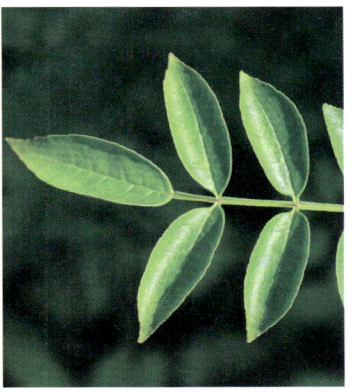
잎

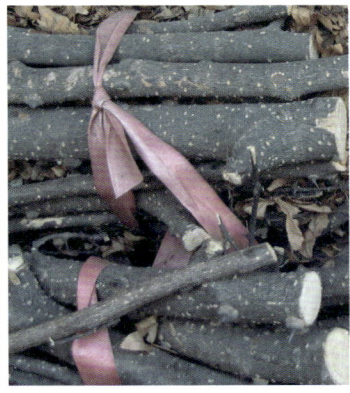
줄기 약재

서식지 중부 이남과 강원도 해안지방 등의 따뜻한 곳에서 자생한다.

이용부위 열매(껍질), 어린잎은 장아찌나 향신료로 식용한다.

토양과 번식 사질양토에 파종, 접목

채취 2~3년 이상 기른 초피나무에서 채취한다. 열매는 9~10월에 채취한 뒤 햇볕에 말리고 주로 열매껍질(과육껍데기)을 약용한다. 뿌리, 잎, 종자, 줄기도 약용한다.

성미와 효능 열매껍질의 맛은 맵고 성질은 따뜻하다. 항균, 지통, 산통, 살충, 해수, 구토, 설사, 기생충에 의한 복통, 습진, 가려움증, 옴, 음부소양증에 좋다. 잎은 각기, 옻독, 개선피부염, 구토로 인한 팔다리 경련에 좋다. 종자는 부종, 기침, 음을 보한다. 뿌리는 탁한 오줌에 좋고, 최근 초피나무에는 AIDS, 매독균을 죽이는 성분이 함유된 것으로 보고 되었다.

사용법

- **기본요법** : 열매껍질 1.5~6g을 달여 복용하거나 외용한다.
- **산초가루** : 열매를 구워서 가루로 만든 것을 초피가루라 하여 추어탕에 넣어 먹는다.
- **어린잎** : 어린잎을 산초가루 대용으로 탕에 넣어 먹기도 한다.

여성 질환 ▶ 생리불순에 효능

홀아비꽃대 (銀線草) 홀아비꽃대과 | 여러해살이풀

Chloranthus japonicus

- 생약명 : 은선초
- 개화 : 4~5월
- 높이 : 0.3m
- 열매 : 8~9월
- 잎 : 마주나기, 타원형
- 약용 : 전초

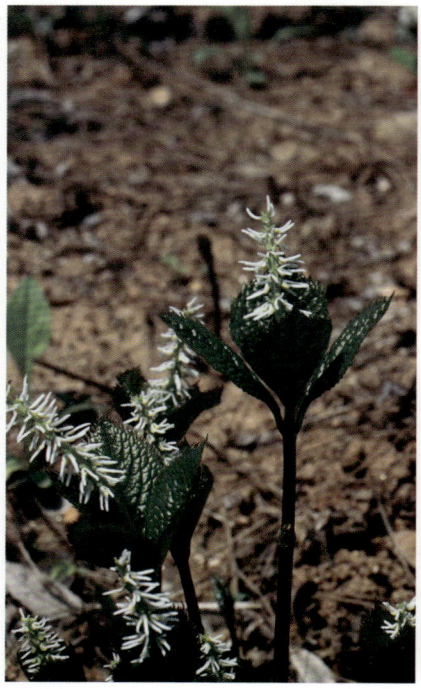

전초

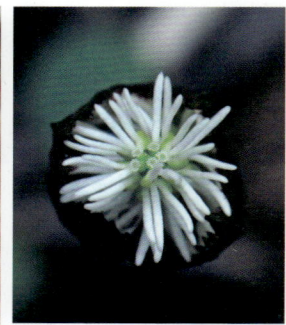

꽃

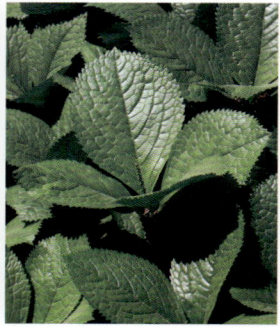

잎

짧고 마디가 있는 뿌리에서 높이 30cm로 줄기가 올라온다. 잎은 4장씩 돌려나는 것처럼 마주보고 달린다. 잎은 광택이 있고 쪼글쪼글하다. 4~5월에 피는 꽃은 이삭 모양의 꽃차례로 달리고, 꽃에는 꽃잎이 없고 수술대만 3개씩 있다. 한 포기에서 꽃자루가 2개인 것은 '꽃대'라고 하고, '옥녀꽃대'는 홀아비꽃대와 비슷하지만 꽃밥 모양이 조금 다르다. 번식은 종자로 하거나 10~11월경 포기나누기로 한다. 생약명은 '은선초'이다.

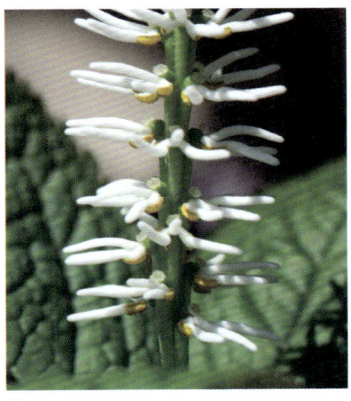 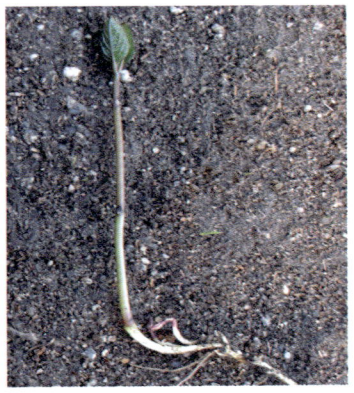

꽃　　　　　　　　　　　　　뿌리

서식지 전국의 높은 산 활엽수 아래 축축하고 그늘진 숲속에서 자란다. 보통 수십 포기가 작은 군락을 이룬다.

이용부위 수액, 열매, 전초, 어린잎은 독성을 우려낸 뒤 나물로 식용한다.

토양과 번식 비옥토에 파종

채취 봄, 여름 사이에 수확한 뒤 뿌리와 지상부를 나누어 세척하고 건조시킨다. 어린잎은 데친 뒤 하루 정도 독성을 우려내고 나물로 먹는다.

성미와 효능 맛은 쓰고 맵고 성질은 따뜻하다. 지상부는 해독, 해수, 타박상, 거풍, 어혈, 생리불순, 양기가 허한 증세에 효능이 있다. 뿌리는 근육통, 타박상, 백대하, 감기, 혈액순환 등에 좋다. 전초에는 항암 유효성분이 함유되어 있다.

사용법

- **기본요법** : 1.5~3g을 달여 복용하거나 외용한다. 약간의 독성이 있으므로 복용량에 주의한다.
- **홀아비꽃대술** : 말린 지상부 50g을 담금주 1.8리터에 담고 6개월간 숙성시킨 후 마신다.

여성 질환 ▶ 출산 후 오로 증세에 효과

양지꽃 (雉子筵) 장미과 | 여러해살이풀

Potentilla fragarioides var. major | 유사종 : 개소시랑개비

- 생약명 : 치자연
- 개화 : 4~6월
- 높이 : 0.3~0.5m
- 열매 : 7~8월
- 잎 : 홀수깃꼴겹잎
- 약용 : 전초

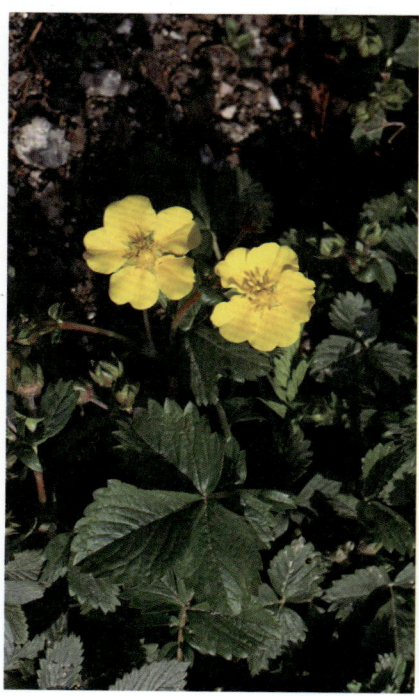

전초

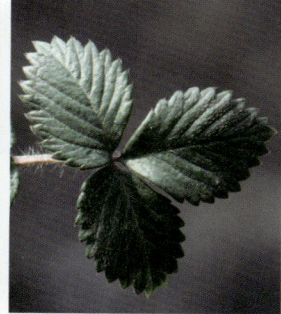

잎

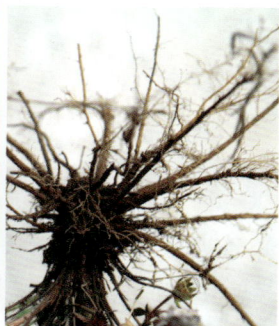

뿌리

줄기는 30~50cm로 자라고 잔털이 많고 옆으로 기는 성질이 있다. 뿌리잎은 방석 모양으로 퍼져 자란다. 잎은 홀수깃꼴겹잎으로 작은 잎의 갯수는 3~15개이다. 잎 양면에 잔털이 있고 턱잎은 둥근 모양이다. 4~6월에 피는 꽃은 꽃받침조각이 5개, 부꽃받침조각이 있다. 꽃잎은 끝 부분이 약간 오목하다. 번식은 종자나 포기나누기로 심는다. 잎 가장자리에 굵은 톱니가 있는 '개소시랑개비'는 중부이북 지방의 물가 등에서 자생한다.

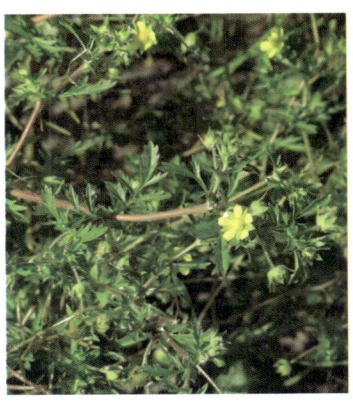 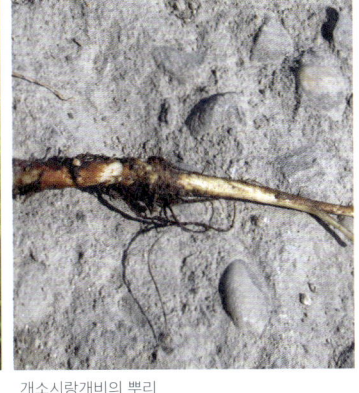

개소시랑개비 　　　　　　　　　　　개소시랑개비의 뿌리

서식지 양지꽃은 산지의 양지바른 길가나 풀밭에서 흔히 자란다.

이용부위 전초, 어린잎은 나물로 식용한다.

토양과 번식 비옥한 사질양토에 파종, 분주

채취 양지꽃 또는 개소시랑개비 전초를 여름에 채취하여 지상부와 뿌리를 따로 나누어 깨끗하게 씻은 뒤 건조시킨다. 양지꽃의 어린잎은 나물로 식용한다.

성미와 효능 한방에서 양지꽃 전초과 개소시랑개비의 지상부를 '치자연'이라고 하여 같이 취급하는데 가급적 양지꽃의 약용을 권장한다. 맛은 쓰고 성질은 따뜻하다. 전초는 화병, 음이 허한 증세, 영양장애로 인한 병세에 약용하고 뿌리는 지혈 효과가 탁월해 자궁출혈, 월경과다, 골반내염증, 출산 후 오로 증세(오장이 허약해져 나타나는 증세)가 심할 때 약용한다.

사용법

- **기본요법** : 9~15g을 달여 1일 3회 나누어 복용하거나 외용한다.
- **양지꽃차** : 건조시킨 양지꽃의 꽃은 꽃차로 우려 마시고, 말린 양지꽃 뿌리는 물에 달인 뒤 차로 마신다.

여성 질환 ▶ 여성병에 효능

쇠뜨기 (問荊) 속새과 | 하록성 양치식물

Equisetum arvense

- 생약명 : 문형, 필두엽
- 개화 : 4월
- 높이 : 0.2~0.4m
- 열매 : 7~8월
- 잎 : 비늘잎
- 약용 : 전초

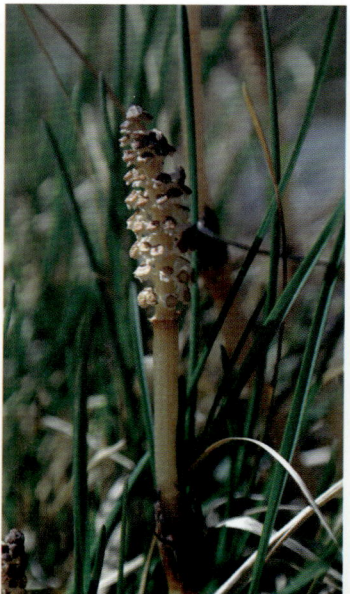
꽃(생식경)

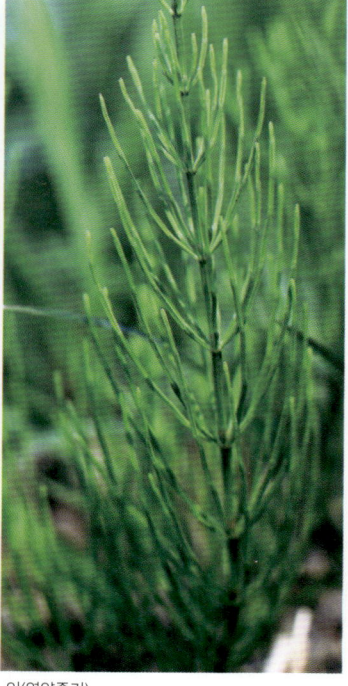
잎(영양줄기)

양지바른 풀밭에서 흔히 자라므로 따로 재배할 필요는 없다. 4월이면 뱀대가리 모양의 생식경이 올라오는데 이를 꽃으로 취급한다. 며칠 뒤 생식경이 쓰러질 무렵이면 녹색의 영양줄기가 올라온다. 영양줄기의 마디에는 비늘같은 잎이 4개씩 돌려난다. 약용부위는 영양줄기를 포함한 뿌리이다. 생식경도 약용하지만 보통 차로 우려 마신다. 번식은 종자와 포기나누기로 한다. 봄, 가을에 포기나누기를 하는 것이 더 쉽다.

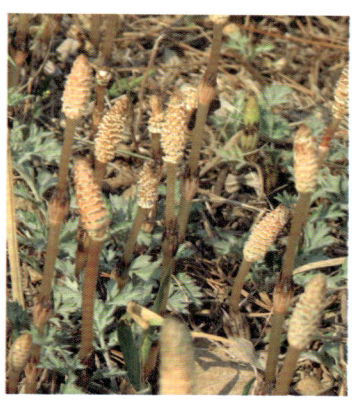
쇠뜨기 군락

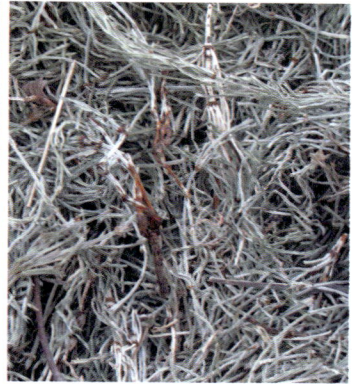
쇠뜨기 약재

서식지 조금 축축한 풀밭에서 흔히 자라고 밭둑, 논둑에서도 흔하게 볼 수 있다.

이용부위 전초, 어린잎(영양줄기)은 나물로 식용한다.

토양과 번식 비옥토에 분주

채취 5~7월에 영양줄기를 포함한 뿌리를 채취한다. 세척한 뒤 그늘에서 말린다. 4월에 채취한 뱀대가리 모양의 생식경은 뜨거운 물에 우려 마신다.

성미와 효능 맛은 달고 성질은 차가우며 독성은 없다. 청열, 양혈, 해수, 골절, 이뇨, 토혈, 객혈, 혈변, 코피, 대상성 월경, 월경과다, 요로감염에 효능이 있다. 또한 최근 쇠뜨기의 주성분인 규산염은 뼈의 성장과 상처를 아물게 하는 작용을 하고, 면역력을 활성화하며 항암 치료에 효과가 있다고 한다.

사용법

- **기본요법** : 3~12g을 달여 복용하거나 외용한다. 싱싱한 전초는 15~35g을 달여 복용하거나 외용한다.
- **참고** : 당뇨, 이뇨에도 효능이 있지만 임상실험 결과 효능이 조금 미약함이 밝혀졌다. 임상실험에 의하면 여성질환에 더 효능이 좋다.

여성 질환 ▶ 백대하·월경불순에 효능

광대수염(野芝麻) 꿀풀과 | 여러해살이풀

Lamium album var. *barbatum* | 유사종 : 섬광대수염

- 생약명 : 야지마
- 높이 : 0.3~0.6m
- 잎 : 마주나기
- 개화 : 5~6월
- 열매 : 7~8월
- 약용 : 전초

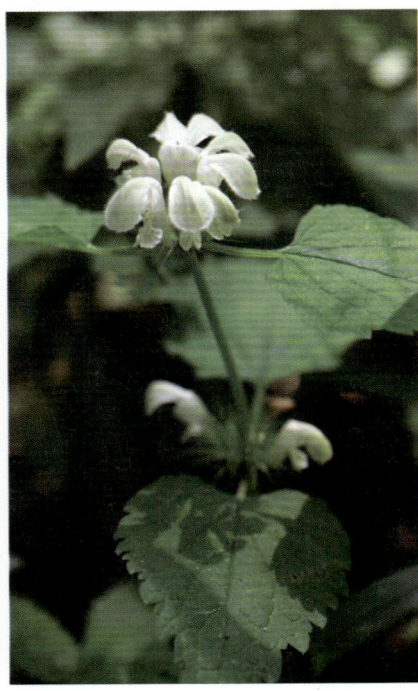
광대수염

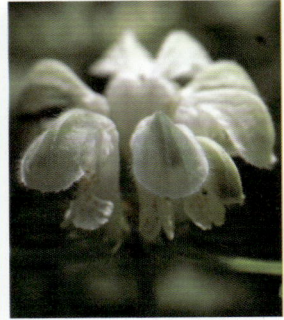
꽃

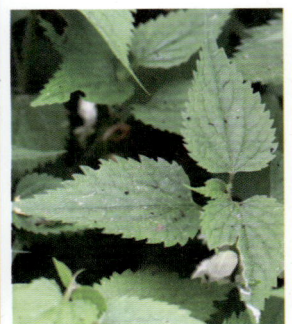
잎

뿌리는 약하고 잘 빠진다. 네모진 줄기는 높이 60cm로 자라고 털이 조금 있다. 마주난 잎은 길이 10cm, 가장자리에 톱니가 있다. 5월에 피는 꽃은 흰색이고 잎겨드랑이에서 5~6개가 돌려나는 것처럼 달린다. 수술은 2개, 암술은 1개이다. 열매는 능선이 있고 거꾸로 된 달걀 모양이다. 번식은 종자로 하고 부식질의 반그늘에서 잘 자란다. 생약명을 '야지마(野芝麻)'라고 한다. 섬광대수염은 울릉도에서 자생하는 한국특산식물이다.

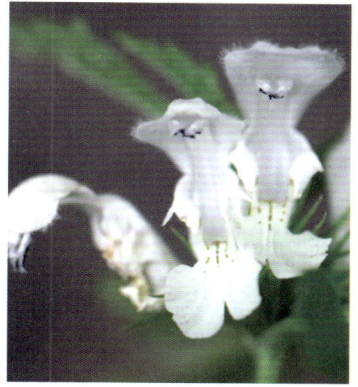
섬광대수염

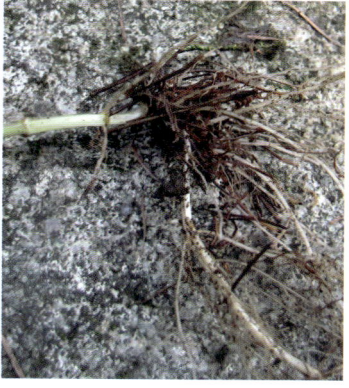
광대수염의 뿌리

서식지 산과 들판의 숲 가장자리 반그늘 풀밭에서 흔히 자생한다.

이용부위 뿌리와 전초, 어린잎은 나물로 식용

토양과 번식 부식토에 파종

채취 꽃이 필 무렵인 5~6월에 채취한 뒤 지상부와 뿌리를 나누어 그늘에서 건조시킨다.

성미와 효능 맛은 쓰고 맵고 성질은 따뜻하다. 지상부는 폐렴, 부종, 종기, 이뇨, 소아허열, 기침가래에 피가 섞여 나오는 증세에 좋고, 뿌리는 혈액순환, 이뇨, 현기증, 간염, 신장염, 기침, 치질, 백대하, 월경불순, 월경통 등에 효능이 있다.

사용법

- **기본요법**: 건뿌리 또는 말린 지상부를 9~15g을 달여 1일 3회 나누어 복용하거나 외용한다.
- **여성질환**: 싱싱한 꽃 10~20g을 달여 복용하거나 건뿌리를 약용한다.
- **금기**: 임산부는 가급적 약용을 피한다.

여성 질환 ▶ 불규칙한 질 출혈에 효능

솜양지꽃 (翻白草) 장미과 | 여러해살이풀

Potentilla discolor

- 생약명: 번백초
- 개화: 4~8월
- 높이: 0.1~0.4m
- 열매: 5~9월
- 잎: 3출엽
- 약용: 뿌리

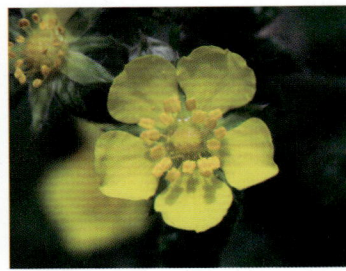
솜양지꽃

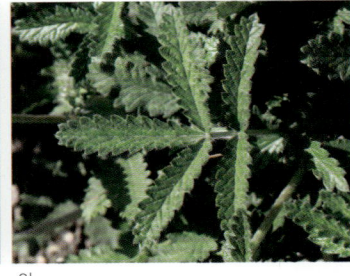
잎

바닷가나 양지바른 길가에서 자생하지만 개체수는 적다. 뿌리잎은 홀수깃꼴겹잎으로 3~4쌍의 작은 잎으로 되어 있고 줄기잎은 3출엽이다. 줄기는 높이 10~40cm로 자라고, 꽃은 4~8월에 우산 모양의 꽃차례로 피고, 꽃잎은 5개, 거꾸로 된 피침형이다. 열매는 5~9월에 성숙한다. 꽃이 피기 전 전초를 수확한 뒤 세척하고 햇볕에 건조시킨다. 어린뿌리에서 밤맛이 나고 식용할 수 있다.

이용부위 뿌리, 어린잎은 나물로 식용한다.

토양과 번식 사질양토에 분주

성미와 효능 맛은 달고 쓰며 성질은 평하다. 지혈, 청열, 해독, 이질, 말라리아, 붓기, 부스럼, 추위를 느끼며 가슴이 답답한 증세, 불규칙한 질 출혈, 피를 포함한 구토나 가래에 효능이 있다. 뿌리를 약용하거나 술로 담근다.

사용법

- **기본요법**: 9~16g을 달여 복용하거나 외용한다.

여성 질환 ▶ 월경촉진에 효능

주름잎 (綠蘭花) 현삼과 | 한해살이풀

Mazus pumilus

- 생약명 : 녹란화, 통천초
- 개화 : 5~8월
- 높이 : 0.05~0.3m
- 열매 : 7~9월
- 잎 : 둔한 톱니, 난형
- 약용 : 전초

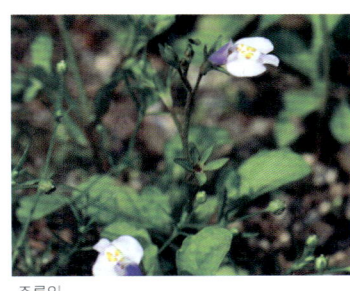
주름잎

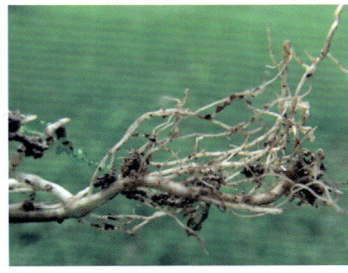
뿌리

농촌의 논밭이나 도시의 풀밭에서 흔히 자라는 키 작은 한해살이풀이다. 뿌리는 가늘고 수염뿌리가 많이 달리고 지상부보다 더 긴 경우가 많다. 마주나는 잎은 달걀 모양이다. 잎에 주름살이 있어 주름잎이라는 이름이 붙었다. 8~9월에 씨앗을 받아 이듬해 봄에 파종하면 번식이 된다. 여름·가을에 뿌리째 채취한 뒤 세척하여 건조시킨다.

이용부위 전초, 어린잎은 나물로 식용한다.

토양과 번식 비옥토에 종자

성미와 효능 맛은 다소 달고 성질은 차갑다. 청열, 해독, 부종, 큰 종기, 악성 종기, 화상, 변비, 생리불순, 통경, 피부가 발갛게 부어오르는 증세에 효능이 있다. 어린잎은 나물로 섭취한다.

사용법

- **기본요법** : 6~9g을 달여 1일 2~3회 나누어 복용한다.
- **화상, 종기** : 생잎을 짓찧어 바른다.

여성 질환 ▶ 산후 어혈·대하에 효능

비비추(紫玉簪) 백합과 | 여러해살이풀

Hosta longipes

- 생약명 : 자옥잠
- 개화 : 7~8월
- 높이 : 0.6m
- 열매 : 9~10월
- 잎 : 난상 타원형
- 약용 : 전초

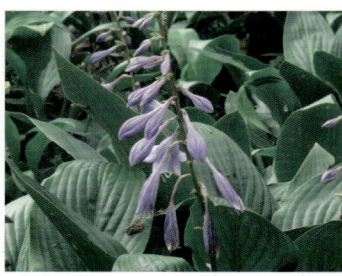
비비추

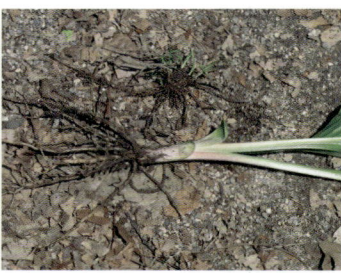
뿌리

산지의 강가나 습한 그늘에서 드물게 자라지만 요즘은 조경용으로 화단에 즐겨 심는다. 꽃대는 높이 30~60cm로 자라고 연한 자주색 꽃이 한쪽으로 치우쳐 총상꽃차례로 달린다. 잎이나 꽃차례가 비비 꼬이듯이 자란다 하여 붙여진 이름이다. 9월경 씨앗을 받아 바로 파종하면 번식이 된다. 꽃이 피어있을 때 꽃을 포함해 뿌리째 수확해 햇볕에 말려 약용한다.

이용부위 뿌리와 지상부

토양과 번식 사질부식토에 파종, 분주

성미와 효능 맛은 달고 다소 쓰고 성질은 차갑고 평하다. 꽃은 기(氣)와 혈액순환을 고르게 다스리고 허약증, 적백대하, 자궁출혈, 유정, 인후종통에 좋고, 뿌리는 치통, 위통, 심한 종기에 좋다. 또한 잎은 즙을 짜서 젖앓이를 하거나 중이염을 앓을 때 쓰면 효능이 있다.

사용법

- **기본요법** : 말린 꽃은 9~14g, 뿌리는 14~24g을 달여 약용한다.

여성 질환 ▶ 무월경에 효능

쉽싸리 (澤蘭) 꿀풀과 | 여러해살이풀

Lycopus lucidus

- 생약명 : 택란
- 높이 : 1.2m
- 잎 : 마주나기, 피침형
- 개화 : 7~10월
- 열매 : 9~10월
- 약용 : 전초

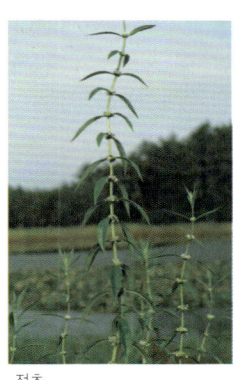
전초

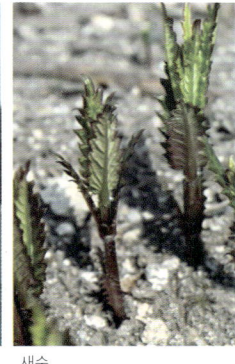
새순

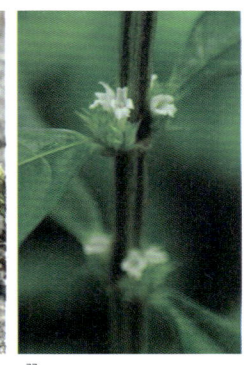
꽃

물가 근처 습지에서 흔히 자란다. 줄기는 1.2m 높이로 자라고 마주나는 잎은 넓은 피침형이며 가장자리에 날카로운 톱니가 있다. 줄기의 마디부분에 검은빛이 돌고 전초에서는 곤충 썩은 듯한 냄새가 난다. 여름, 가을에 잎을 채취하고 뿌리는 가을, 겨울에 채취하여 햇볕에 말려 약용한다.

이용부위 잎과 뿌리

토양과 번식 사질양토에 종자

성미와 효능 맛은 쓰고 맵고 성질은 약간 따뜻하다. 잎은 혈액순환, 부종, 이뇨, 무월경, 타박상, 칼에 베인 상처, 산후 어혈로 인한 복통에 좋다. 뿌리는 부종, 원기회복, 혈액순환, 비출혈, 대하 등에 좋다.

사용법

- **기본요법** : 5~10g을 달여 복용하거나 외용한다.

여성 질환 ▶ 적백대하·자궁출혈 등에 효능

접시꽃 (蜀葵花) 아욱과 | 두해살이풀

Althaea rosea

- 생약명 : 촉규화
- 개화 : 6~9월
- 높이 : 1~2.5m
- 열매 : 8~9월
- 잎 : 어긋나기, 심장형
- 약용 : 전초

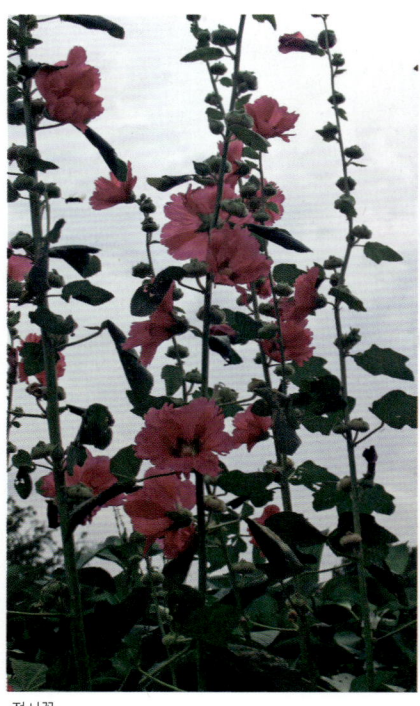

접시꽃

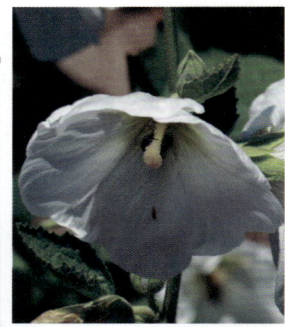

흰접시꽃

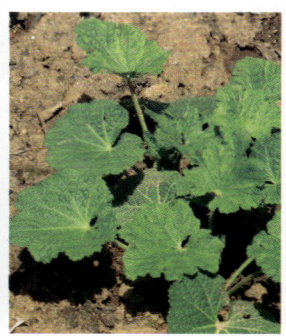

잎

중국과 시리아 원산으로서 국내에서는 주로 관상수로 심는다. 뿌리는 사방으로 뻗고 줄기는 2.5m로 자란다. 줄기에는 털이 있다. 어긋난 잎은 원형이거나 심장형, 아욱잎을 닮았고, 잎 가장자리는 5~7개로 갈라진다. 꽃은 6월에 피고 수술에는 꽃밥이 모여 있다. 비슷한 식물인 '부용'과는 꽃밥 부분과 잎 모양이 조금 다르다. 열매는 가을에 접시 모양으로 성숙한다. 번식은 종자로 할 수 있다.

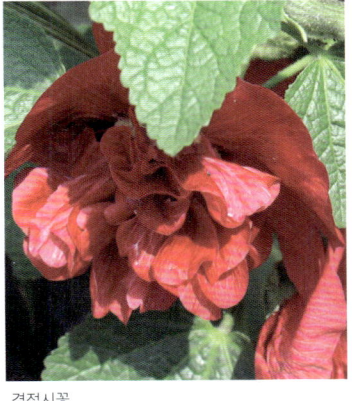
겹접시꽃

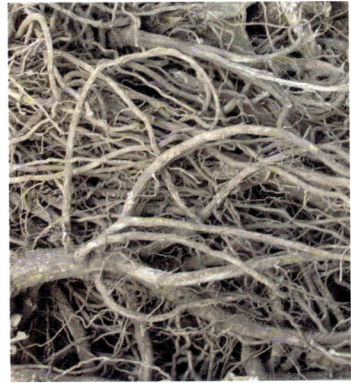
뿌리 약재

서식지 시골 농가에서 꽃을 보기 위해 장독대나 담장에서 기르고 담장 대신 접시꽃을 심어 놓은 경우도 있다.

이용부위 뿌리와 전초

토양과 번식 사질양토에 파종

채취 뿌리, 꽃, 종자, 잎을 약용한다. 각각 여름, 가을에 채취한 후 햇볕에 말려 준비한다.

성미와 효능 맛은 달고 성질은 차고 독성은 없다. 뿌리는 혈액순환, 임병, 혈뇨, 자궁출혈, 급성충수염, 종기, 구토에 좋다. 꽃은 뿌리에 비해 지혈작용이 잘되고 변비, 설사, 적백대하, 소아풍진에 좋다. 줄기와 잎은 항염, 칼에 베인 상처, 화상에 좋다. 종자는 부종, 임병, 옴, 변비 등에 좋다.

사용법

- **기본요법** : 뿌리는 30~60g을 달여 복용하거나 외용한다. 잎과 줄기, 종자는 3~10g을 달여 복용하거나 외용한다. 꽃은 3~6g을 달여 복용하거나 외용한다. 어린 모종은 6~18g을 달여 복용하거나 외용하되 계절성 전염병에는 약용하지 않는다.
- **금기** : 임산부는 복용을 금한다.

여성 질환 ▶ 산후 산모의 질병에 효능

익모초(益母草) 꿀풀과 | 두해살이풀

Leonurus japonicus

- 생약명 : 익모초
- 개화 : 7~8월
- 높이 : 1.5m
- 열매 : 9~10월
- 잎 : 3갈래로 갈라짐
- 약용 : 지상부

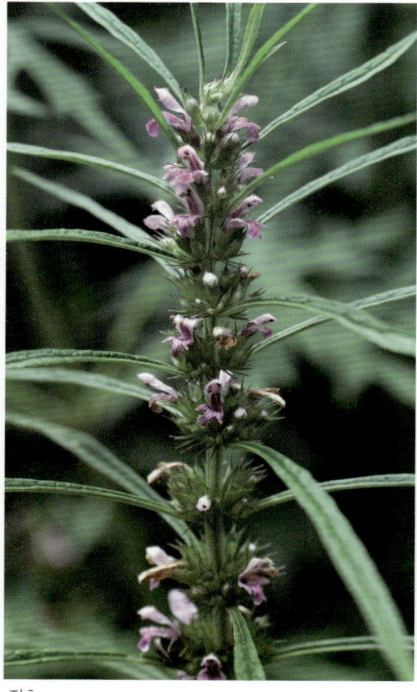

전초

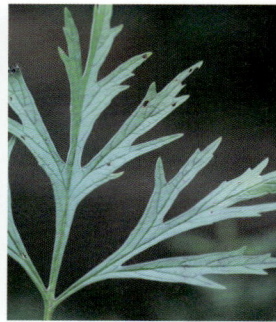

잎

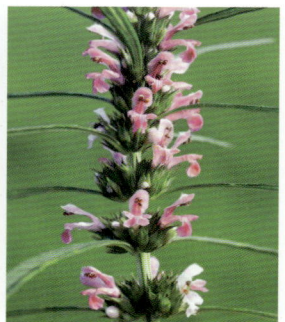

꽃

들에서 흔히 자라고 더러 재배하기도 한다. 줄기는 네모지고 높이 1.5m 로 자라며 잎은 마주난다. 하단 줄기 잎은 3갈래로 갈라지고 다시 2~3회 갈라지지만 상단 줄기 잎은 선상 피침형이다. 꽃은 7~8월에 잎겨드랑이 에서 입술 모양으로 층층이 핀다. 열매는 9~10월에 성숙한다. 번식은 10 월에 받은 종자를 바로 파종하거나 포기나누기로 할 수 있다. 씨앗이 매 우 많이 달린다. 약용 부위는 지상부이지만 꽃도 약용할 수 있다.

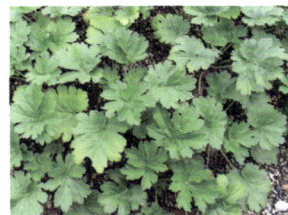
어린잎

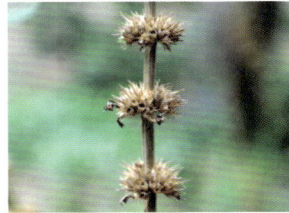
열매

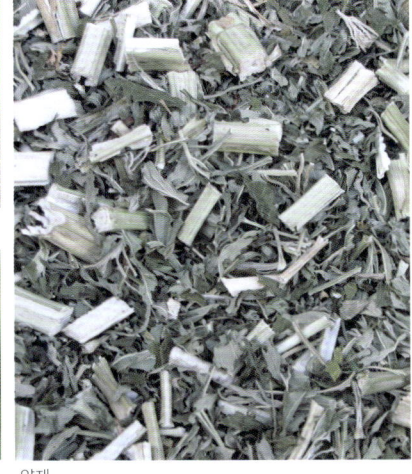
약재

서식지 들판, 논둑, 밭둑, 도랑 옆에서 흔히 자란다.

이용부위 지상부와 꽃

토양과 번식 토양 구별없이 파종, 분주

채취 여름철 꽃이 필 무렵 지상부를 채취한 뒤 세척하고 햇볕에 말린다.

성미와 효능 맛은 약간 달고 쓰며 맵고 성질은 약간 따뜻하다. 지상부는 해독, 어혈, 부종, 급성신장염, 두드러기, 복통, 혈뇨, 무월경, 생리통, 산후출혈, 임신중 자궁출혈에 의한 임신중절 증상, 타박상에 효능이 있다. 종자는 안구예막증(각막이 뿌옇게 보이는 현상) 등에 약용한다. 쓴맛이 강해 간혹 환으로 복용하기도 한다.

사용법

- **기본요법** : 9~15g을 달여 복용하거나 외용한다.
- **금기** : 임산부는 과다복용을 금하며, 오용할 경우 유산을 일으킬 수 있다. 임산부의 약용을 권장하지 않으며 약용하려면 출산 후 산모 질병에 약용할 것을 권한다.

여성 질환 ▶ 산후 위증에 효능

호장근(虎杖根) 마디풀과 | 여러해살이풀

Fallopia japonica | 유사종 : 왕호장근·감절대

- 생약명 : 호장근
- 높이 : 1~1.5m
- 잎 : 타원상 난형
- 개화 : 6~9월
- 열매 : 8~9월
- 약용 : 뿌리

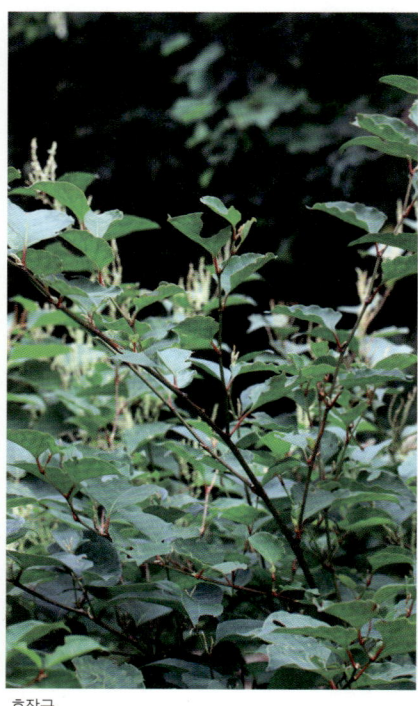
호장근

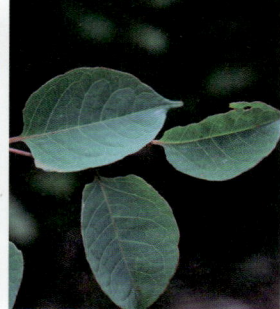
잎

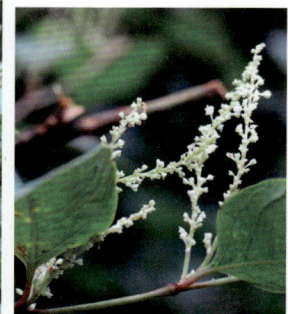
꽃

어긋나게 달리는 잎은 약간 마른모나 달걀형의 둥근 모양이고, 잎끝이 뾰족하며 밑부분이 예리하거나 끊어진 모양이다. 줄기는 속이 비어 있으며, 적자색 반점이 있다. 꽃은 가지 끝과 잎겨드랑이에서 흰색의 자잘한 꽃이 달린다. 호장근과 비슷한 '감절대'는 잎 아래가 둥글며, 잎 모양이 전체적으로 원형에 가깝고, 줄기에 자주빛 점이 있다. 울릉도에서 자생하는 '왕호장근'은 잎 아래가 심장 모양을 띤다.

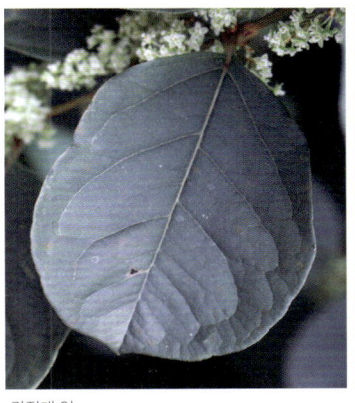 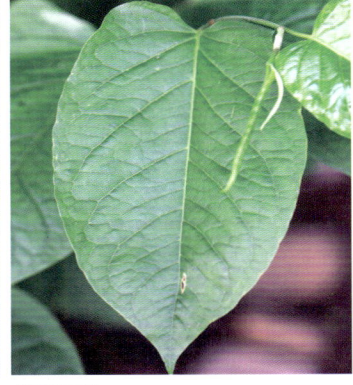

감절대 잎 　　　　　　　　　왕호장근 잎

서식지 호장근은 산과 들판, 냇가의 양지바른 곳에서 자생한다. 왕호장근은 울릉도에서 자생한다. 감절대는 전국에서 자생한다. 약용할 경우에는 호장근과 왕호장근만 약용한다.

이용부위 뿌리와 잎, 어린순은 나물로 식용한다.

토양과 번식 사질양토에 종자

채취 뿌리는 봄, 가을에 채취한 뒤 건조시키고 약용하되, 보통 뿌리를 약용한다. 어린 줄기는 식용한다.

성미와 효능 맛은 약간 쓰고 성질은 약간 차갑다. 주로 변비, 이뇨, 가래, 기침, 황달, 염증, 가벼운 화상, 류머티즘 관절통, 타박상, 무월경, 월경폐지, 산후어혈, 산후 복부결괴(덩어리), 산후 오로(분비물)가 복부에 남아있는 증세, 뱀에 물린 상처 등에 좋다.

사용법

- **기본요법** : 9~15g을 달여 복용하거나 외용한다.
- **가벼운 화상** : 잎을 짓찧어 바르거나 달여서 분말을 바른다.
- **금기** : 임산부는 약용을 금하며, 산후 질병에 복용한다.

여성 질환 ▶ 불임·월경불순에 효능

구절초(九節草) 국화과 | 여러해살이풀

Dendranthema zawadskii var. latiobum

- 생약명 : 구절초
- 높이 : 0.5m
- 잎 : 어긋나기, 깃 모양
- 개화 : 9~11월
- 열매 : 10월
- 약용 : 지상부

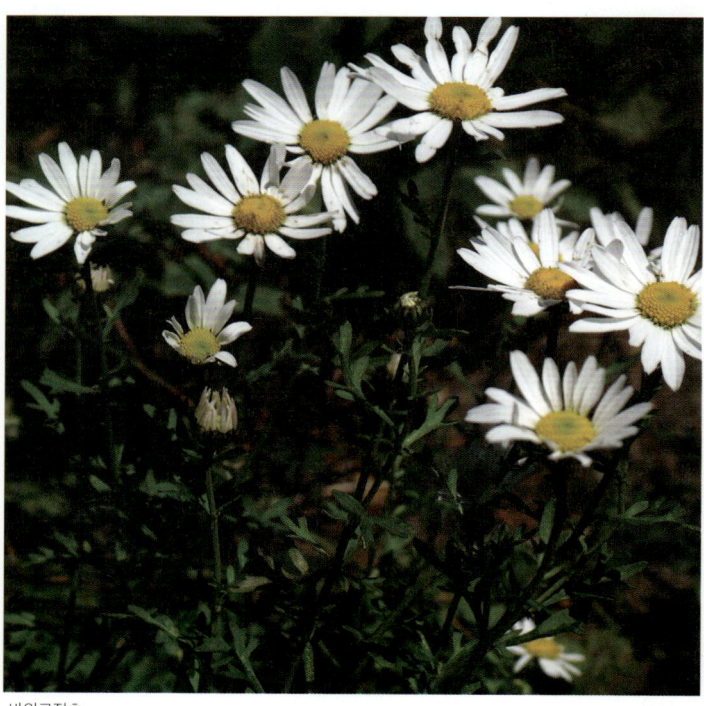

바위구절초

가을, 산과 들의 양지바른 풀밭에서 흔히 볼 수 있다. 비슷한 식물이 많으므로 잎 모양을 보고 구별하는데 잎은 달걀 모양이며 깃 모양으로 깊게 갈라지고 톱니가 있는 것이 구절초이다. 꽃은 흰색이거나 연한 분홍색이다. 줄기에 털이 있고 잎이 2회 갈라지는 '산구절초', 잎이 깊게 갈라지고 열편이 가느다란 '바위구철초'도 같은 생약으로 취급한다. 늦가을에 종자를 채취한 뒤 이듬해 3~4월에 파종한다.

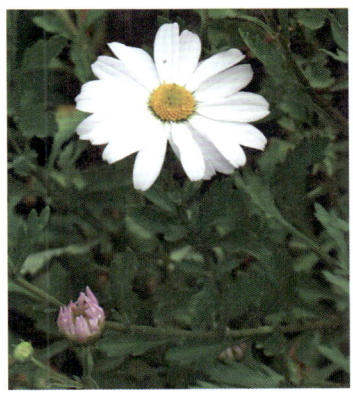 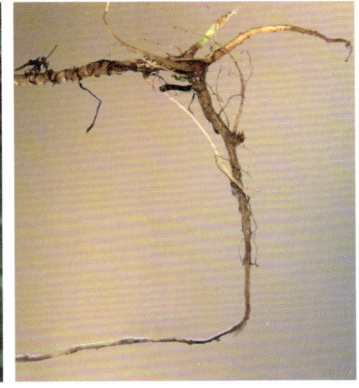

구절초　　　　　　　　　뿌리

서식지 전국의 각지에서 자라며, 산지 풀밭 등의 양지바른 곳에서 자란다. 음력 9월 9일에 꺾어 모은다 하여 구절초라고 부른다.

이용부위 지상부

토양과 번식 점질부식토에 종자로 파종

채취 가을에 꽃이 피기 전 뿌리를 제외한 지상부를 채취하여 그늘에서 말려 약용한다.

성미와 효능 맛은 쓰고 성질은 따뜻하다. 월경불순, 불임, 소화불량, 자궁냉증 등 여성질환에 특히 효능이 있다. 몸 속을 따뜻하게 해주고 생리를 고르게 해주며 소화작용에도 도움을 준다. 그밖에 혈액순환을 도와 눈을 맑게 하고 머리를 가뿐하게 할 뿐만 아니라 간장을 보호하고, 신경통, 식욕부진에도 효능이 있다.

사용법

- **기본요법** : 30~60g을 달여 복용하되, 15~30일간 약용한다.

여성 질환 ▶ 생리통에 효능

노박덩굴 노박덩굴과 | 낙엽활엽 덩굴식물

Celastrus orbiculatus

- 생약명 : 남사등
- 개화 : 5~6월
- 높이 : 10m
- 열매 : 10월
- 잎 : 어긋나기, 타원형
- 약용 : 열매

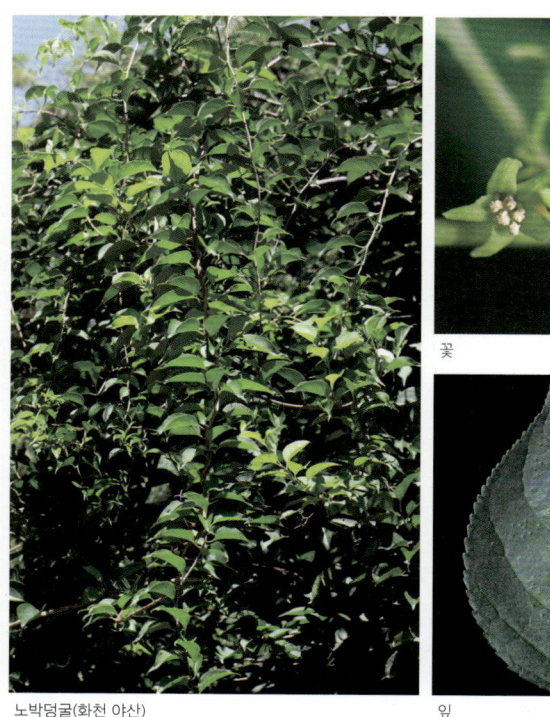

노박덩굴(화천 야산)

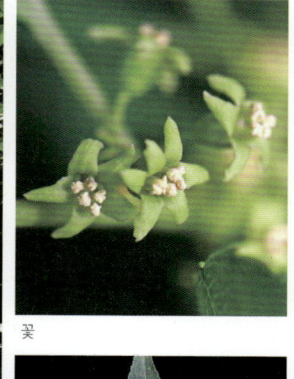

꽃

잎

산과 들에서 자란다. 길이 10m 내외로 자라는 덩굴식물로 잎은 타원형이고 가장자리에 날카로운 톱니가 있다. 연녹색으로 피는 꽃은 5~6월에 우산 모양의 꽃차례로 피고 암수딴그루이거나 같이 핀다. 꽃잎과 꽃받침조각은 5개씩이고, 수꽃은 수술 5개, 암꽃은 5개의 짧은 수술과 1개의 암술이 있다. 열매는 지름 8mm 정도의 공 모양이고 10~11월에 껍질이 3개로 갈라진다. 어린잎은 봄에 나물로 먹는다.

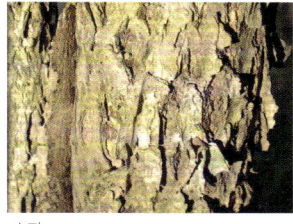
수피

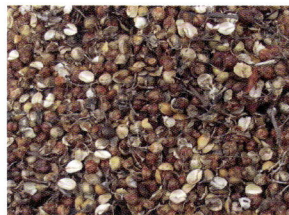
건조시킨 열매

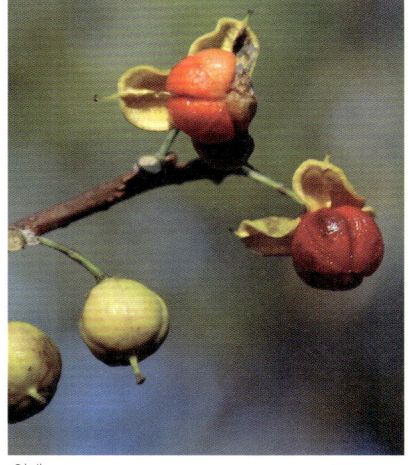
열매

서식지 전국의 산과 들판의 숲 속 반그늘에서 자란다.

이용부위 열매와 뿌리, 어린잎은 나물로 식용한다.

토양과 번식 점질토양에 파종

채취 10~11월에 잘 익은 열매를 수확한 뒤 건조시킨다. 줄기, 뿌리, 잎도 약용으로 사용한다.

성미와 효능 따뜻하고 독성이 없다. 열매는 생리통, 관절염, 마비증세, 고혈압, 혈액순환에 좋고 뿌리는 치질, 종기, 이질, 설사, 불면증, 고혈압에 사용한다.

사용법

- **기본요법** : 볶은 열매를 분말로 만들어 1일 0.4g씩 식전에 복용한다.
- **관절염** : 줄기나 뿌리 20~30g을 물 2리터에 바짝 달인 뒤 소주잔 1.5잔 분량으로 식후 복용하되 조금씩 마신다.
- **독사교상** : 독사에 물린 상처에 신선한 잎, 소주, 웅황(雄黃)을 섞어 바른다.
- **노박덩굴주** : 열매와 담금주를 2:5 비율로 섞은 뒤 설탕을 적량 넣고 5개월간 숙성시켜 하루 평균 소주잔으로 2잔 정도 나누어 마신다.

타박상·외상출혈 ▶ 지혈 등 각종 외상에 효능

피나물 (荷靑花根) 양귀비과 | 여러해살이풀

Hylomecon vernalis | 유사종 : 매미꽃

- 생약명 : 하청화근
- 개화 : 4~6월
- 높이 : 0.3m
- 열매 : 7~8월
- 잎 : 홀수깃꼴겹잎
- 약용 : 뿌리

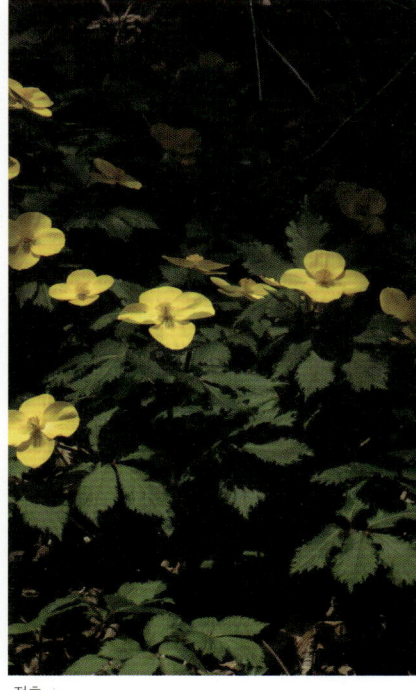

전초

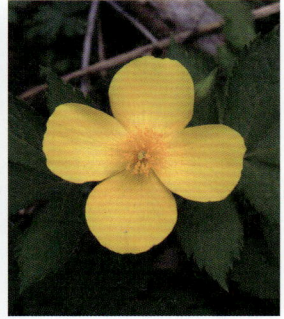

꽃

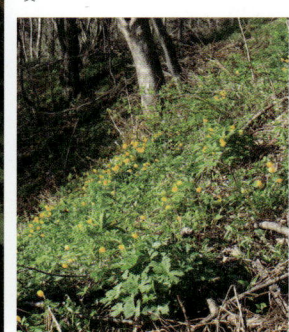

군락

뿌리는 짧고 잔뿌리가 많아 옆으로 퍼져 자란다. 잎이나 줄기를 자르면 주홍색 액이 나온다. 뿌리에서 올라온 잎은 홀수깃꼴겹잎에 5~7개의 작은 잎이 붙어있다. 어긋난 줄기 잎은 5개의 작은 잎으로 되어 있다. 꽃은 4~5월에 피고 줄기 끝이나 잎겨드랑이에서 1~3개의 꽃자루가 나온 뒤 꽃자루당 하나의 꽃이 달린다. 피나물과 비슷한 '매미꽃'은 남부지방에서 자생하며 뿌리에서 꽃줄기가 올라오며 꽃자루에 여러 개의 꽃이 달린다.

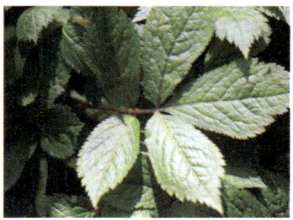
잎

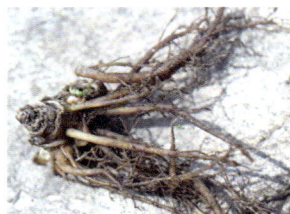
1년 된 뿌리

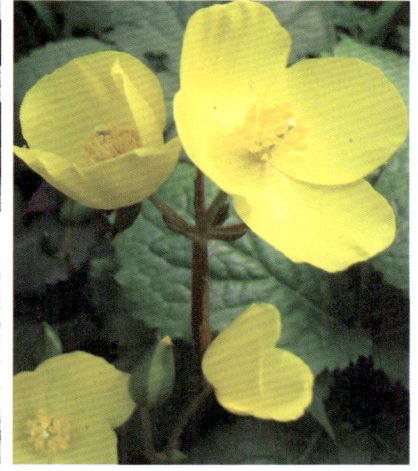
매미꽃

서식지 높은 산의 숲속 그늘 아래 계곡가의 축축하고 비옥한 곳에서 자생한다.

이용부위 뿌리, 독성을 제거한 어린잎은 나물로 식용한다.

토양과 번식 점질부식토에 파종, 분주

채취 피나물 또는 매미꽃 뿌리를 여름에 채취하여 세척한 뒤 말려서 사용한다. 이른 봄 어린순을 봄나물로 먹되, 독성이 있으므로 데쳐서 한참 우려낸 후에 조리해야 독성과 쓴맛을 없앨 수 있다.

성미와 효능 맛은 쓰고 성질은 평하다. 독성식물이다. 진통, 지혈, 활락, 관절염, 타박상, 각종 외상, 산후어혈, 종기, 습진에 효능이 있다.

사용법

- **기본요법** : 4~9g을 달여 복용하거나 외용한다.
- **금기** : 독성식물이므로 복용에 주의해야 한다. 초본류 독성식물은 야생동물들이 먹지 않기 때문에 보통 산에서 군락을 이루는 경우가 많다.

타박상·외상출혈 ▶ 벌레 물린 상처에 효능

달래(薤白) 백합과 | 여러해살이풀

Allium monanthum Maxim | 유사종 : 매미꽃

- 생약명 : 해백
- 높이 : 5~12cm
- 잎 : 선형
- 개화 : 3~5월
- 열매 : 7~8월
- 약용 : 뿌리

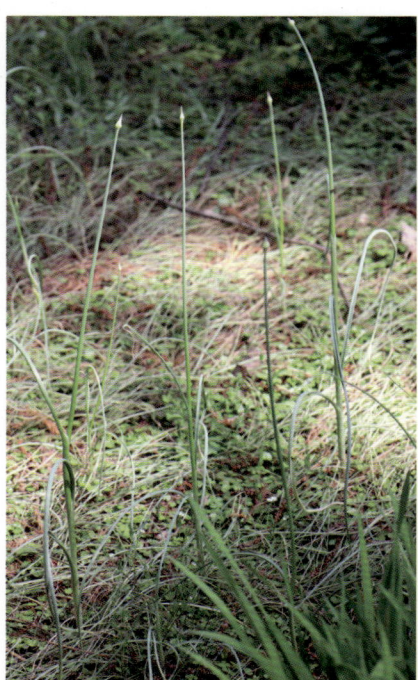
산달래

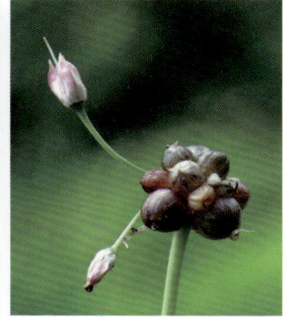
꽃

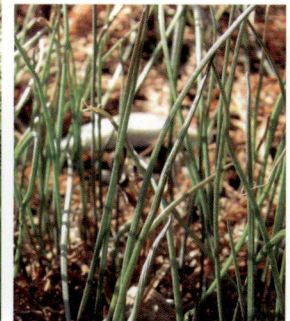
잎

산지의 숲속에서 자라며, 줄기는 5~12cm로 자란다. 잎의 개수는 포기당 1~2개이며, 선형이다. 잎 단면은 초승달 모양이다. 꽃은 산달래보다 이른 3월부터 피며, 연한 홍자색 꽃이 핀다. '산달래'는 산과 들의 풀밭에서 자라는 여러해살이풀로 높이는 40~60cm이다. 어긋나게 달리는 잎의 개수는 포기당 2~9개이다. 잎 단면은 반원형이다. 5~6월에 연분홍색 꽃이 둥글게 모여 핀다. 실제 우리가 달래라는 이름으로 먹는 것은 산달래이다.

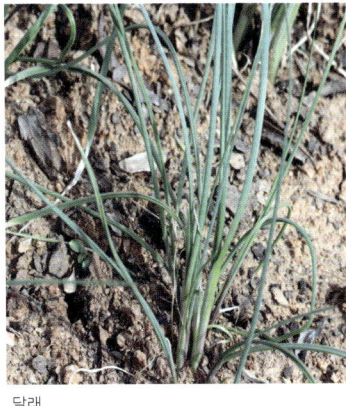
달래

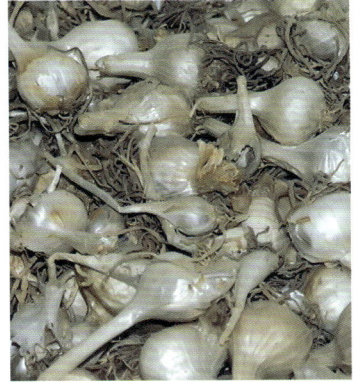
달래 약재

서식지 산달래는 산과 들의 풀밭에서 자생하고, 달래는 산지 숲속에서 자생한다.

이용부위 전초, 뿌리, 알뿌리를 포함한 전초를 나물로 식용한다.

토양과 번식 비옥토에 파종

채취 약용할 경우 산달래보다 달래를 약용한다. 중부지방에서는 봄에, 남부지방에서는 가을에 뿌리를 채취한 뒤 세척하고 건조시킨다.

성미와 효능 맛은 맵고 성질은 따뜻하다. 소화, 부스럼, 부기, 직장염, 토사곽란(구토와 설사), 이질, 기생충, 협심증, 옆구리가 당기고 아픈 증세, 벌레 물린 상처에 효능이 있다.

사용법

- **기본요법** : 5~10g을 달여 복용하거나 외용한다.
- **부스럼, 벌레 물린 상처** : 싱싱한 잎을 짓찧어 바른다.
- **달래술** : 1.8리터 담금주의 35%를 달래로 채워 담근 뒤 6개월간 숙성시켜 하루 2잔씩 음용한다.
- **금기** : 각기병 환자는 달래의 약용을 피한다.

타박상·외상출혈 ▶ 외상출혈, 지혈에 효능

엉겅퀴(大薊) 국화과 | 여러해살이풀

Cirsium japonicum var. *maackii*

- 생약명 : 대계
- 높이 : 0.1~1m
- 잎 : 도란상 긴 타원형
- 개화 : 6~8월
- 열매 : 10~11월
- 약용 : 뿌리

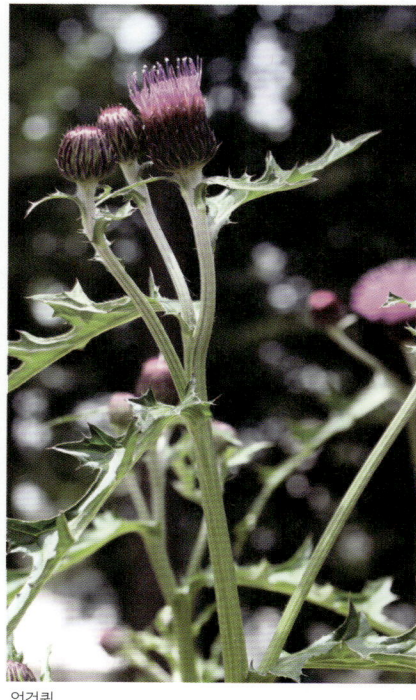
엉겅퀴

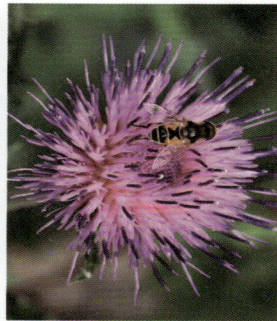
꽃

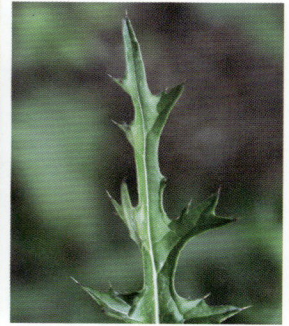
줄기 잎

뿌리는 길고 잔뿌리가 많다. 뿌리쪽 잎은 도란상 긴 타원형으로 깃꼴로 갈라지고 가시가 있다. 줄기는 0.1~1m로 자라고 줄이 있으며 잔털이 많다. 줄기 잎은 큰 톱니와 가시가 있고 날카롭다. 꽃은 자잘한 관상화가 두상으로 모여 피고, 꽃부리는 자주색이거나 붉은색이다. 10~11월에 열매를 수확한 뒤 바로 파종하거나, 포기나누기로 번식할 수 있다. 유사종 중 엉겅퀴, 큰엉겅퀴, 바늘엉겅퀴만 같은 생약으로 취급하고 약용한다.

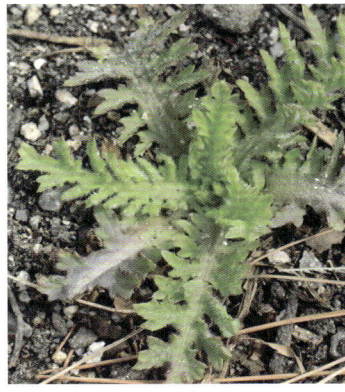 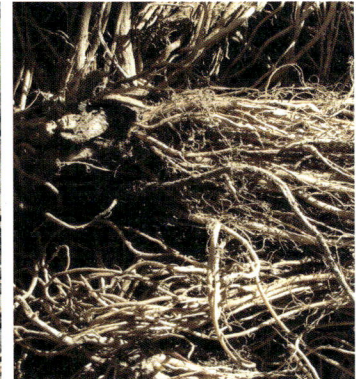

3월 어린잎　　　　　　　　　　　　뿌리 약재

서식지 산기슭이나 들판, 길가, 햇볕이 잘 드는 양지에서 자란다.

이용부위 뿌리와 전초, 어린순은 나물로 식용한다.

토양과 번식 사질양토에 파종, 분주

채취 여름, 가을에 꽃이 피어있을 때 전초를 캐어 세척한 뒤 햇볕에 말려 약용한다. 3월에 볼 수 있는 어린순은 나물로 섭취한다.

성미와 효능 맛은 달고 쓰며 성질은 서늘하고 독성은 없다. 지혈, 어혈, 염증, 작은 종기, 부스럼, 가려움증, 혈뇨, 혈변, 자궁출혈, 대하, 외상출혈, 충수염에 효능이 있다.

사용법

- **기본요법** : 5~10g을 달여 복용하거나 외용한다. 신선한 것은 5~6배를 달여 복용하거나 외용한다.
- **외상출혈** : 달인 물을 바르거나 생뿌리를 짓찧어 바른다.
- **부스럼** : 생뿌리 즙과 꿀을 반죽해 환부에 바른다.
- **엉겅퀴술** : 엉겅퀴 꽃 200g, 설탕 200g, 담금주 1.8리터로 담근 뒤 약 1개월 후에 걸러내고 2~3개월 더 숙성시켜 음용한다.

타박상·외상출혈 ▶ 외상출혈·해독·대상포진 등에 효능

애기땅빈대 대극과 | 한해살이풀

Euphorbia supina | 유사종 : 땅빈대, 큰땅빈대

- 생약명 : 비단풀, 지금초
- 개화 : 6~9월
- 높이 : 0.1~0.3m
- 열매 : 8~9월
- 잎 : 마주나기, 긴 타원형
- 약용 : 전초

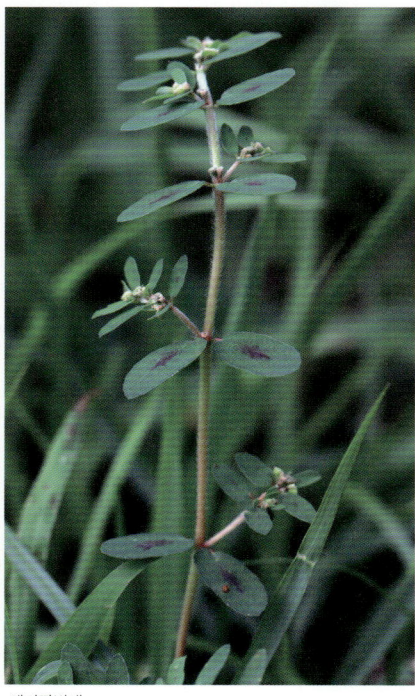

애기땅빈대

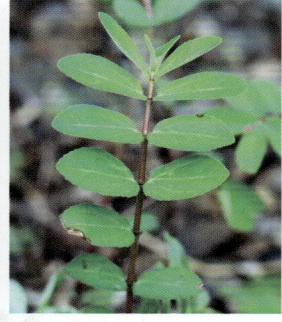

완도 큰땅빈대

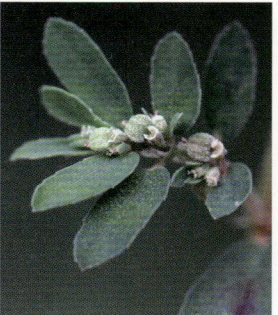

꽃과 열매

땅빈대, 큰땅빈대, 애기땅빈대를 '비단풀' 또는 '지금초'라고 하여 약용한다. 북미 원산의 귀화식물로 밭이나 길가에서 자란다. 잎은 마주나며 긴 타원형으로 가장자리에 톱니가 있다. 잎 중앙부에는 자주색 반점무늬가 있어 땅빈대, 큰땅빈대와 쉽게 구별할 수 있다. 꽃은 잎겨드랑이에 달리며 연한 붉은색이 도는 녹색 꽃이 배상꽃차례로 달린다. 큰땅빈대의 절반 크기인 땅빈대는 우리나라 원산으로 밭둑이나 길가에서 흔히 볼 수 있다.

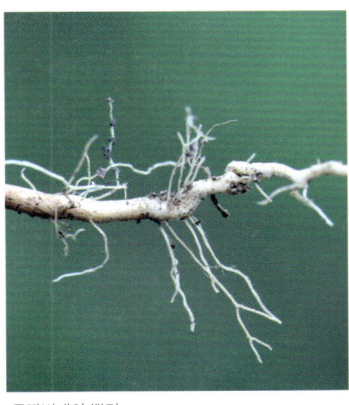
큰땅빈대의 뿌리

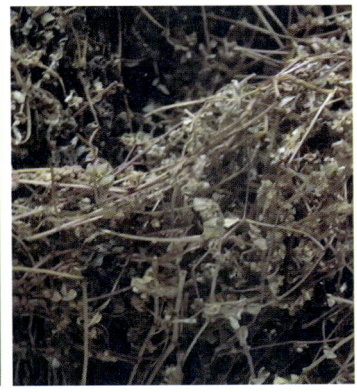
약재

서식지 강변, 들판, 밭둑, 산기슭의 모래 풀밭에서 흔히 자란다. 큰땅빈대는 남부지방에서 많이 볼 수 있지만 애기땅빈대는 도시의 풀밭에서도 많이 볼 수 있다.

이용부위 뿌리와 전초, 어린순은 나물로 식용한다.

토양과 번식 사질토양에 파종

채취 6월~10월 사이에 뿌리 또는 전초를 채취한 뒤 세척하여 햇볕에서 말린다.

성미와 효능 맛은 맵고 떫으며 독성은 없다. 염증, 해독, 항균, 항암, 장염, 설사, 혈변, 이뇨, 외상출혈, 타박상, 뱀에 물린 상처, 대상포진에 효능이 있다.

사용법

- **기본요법** : 말린 전초를 10~20g 달여서 1일에 나누어 복용한다. 말기암 환자들이 최후 수단으로 비단풀을 복용해 효능을 본 경우가 있다.
- **외상출혈** : 비단풀과 식초를 섞어 짓이겨 바른다. 또는 비단풀 생즙을 바로 바른다.
- **비단풀술** : 말린 비단풀 전초 100g을 담금주 1.8리터에 담근 뒤 밀봉하고 6개월간 숙성시켜 마신다.

타박상·외상출혈 ▶ 타박상·부종에 효능

산톱풀(一枝蒿) 국화과 | 여러해살이풀

Achillea alpina var. *discoidea* | 유사종 : 톱풀

- 생약명 : 일지호
- 높이 : 0.3~1.1m
- 잎 : 어긋나기, 선형
- 개화 : 7~10월
- 열매 : 10~11월
- 약용 : 전초

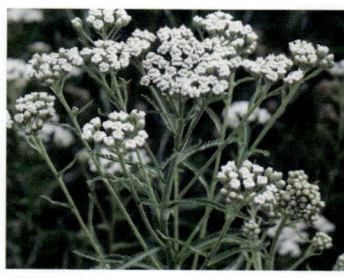
톱풀의 전초

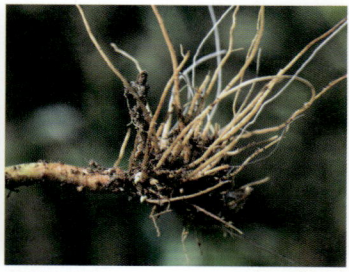
산톱풀의 뿌리

높고 깊은 산 풀밭에서 자란다. 잎은 어긋나며 넓은 선형 또는 피침형으로 끝이 뾰족하고 가장자리가 깃 모양으로 갈라진다. 톱풀에 비해 두상화가 작다. 가을에 성숙한 씨앗을 받았다가 이듬해 4~5월에 파종하면 번식한다. 여름, 가을에 꽃이 피어있을 때 전초를 채취해 건조시켜 약용한다.

이용부위 전초와 열매

토양과 번식 사질비옥토에 파종, 분주

성미와 효능 맛은 쓰고 맵고 성질은 차다. 강장, 혈액순환, 진통, 소염, 해열, 손발 저림, 타박상, 종기, 건위, 치질에 좋다. 열매는 눈, 피부에 좋다. 독사의 독에는 잎을 짓찧어 바른다. 임산부는 복용을 금한다.

사용법

- **기본요법** : 전초는 1.5~3g을 달여 복용하거나 외용하고 열매는 3~9g을 달여 복용한다.
- **타박상** : 톱풀을 짓찧어 술에 적신 뒤 바른다.

타박상·외상출혈 ▶ 뱀에 물린 상처에 효능

개구리발톱(天葵) 미나리아재비과 | 여러해살이풀

Semiaquilegia adoxoides

- 생약명 : 천규
- 개화 : 3~5월
- 높이 : 0.15~0.3m
- 열매 : 7~8월
- 잎 : 3출엽
- 약용 : 전초

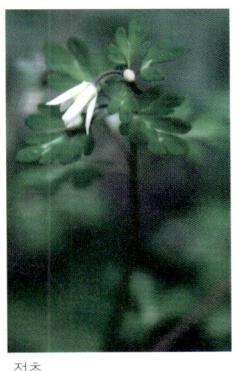
전초

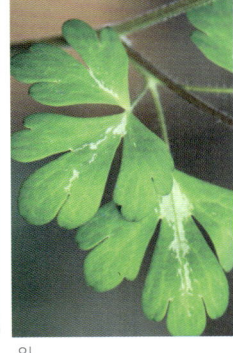
잎

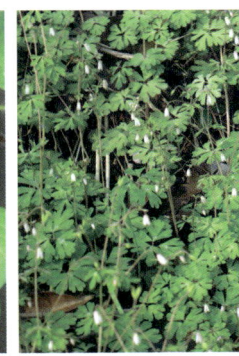
군락

제주도와 전라도의 산기슭, 풀밭, 조금 습한 곳에서 자란다. 뿌리는 덩이뿌리로 나고 줄기는 곧게 서며 털이 나 있다. 뿌리잎은 3출엽이고 작은잎은 2~3개로 갈라진다. 줄기잎은 뿌리잎보다는 작다. 가지 끝에 흰색 꽃이 피며 지름 5mm 정도이다. 꽃이 필 때 전초를 채취해 세척한 뒤 햇볕에 말려 약용한다.

이용부위 전초

토양과 번식 부식토에 파종

성미와 효능 맛은 달고 성질은 차갑다. 뿌리는 해독, 이뇨, 부종, 요로결석에, 씨앗은 유선염, 편도선염, 대하에 사용한다. 뱀에 물렸을 때 잎을 찧어 바른다.

사용법

- **기본요법** : 전초는 10~15g, 뿌리는 3~9g, 씨앗은 10~15g을 달여 나누어 복용한다.

타박상·외상출혈 ▶ 외상출혈·지혈에 효능

오리나무(赤楊) 자작나무과 | 낙엽활엽 교목

Alnus japonica

- 생약명 : 적양
- 개화 : 3~4월
- 높이 : 20m
- 열매 : 10월
- 잎 : 어긋나기, 타원형
- 약용 : 수피

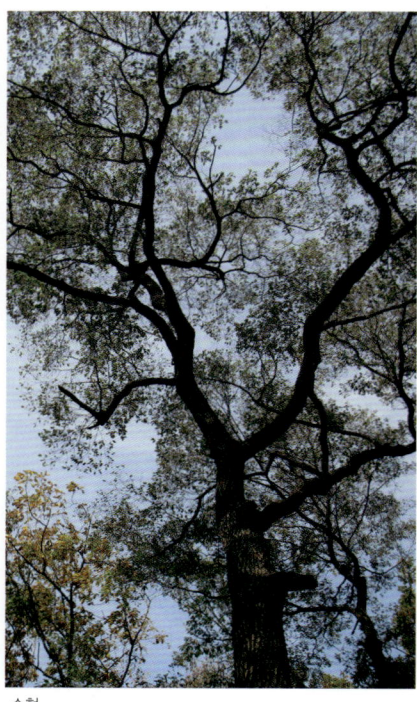
수형

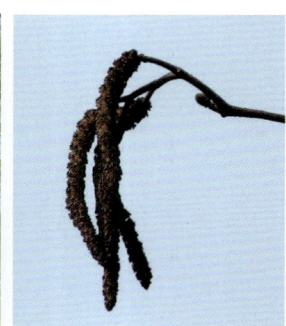
수꽃

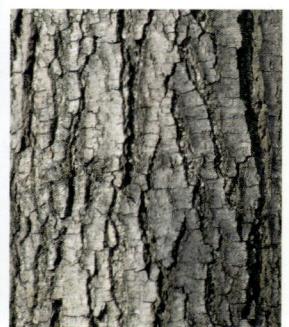
수피

산기슭이나 논둑의 습지에서 자라며 높이 20m 정도로 높이 자란다. 어긋난 잎은 타원형에 끝이 뾰족하고 가장자리에 톱니가 있다. 잎맥은 7~8개, 잎뒷면 맥 사이와 겨드랑이에 적갈색 털이 있다. 3~4월에 피는 꽃은 암수한그루이고 수꽃은 밑으로 처지고 수꽃 가까이에 짤막한 암꽃이 핀다. 열매는 2~6개씩 달리고 긴 타원 모양이다. 번식은 종자로 한다. 열매에 타닌 성분이 있어 염료로 쓰이며 '물감나무'라고도 부른다.

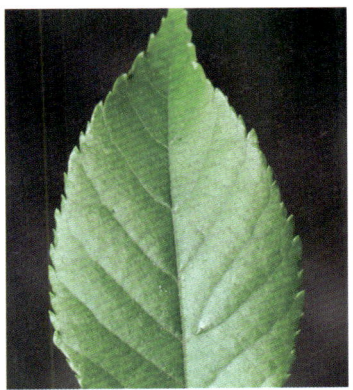
잎

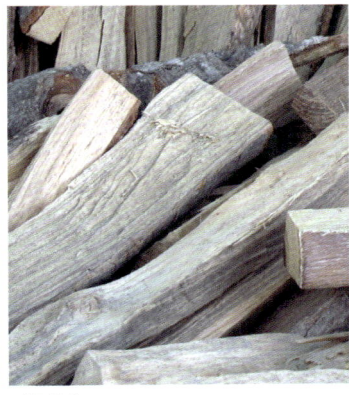
나무 약재

서식지 옛날에 거리를 나타내기 위해 5리마다 심었다 하여 '오리목(伍里木)'이라고도 한다. 성장속도가 빠르고 조림수로 육종되어 대도시 야산에서도 흔히 볼 수 있고, 농촌의 개울가 등에 심어진 것도 볼 수 있다.

이용부위 어린잎과 수피

토양과 번식 토양 구별없이 파종

채취 봄에 어린잎을 채취해 햇볕에 말리고 수피는 가을에 채취해 햇볕에 말린다. 오리나무는 종류가 많은데 대개 비슷한 약리작용을 한다.

성미와 효능 맛은 쓰고 성질은 차다. 어린잎과 수피는 청열, 두통, 지혈, 외상출혈, 코피, 설사, 장염, 혈변에 효능이 있다. 민간에서는 간염, 숙취해소에 오리나무를 약용한다. 최근엔 오리나무 수피와 목재에서 항암 성분이 발견되어 항암 약재로 연구 중이다. 수피나 열매는 매염제로 천연염료를 뽑는데 사용하기도 한다.

사용법

- **기본요법** : 20~30g을 달여 복용하거나 외용한다.
- **외상출혈** : 오리나무 수피를 달여 바르거나 분말로 바른다.

통증·관절 질환 ▶ 진통·요통·무릎통에 효능

현호색(元胡) 현호색과 | 여러해살이풀

Corydalis remota | 유사종 : 갈퀴현호색, 댓잎현호색

- 생약명 : 원호
- 개화 : 4월
- 높이 : 0.2m
- 열매 : 7~8월
- 잎 : 어긋나기, 3출엽
- 약용 : 뿌리

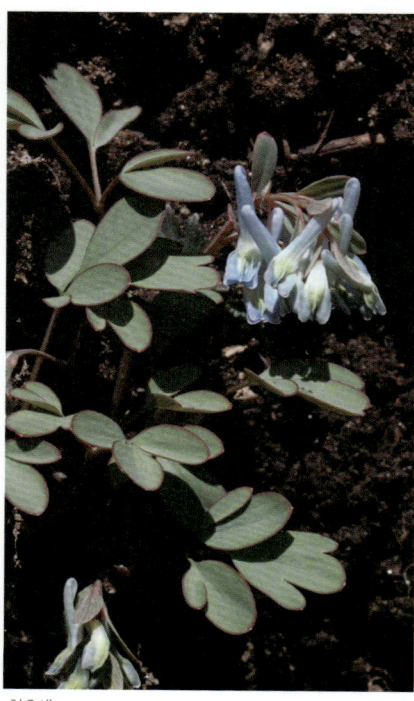

현호색

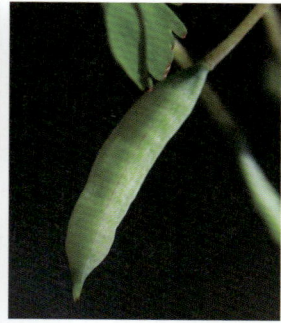

열매

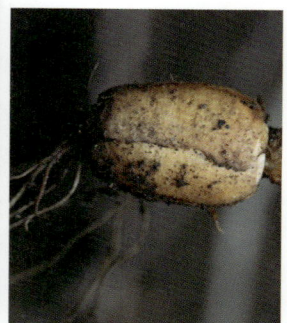

뿌리

산지 숲속에서 자란다. 잎은 어긋나게 달리며 거꾸로 된 달걀 모양이고 1~2회 갈라지는 3출엽이다. 4월경에 피는 꽃은 총상꽃차례로 달린다. 뿌리는 콩나물대 모양이고 끝에 덩이뿌리가 달린다. '갈퀴현호색'은 꽃 양쪽에 귀처럼 갈퀴가 있다. '댓잎현호색'은 잎이 대나무 잎처럼 갈라졌다. 대부분의 현호색은 뿌리줄기에 덩어리 모양의 뿌리를 가지고 있다. 번식은 덩어리 뿌리를 쪼개어 심거나 6~7월에 종자로 채취해 파종한다.

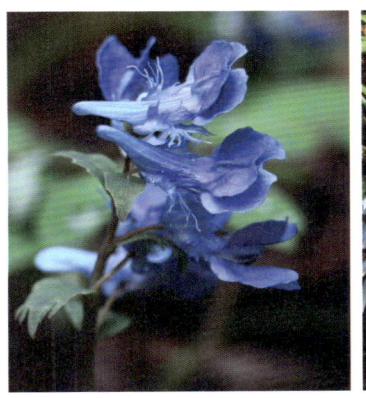 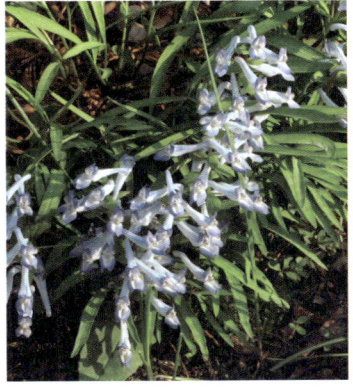

갈퀴현호색　　　　　　　　　댓잎현호색

서식지 현호색과 댓잎현호색은 도시 변두리 축축한 풀밭이나 높은 산 계곡가에서 흔히 자란다. '갈퀴현호색'은 강원도의 높은 산 계곡가 풀밭에서 자생한다.

이용부위 뿌리

토양과 번식 점질부식토에 파종, 분주

채취 5~6월에 잎이 시들면 덩이뿌리를 채취해 건조시킨 뒤 약용한다. 현호색이라 불리는 식물들의 덩이뿌리는 대부분 비슷한 약성을 나타낸다.

성미와 효능 맛은 맵고 쓰고 성질은 따뜻하다. 혈액순환, 산후어혈, 월경불순, 징하(자궁근종), 타박상, 진통, 요통, 아랫배 복통, 무릎통, 대장탈출에 효능이 있다.

사용법

- **기본요법** : 4~7g을 달여 복용하거나 외용한다.
- **금기** : 낙태 기능이 있으므로 임산부는 복용을 금한다. 산후빈혈에는 현호색의 복용을 금한다. 또한 전초에 독성이 있으므로 과다복용을 피하며, 전문가의 지시하에 약용할 것을 권장한다.

통증·관절 질환 ▶ 골증·고열 질환에 효능

지모 (知母) 지모과 | 여러해살이풀

Anemarrhena asphodeloides

- 생약명 : 지모
- 높이 : 0.6~0.9m
- 잎 : 선형
- 개화 : 6~7월
- 열매 : 7~8월
- 약용 : 뿌리

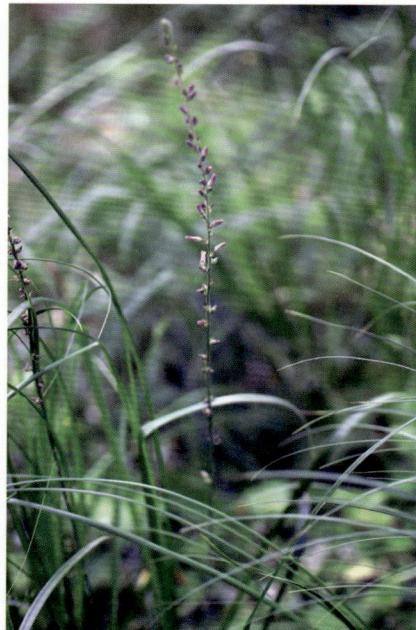

지모

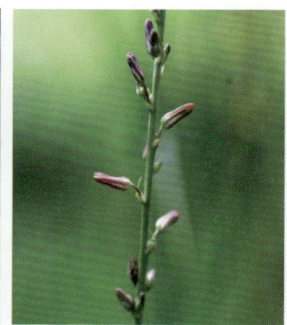

꽃

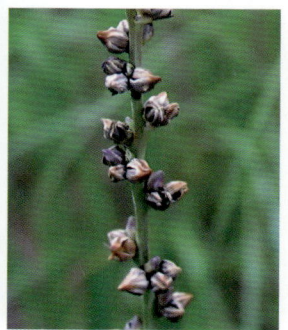

열매

북한의 일부 지역과 만주지역 자생한다. 뿌리는 굵고 높이 60~90cm의 줄기가 올라온다. 잎은 선형에, 벼 잎 모양이고, 원줄기 밑둥을 감싸고 자란다. 꽃은 6~7월에 수상꽃차례로 달리고 수술은 3개이다. 열매는 7~8월에 성숙하고 안에 검정색 씨앗이 1개씩 들어있다. 종자 번식은 뿌리가 자랄 때까지 시간이 많이 소요되므로 보통은 포기나누기로 번식시킨다. 추운 지방에서 자생하므로 남한의 전국에서 재배할 수 있다.

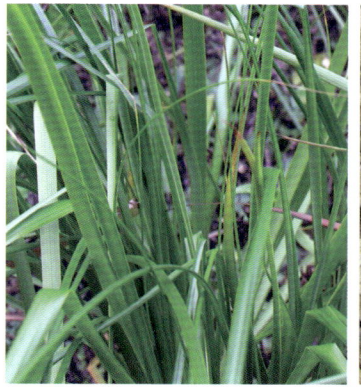
잎

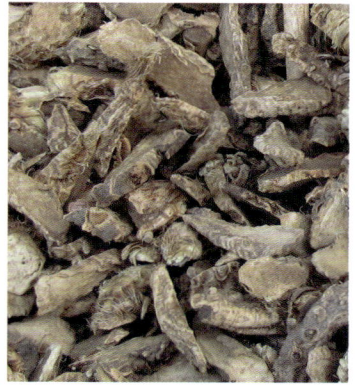
뿌리 약재

서식지 중국 원산이며 북한(황해도)에서도 자생한다. 남한에서는 대개 약용목적으로 농가에서 재배한다.

이용부위 뿌리

토양과 번식 모래참흙에 파종, 분주

채취 3년 이상 자란 뿌리를 수확하되, 봄과 가을에 수확한다. 30~40도 온수에 24시간 담갔다가 머리꼭지(뇌두)와 껍질을 벗기지 않고 말린 것과 껍질을 벗기고 말린 두 가지 약재로 준비할 수 있다.

성미와 효능 맛은 쓰고 성질은 차갑다. 한방에서 청열, 당뇨는 물론, 만성기관지염, 항균, 고열성 질환, 발열, 갈증, 골증, 마른기침, 불면증, 천식, 홍조, 변비 등에 효능이 있다.

사용법

- **기본요법** : 6~15g을 달여 복용하거나 외용한다.
- **금기** : 비위가 허해 설사를 자주하는 사람은 약용을 금한다.

통증·관절 질환 ▶ 관절염·신경통에 효능

독활 (獨活) 두릅나무과 | 여러해살이풀

Aralia cordata var. continentalis

- 생약명 : 땅두릅
- 개화 : 7~9월
- 높이 : 1~2m
- 열매 : 9~10월
- 잎 : 2회 깃꼴겹잎
- 약용 : 뿌리

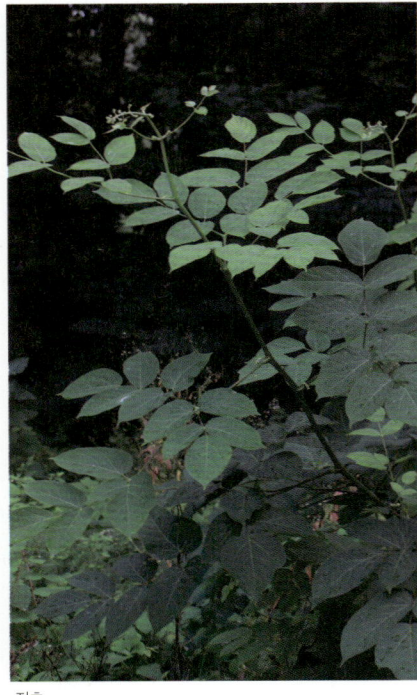

전초

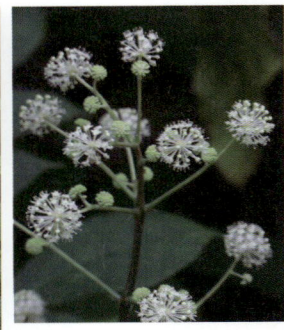

꽃

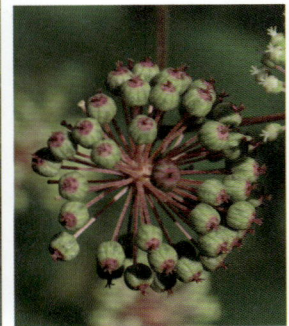

열매

'땅두릅'이라고도 하며, 이는 4월경 지상에 올라온 독활의 어린순을 말한다. 줄기는 곧게 서며 속이 비어있고 높이 2m까지 자라 나무처럼 보인다. 꽃은 7~9월에 가지 끝에 원추꽃차례로 모여 달린다. 어긋난 잎은 길이 0.5~1m이고 작은 잎이 2회 깃 모양으로 달린다. 끝이 뾰족하고 가장자리에 톱니가 있다. 열매는 9~10월에 검정색으로 익는다. 가을에 수확한 씨앗을 노지에 가매장했다가 이듬해 3~4월에 꺼내어 정식 파종한다.

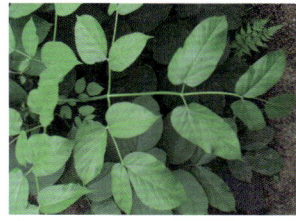
잎

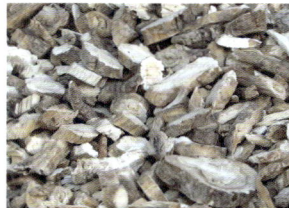
독활의 뿌리약재

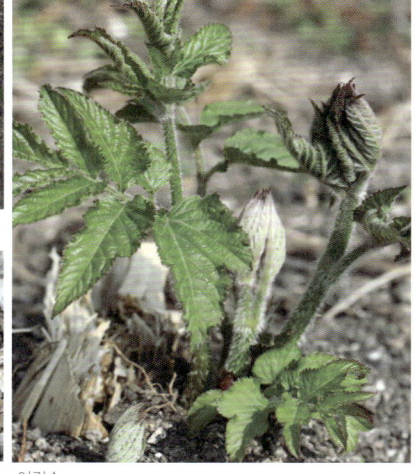
어린순

서식지 울릉도에서 많이 자생하며, 산기슭이나 들에서 자란다. 농가에서는 재배하여 상품으로 판매한다.

이용부위 뿌리, 어린순을 땅두릅이라 하여 나물로 식용한다.

토양과 번식 기름진 토양에 파종, 분주

채취 9월~3월 사이에 뿌리를 채취한 뒤 세척하여 그늘에서 말린다. 어린순, 어린 잎, 꽃, 열매는 술로 담근다.

성미와 효능 성질은 평하고 맛은 달고 쓰다. 혈액순환, 발한, 이뇨, 종기, 두통, 류머티즘, 관절염, 신경통, 현기증에 효능이 있다.

사용법

- **혈액순환** : 말린 뿌리를 6~12g 단위로 달여서 복용한다.
- **관절통(통풍)** : 말린 뿌리 15~20g을 달여 1일 3회 식후에 복용한다.
- **독활주** : 건뿌리 320g, 담금주 1.8리터, 적량의 설탕으로 술을 담근 뒤 6개월간 숙성시킨다. 소주잔 기준 1잔을 1일 2회 나누어 마신다.

통증·관절 질환 ▶ 통풍·좌골신경통에 효능

붉은서나물 국화과 | 한해살이풀

Erechtites hieracifolia

- 생약명 : 물쑥갓
- 개화 : 9~10월
- 높이 : 0.5~2m
- 열매 : 9~10월
- 잎 : 어긋나기, 피침형
- 약용 : 전초

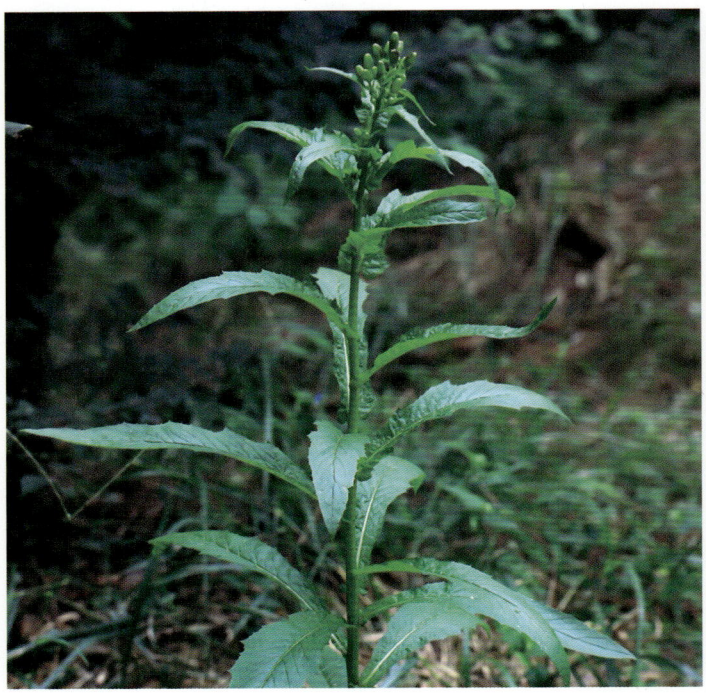

전초

북미 원산의 귀화식물로 길가, 풀밭, 도시 숲 그늘에서 자란다. 줄기는 곧게 서며 높이 50cm~200cm까지 높이 자란다. 9~10월에 망초꽃과 비슷한 모양의 황록색 꽃이 잎겨드랑이에서 손톱만한 크기로 뭉쳐서 핀다. 어긋나게 달리는 잎은 쇠서나물처럼 생겼으나 털은 없으며, 피침형으로 끝이 뾰족하고 가장자리에는 날카로운 톱니가 불규칙하게 나 있다. 원산지에서는 어린잎을 요리로 활용한다.

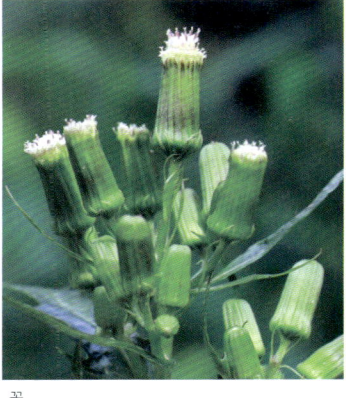 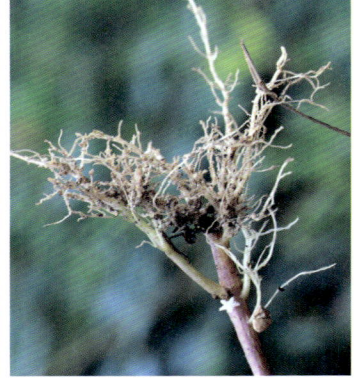

꽃   뿌리

서식지 산기슭이나 숲속 그늘진 곳에서 자란다. 흐릿하게 붉은빛이 도는 줄기와 잎이 쇠서나물과 비슷하다하여 붉은서나물이라고 이름 붙여졌으나, 실제로 붉은빛은 좀처럼 느껴지지는 않는다.

이용부위 뿌리와 지상부

토양과 번식 토양 구별없이 파종

성미와 효능 미국의 인디언들이 허브 팅크제(생약에 에탄올 또는 에탄올과 물의 혼합액을 침출시켜 만든 액체)를 만들어 약용하거나 매염제로 사용하였다. 이질, 변비, 복통에 약용하고 치질, 습진, 신경통, 통풍에 외용한다. 잘게 썬 꽃에 에탄올을 첨가해 서늘한 장소에서 일주일 정도 방치한 후 걸러낸 팅크제를 사용한다.

사용법

- **기본요법** : 팅크제 5~10방울을 설탕에 넣어 약용한다.
- **통풍 & 좌골신경통** : 팅크제 또는 꽃의 달임약을 바른다.

통증·관절 질환 ▶ 요통에 효능

진달래 진달래과 | 낙엽활엽 관목

Rhododendron mucronulatum

- 생약명: 두견화
- 개화: 3~4월
- 높이: 2~3m
- 열매: 9월
- 잎: 어긋나기
- 약용: 전체

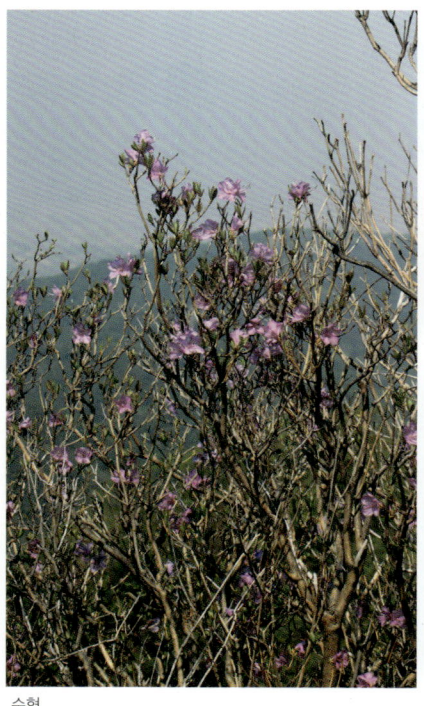

수형

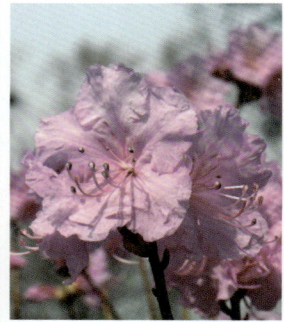

꽃

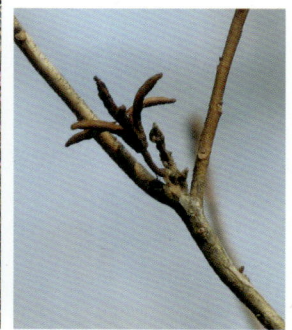

열매

뿌리는 굵지만 줄기는 가녀리고 높이 2~3m로 자란다. 어긋난 잎은 뒷면에 털이 있으며, 피침형이다. 잎보다 꽃이 먼저 핀다. 산철쭉은 잎의 앞뒷면과 잎자루에도 털이 있고, 꽃보다 잎이 먼저 피므로 진달래와 구별할 수 있다. 꽃은 3~4월에 피고 15일 뒤쯤 산철쭉 꽃이 핀다. 열매는 원통형이고 끝부분이 갈라진다. 번식은 종자와 삽목으로 할 수 있다. 토양을 가리지 않고 잘 자라지만 공해에 약해 도심지에서는 키울 수 없다.

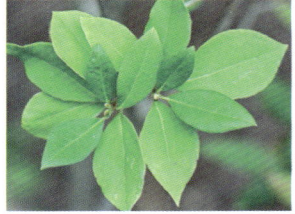
잎

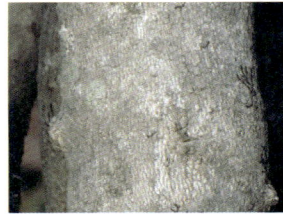
수피

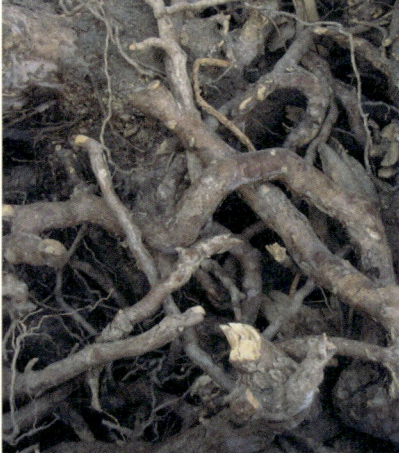
뿌리 약재

서식지 전국의 산에서 흔히 자란다.

이용부위 뿌리, 꽃, 잎

토양과 번식 토양 구별없이 파종, 삽목

채취 꽃은 4월에 채취한 뒤 식용하거나 햇볕에 말려 약용한다. 뿌리는 9~10월에 채취해 햇볕에 말린다.

성미와 효능 맛은 맵고 달고 성질은 따뜻하며 독성은 없다. 어혈, 토혈, 설사, 타박상, 요통, 월경출혈, 대하, 생리불순, 기침에 효능이 있고 피의 흐름을 고르게 한다. 꽃을 먹을 수 있어 '참꽃'이라고도 한다.

사용법

- **기본요법** : 15~35g을 달여 복용하거나 외용한다.
- **두견주** : 그늘에서 건조시킨 진달래 꽃 500g, 담금주 1.8리터, 설탕 100g으로 담근 뒤 3개월간 숙성시키고 걸러낸 후 음복한다.

통증·관절 질환 ▶ 마비증·손발저림·통풍에 효능

잣나무 (海松子) 소나무과 | 상록침엽 교목

Pinus koraiensis

- 생약명 : 해송자
- 개화 : 5월
- 높이 : 3m
- 열매 : 9~10월
- 잎 : 5개 모여나기
- 약용 : 종자

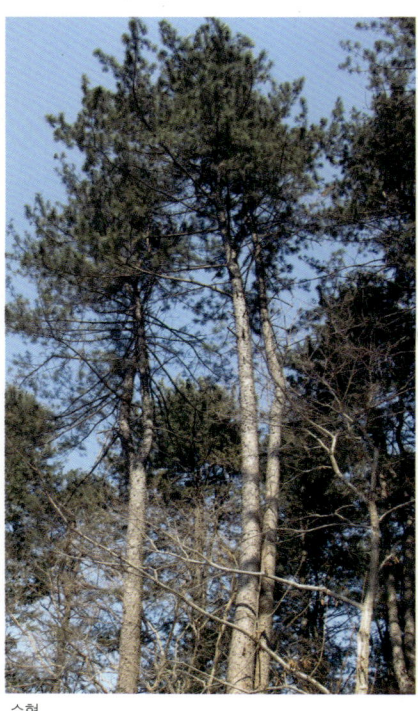

수형

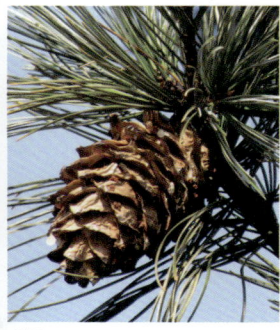

열매

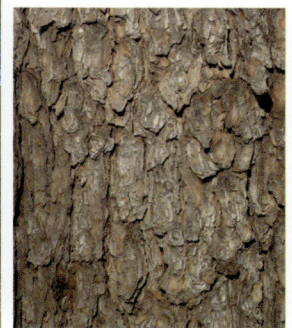

수피

높이 30m로 자란다. '오엽송(伍葉松)'이라고도 하며, 바늘 모양의 잎은 5개씩 모여 나므로 소나무와 구별할 수 있다. 꽃은 5월에 피고 암수한그루, 암꽃은 황록색, 수꽃은 붉은색이다. 열매는 이듬해 9월에 성숙하고 솔방울 모양이다. 솔방울의 각 부분의 껍질을 까면 잣이 들어있다. 번식은 10월에 채취한 잣을 땅에 묻어 두었다가 이듬해 봄에 파종한다. 소나무와 달리 원줄기가 늘씬하게 자라고, 원줄기 상단에는 붉은빛이 돌지 않는다.

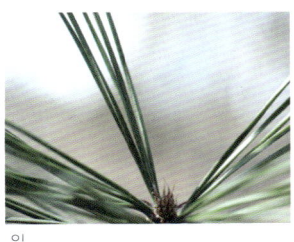
잎

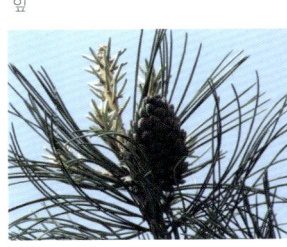
암꽃

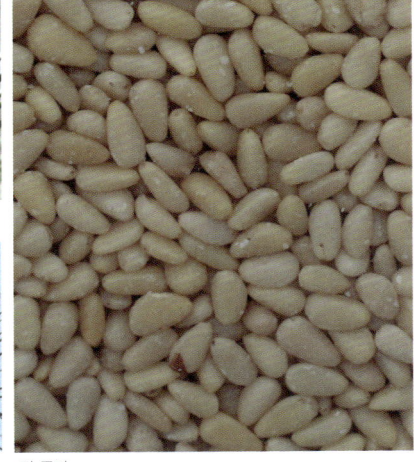
잣 종자

서식지 높은 산에서 자생한다. 잣을 얻기 위해 심어 기르기도 하는데 경기도 가평에서 특히 많이 난다.

이용부위 종자

토양과 번식 비옥토에 파종

채취 성숙한 열매를 9~10월에 채취한 뒤 햇볕이 말려 껍질을 까고 종자를 보관한다.

성미와 효능 맛은 달고 성질은 따뜻하다. 마른기침, 손발저림, 팔다리 마비, 통풍, 현기증, 빈혈, 토혈, 구토, 변비에 효능이 있고 피부를 촉촉하게 한다.

사용법

- **기본요법** : 10~15g을 달여 복용하거나 외용한다.
- **잣술** : 잣 400g, 담금주 1.8리터로 담든 뒤 3개월간 숙성시키고 걸러내어 음용한다.
- **금기** : 변이 무른 사람이 약용할 경우 설사 할 수도 있다.

통증·관절 질환 ▶ 손발시림·허리, 무릎시림에 효능

마가목 (丁公皮) 장미과 | 낙엽활엽 관목

Sorbus commixta | 유사종 : 당마가목

- 생약명 : 정공피
- 개화 : 5~6월
- 높이 : 6~8m
- 열매 : 9~10월
- 잎 : 홀수깃꼴겹잎
- 약용 : 수피

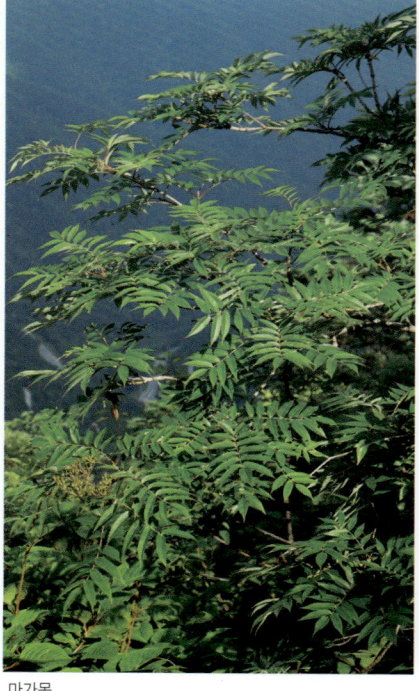

마가목

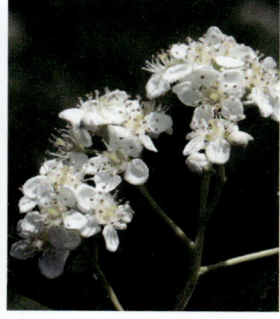

꽃

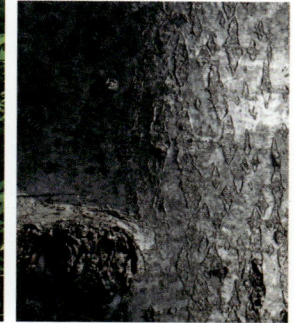

수피

마가목은 유사종이 많으나 보통 잎 앞뒷면에 털이 없고 꽃차례(꽃줄기)에 털이 없다. 약용할 경우 마가목, 당마가목, 산마가목의 수피와 종자를 약용한다. 줄기는 높이 6~8m로 자라고 잎은 어긋나고 홀수깃꼴겹잎이며, 작은 잎 개수는 9~13개이다. 당마가목의 작은 잎 개수는 13~15개이고 잎 뒷면에 털이 있거나 없다. 콩알만한 열매는 노란색에서 붉은색으로 익는다. 번식은 가을부터 이른 봄까지 종자를 파종하면 된다.

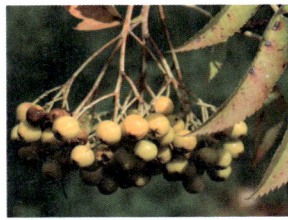
열매

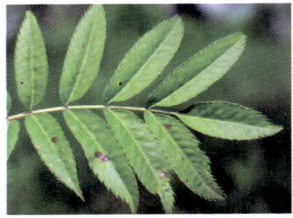
잎

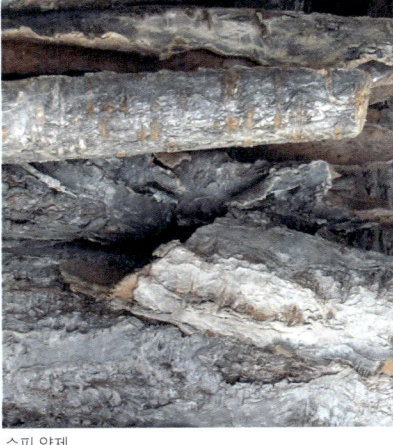
수피 약제

서식지 보통 높은 산의 능선에서 자생하는 경우가 많다. 울릉도, 경상도를 비롯한 중부이남의 높은 산지에서 자라며, 당마가목은 중부이북의 높은 산에서 자란다.

이용부위 수피(정공피)와 종자

토양과 번식 사질양토에 파종, 삽목

채취 수피는 필요할 때 채취하고 종자는 10월에 종자가 성숙했을 때 수확한 뒤 햇볕에 말린다.

성미와 효능 수피의 맛은 쓰고 성질은 차다. 강장, 손발저림, 기침, 해수, 허리무릎이 시린 증세, 흰머리에 효능이 있다. 종자는 달고 쓰며 성질은 평하다. 가래, 해수, 강장, 기관지염, 부종, 위염, 폐결핵, 허약체질에 좋다.

사용법

- **기본요법**: 수피 또는 종자를 12~25g 달여 복용한다.
- **마가목주**: 열매 500g, 담금주 1.8리터에 담근 뒤 3~6개월간 숙성시켜 걸러내고 다시 숙성시켜서 음용한다.

통증·관절 질환 ▶ 마비증·손발저림·타박상에 효능

음나무(海桐皮) 두릅나무과 | 낙엽활엽 교목

Pinus koraiensis

- 생약명 : 엄나무, 해동피
- 높이 : 25m
- 잎 : 어긋나기, 손바닥 모양
- 개화 : 7~8월
- 열매 : 9~10월
- 약용 : 수피

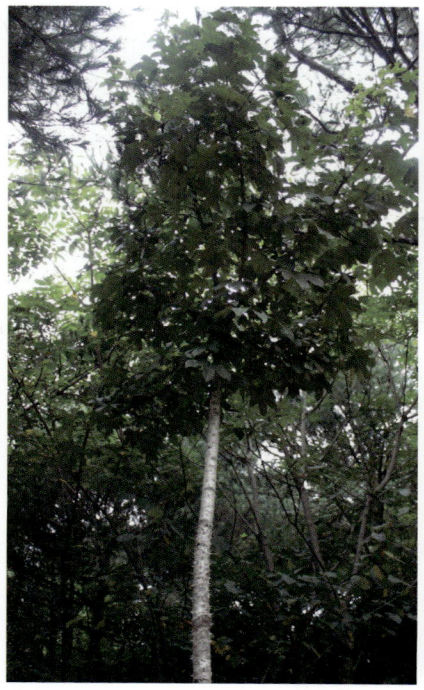

음나무

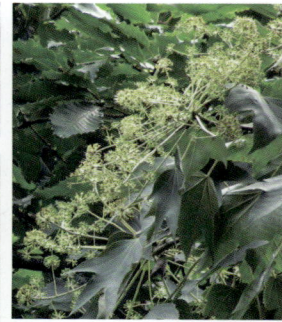

꽃

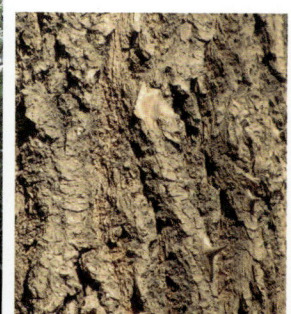

노목의 수피

높이 25m로 자라고 수형이 장대하다. 잎은 어긋나며 가장자리가 5~9개로 갈라진 손바닥 모양이다. 4월경 줄기나 가지에서 올라오는 음나무 순은 나물로 먹는다. 7~8월에 피는 연한 노란색의 자잘한 꽃은 우산 모양으로 피고, 꽃잎과 수술은 각 5개이다. 열매는 둥근 모양이고 9~10월에 검은색으로 익는다. 번식은 파종과 근삽으로 할 수 있다. 보통 11월에 채취한 뿌리의 일부를 땅에 묻어두었다가 이른 봄에 심으면 번식이 된다.

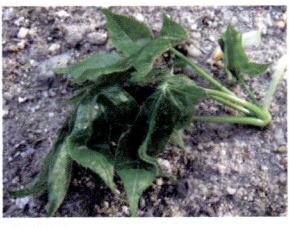
음나무 순

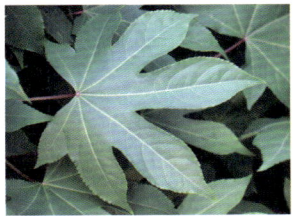
잎

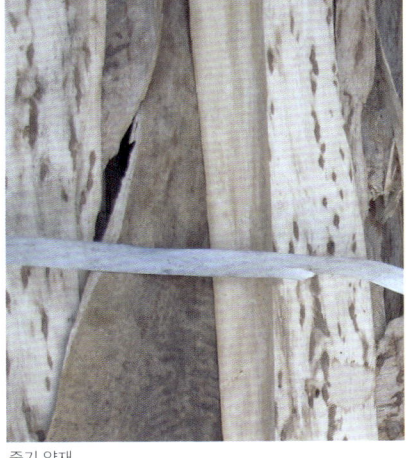
줄기 약재

서식지 전국의 산지 숲속에서 자생한다. 음나무 노목일수록 줄기의 가시가 두터진다. '개두릅' 또는 '엄나무'라고도 한다.

이용부위 수피(해동피)와 뿌리, 어린잎은 나물로 식용한다.

토양과 번식 비옥토에 파종, 근삽(뿌리삽, 뿌리 일부를 잘라서 삽목하는 번식법)

채취 채취한 수피는 껍질을 벗겨 햇볕에 말린다. 뿌리는 늦여름에 채취한 뒤 햇볕에 말린다. 음나무 순은 4월 중순경 순이 올라오면 채취한다.

성미와 효능 수피의 맛은 쓰고 성질은 따뜻하다. 관절통, 근육마비, 무릎통, 요각통, 손발저림, 신경통, 옴, 개선피부염, 설사 등에 효능이 있다. 뿌리는 손발저림, 어혈, 타박상에 효능이 있다. 음나무 순에는 항암 성분이 있다.

사용법

- **기본요법**: 수피 또는 뿌리를 5~15g을 달여 복용하거나 외용한다. 맛과 향이 좋은 음나무 순은 나물로 데쳐 먹는다.
- **해동피술**: 건뿌리 180g, 담금주 1.8리터, 설탕 100g으로 담근 뒤 3개월간 숙성시키고 소주잔 반잔씩 1일 2회 음용한다.

어혈·혈액순환 ▶ 어혈·뻣뻣한 증세에 효능

광대나물(寶蓋草) 꿀풀과 | 두해살이풀

Lamium amplexicaule | 유사종 : 자주광대나물

- 생약명 : 보개초
- 개화 : 4~5월
- 높이 : 0.1~0.3m
- 열매 : 7~8월
- 잎 : 마주나기
- 약용 : 전초

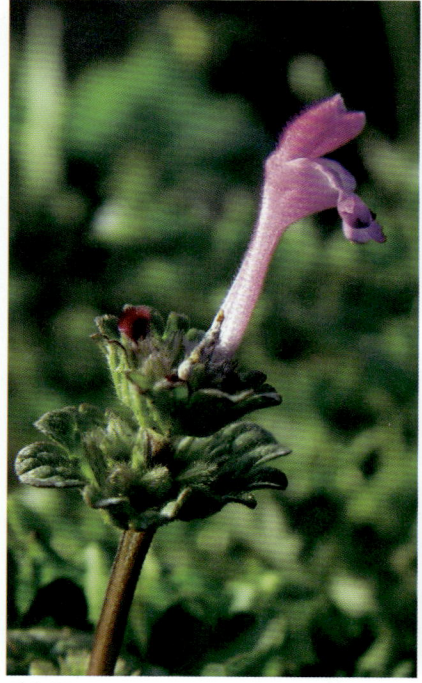

광대나물

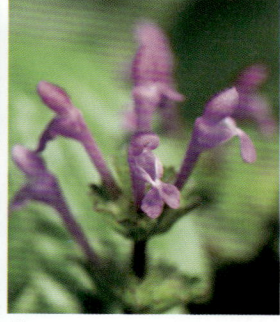

꽃

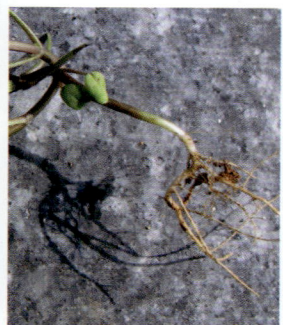

뿌리

봄에 피는 두해살이풀로 시골 도로변 풀밭이나 도랑 옆, 습한 풀밭 등에서 자란다. 네모진 줄기는 높이 10~30cm로 자란다. 마주난 잎은 원형이거나 반원형이고 가장자리에 톱니가 있다. 4~5월에 피는 꽃은 홍자색이고 수술 2개는 길고 2개는 짧다. 번식은 종자로 한다. 꽃은 날것으로 식용하고 잎은 나물로 섭취할 수 있다. 유럽 원산의 귀화식물인 자주광대나물은 잎이 자줏빛을 띠는 한두해살이풀이다.

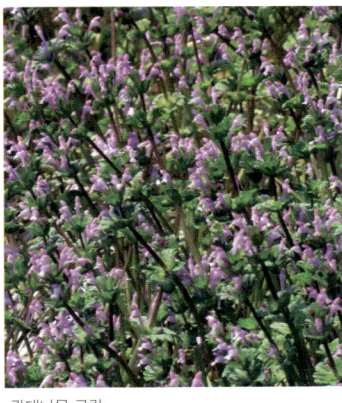
광대나물 군락

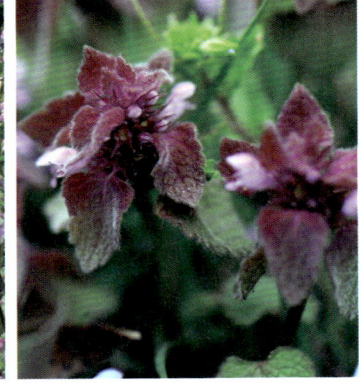
자주광대나물

서식지 전국에서 자생하지만 주로 남부지방의 풀밭, 도랑 옆 습한 풀밭, 논둑, 밭둑에서 흔히 볼 수 있다.

이용부위 전초, 어린잎은 나물로 식용한다.

토양과 번식 비옥토에 파종

채취 여름에 전초(보개초, 寶蓋草)를 채취한 뒤 세척하고 그늘에서 말린다. 3~4월경에 나오는 어린잎은 살짝 데쳐서 나물로 먹거나 국을 끓여 먹기도 한다.

성미와 효능 맛은 쓰고 맵고 성질은 따뜻하다. 부종, 근골통과 토혈과 코피를 멎게 하며 나력, 지통, 동통, 결핵 목 림프샘염, 손발이 뻣뻣한 증세, 안면마비, 타박상, 결핵 치료, 어혈을 풀고 맥을 통하게 하는 효능이 있다.

사용법

- **기본요법** : 10~15g을 달여 1일 3회에 나누어 복용하거나 외용한다.
- **금기** : 임산부는 약용에 주의한다.

어혈·혈액순환 ▶ 빈혈에 효능

작약(芍藥) 미나리아재비과 | 여러해살이풀

Paeonia lactiflora

- 생약명 : 작약
- 개화 : 5~6월
- 높이 : 0.5~0.8m
- 열매 : 7~8월
- 잎 : 3회깃꼴겹잎
- 약용 : 뿌리

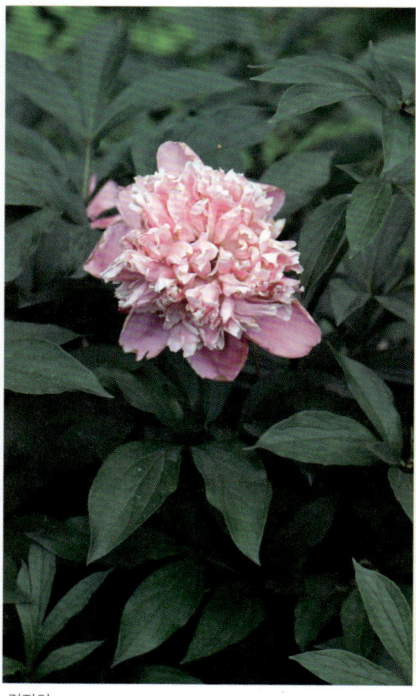
겹작약

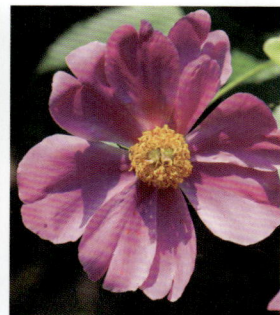
작약

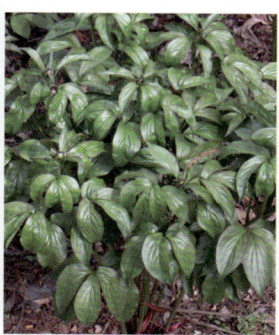
전초

깊은 산에서 자라지만 정원 관상용이나 약용 목적으로 재배하는 경우도 많다. 뿌리는 수염뿌리가 많고 줄기는 높이 80cm로 자란다. 뿌리잎은 1~2회 갈라지고 줄기 상단잎은 3회 갈라진다. 꽃은 5~6월에 피고 품종에 따라 적작약, 흰작약, 겹작약이 있다. 번식은 8월 말에 성숙한 종자를 채취한 뒤 충적처리(모래나 톱밥에 수분을 공급하여 5℃ 전후 저온처리 후 파종)하여 9월 초 바로 파종한다. 또는 9월 말 포기나누기로 번식시킬 수도 있다.

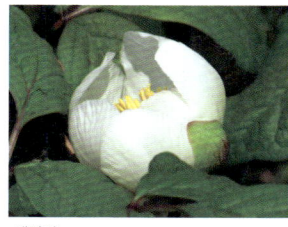
백작약

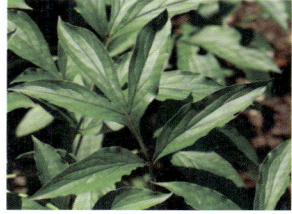
잎

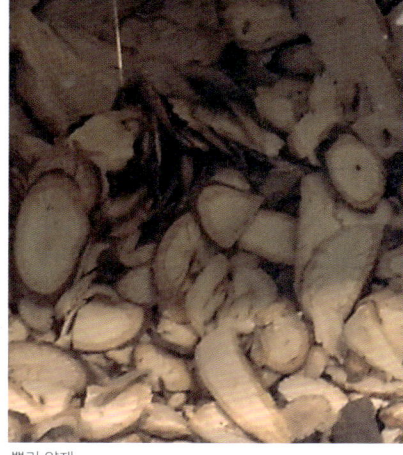
뿌리 약재

서식지 대개 재배종을 약용한다. 깊은 산에서 자생하는 '산작약'이나 '백작약'은 멸종위기 Ⅱ급식물이므로 남획을 피한다.

이용부위 뿌리

토양과 번식 점질양토에 파종, 분주

채취 가을에 뿌리를 채취한 뒤 껍질을 벗기고 뜨거운 물에 살짝 데쳐서 햇볕에 말린다. 독성이 있으므로 사용에 주의해야 한다.

성미와 효능 맛은 약간 달고 쓰고 시며 성질은 차갑다. 해열, 진통, 복통, 두통, 위통, 이뇨, 월경불순, 대하, 설사, 허약체질, 현기증, 식은 땀, 항경련에 좋다. 또한 혈액결핍증에 조혈작용을 하므로 빈혈에도 좋다.

사용법

- **기본요법** : 2~15g을 달여 복용하거나 외용한다. 독성이 있으므로 전문가의 처방에 따라 약용을 권장한다.
- **금기** : 여로, 박새와 함께 처방을 금한다.

어혈·혈액순환 ▶ 기와 혈을 뚫어줌

억새(芒根) 벼과 | 여러해살이풀

Miscanthus sinensis var. *purpurascens*

- 생약명: 망근
- 개화: 9월
- 높이: 1~2m
- 열매: 9월
- 잎: 긴 피침형
- 약용: 뿌리

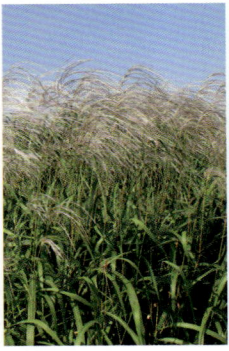
억새

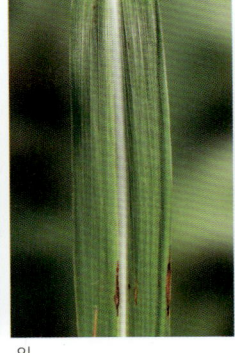
잎

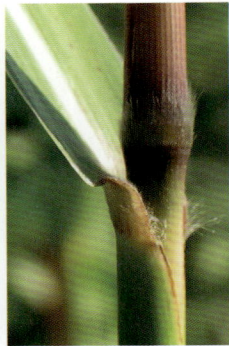
잎집의 털

양지바른 산이나 들판에서 자란다. 마디의 잎집에 털이 있고 잎 중앙에 흰줄의 맥이 있으므로 갈대와 구별할 수 있다. 9월에 피는 녹갈색의 꽃은 부채 모양으로 핀다. 번식은 이른 봄 어린 싹이 올라올 때 포기를 나누어 심는다. 가을, 겨울에 뿌리째 채취해 줄기와 뿌리를 나눠 약용한다.

이용부위 뿌리(망근)와 줄기

토양과 번식 토양 구별 없이 분주

성미와 효능 맛은 달고 성질은 평하다. 줄기는 해열, 이뇨, 항암, 해독, 동물에 물린 상처, 뭉친 혈을 뚫어내는 효능이 있다. 뿌리는 기침, 백대하, 이뇨, 임병, 막힌 기혈을 풀어준다. 임산부는 약용을 금한다.

사용법

- **기본요법**: 뿌리를 10~20g 달여 2~3회 나누어 복용한다.

어혈·혈액순환 ▶ 부인병과 혈액순환에 효능

잇꽃 (紅花) 국화과 | 두해살이풀

Casthamus Tincorius

- 생약명 : 홍화
- 개화 : 7~8월
- 높이 : 1m
- 열매 : 9~10월
- 잎 : 어긋나기, 피침형
- 약용 : 종자

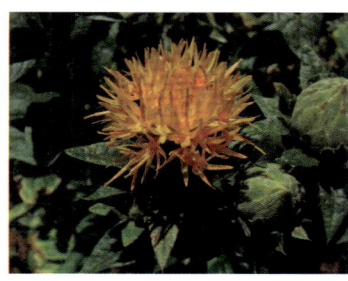

꽃

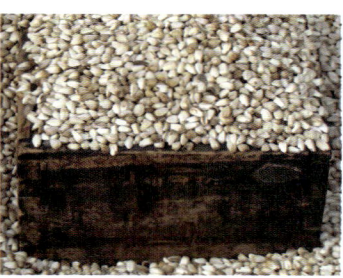

홍화씨 약재

황홍색의 꽃이 피는 품종을 염료재로 사용하는 식물이다. 원산지는 이집트이고 국내에서는 염료나 약용 목적으로 재배한다. 뻣뻣한 잎은 어긋나며 피침형으로 달린다. 꽃은 7~8월에 수확해 건조시키고, 종자는 9~10월에 수확한다.

이용부위 종자, 꽃(홍화), 잎

토양과 번식 사질양토에 파종

성미와 효능 맛은 맵고 성질은 온화하다. 꽃은 진통, 혈액순환, 어혈, 타박상, 월경불순, 난산, 사산, 산후악로부전에 좋다. 종자는 해독, 혈액순환, 혈의 흐름이 나빠 발생하는 부인병이나 복통에 좋다.

사용법

- **기본요법** : 꽃은 3~6g을 달여 복용한다. 종자는 분말이나 홍화씨 기름으로 만든다. 홍화씨 기름을 1회 3작은술 섭취한다.
- **다발성 피하농양** : 얼굴에 나타나는 피하농양에는 어린순을 짓찧어 바른다.

어혈·혈액순환 ▶ 혈액순환에 효능

천궁(川芎) 산형과 | 여러해살이풀

Cnidium officinale | 유사종 : 토천궁

- 생약명 : 천궁
- 개화 : 8~9월
- 높이 : 0.3~0.6m
- 열매 : 11월
- 잎 : 2회깃꼴겹잎
- 약용 : 뿌리

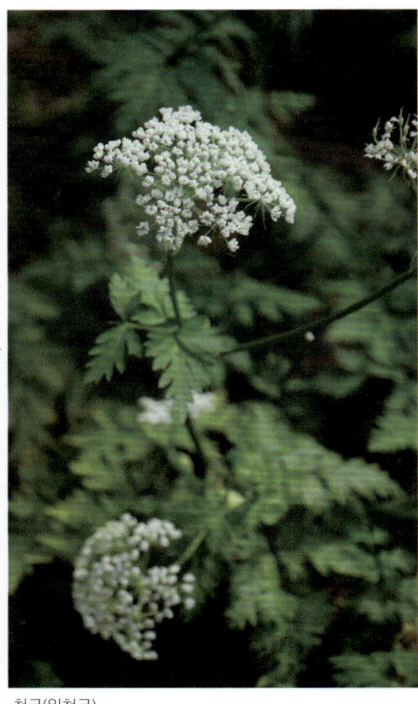

천궁(일천궁)

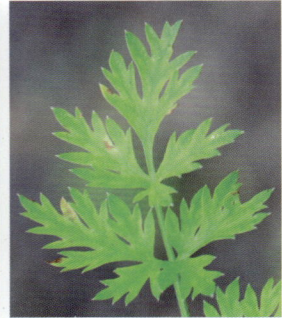

잎

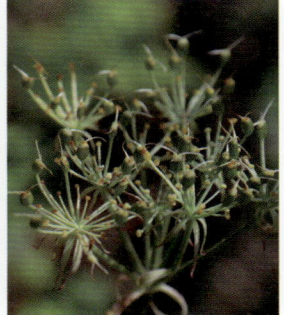

열매

천궁, 토천궁이 있다. 이중 중국 천궁과 같은 천궁은 토천궁(*Ligusticum chuanxiong*)이고, 천궁은 일본에서 도입된 일천궁을 기원으로 한다. 국내에서는 일천궁과 토천궁이 자생하지 않으므로 보통 재배하고 경우가 많고, 비슷한 품종인 '궁궁이(*Angelica polymorpha*)'가 자생한다. 번식은 잔뿌리를 잘라 심고, 종자로는 번식이 안된다. 대한민국 공식약전에는 일천궁이 천궁으로 등록되어 있으므로 일천궁을 중국 천궁에 준해 약용한다.

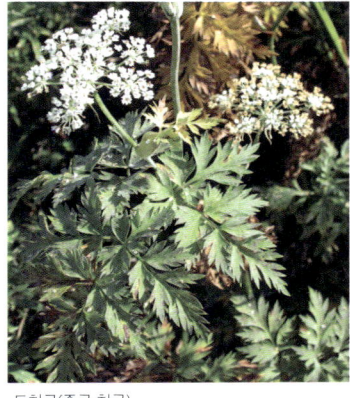
토천궁(중국 천궁)

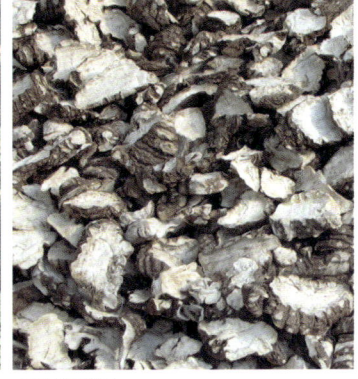
천궁 뿌리 약재

서식지 일(왜)천궁, 토천궁 둘 다 재배한다. 기후조건상 일천궁은 경상도에서, 토천궁은 강원도에서 많이 재배한다.

이용부위 뿌리, 어린잎은 나물로 식용한다.

토양과 번식 부식토에 삽주

채취 가을에 뿌리를 캐어 수염뿌리를 제거하고 세척한 뒤 햇볕에 말린다.

성미와 효능 토천궁의 맛은 맵고 성질은 온화하다. 두통, 지통, 감기, 오한, 류머티즘 관절염, 사지통증, 혈액순환, 조혈, 빈혈, 뇌졸중, 경련, 무월경, 월경불순, 가슴복부통증, 타박상, 궤양, 항산화에 효능이 있고 간에 좋다. 일천궁(천궁)은 토천궁에 준해 약용한다.

사용법

- **기본요법** : 3~9g을 달여 복용하거나 외용한다.
- **천궁술** : 껍질을 깎은 생뿌리를 데친 뒤 건조시킨다. 잘게 썬 뿌리:담금주를 1:3 비율로 담근 뒤 6개월간 숙성시킨다.
- **금기** : 월경과다, 땀이 많은 사람, 기가 허한 사람은 천궁의 약용을 금한다.

어혈·혈액순환 ▶ 혈액순환·허약체질에 효능

참당귀(當歸) 산형과 | 여러해살이풀

Angelica gigas

- 생약명 : 당귀
- 높이 : 1~2m
- 잎 : 깃꼴겹잎
- 개화 : 8~9월
- 열매 : 10월
- 약용 : 뿌리

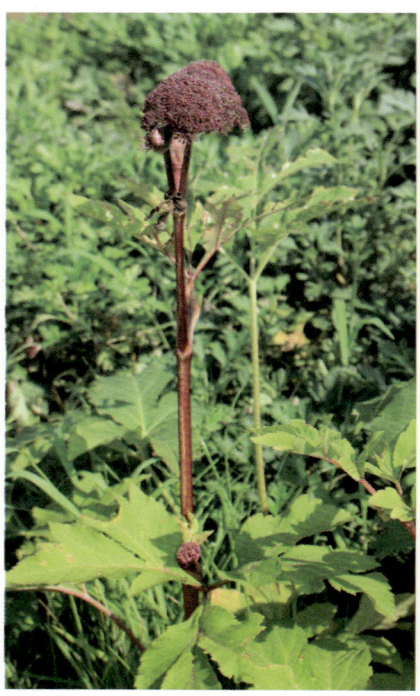

당귀

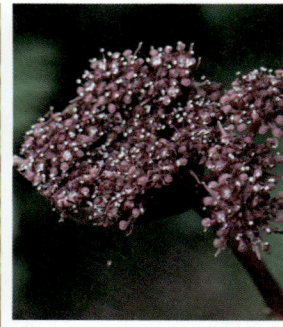

꽃

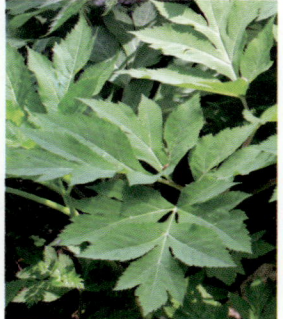

잎

뿌리를 '당귀'라 하여 약용하며 밭에서 심어 기르기도 한다. 어긋난 잎은 1~3회 깃꼴겹잎이며 3개로 갈라진 잎이 다시 2~3회 갈라진다. 잎자루 밑은 칼집으로 되어 줄기를 감싼다. 꽃은 8~9월에 짙붉은색 꽃들이 겹산형 꽃차례로 모여 피고, 각각의 꽃자루에는 20~40개의 자잘한 꽃이 모여 달린다. 자잘한 타원형 열매에는 날개가 있고 10월에 익는다. 주로 깊은 산에서 볼 수 있으나 밭에서 재배하는 경우가 많다.

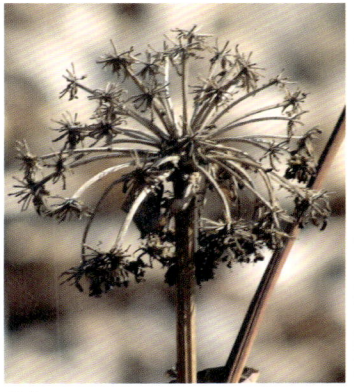 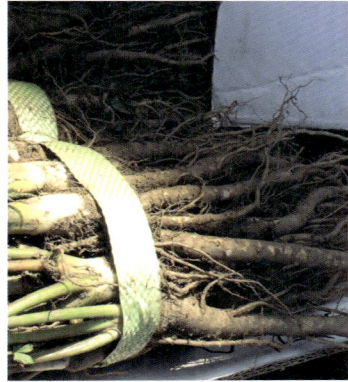

열매 · 뿌리

서식지 깊은 산 냇가나 계곡주변 습한 곳에서 자란다.

이용부위 뿌리, 어린잎은 쌈이나 나물로 식용한다.

토양과 번식 비옥토에 파종, 이식

채취 4~6월, 9~10월에 뿌리를 채취해 약용한다. 뿌리에서 정리한 잔뿌리는 고기볶음에 넣고 어린잎은 쌈으로 먹는다.

성미와 효능 온화하며 달고 쓰다. 허약체질, 식욕증진, 기억력증진, 천식, 기관지염, 혈액순환, 어혈, 월경불순, 복통, 관절통, 변비에 효능이 있다.

사용법

- **허약체질, 혈액순환** : 당귀 9~12g을 달여 복용한다.
- **만성골수성백혈병** : 당귀, 용담, 황금뿌리, 황련, 치자, 황벽나무껍질 각 40g, 쪽잎, 대황, 알로에 각 20g, 목향 8g, 사향 2g을 분말로 만든 뒤 2g 무게의 알약을 만들어 1일 3회 끼니 사이에 2~3알씩 복용한다.
- **당귀전** : 당귀분말을 밀가루와 혼합해 전으로 부쳐 먹는다.
- **당귀주** : 생 당귀뿌리 180g, 사과 1개를 잘게 썰어 담금주 1.8리터를 넣어 밀봉한 뒤 3개월간 숙성시켜 마신다.

어혈·혈액순환 ▶ 현기증·혈액순환에 효능

골담초 (金雀花) 콩과 | 낙엽활엽 관목

Caragana sinica

- 생약명 : 금작화, 금계아
- 개화 : 5월
- 높이 : 2m
- 열매 : 8~9월
- 잎 : 홀수깃꼴겹잎
- 약용 : 뿌리

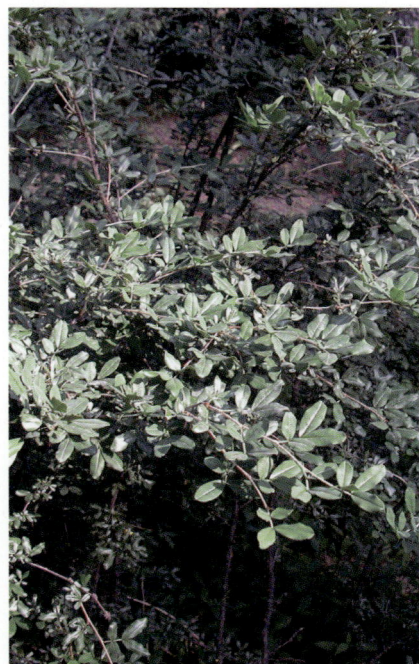

수형

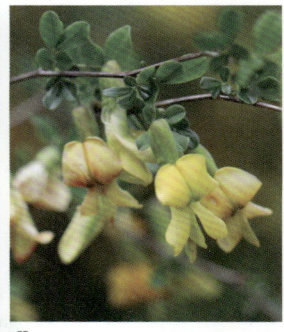

꽃

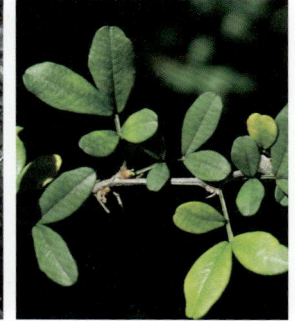

꽃

경기도, 호남, 경북의 산지에서 자라며 관상용으로도 키운다. 줄기는 높이 2m로 자라고 가시가 있다. 어긋난 잎은 홀수깃꼴겹잎으로써 작은 잎 2쌍으로 이루어져 있고 잎줄기에는 대개 가시가 있다. 꽃은 5월에 피고 노란색에서 붉은색으로 변한다. 열매는 9월에 익고 원주 모양이지만 국내에서는 열매 보기가 힘들다. 번식은 파종, 삽목, 분주로 할 수 있는데 보통은 삽목으로 한다. 삽목은 새로 난 가지를 잘라 심으면 된다.

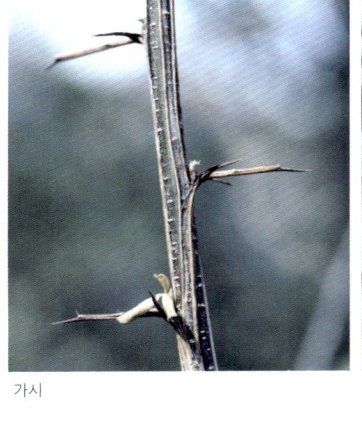
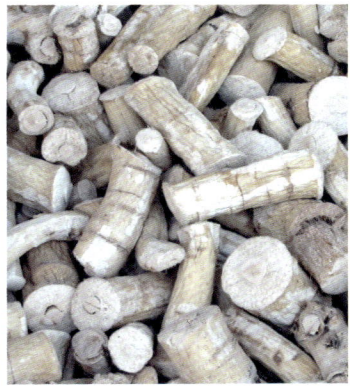

가시　　　　　　　　　　　　　뿌리 약재

서식지 중국 원산으로 알려져 있지만 경기, 경상북도 산지에서도 자란다. 중국에서는 '금계아(錦鷄兒)'라고 부른다.

이용부위 꽃과 뿌리

토양과 번식 사질양토에 파종, 삽목

채취 꽃은 5월에 채취하여 햇볕에 말린다. 뿌리는 껍질을 약용하거나 껍질을 벗긴 심을 약용한다. 필요할 때 채취하여 세척한 뒤 껍질을 벗겨 안쪽 부분만 건조시키거나 껍질 부분을 건조시킨다.

성미와 효능 뿌리의 맛은 쓰고 맵고 성질은 평하다. 신경통, 고혈압, 현기증, 악화된 시력, 이명, 월경불순, 백대하, 월경출혈, 피로, 건비, 타박상에 좋다. 꽃은 혈액순환, 소아감적, 이명, 폐결핵, 소화불량, 급성유선염에 좋고 비와 음을 보한다. 과다복용하면 피부질환을 일으킬 수도 있다.

사용법

- **기본요법** : 꽃은 6~15g을, 뿌리는 15~30g을 달여 복용하거나 외용한다.
- **골담초술** : 건뿌리 200g, 담금주 1.8리터로 담근 뒤 6개월간 숙성시키고 음용한다.

어혈·혈액순환 ▶ 심장 질환·고혈압에 탁월

산사나무(山楂) 장미과 | 낙엽활엽 소교목

Crataegus pinnatifida | 유사종 : 야광나무

- 생약명 : 산사, 산사자
- 개화 : 4~5월
- 높이 : 6m
- 열매 : 9~10월
- 잎 : 어긋나기, 깃 모양
- 약용 : 열매

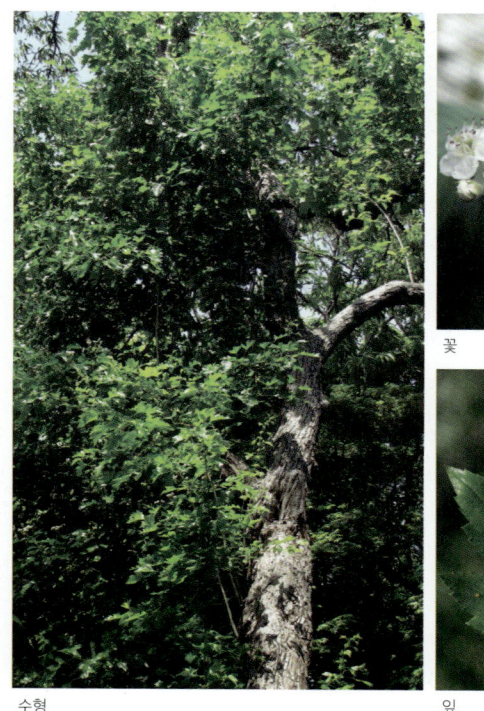

수형

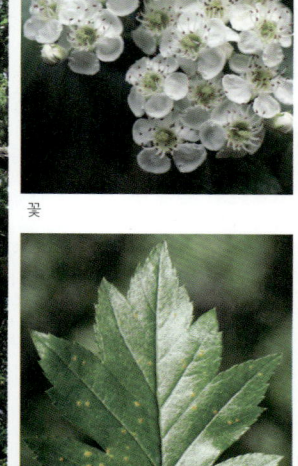

꽃

잎

 높이 6m로 자라고 어린 줄기에는 가시가 있거나 없다. 잎은 어긋나고 깃 모양에 깊게 갈라지며 가장자리에 불규칙한 톱니가 있다. 꽃은 4~5월에 자잘한 꽃들이 우산 모양의 꽃차례로 달린다. 꽃잎은 5개 수술은 20개이다. 떫은 맛이 나는 열매는 9~10월에 빨간색으로 익는데 열매를 '산사자(山楂子)'라 하여 약용한다. 번식은 종자와 삽목으로 할 수 있다. 산사나무는 좁은잎, 넓은잎 등 다양한 품종이 있지만 같은 약재로 취급한다.

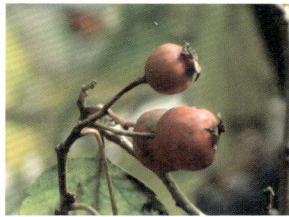
열매

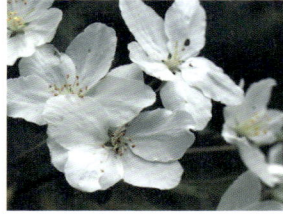
꽃

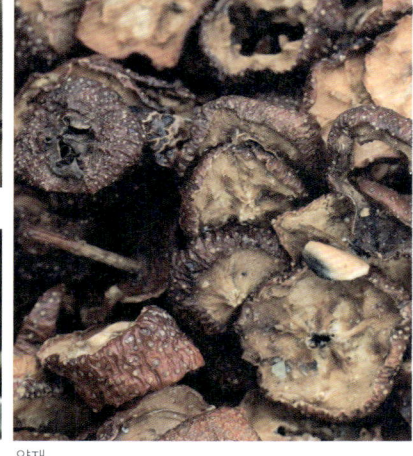
약재

서식지 전국에서 자생하지만 중부지방에서 흔히 볼 수 있다.

이용부위 전체

토양과 번식 사질비옥토에 파종, 삽목

채취 산사, 야광, 이노리나무를 같은 약재로 취급한다. 줄기, 뿌리는 필요할 때 채취하고 열매는 9~10월경 씨앗을 분리한 뒤 잘게 썰어 말린다.

성미와 효능 맛은 달고 시고 성질은 따뜻하다. 거풍, 심혈관질환, 심장쇠약, 고혈압, 고지혈, 요통, 설사, 위염에 좋다. 뿌리는 손발저림, 지혈에 좋다. 줄기는 두통, 피부소양증에, 잎과 꽃은 고혈압에 좋다. 종자는 위염 등에 효능이 있다. 산사와 감초를 넣어 소화를 돕기 위한 차로도 마신다.

사용법

- **기본요법** : 열매는 6~12g을 달여 복용하거나 외용하고 뿌리는 15g까지 달여 복용한다. 비위가 약하거나, 심한 환자는 금한다.
- **산사주** : 산사열매 500g, 담금주 1.8리터로 담근 뒤에 6개월간 숙성시켜 음용한다.

어혈·혈액순환 ▶ 혈액순환·골절에 효능

지렁쿠나무 (接骨木) 인동과 | 낙엽활엽 관목

Sambucus sieboldiana var. miquelii | 유사종 : 말오줌나무

- 생약명 : 접골목
- 높이 : 5~6m
- 잎 : 홀수깃꼴겹잎
- 개화 : 5월
- 열매 : 7~8월
- 약용 : 수피

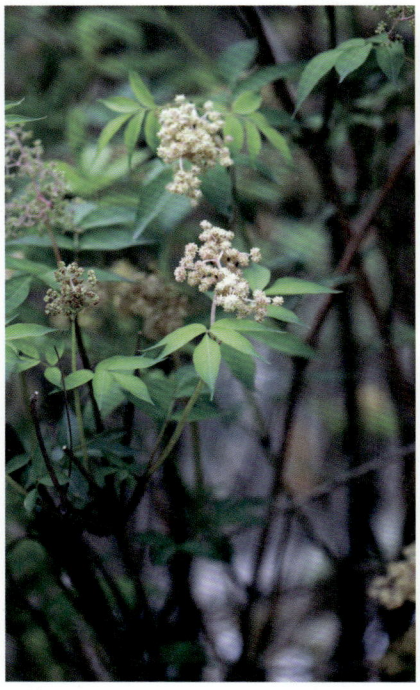
수형

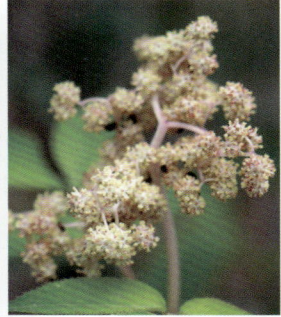
꽃

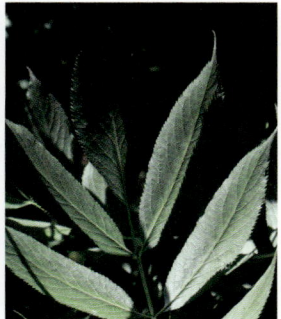
잎

딱총나무가 '접골목'이라고 알려져 있지만 실제는 딱총나무 유사종인 '지렁쿠나무', '말오줌나무', '덧나무' 등을 접골목류라고 한다. 지렁쿠나무는 강원도, 말오줌나무는 울릉도, 덧나무는 제주도에서 자생한다. 그 외 지역에서 볼 수 있는 것은 대개 딱총나무 종류이고 약용하지는 않는다. 지렁쿠나무는 꽃차례(꽃줄기)에 양쪽에 털이 있으므로 딱총나무와 구별할 수 있고, 열매에는 털이 없으므로 털딱총나무와 구별할 수 있다.

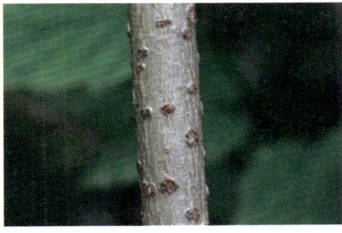
수피

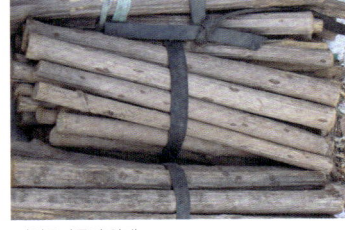
지렁쿠나무의 약재

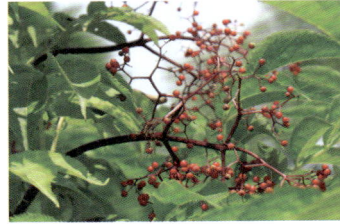
말오줌나무의 열매

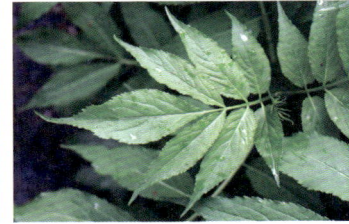
말오줌나무의 잎

서식지 지렁쿠나무는 주로 강원도, 경상도 산골짜기에서 자생한다.

이용부위 전체

토양과 번식 사질양토에 파종, 삽목

채취 줄기와 잎은 연중, 뿌리는 가을에, 꽃은 개화했을 때 채취한 뒤 건조시킨다.

성미와 효능 맛은 달고 쓰며 성질은 평하다. 줄기는 혈액순환, 산후빈혈, 지통, 관절통, 골절, 두드러기와 피부가려움증, 칼에 베인 상처에 좋고, 뿌리는 류머티즘, 관절통, 황달, 부종, 화상, 타박상에 좋다. 잎은 혈액순환, 지통에 좋고 꽃은 이뇨, 발한에 효능이 있다.

사용법

- **기본요법** : 줄기는 9~15g, 잎은 15~30g, 꽃은 4~9g을 달여 복용하거나 외용한다. 싱싱한 뿌리는 30~60g을 달여 복용하거나 외용한다.

어혈·혈액순환 ▶ 어혈·혈액순환·방부제 기능

된장풀(小槐花) 콩과 | 낙엽활엽 소관목

Desmodium caudatum

- 생약명 : 소괴화
- 개화 : 6월
- 높이 : 1.5m
- 열매 : 7~8월
- 잎 : 3출엽
- 약용 : 전체

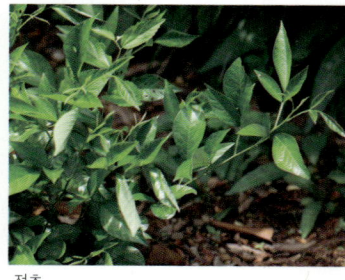
전초

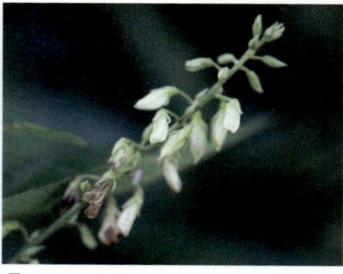
꽃

된장을 숙성할 때 넣으면 구더기가 생기지 않는다 하여 된장풀이라고 한다. 풀처럼 자라지만 실은 키 작은 나무(소관목)이다. 주로 제주도나 전남 섬지방에서만 자생하는 희귀식물이므로 약용할 경우 키워서 약용한다. 남향으로 키울 경우 중부지방에서도 성장이 양호하다. 여름, 가을에 전초를 캐어 햇볕에 말린다.

이용부위 전체

토양과 번식 토양 구별없이 파종

성미와 효능
맛은 맵거나 싱겁고 성질은 차다. 지상부는 청열, 양혈, 어혈, 해수, 토혈, 유방염, 위장염, 이질, 종기, 옴, 소아영양부족, 류머티즘, 타박상에 효능이 있다. 뿌리는 해독, 손발 저림, 혈액순환, 요통, 피를 동반한 설사, 황달성 간염, 타박상, 나력, 독사에 물렸을 때 사용한다.

사용법

- **기본요법** : 줄기 1~2개를 달여 사용한다. 또는 15~35g을 달여 약용하거나 외용한다.

부종·신장 질환 ▶ 부종·신우염에 효능

옥수수 (玉米鬚) 벼과 | 한해살이풀

Zea mays

- 생약명 : 옥미수
- 개화 : 7~8월
- 높이 : 1~3m
- 열매 : 7~8월
- 잎 : 어긋나기
- 약용 : 전초

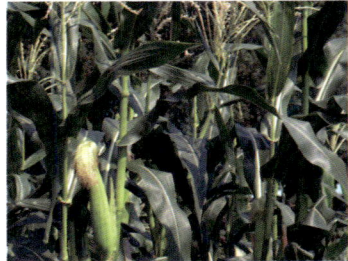
옥수수

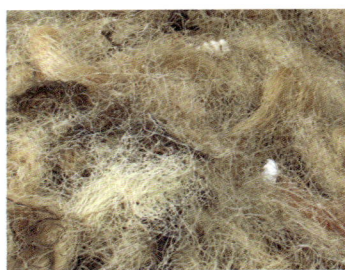
옥수수 수염

열대 아메리카 원산으로서 밭에서 흔히 기른다. 약용으로 인기있는 옥수수수염은 옥수수꽃의 암술대를 말하며 '옥미수(玉米鬚)'라고도 한다. 4~7월 사이에 종자를 파종하면 번식이 된다.

이용부위 전초

토양과 번식 토양 구별 없이 종자

성미와 효능 맛은 달고 성질은 평하다. 옥수수 수염은 항암, 신우염, 방광염, 고혈압, 각기, 결석증, 담낭염, 당뇨, 축농증, 코피, 이뇨, 부종, 피부에 좋고, 열매는 이뇨, 위, 비장에 좋다. 뿌리는 어혈, 이뇨에, 잎은 항암, 요로결석의 심한 통증에 좋다.

사용법

- **기본요법** : 옥수수 수염 또는 뿌리를 30~60g 달여 복용한다.
- **당뇨** : 옥수수 수염 달임은 당뇨예방 등 당뇨 초기에 좋다.
- **금기** : 심한 신부전증, 심한 당뇨, 심한 고혈압, 심한 고지혈증 환자는 옥수수 수염이 상태를 악화시키므로 복용을 금한다.

부종·신장 질환 ▶ 신장염·방광염에 효능

띠 (白茅根) 벼과 | 여러해살이풀

Imperata cylindrica var. *koenigii*

- 생약명 : 백모근
- 높이 : 0.3~0.8m
- 잎 : 칼 모양
- 개화 : 5~6월
- 열매 : 7~8월
- 약용 : 전초

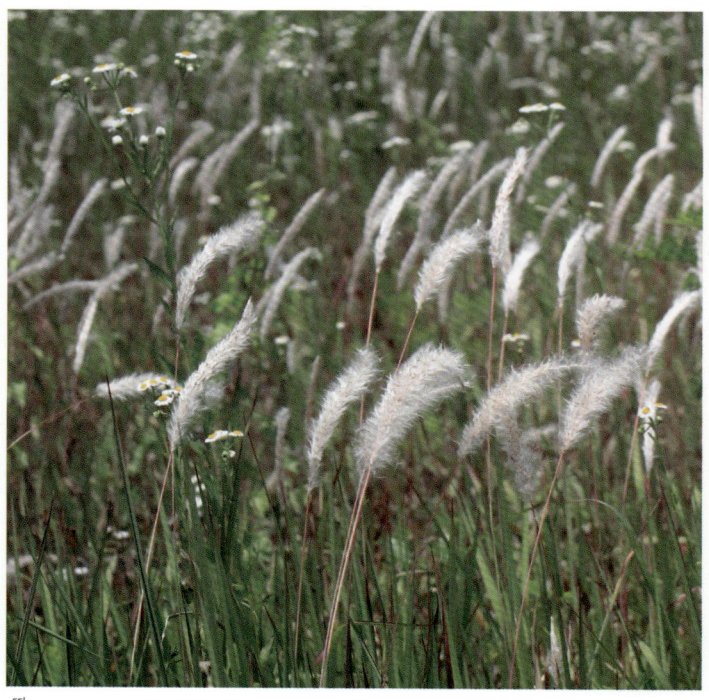

띠

우리나라와 극동아시아 온대지방에서 자생한다. 줄기는 30~80cm 내외로 자라고 마디가 있다. 마디에는 털이 있거나 없다. 칼 모양의 잎은 모여나고 길이 50cm 내외, 가장자리가 꺼끌꺼끌하다. 다른 벼과 식물과 달리 꽃은 5~6월에 피고 꽃차례의 길이는 20cm 내외, 은백색 털이 밀생해 있다. 보통 뿌리를 약용하고, 줄기 속을 '삘기'라 하여 뽑아 먹기도 한다. 뿌리를 말리면 색이 하얗게 변하므로 '백모근(白茅根)'이라고 한다.

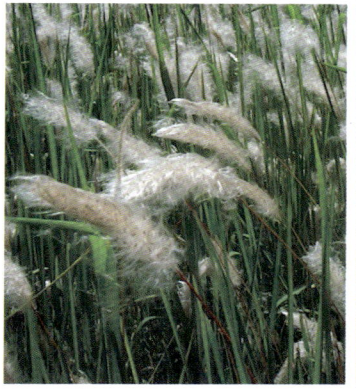
띠의 꽃이삭

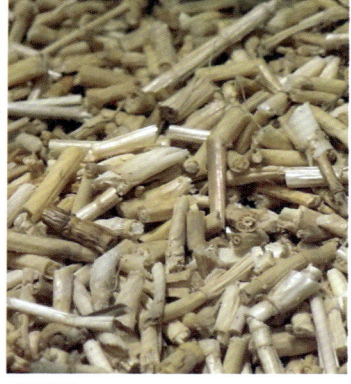
뿌리 약재

서식지 들판, 논둑, 강가, 산의 풀밭에서 자생한다.

이용부위 뿌리와 전초

토양과 번식 일반토양에 분주

채취 여름, 가을에 뿌리째 뽑아 수확하되, 잎은 제거하고 뿌리만 세척해 햇볕에 말린다. 5월 초순에 채취한 꽃도 약용할 수 있다.

성미와 효능 맛은 달고 성질은 차다. 지혈, 해열, 발한, 임병, 양혈(凉血), 비출혈, 혈변, 항암, 항균, 이뇨, 방광염, 신장염, 고혈압에 효능이 있다. 백모근은 몸에 열이 많은 사람에게 좋으므로 몸이 찬 사람은 약용을 피한다.

사용법

- **기본요법** : 건뿌리를 9~15g 단위로 달여 먹거나 외용한다.
- **급성신장염** : 건뿌리를 1일 9~15g 달여 나누어 먹으면 부기를 내릴 수 있다.
- **지통 & 지혈** : 5월 초순에 채취한 꽃을 건조시킨 뒤 1일 약 15g씩 달여 나누어 복용한다.
- **백모근주** : 띠 여러 가닥을 뿌리째 뽑아 수확한 뒤 세척하고 햇볕에 며칠 말린 뒤 담금주 1.8리터에 담가 숙성시킨다.

부종·신장 질환 ▶ 부종·혈뇨에 효능

원추리 (萱草) 백합과 | 여러해살이풀

Hemerocallis hakuunensis | 유사종 : 큰원추리, 애기원추리, 홑왕원추리

- 생약명 : 훤초
- 높이 : 0.8~1.2m
- 잎 : 칼 모양
- 개화 : 6~8월
- 열매 : 8~9월
- 약용 : 전초

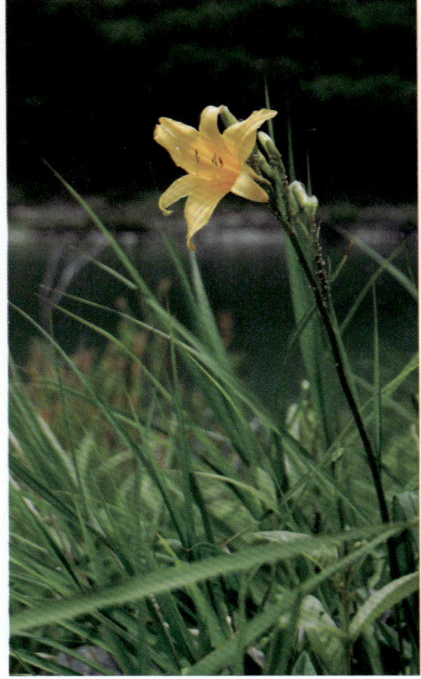

원추리 (사진제공 이동혁)

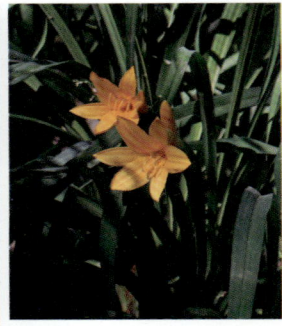

큰원추리

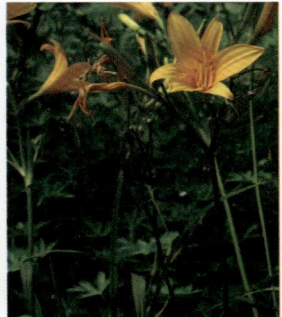

애기원추리

방추형의 두툼한 덩이줄기에서 꽃대와 잎이 올라오고 줄기는 따로 없다. 흔히 잎이 꽃대보다 짧으면 원추리, 잎이 꽃대보다 길면 '큰원추리'로 본다. 꽃은 6~8월에 노란색으로 피고 여러 원예종이 있어 꽃 색깔도 다양하지만 야생 원추리는 대개 노란색 꽃이 핀다. 번식은 8~9월에 종자를 채취한 뒤 바로 파종하거나 10월 전 파종하고 포기나누기 번식은 9~10월에 한다. 근심을 잊게 해준다 하여 '망우초(忘憂草)' 또는 '훤초'라고 한다.

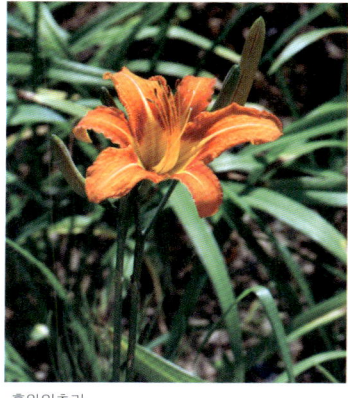
홑왕원추리

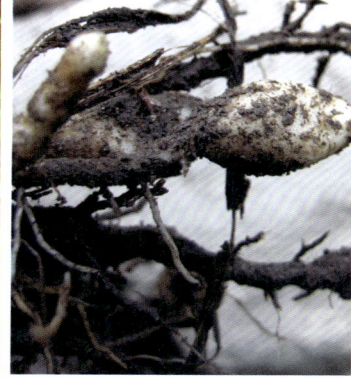
큰원추리의 뿌리

서식지 산과 들판의 구릉지나 풀밭, 해변가 구릉지, 해안 절벽에서 자생한다. 지리산 노고단의 원추리 군락이 유명하다.

이용부위 뿌리와 지상부, 어린잎은 나물로 식용한다.

토양과 번식 비옥토에 파종, 분주

채취 어린잎은 '넘나물'이라 하여 나물로 먹는다. 뿌리는 가을에 채취한 뒤 수염뿌리를 제거하고 햇볕에 말려 약용한다.

성미와 효능 맛은 달고 성질은 차며 다소 독성이 있다. 뿌리는 부종, 부스럼, 유선염, 배뇨, 탁한 오줌, 요로결석, 대하, 황달, 혈변, 코피, 탈장에 효능이 있다. 어린 싹은 소화, 부종, 혈뇨, 흉막에 열이 나고 답답한 증세에 효능이 있다. 꽃봉오리는 불면증, 혈변, 혈뇨에 효능이 있다.

사용법

- **기본요법** : 뿌리 6~9g을 달여 1일 3회 나누어 복용하거나 외용한다.
- **불면증** : 싱싱한 꽃봉오리 15g을 달여 복용한다.
- **금기** : 뿌리에 독성이 있으므로 뿌리를 30~40g 약용할 경우 시력 손상이 발생할 수 있다. 어린잎을 나물로 섭취할 때는 반드시 데쳐서 식용해야 원추리의 독성이 중화된다.

부종·신장 질환 ▶ 부종·신우신염에 효능

환삼덩굴 (葎草) 삼과 | 덩굴성 한해살이풀

Humulus japonicus

- 생약명 : 율초
- 높이 : 2~4m
- 잎 : 마주나기, 손 모양
- 개화 : 7~8월
- 열매 : 8~9월
- 약용 : 전초

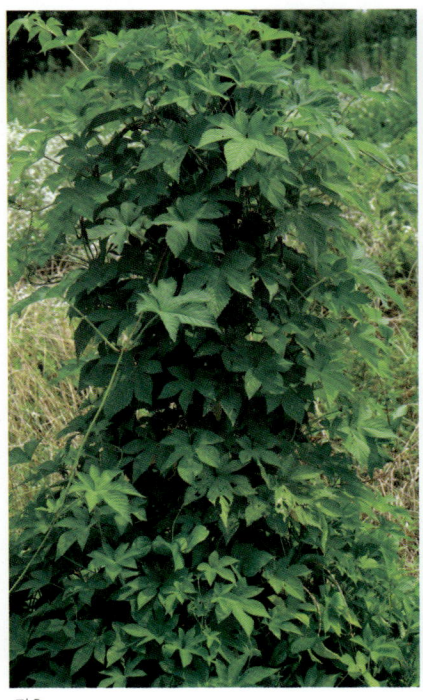

전초

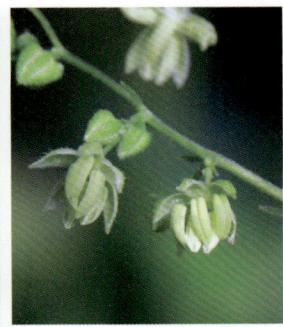

꽃

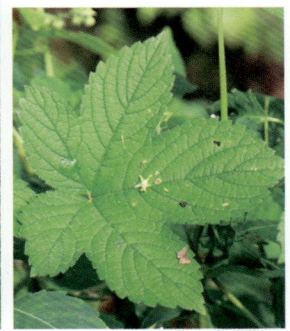

잎

전국의 길가나 밭, 숲 가장자리에서 한해살이로 자라는 풀이다. 원줄기에는 거친 가시가 있다. 마주난 잎은 긴 잎자루가 있고, 5~7개로 갈라지며, 가장자리에 불규칙한 톱니가 있다. 꽃은 7~8월에 황록색으로 피고, 꽃의 크기는 0.5~1cm 정도이다. 꽃은 암수딴포기이다. 열매는 난상 원형이고 8~10월에 익는다. 번식은 종자로 한다. 줄처럼 쓰는 '환'이라는 연장처럼 날카로운 잔가시가 있고 잎이 '삼잎'을 닮아서 붙여진 이름이다.

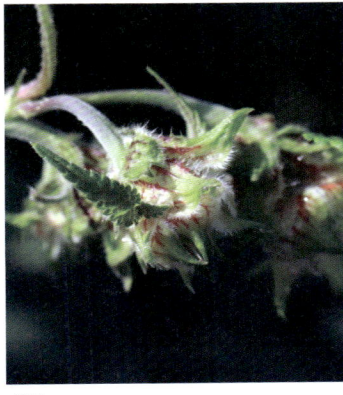
열매

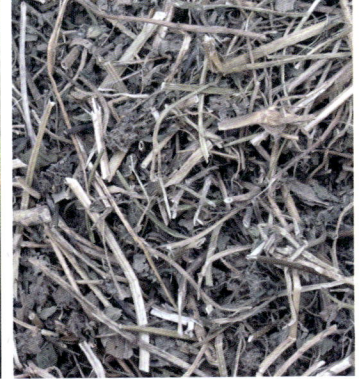
약재

서식지 버려진 땅, 강변 풀밭, 하천변 풀밭, 지저분한 도랑에서 흔히 자란다. 도시의 하천변에서도 볼 수 있다.

이용부위 전초, 어린잎은 쌈이나 나물로 식용한다.

토양과 번식 토양 구별 없이 파종

채취 여름, 가을에 전초를 채취한 뒤 햇볕에 말린다. 보통 지상부와 뿌리를 따로 약용한다. 열매자루와 꽃도 약용할 수 있다.

성미와 효능 맛은 쓰고 달며 성질은 차갑다. 지상부는 해독, 이뇨, 부종, 폐결핵, 홍조, 위장염, 이질, 감기, 발열, 배뇨 곤란, 신우신염, 급성신장염, 방광염, 요로결석, 습진, 뱀에 물린 상처에 효능이 있다. 뿌리는 방광결석, 산통, 나력에 사용하고 꽃은 폐결핵, 열매자루는 식은 땀, 일정 간격으로 열이 나는 증세에 사용한다.

사용법

- **기본요법** : 전초를 15~25g을 달여 복용하거나 외용한다. 뱀에 물린 상처에는 신선한 잎을 짓찧어 바른다. 뿌리는 20~40g을 달여 복용하거나 외용한다. 열매자루는 20~50g을 약용한다.

부종·신장 질환 ▶ 부종·관절염에 효능

쇠무릎 (牛膝) 비름과 | 여러해살이풀

Achyranthes japonica

- 생약명 : 우슬
- 높이 : 0.5~1m
- 잎 : 마주나기
- 개화 : 8~9월
- 열매 : 8~9월
- 약용 : 뿌리

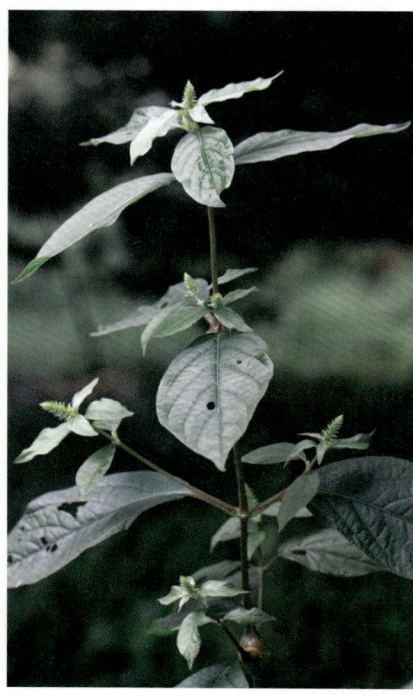

전초

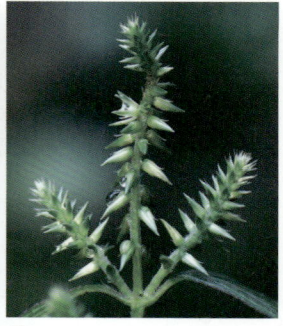

꽃

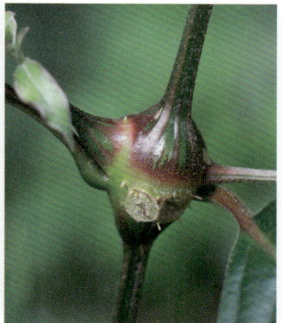

줄기의 마디

부풀어 오른 줄기 마디가 소의 무릎처럼 튀어나왔다 하여 '쇠무릎'이라고 한다. 굵고 긴 뿌리에서 높이 1m의 네모진 줄기가 올라온다. 마주난 잎은 타원형이거나 거꾸로 된 타원형이며, 양끝이 좁고 약간 털이 있다. 꽃은 8~9월 줄기 끝에서 수상꽃차례로 달리고, 자세히 보면 자잘한 꽃들이 보인다. 긴 타원형의 열매는 꽃받침으로 싸여 다른 물체에 잘 달라붙는다. 9월에 씨앗이 익으면 수확한 뒤 이듬해 4월 말에 파종하면 번식한다.

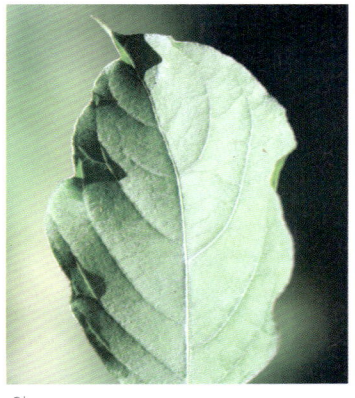
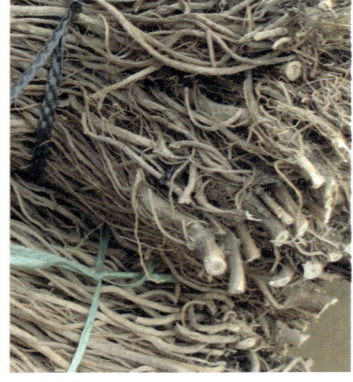

잎 　　　　　　　　　　　　　　　뿌리 약재

서식지 논둑, 들판, 산의 숲속에서 흔히 자란다.

이용부위 뿌리(우슬)와 전초, 어린잎은 나물로 식용한다.

토양과 번식 일반토양에 파종

채취 10월 하순에 뿌리째 수확한 뒤 줄기를 제거하고 세척하여 햇볕에 말린다. 뿌리가 깊기 때문에 삽이 필요하다.

성미와 효능 맛은 쓰고 시고 성질은 평하다. 이뇨, 어혈, 임병, 월경불순, 타박상, 보신, 보간(補肝), 마비증세, 관절염에 좋고 피를 깨끗이 한다. 보통 어린순은 나물로 먹고 뿌리로 술을 담근다.

사용법

- **기본요법** : 말린 뿌리 8~15g을 달여 복용한다.
- **부종** : 쇠무릎, 생지황, 구기자, 속단 각 6g, 구기자 뿌리, 황경나무 뿌리 각 4g을 1첩으로 달여 1일 2첩 복용한다.
- **뇌혈전** : 쇠무릎 15g, 오갈피 25g을 가루내어 2g씩 1일 3회 복용한다.
- **쇠무릎술** : 건뿌리 절편 160g, 담금주 1.8리터로 담근 뒤 2개월간 숙성시키고 1일 2~3잔씩 마신다.

부종·신장 질환 ▶ 부종·염증에 효능

더덕 (山海螺) 초롱꽃과 | 덩굴성 여러해살이풀

Codonopsis lanceolata | 유사종 : 소경불알

- 생약명 : 산해라
- 높이 : 2~3m
- 잎 : 마주나기
- 개화 : 8~9월
- 열매 : 10~11월
- 약용 : 뿌리

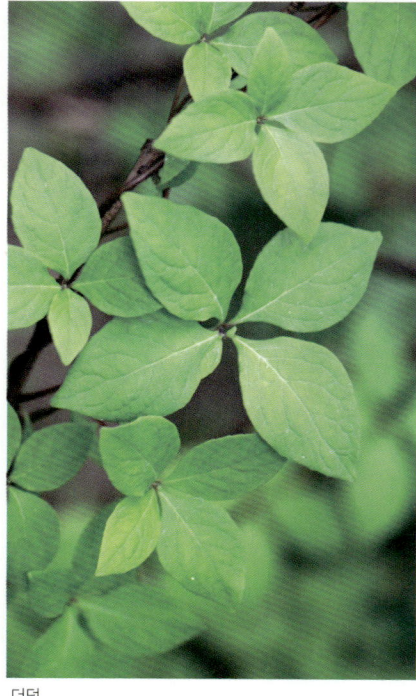

더덕

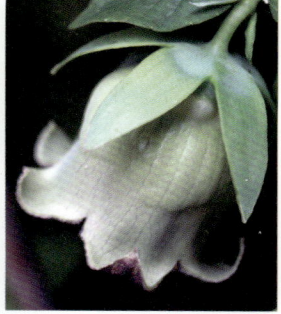

꽃

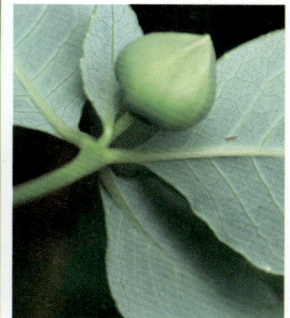

꽃봉오리

뿌리는 굵고 방추형이다. 잎은 2개씩 마주나지만 근접해서 2개가 더 나므로 4개씩 모여 나는 것처럼 보인다. 줄기나 잎을 자르면 흰액이 나온다. 꽃은 8~9월 종 모양으로 피고, 겉은 연록색, 안에는 자갈색 반점이 있다. 암술머리는 3~5개로 갈라진다. 더덕과 비슷한 소경불알은 꽃 안에 자주색 영역이 넓고 더덕에 비해 잎과 꽃이 작다. 소경불알의 뿌리는 더덕에 비해 왜소하고 약효도 더덕에 비해 못하다.

160

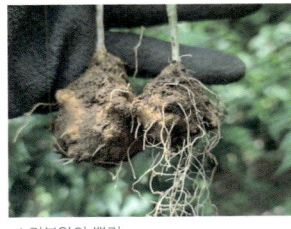
소경불알의 뿌리

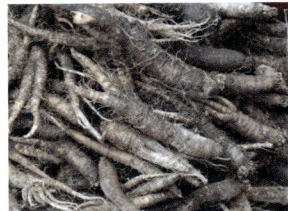
생 더덕

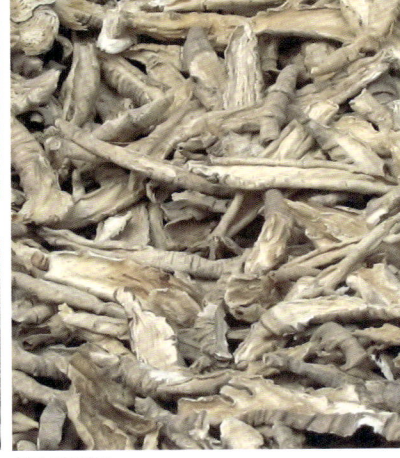
더덕 뿌리 약재

서식지 더덕은 산의 숲속에서 자생한다. 소경불알은 전국의 산지에서 자생한다.

이용부위 뿌리, 어린잎은 쌈이나 나물로 식용한다.

토양과 번식 일반토양에 파종

채취 8~9월에 뿌리를 채취한 뒤 세척하고 햇볕에 말린다.

성미와 효능 맛은 달고 시고 성질은 평하다. 해독, 부종, 가래, 고름, 두통, 현기증, 혈액순환, 폐농양, 편도선염, 유선염, 유즙분비, 맹장염, 염증, 경부림프선결핵, 백대하에 좋다.

사용법

- **기본요법** : 더덕뿌리 15~60g을 달여 복용하거나 외용한다. 싱싱한 것은 45~120g을 달여 복용하거나 외용한다.
- **더덕술** : 생뿌리 500g을 세척한 뒤 그늘에서 며칠간 말려 담금주 1.8리터, 설탕 100g으로 담근 뒤 6개월 숙성시킨다.
- **참고** : 더덕을 사삼(沙蔘)으로 오인하는데 사삼은 잔대를 말한다.

부종·신장 질환 ▶ 음기를 보하고 신장에 효능

현삼 (玄蔘) 현삼과 | 여러해살이풀

Scrophularia buergeriana | 유사종 : 큰개현삼·토현삼

- 생약명 : 현삼
- 개화 : 8~9월
- 높이 : 0.8~1.5m
- 열매 : 9~10월
- 잎 : 달걀 모양
- 약용 : 뿌리

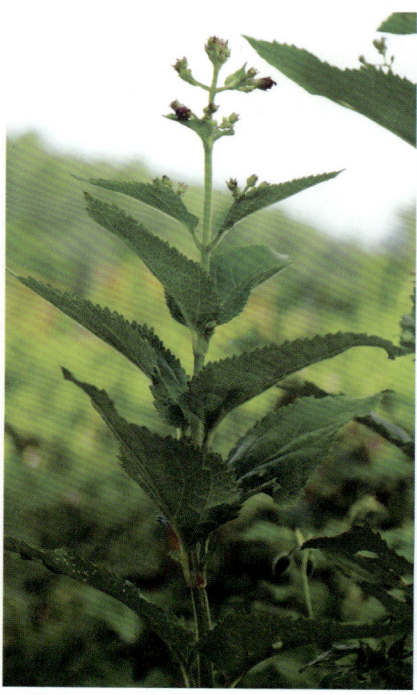
큰개현삼

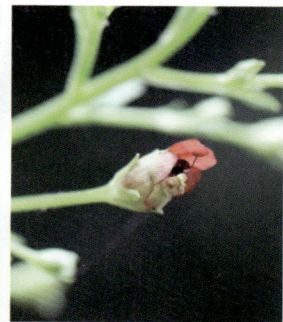
큰개현삼의 꽃

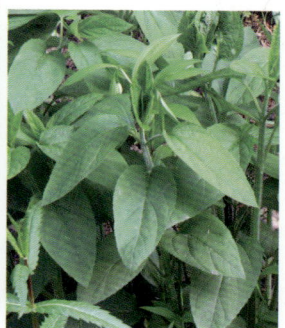
현삼

전체에서 연한 인삼 향이 나는 것이 특징이다. 줄기는 높이 1.5m로 자라고 줄기 단면은 사각형이다. 마주난 잎은 달걀 모양이며 가장자리에 톱니가 있다. 현삼 꽃은 황록색이고 취산꽃차례로 달린다. '큰개현삼'의 꽃은 흑자색이고 주로 줄기 끝에서 원뿔 모양의 꽃차례로 달린다. '토현삼'의 꽃은 흑자색이고 주로 잎겨드랑이에서 원뿔 모양의 꽃차례가 다시 취산꽃차례를 이루며 달린다. 위 3가지의 뿌리를 '현삼'이라 하여 약용한다.

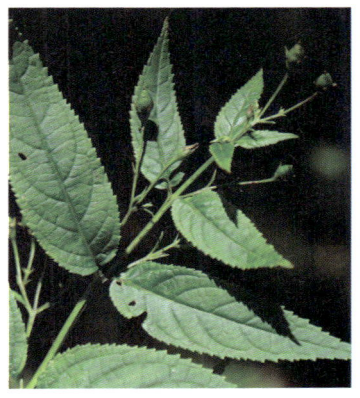
토현삼

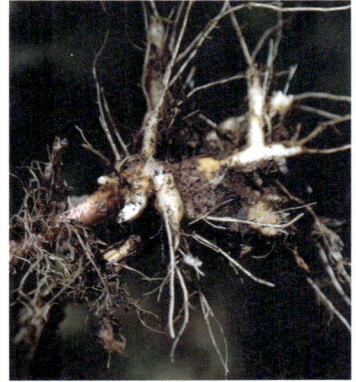
뿌리

서식지 전국의 깊은 산에서 자생하지만 현삼은 재배하는 경우가 많다. 깊은 산에서 독자생존하는 토현삼은 우리나라 특산식물이다.

이용부위 뿌리, 어린잎은 쌈이나 나물로 식용한다.

토양과 번식 비옥토에 파종

채취 늦가을에 뿌리를 수확해 세척한 뒤 잔뿌리를 제거하고 김으로 찐 뒤 건조시켜 검정색이 되도록 한다. 뿌리에는 작은 인삼처럼 생긴 볼록한 뿌리가 여러 개씩 달린다.

성미와 효능 맛은 쓰고 짜고 성질은 차다. 폐렴, 갈증, 해열, 항균, 종창, 인후통, 편도선염, 코피, 불면증, 변비, 신장이 약해 땀이 흐르는 증세, 열병에 의한 피부발진에 좋고 음기를 보하고 폐와 신장을 강하게 한다.

사용법

- **기본요법** : 9~15g을 달여 1일 3회 나누어 복용한다.
- **인후통** : 20g을 달여 1일 3회 나누어 복용한다.
- **현삼술** : 300g을 1.8리터 담금주로 담근 뒤 6개월간 숙성시키고 음용한다.
- **금기** : 소화기관이 약하거나 설사를 하는 경우에는 약용을 피한다.

부종·신장 질환 ▶ 신장염·부종에 효능

패랭이꽃(瞿麥) 석죽과 | 여러해살이풀

Dianthus chinensis | 유사종 : 술패랭이꽃

- 생약명 : 구맥
- 높이 : 0.2~0.4m
- 잎 : 마주나기
- 개화 : 6~8월
- 열매 : 9~10월
- 약용 : 전초

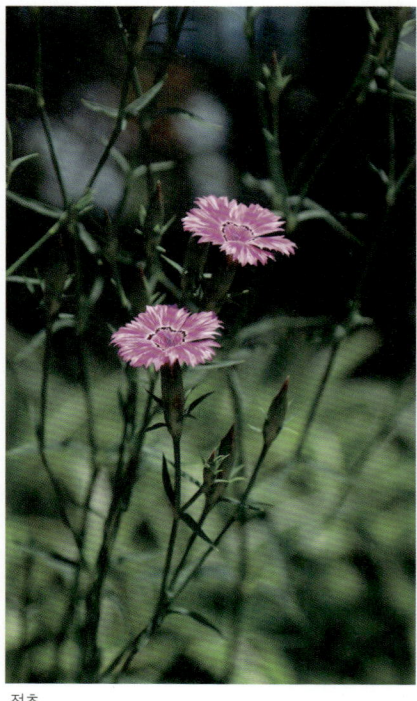

전초

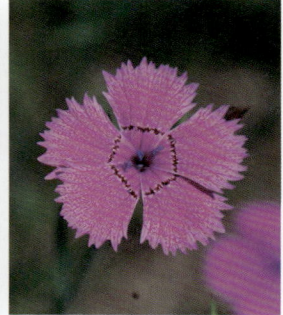

꽃

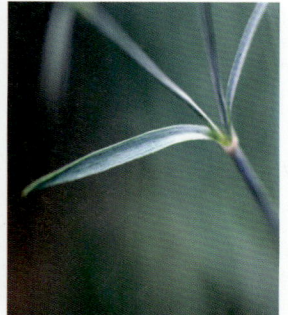

잎

우리나라와 중국 등에서 자생한다. 뿌리는 줄기 모양이고 줄기는 높이 40cm로 자란다. 꽃은 분홍색, 붉은색 등이 있고 꽃잎은 5개, 수술은 10개, 암술대는 2개이다. 마주난 잎은 선형이거나 피침형이고, 밑부분이 합쳐져 줄기를 통처럼 감싼다. 술패랭이꽃은 꽃잎이 술처럼 가늘게 갈라진다. 꽃 모양이 옛날에 쓰던 모자인 패랭이를 닮아 붙여진 이름이다. 번식은 9월 말에 씨앗을 채취한 뒤 바로 파종하거나 이듬해 봄에 파종한다.

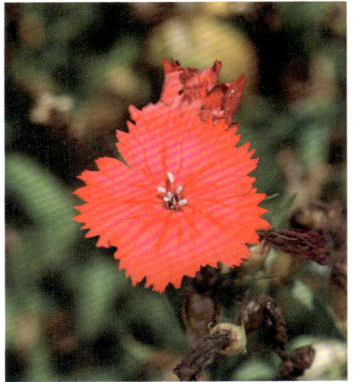
패랭이 붉은색 꽃

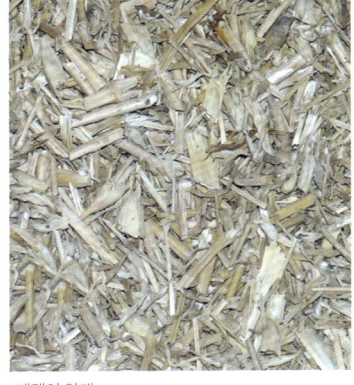
패랭이 약재

서식지 산과 들판의 건조한 풀밭이나 모래땅 또는 암석 등지에서 자란다.

이용부위 전초

토양과 번식 사질양토에 파종, 분주

채취 꽃이 피어있을 때 뿌리째 채취한 뒤 뿌리와 지상부를 나눈다. 각각 세척하여 잘 건조시킨다. 보통 패랭이꽃과 술패랭이꽃의 지상부를 생약명으로 '구맥'이라고 한다.

성미와 효능 맛은 쓰고 매우며, 성질은 차고 독성은 없다. 해열, 소염, 임병, 종기, 혈뇨, 신장염, 부종, 방광염, 항암 등에 효능이 있다.

사용법

- **신장염** : 지상부 4~9g을 달여 1일 3회 나누어 복용한다.
- **항암** : 건뿌리 30g을 달여 1일 3회 나누어 복용한다.
- **결막염 & 피부** : 씨앗을 달인 물로 눈을 세척하거나 얼굴을 세척한다.
- **패랭이꽃차** : 찻잔으로 1컵의 뜨거운 물에 말린 꽃 서너 개를 우려 마신다.
- **금기** : 임산부나 허약자는 패랭이 복용을 피한다.

부종·신장 질환 ▶ 부종·오줌내기에 효능

댕댕이덩굴 (木防己) 방기과 | 낙엽활엽 덩굴나무

Cocculus trilobus

- 생약명 : 목방기, 청단향
- 개화 : 6~7월
- 높이 : 3m
- 열매 : 10~11월
- 잎 : 어긋나기
- 약용 : 줄기

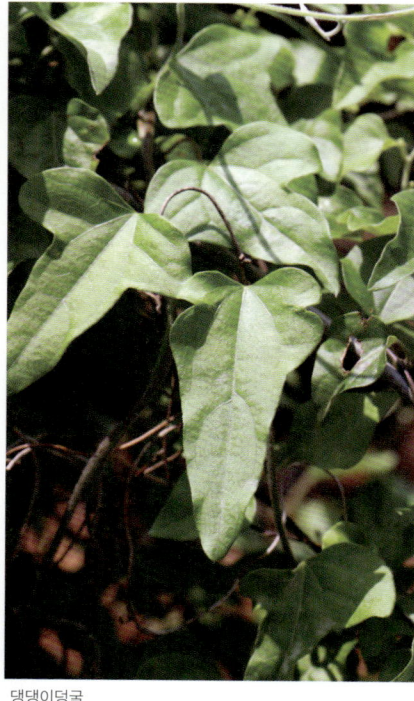

댕댕이덩굴

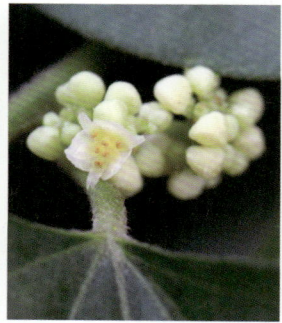

꽃

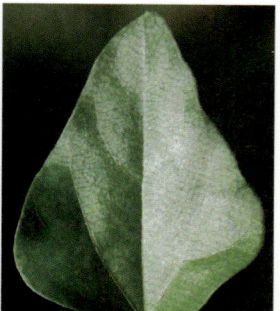

잎

어린잎은 초본인 마 덩굴과 비슷하나 댕댕이덩굴의 어린 줄기에는 털이 잔뜩 있으므로 구별할 수 있다. 줄기는 길이 3m 정도로 자란다. 어린줄기에는 잔털이 많고 성숙한 줄기에는 털이 조금 있다. 잎은 어긋나고 잎 가장자리는 3개로 갈라지거나 갈라지지 않는다. 잎 뒷면 맥에 털이 있다. 꽃은 6월에 피고 암수딴그루에 꽃잎은 6개, 수꽃의 수술은 6개다. 열매는 포도처럼 검푸른색으로 익는다. 번식은 종자, 삽목, 휘묻이로 할 수 있다.

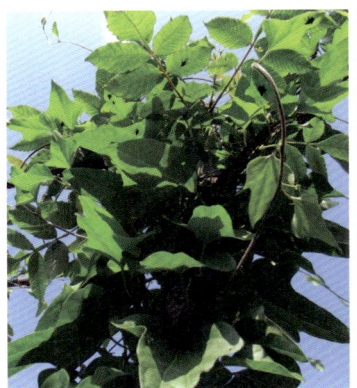
수형

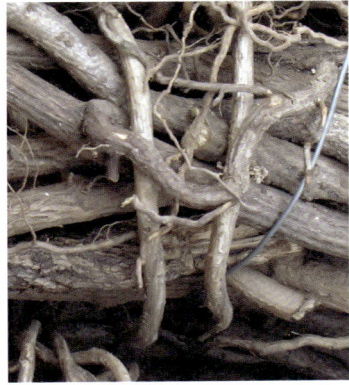
줄기 약재

서식지 전국의 산기슭이나 들판, 논둑, 밭둑에서 흔히 자라고 도시의 야산에서도 자란다.

이용부위 뿌리, 줄기, 잎

토양과 번식 사질양토에 파종, 삽목

채취 뿌리는 가을이나 봄에 채취해 건조시키는데, 초본류인 방기(防己) 대용의 '목방기(木防己)'라 하여 약용한다. 줄기와 잎은 가을에 채취하고 '청단향(靑檀香)'이라 하여 약용한다.

성미와 효능 맛은 맵고 쓰며 성질은 차다. 뿌리는 이뇨, 소염, 부종, 진통, 해독, 고혈압, 복통, 반신불수, 관절통, 요로염, 습진, 정창, 뱀에 물린 상처에 효능이 있다. 주로 부종이 심한 환자의 오줌내기 약으로 사용한다. 줄기와 잎은 종기, 위통, 마비 증세에 효능이 있다.

사용법

- **기본요법** : 뿌리는 6~15g을 달여 복용하고, 줄기와 잎은 6~9g을 달여 복용하거나 외용한다.
- **금기** : 약간의 독성이 있으므로 빈혈이 심하고 허약한 자는 약용을 금한다.

부종·신장 질환 ▶ 신장결석·각종 피부염에 효능

참가시나무(裏白櫧) 참나무과 | 상록활엽 교목

Quercus salicina

- 생약명: 이백저
- 개화: 4~5월
- 높이: 10~20m
- 열매: 10~11월
- 잎: 어긋나기
- 약용: 잎

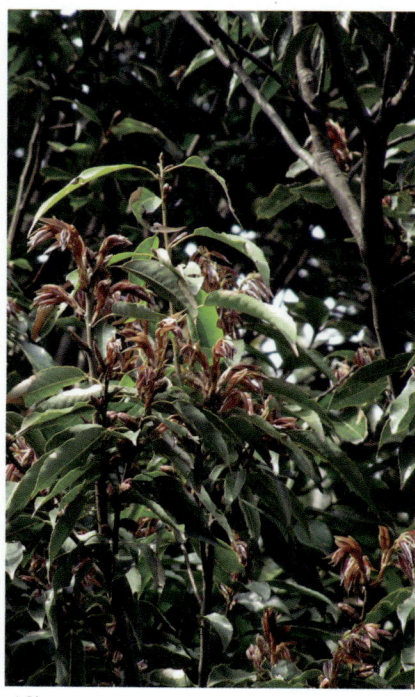

수형

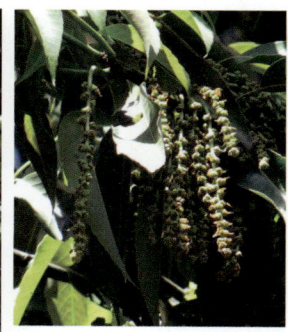

수꽃

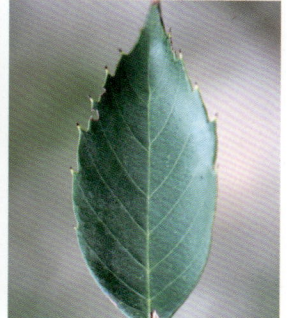

잎

 남해안 섬과 제주도에서 자생한다. 줄기는 높이 20m로 자라고 잎은 어긋나며, 잎 가장자리 위쪽에 예리한 톱니가 있다. 잎 뒷면은 털이 있고 흰색 빛을 띤다. 측맥 수는 9~12쌍이므로 다른 가시나무와 구별할 수 있다. 꽃은 암수한그루로 5월에 핀다. 열매는 접시 모양의 깍정이가 붙어있는 도토리 열매가 달린다. 깍정이에는 7~9개의 원이 있으므로 다른 가시나무류와 구별할 수 있다. 7월경 그해 자란 가지를 꺾어 심으면 번식한다.

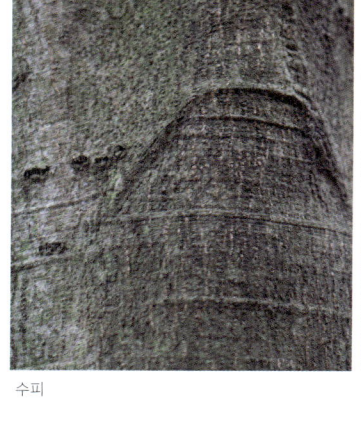
수피

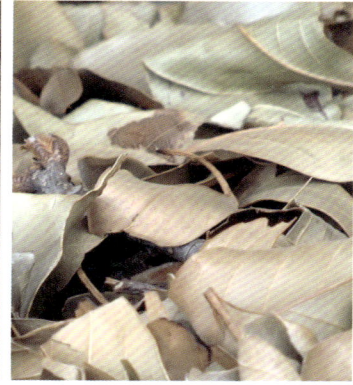
잎 약재

서식지 제주도, 울릉도, 남해안 보길도, 흑산도 등의 섬 해안가 숲에서 자생한다.

이용부위 잎

토양과 번식 비옥토에 파종, 삽목

채취 어린가지 또는 잎을 채취한 뒤 건조시킨다.

성미와 효능 맛은 쓰고 떫으며 성질은 평하다. 잎, 수피, 어린가지에서 추출한 물질이 담석, 신장결석에 효능이 있어 의약품 제조에 사용되고 있을 뿐 아니라 잎을 차로 마실 수 있는 티백 제품도 유통되고 있다. 또한 화상, 여드름, 치질, 각종 피부염에 외용할 수 있다.

사용법

- **기본요법** : 잎이나 어린가지 10~40g을 달여 복용하거나 차로 우려 마신다.
- **여드름 & 각종 피부염** : 잎이나 어린 가지를 달인 물로 씻는다. 보통 목욕제로 사용한다.

부종·신장 질환 ▶ 각종 염증에 효능

황벽나무 (黃栢) 운향과 | 낙엽활엽 교목

Phellodendron amurense

- 생약명 : 황백, 황경피
- 개화 : 6월
- 높이 : 10m
- 열매 : 9~10월
- 잎 : 홀수깃꼴겹잎
- 약용 : 수피

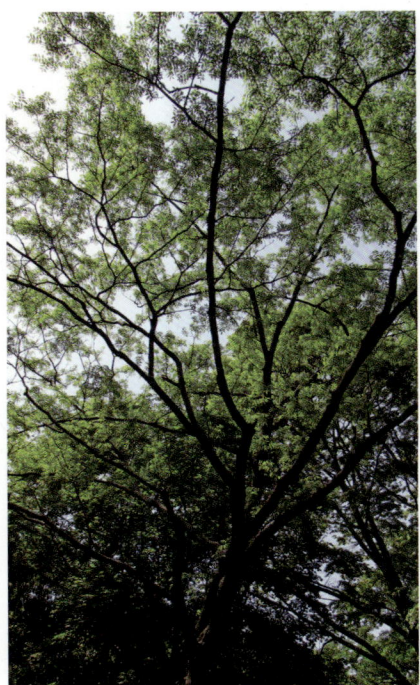

수형

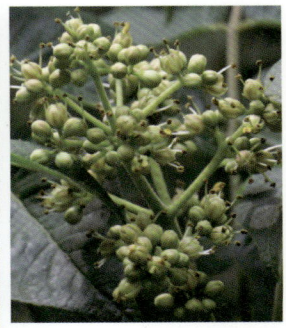

꽃

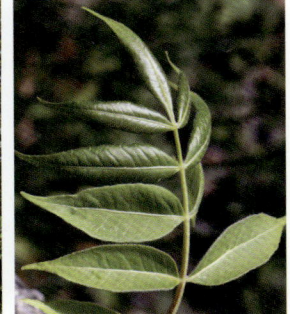

잎

줄기는 높이 10m로 자란다. 나무의 푹신한 겉껍질 안쪽의 수피가 황색이기 때문에 '황백' 또는 '황경피'라고도 부른다. 약용 부위는 겉껍질이 아닌 안쪽 황경피이다. 잎은 마주나고 작은 잎 5~13개로 이루어진 홀수깃꼴겹잎이다. 꽃은 암수딴그루이고 원뿔 모양의 황록색으로 핀다. 열매는 둥글고 9~10월에 검정색으로 익는다. 열매 안에는 평균 5개의 종자가 들어있다. 번식은 10월에 채취한 열매의 과육을 버리고 바로 파종한다.

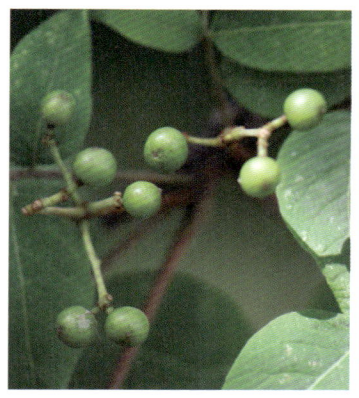
열매

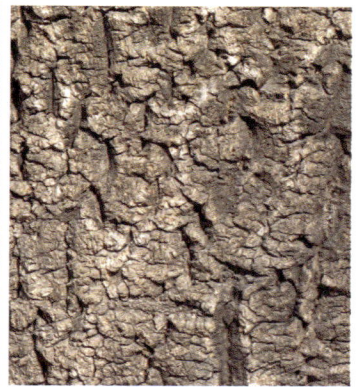
수피

서식지 주로 중부 내륙지방과 울릉도 등의 산지에서 자생한다.

이용부위 수피와 열매, 새순이나 어린잎은 나물로 식용한다.

토양과 번식 비옥토에 파종

채취 10년 이상 자란 나무의 껍질을 봄에 채취해 햇볕에 말린다. 쓴맛이 나는 안쪽의 노란색 수피가 더 효능이 높다.

성미와 효능 맛은 쓰고 성질은 차다. 신장, 대장, 방광에 좋다. 청열, 해독, 이질, 황달, 적대하, 백대하, 유정, 몽정, 뿌연 오줌, 하반신 마비, 항염, 습진, 가려움증, 부스럼, 화상, 구내염, 혈변, 당뇨, 눈병, 골증, 도한(잠잘 때 흐르는 식은 땀)에 사용한다.

사용법

- **기본요법** : 3~12g을 달여 복용하거나 외용한다.
- **습진** : 달임이나 분말을 식물성 기름에 개어 환부에 바른다. 며칠 동안 반복하면 습진이 없어진다.
- **눈병** : 달임을 세숫물에 풀어 세안한다.
- **황벽주** : 황벽나무 껍질을 병에 50% 채우고 담금주를 부어 6개월간 숙성시키고 음복한다.

내분비·내과 질환 ▶ 유행성 급성간염에 효능

괭이밥 (酢漿草) 괭이밥과 | 여러해살이풀

Oxalis corniculata | 유사종 : 큰괭이밥

- 생약명 : 초장초
- 높이 : 0.1~0.3m
- 잎 : 어긋나기, 3출엽
- 개화 : 4~8월
- 열매 : 9월
- 약용 : 전초

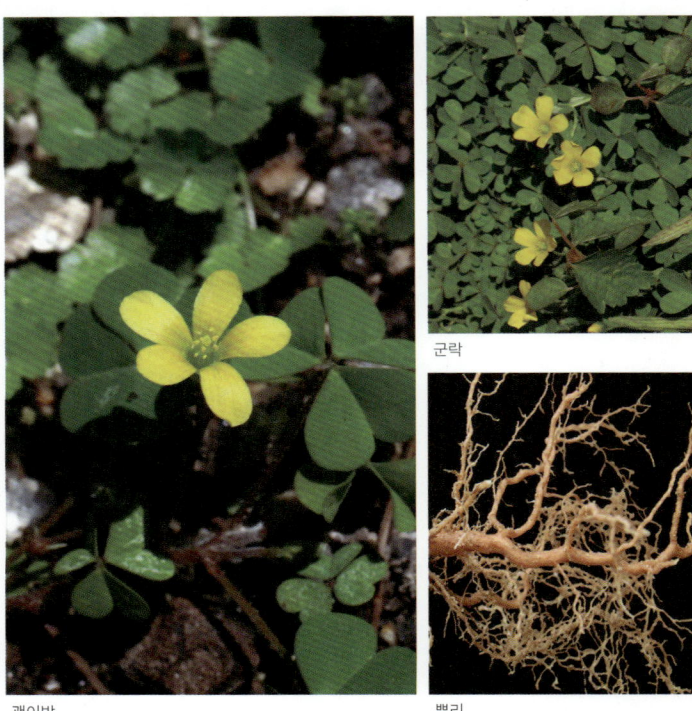

괭이밥 군락 뿌리

괭이밥의 뿌리는 딱딱하고 잔털이 많다. 줄기는 10~30cm로 자라고 비스듬히 자라거나 서서 자란다. 어긋난 잎은 하트 모양의 3출엽이고, 꽃은 4~8월에 노란색으로 핀다. 꽃잎은 5개, 수술은 10개이다. 큰괭이밥의 뿌리는 콩나물대 모양이고 꽃은 연분홍색이다. 잎은 괭이밥에 비해 2~3배 크다. 번식은 둘다 종자로 할 수 있고, 생약명은 '초장초(酢漿草)'라고 하여 약용한다.

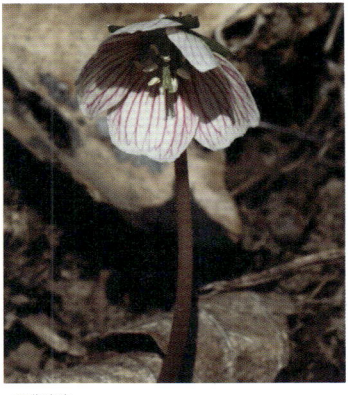 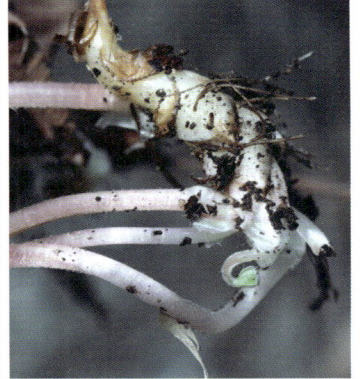

큰괭이밥　　　　　　　　　　　　　　큰괭이밥 뿌리

서식지 괭이밥은 길가의 빈터나 풀밭, 논둑, 밭둑에서 흔히 자란다. 큰괭이밥은 높은 산 계곡가의 축축한 곳에서 자생한다.

이용부위 전초, 어린잎은 나물로 식용한다.

토양과 번식 비옥토에 파종

채취 괭이밥은 여름에 전초를 채취한 뒤 세척하고 햇볕에 말려 약용한다.

성미와 효능 맛은 시고 성질은 차며 독성은 없다. 항균, 산후어혈, 적백대하, 부종, 항문탈출, 타박상, 코피, 인후통, 천식, 해수, 홍역, 설사, 이질, 황달, 말라리아, 임병, 부스럼, 옴, 피부염, 치질, 화상, 결석증에 약용한다.

사용법

- **기본요법** : 말린 전초 6~12g을 달여 1일 3회 나누어 복용하거나 외용한다. 생즙의 1일 약용량은 말린 전초의 5배 용량이다.
- **가려움증** : 잎을 짓찧어 바른다.
- **유행성 급성간염** : 매일 괭이밥, 돼지고기 각 37g을 졸여서 복용하고 일주일간 복용한다.
- **금기** : 관절염 환자는 괭이밥의 약용을 피한다.

내분비·내과 질환 ▶ 급성간염에 효능

민들레(蒲公英) 국화과 | 여러해살이풀

Taraxacum platycarpum

- 생약명 : 포공영
- 높이 : 0.1~0.3m
- 잎 : 거꾸로 피침형
- 개화 : 3~5월
- 열매 : 6~7월
- 약용 : 전초

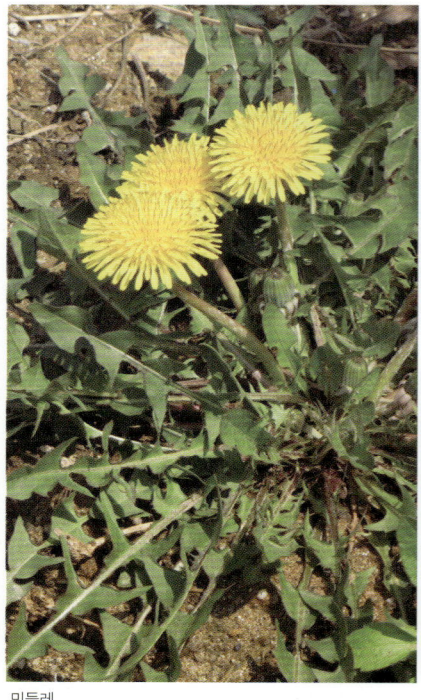

민들레

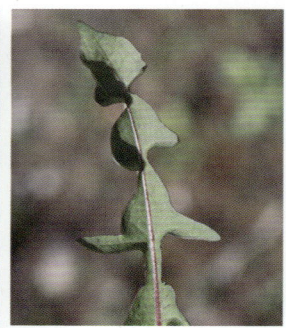

잎

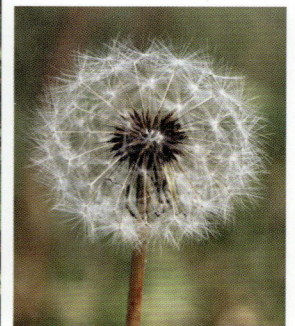

열매

비슷한 종류로 산민들레, 흰민들레, 서양민들레 등이 있다. 이중 서양민들레는 꽃받침 아래 총포가 뒤로 말리고, 그 외 민들레는 총포가 뒤로 말리지 않으므로 구별이 용이하다. 잎은 뿌리에서 나와 가장자리가 깃꼴로 깊게 갈라지며 톱니가 있다. 잎이나 줄기를 자르면 흰액이 나온다. 이들 민들레는 모두 약용할 수 있는데 가급적 토종 민들레를 약용하는 것이 좋다. 번식은 5~6월에 씨앗을 채취한 뒤 이듬해 3월에 파종한다.

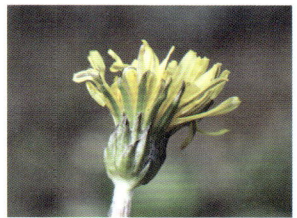
민들러의 총포

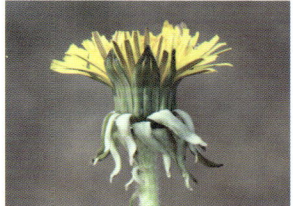
서양민들레의 총포

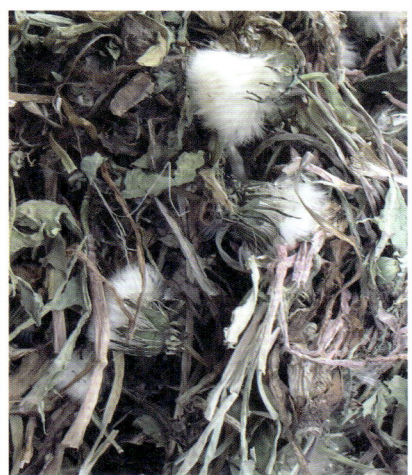
민들레의 약재

서식지 들판, 산에서 자생하고 서양민들레는 도시의 풀밭에서 자란다.

이용부위 전초, 어린잎은 물에 담가 쓴맛을 제거한 후 나물로 식용한다.

토양과 번식 비옥토에 파종

채취 잎은 수확한 뒤 다시 자라므로 연 3회 수확할 수 있다. 뿌리를 포함한 전초는 꽃이 피기 전 또는 핀 후에 수확한다.

성미와 효능 맛은 쓰고 달며 성질은 차고 독성이 없다. 해독, 청열, 이뇨, 가려움증, 급성결막염, 급성유선염, 간염, 편도선염, 감기, 담낭염, 변비에 좋다.

사용법

- **기본요법** : 건 민들레 8~16g을 달여 복용하거나 외용한다. 생 민들레로는 40g 정도를 달여 약용한다.
- **급성간염** : 1일 2회 민들레 생즙을 짜서 150ml씩 복용한다. 또는 건 민들레를 달여 먹거나 차로 우려 마신다.
- **민들레술** : 생 민들레 500g을 1.8리터의 담금주에 담그고 3개월간 숙성시킨 뒤 하루 2회 1잔씩 마신다.

내분비·내과 질환 ▶ 간염·인후염 등에 효능

뱀딸기 (蛇苺) 장미과 | 여러해살이풀

Duchesnea indica

- 생약명 : 사매
- 높이 : 0.3m
- 잎 : 어긋나기, 3출엽
- 개화 : 4~7월
- 열매 : 7~8월
- 약용 : 전초

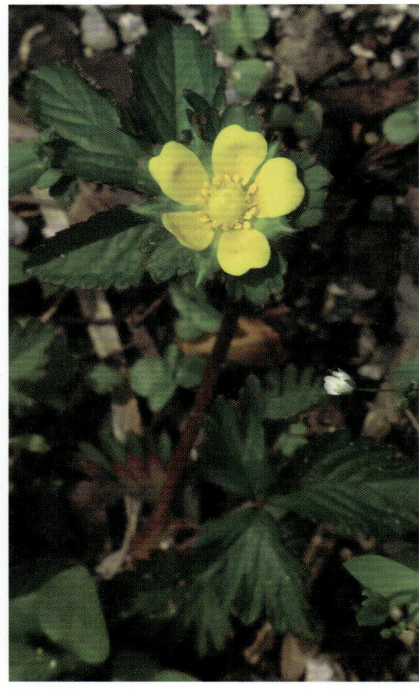

전초

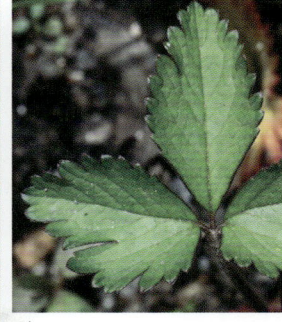

잎

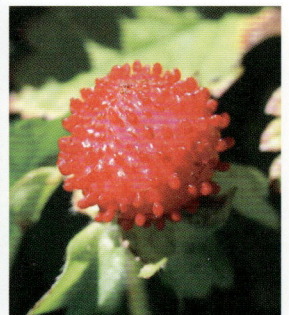

열매

줄기는 길이 30cm 정도로 자라고 잔털이 많다. 땅에 닿은 줄기에서 새 뿌리가 내려와 계속 뻗어 나가면서 자란다. 어긋난 잎은 작은 잎이 3개로 이루어진 3출엽이므로 하나의 잎자루마다 작은 잎이 3개씩 달린다. 작은 잎이 3개 이상 달리는 양지꽃과 구별할 수 있다. 잎 뒷면 맥에는 털이 있다. 꽃은 잎겨드랑이에서 꽃자루가 올라온 뒤 1개씩 달린다. 번식은 종자로 하거나 포기나누기로 할 수 있다.

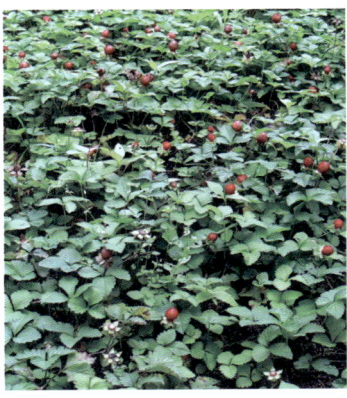
군락

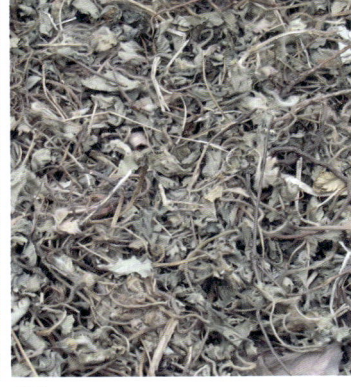
약재

서식지 농촌의 풀밭이나 논둑, 밭둑, 숲 가장자리 등에서 자생한다.

이용부위 전초

토양과 번식 부식질 토양에 종자와 분주

채취 여름~초가을 사이에 전초를 채취한 뒤 세척하고 햇볕에 잘 말려 약용한다.

성미와 효능 맛은 달고 새콤하며 성질은 차갑고 약간 독성이 있다. 해독, 감기, 기침, 황달, 간염, 구내염, 인후염, 종기, 지혈, 코피, 자궁출혈, 대상포진, 항암, 결막염, 뱀과 벌레에 물린 상처, 구더기 살충 효능이 있다.

사용법

- **기본요법** : 10~35g을 달여 복용하거나 외용한다. 신선한 잎은 2배 용량을 달여 복용하거나 외용한다.
- **A형간염** : 싱싱한 잎을 차로 우려 마시되, 차도가 있을 때까지 꾸준히 마신다.
- **뱀딸기술** : 뱀딸기 열매 500g에 3배의 담금주로 담근 뒤에 3개월간 숙성시켜 걸러내고 마신다.

내분비·내과 질환 ▶ 만성간염에 효능

시호(柴胡) 산형과 | 여러해살이풀

Bupleurum falcatum | 유사종 : 섬시오, 개시오

- 생약명 : 시호
- 개화 : 8~9월
- 높이 : 0.4~0.7m
- 열매 : 8~9월
- 잎 : 넓은 선형
- 약용 : 뿌리

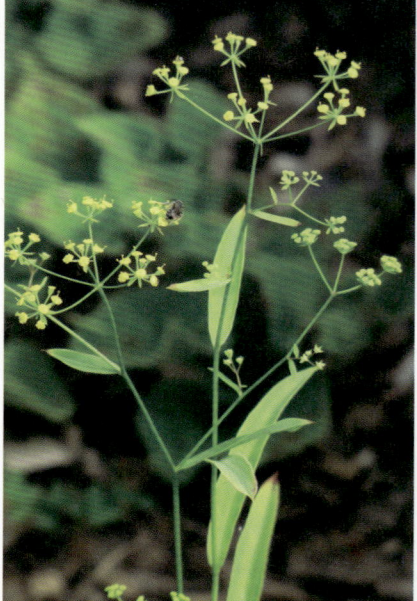

전초

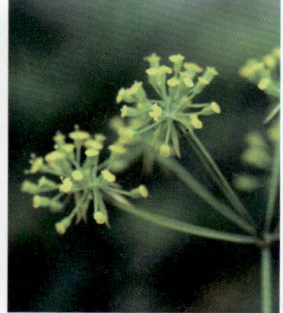

꽃

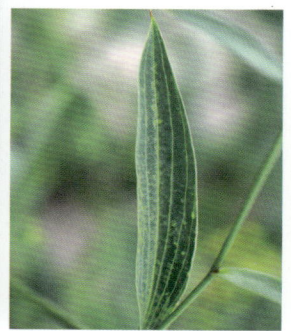

잎

산기슭에서 자라는 시호는 점점 개체수가 줄고 있는 취약종이다. 줄기는 높이 70cm로 곧게 자라고 잎은 어긋나게 달리며 길이 10cm 내외, 피침형이거나 넓은 선형이다. 잎의 밑 부분이 줄기를 감싼 것은 '개시호'라고 한다. 잎이 넓고 잎자루에 날개가 있는 것은 '섬시호'이다. 꽃은 8~9월에 겹산형꽃차례로 피고 노란색의 자잘한 꽃들이 모여 달린다. 8~9월에 열매를 채취한 뒤 이듬해 3월 중하순에 파종하면 번식이 된다.

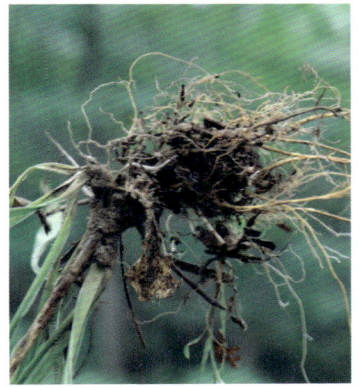 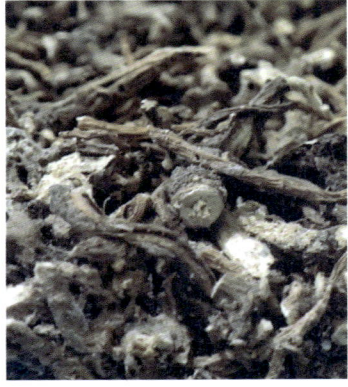

개시호의 뿌리　　　　　　　　　　시호 약재

서식지 산기슭이나 산의 숲에서 자란다. 시중에 유통되는 시호 뿌리는 거의 재배한 것이다. 약으로는 시호, 개시호 뿌리를 같이 취급한다.

이용부위 뿌리

토양과 번식 유기질 모래 참흙에 파종

채취 잎이 물든 11~12월이나 이듬해 봄에 뿌리를 수확한 뒤 세척하고 햇볕에 말려 잔뿌리를 제거해 보관한다. 여름에 캐면 뿌리가 두툼하지 않아 약으로는 좋지 않다.

성미와 효능 맛은 쓰고 맵고 성질은 차다. 해열, 항염, 진통, 고혈압, 현기증, 담즙분비촉진, 간염, 황달, 식욕부진, 산후심적안정, 월경불순에 효능이 있다.

사용법

- **단방치료** : 건뿌리 2~4g을 달여 복용하거나 분말로 복용한다. 단방복용시 소량을 약용하는 것이 좋다.
- **만성간염** : 시호, 사철쑥 각 6g, 황금, 반하, 향부자, 차전자, 황금, 백출, 감초 각 4g을 1첩으로 하여 달인 뒤 하루 3회 나누어 복용한다.
- **시호술** : 시호 뿌리 100g을 세척한 뒤 건조시키고 담금주 1.8리터로 담가 6~12개월간 숙성시키고 하루에 1잔씩 음용한다.

내분비·내과 질환 ▶ 만성간염에 효능

쑥 국화과 | 여러해살이풀

Artemisia princeps | 유사종 : 사철쑥·더위지기(목본)

- 생약명 : 쑥
- 개화 : 7~9월
- 높이 : 0.6~1.2m
- 열매 : 7~8월
- 잎 : 어긋나기, 깃 모양
- 약용 : 전초

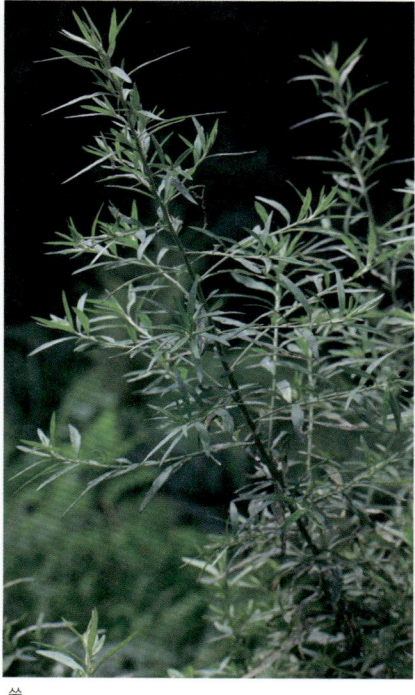

쑥

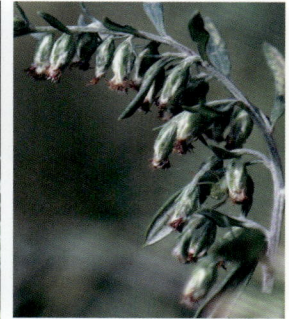

꽃

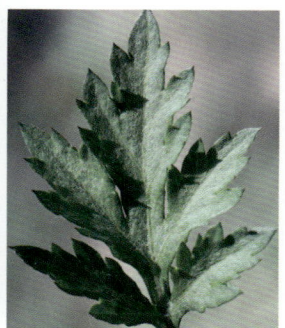

잎

풀밭에서 흔히 자라는 쑥을 '약쑥'이라고도 한다. 줄기는 높이 1.2m로 자라고 잎은 어긋나며 깃 모양으로 갈라지고 갈라진 열편은 피침형이다. 꽃은 길이 3.5mm 정도이고 잎자루가 없으며 머리 모양의 꽃차례로 자잘한 꽃들이 달린다. 쑥 종류 중 가장 약효가 좋은 인진쑥은 '사철쑥' 또는 목본 식물인 '더위지기'를 지칭하는데, 사철쑥의 생약명은 '인진호', 더위지기의 생약명은 '한인진'이다.

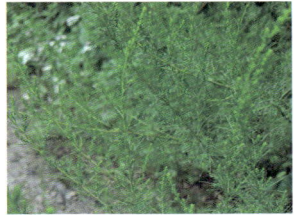
사철쑥(인진쑥)

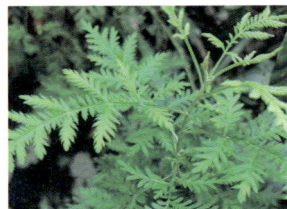
더위지기(한인진)

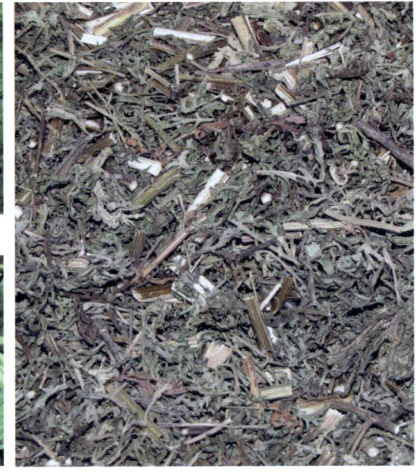
인진쑥 약재

서식지 밭둑이나 들판에서 흔히 자란다.

이용부위 뿌리와 전초, 어린순은 나물이나 국으로 식용한다.

토양과 번식 비옥토에 분주, 삽목

채취 꽃 피기 전 채취한 뒤 세척하고 그늘에서 말린다. 사철쑥은 3월경 손가락 3~4마디 길이로 자랐을 때, 더위지기는 늦가을에 채취한 뒤 말린다.

성미와 효능 맛은 맵고 쓰며 성질은 차다. 쑥은 지혈, 하리, 진정, 부스럼, 냉증에 좋고, 사철쑥은 간염, 황달에, 더위지기는 비장, 황달, 정신불안증에 좋다.

사용법

- **기본요법** : 인진쑥은 5~20g 달여 복용하고 쑥은 3~9g 달여 복용한다.
- **급성간염** : 인진쑥 10~20g을 달여 복용한다. 생 인진쑥일 경우 2~3배를 달여 복용한다.
- **쑥술** : 뿌리를 포함한 싱싱한 전초 200g을 세척한 뒤 1.8리터 담금주로 담가 3개월간 숙성시키고 걸러내어 음용한다.

내분비·내과 질환 ▶ 폐농양·폐렴에 효능

갈대 (蘆根) 벼과 | 여러해살이풀

Phragmites communis | 유사종 : 달뿌리풀

- 생약명 : 노근
- 높이 : 1~3m
- 잎 : 긴 피침형
- 개화 : 9월
- 열매 : -
- 약용 : 전초

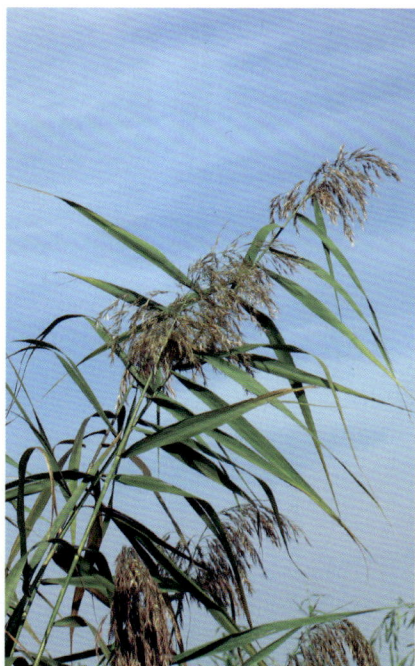

갈대

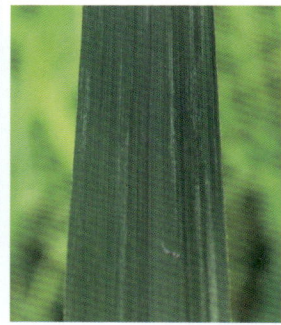

잎

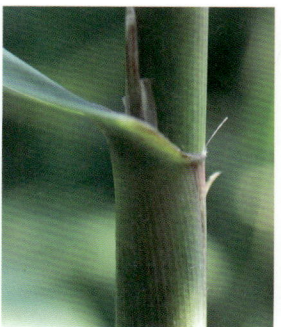

잎집

강변, 습지 등에서 자란다. 대개 마디의 잎집에 털이 없지만 털이 있는 것도 있다. 잎은 어긋나게 달리고 긴 피침형이다. 자줏빛 꽃은 원추꽃차례로 달린다. '달뿌리풀'은 갈대와 비슷하나 주로 강변 모래밭에서 자라며, 기는 줄기로 번식하기 때문에 지상에 사방으로 기는 줄기가 있고 여러 포기가 기는 줄기로 이어진 경우가 많다. 달뿌리풀은 잎집 상단이 갈색이고 잎집, 잎혀에 털이 있다. 약용할 경우 갈대와 달뿌리풀을 같이 취급한다.

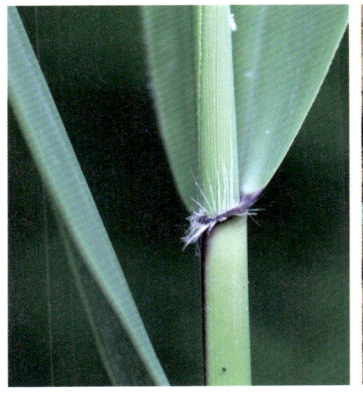
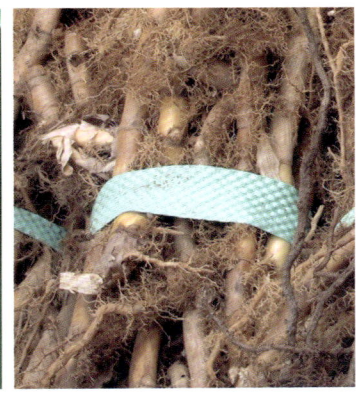

달뿌리풀의 잎집, 잎혀   갈대 뿌리 약재

서식지 갈대는 전국의 바닷가, 강변, 습지 등에서 흔히 자라고, 달뿌리풀은 강변 모래사장에서 흔히 자란다.

이용부위 뿌리(노근)와 지상부

토양과 번식 사질양토에 분주, 삽목

채취 갈대 또는 달뿌리풀의 순은 봄, 여름에, 어린줄기는 여름에, 늙은 줄기는 봄, 가을에, 꽃은 가을, 뿌리를 포함한 전초는 여름, 가을에 채취한 뒤 햇볕에 말린다.

성미와 효능 맛은 달고 성질은 차다. 뿌리는 진액을 보충하고, 갈증, 구토, 복어독, 게독, 해수, 가래, 폐렴, 이뇨에 효능이 있다. 잎은 설사, 구토, 코피, 등에 생긴 종기에 효능이 있다. 갈대의 순과 꽃은 생선 식중독에 좋다.

사용법

- **기본요법** : 1일 뿌리 15~30g을 달여 복용하거나 외용한다. 싱싱한 것은 30~60g 달여 복용한다.
- **구토** : 뿌리즙과 생강즙을 같은 비율로 섞어 1회 40ml 복용한다.
- **금기** : 만성소화불량 등 비위가 허약한 자는 약용을 금한다.

내분비·내과 질환 ▶ 단순 갑상선종에 효능

꿀풀(夏枯草) 꿀풀과 | 여러해살이풀

Prunella vulgaris var. *lilacina* | 유사종 : 흰꿀풀

- 생약명 : 하고초
- 개화 : 5~7월
- 높이 : 0.2~0.3m
- 열매 : 7~8월
- 잎 : 타원상 피침형
- 약용 : 전초

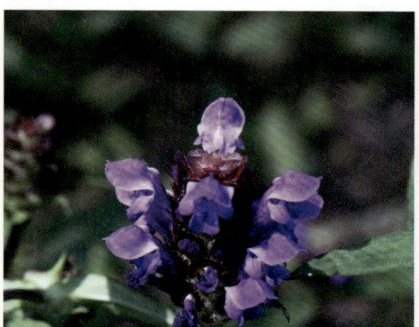
꿀풀

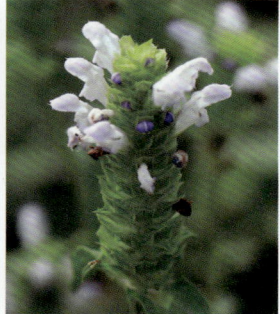
흰꿀풀

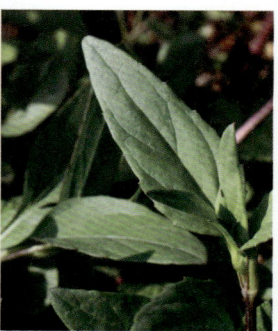
잎

뿌리는 잔뿌리가 발달해 있다. 네모진 줄기는 높이 20~30cm로 자란다. 마주난 잎은 타원상피침형으로 가장자리에 톱니가 있거나 없다. 5~7월에 이삭꽃차례의 보라색꽃이 피며, 붉은색, 분홍색 등의 변이가 있다. 흰색 꽃이 피는 것을 '흰꿀풀'이라고 한다. 번식은 7~8월에 종자를 채취해 바로 파종하거나 이듬해 봄에 파종한다. 최근 화단에 심는 화초로 인기를 얻고 있고 몇몇 지방에서 약용 목적으로 대량 재배하기도 한다.

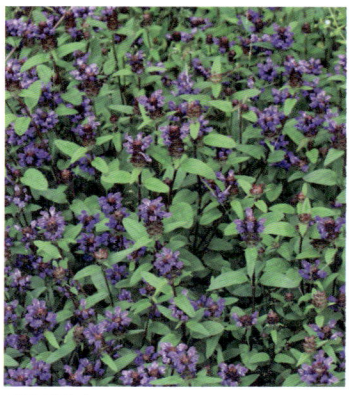
꿀풀 경작지

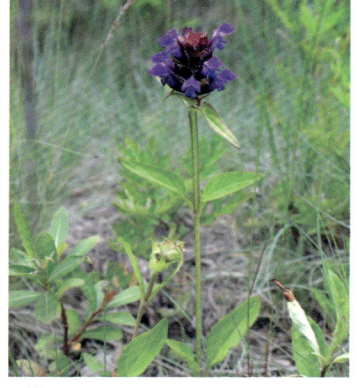
전초

서식지 전국의 야산이나 풀밭, 높은 밭에서 흔히 자란다.

이용부위 전초, 새순이나 어린잎은 나물로 식용한다.

토양과 번식 비옥토에 파종, 분주

채취 6~9월 뿌리를 제외한 전초를 수확한 뒤 세척하고 그늘에서 말린다.

성미와 효능 맛은 쓰고 맵고 성질은 차다. 종기, 이뇨, 결핵성경부림프선염, 유방암, 갑상선종, 간염, 혈붕, 산결, 대하, 고혈압에 효능이 있고 간에 좋다.

사용법

- **기본요법** : 6~14g을 달여 하루 3회 나누어 복용하거나 외용한다.
- **갑상선종** : 꿀풀, 황벽나무 껍질, 미역, 구릿대 각 4g을 함께 졸여 2주일간 환부에 바른다.
- **하고초차** : 꽃이 시들 무렵 채취해 건조시킨다. 머그잔에 뜨거운 물을 붓고 말린 꽃 1큰 스푼을 넣어 우려낸 뒤 음용한다. 또는 뜨거운 물에 끓인 뒤 차로 마신다.
- **하고초술** : 전초 150g을 담금주 1.8리터에 담근 뒤 6개월간 숙성시켜 걸러내고 마신다.
- **금기** : 임산부는 꿀풀의 약용을 피한다.

내분비·내과 질환 ▶ 갑상선항진에 약용

맥문동 백합과 | 상록성 여러해살이풀

Liriope platyphylla

- 생약명 : 맥문동
- 높이 : 0.3~0.5m
- 잎 : 줄 모양
- 개화 : 6~8월
- 열매 : 10~11월
- 약용 : 뿌리

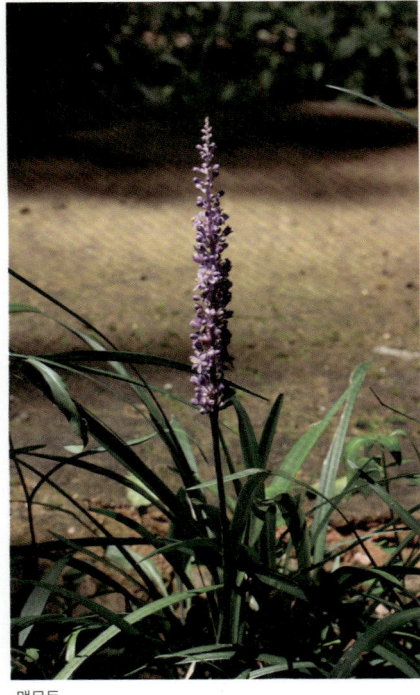

맥문동

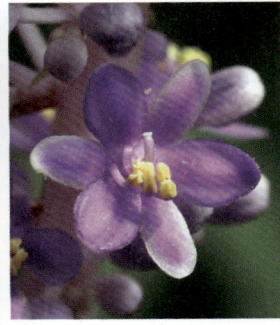

꽃

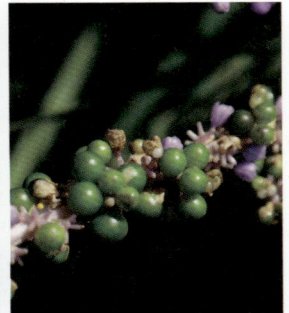

열매

기는 줄기는 없고 뿌리 줄기에서 잎이 뭉쳐 올라온다. 잎은 줄 모양이고 가운데에 11~15개의 맥이 있다. 6~8월에 꽃대가 길게 올라온 뒤 총상꽃차례로 자잘한 자주색 꽃들이 달린다. 꽃잎처럼 생긴 화피열편은 6개이고 수술은 6개 암술은 1개이다. 열매는 둥근 모양이며 처음에는 녹색이었다가 가을에는 점점 검정색으로 익는다. 번식은 종자나 포기나누기로 한다. 상록성이므로 겨울에도 잎이 지지 않고 푸른색을 유지한다.

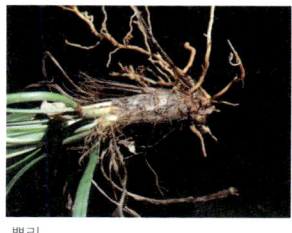
뿌리

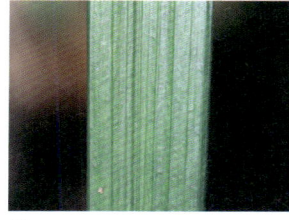
잎

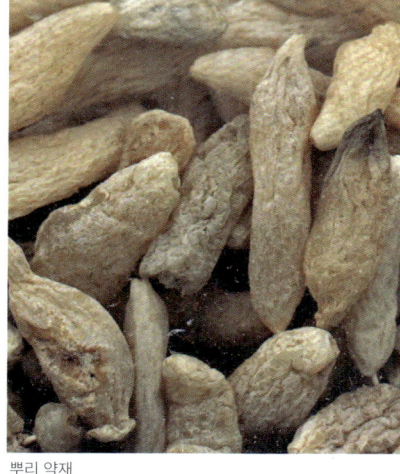
뿌리 약재

서식지 산의 나무그늘에서 흔히 자라고 조경용으로 풀밭에도 심는다.

이용부위 뿌리와 전초

토양과 번식 점질토양에 파종, 분주

채취 4월부터 뿌리를 채취한다. 짧고 굵은 덩이뿌리는 손으로 뽑기 어려우므로 호미나 삽을 사용해야 한다. 꽃은 식용한다.

성미와 효능 맛은 쓰고 성질은 약간 차다. 진해, 객혈, 감기, 천식, 소염, 강장, 거담, 당뇨, 강심, 자양강장에 효능이 있다.

사용법

- **기본요법** : 건뿌리를 1일 10g 달여 복용한다.
- **갑상샘항진증** : 맥문동, 지황, 겨자, 삼씨앗(마자) 각 6g, 감초 구은 것 8g, 인삼, 아교 각 4g, 대추 3알, 생강 5쪽을 1첩으로 하여 하루 2첩씩 달여 복용한다.
- **맥문동술** : 볶은 맥문동 절편 300g, 담금주 1.8리터, 적당량의 꿀로 담근 뒤 2개월간 숙성시켜 걸러내고 마신다.

내분비·내과 질환 ▶ 늑막염·탈장에 효능

으름덩굴 (八月札) 으름덩굴과 | 낙엽활엽 덩굴나무

Akebia quinata

- 생약명 : 팔월찰
- 개화 : 4~5월
- 길이 : 5~6m
- 열매 : 9~10월
- 잎 : 손 모양의 겹잎
- 약용 : 열매

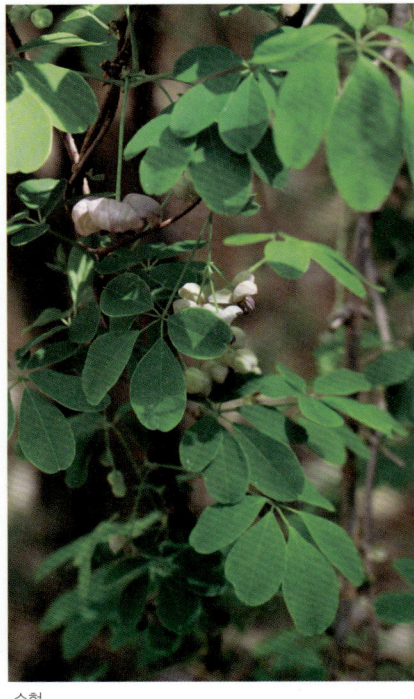

수형

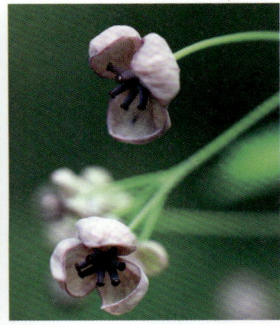

꽃

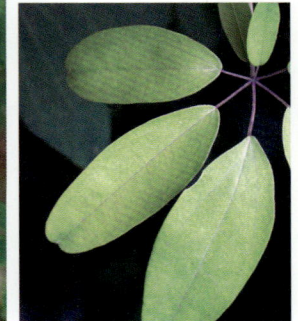

잎

덩굴성 나무로 뿌리는 굵고 줄기는 길이 5~6m로 자란다. 잎은 손 모양의 겹잎을 이루고 잎자루마다 작은 잎이 5~6개씩 달린다. 꽃은 암수딴그루로 자주색 꽃이 피며 수꽃보다 암꽃이 크나 수꽃은 많이 달리고 암꽃은 적게 달린다. 싱싱한 열매는 식용하고 10월에 성숙한 열매는 약용한다. 번식은 10월에 수확한 열매에서 까만 씨앗을 채취해 바로 심거나, 이른 봄 삽목으로 한다. 줄기에 상처를 내어 땅에 묻는 휘묻이 번식이 잘된다.

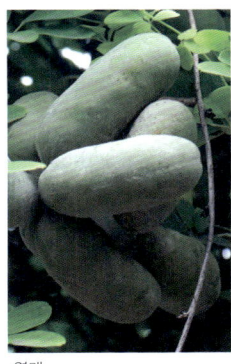 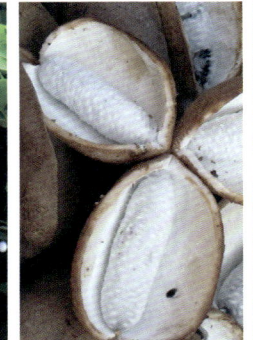 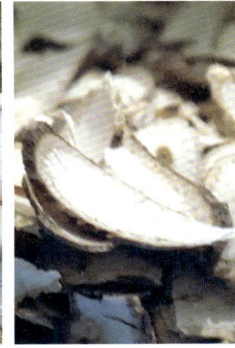

열매   열매 약재   뿌리 약재

서식지 강원도를 제외한 경기도 이남과 황해도에서 자생한다. 산과 들의 숲 가장자리에서 잡목처럼 자란다. 최근엔 관상수로 키우기도 한다.

이용부위 열매, 뿌리, 수피

토양과 번식 비옥토에 파종, 휘묻이

채취 열매, 종자는 9~10월에 성숙했을 때 채취해 햇볕에서 바짝 말린다. 수피는 9월에 나무껍질만 그늘에서 말린다. 뿌리는 10월에 캐어 건조시킨다.

성미와 효능 열매 맛은 달고 성질은 차며 독성은 없다. 늑막염, 탈장, 혈뇨, 이뇨, 요로결석, 혈액순환, 지통, 적백이질, 월경통, 매스꺼움, 위장에 좋다. 수피 맛은 쓰고 성질은 평하다. 부종, 인후통, 전신경직통증, 이뇨, 젖이 부족할 때 좋다. 뿌리는 보신, 이뇨, 관절통, 혈액순환에 좋다. 종자의 맛은 쓰고 성질은 차갑거나 평하다. 숙변, 해독, 무월경, 오장피로와 신기허로, 탈장, 살충, 사교창에 좋다.

사용법

- **기본요법**: 열매 또는 뿌리는 15~35g을 달여 복용한다. 수피는 3~6g을 달여 복용한다. 종자는 3~9g을 달여 복용하거나 외용한다.
- **금기**: 설사를 하는 사람과 임산부는 약용을 금한다.

내분비·내과 질환 ▶ 숙취와 간에 탁월

산겨릅나무 (青楷槭) 단풍나무과 | 낙엽활엽 소교목

Acer tegmeutosum

- 생약명: 청해축, 벌나무, 산청목
- 개화: 4~5월
- 높이: 15m
- 열매: 8~9월
- 잎: 마주나기
- 약용: 줄기

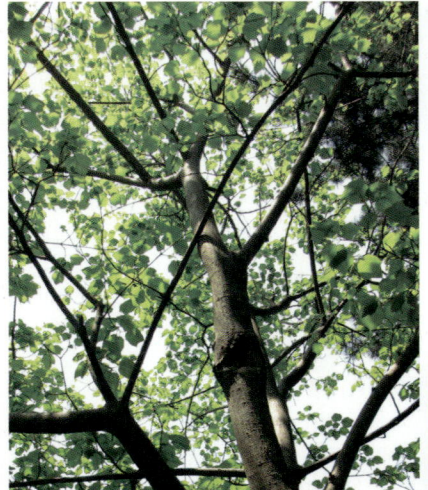

수형

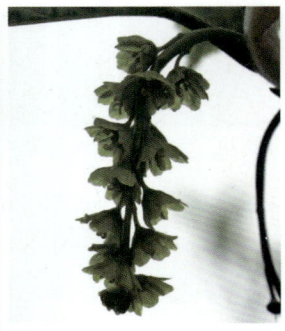

꽃

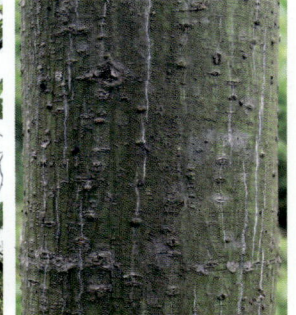

수피

한방에서는 '벌나무'나 '산청목'으로 알려져 있지만 정식명칭은 '산겨릅나무'이다. 줄기는 높이 15m로 자라고 잎은 마주난다. 줄기는 회녹색이며 흰색 세로 줄무늬가 있다. 단풍나무잎과 닮은 잎은 마주나며 3~5개로 얇게 갈라진다. 꽃은 4~5월에 술 모양의 꽃차례에 황록색으로 핀다. 열매는 8~9월에 성숙한다. 8~9월에 채취한 열매를 바로 파종하면 번식이 된다. 약용 부위는 잎, 줄기, 뿌리 등인데 주로 줄기를 약용한다.

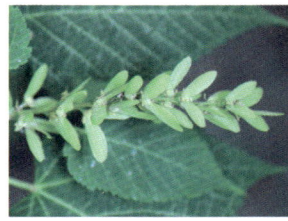
열매

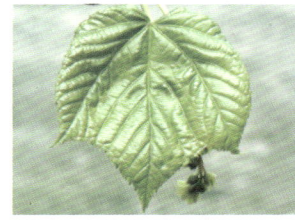
잎

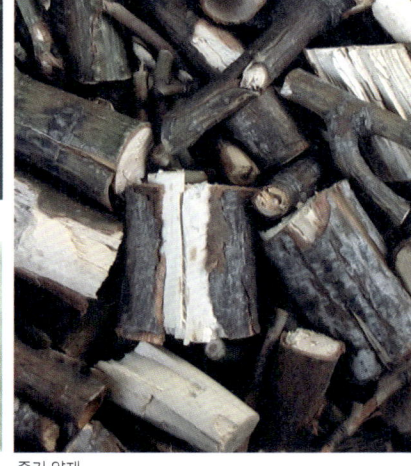
줄기 약재

서식지 전국에서 자생하지만 주로 중부 이북의 고산지대 깊은 산에서 많이 볼 수 있다.

이용부위 줄기, 잎, 뿌리

토양과 번식 사질양토에 파종

채취 줄기, 잎, 뿌리를 필요할 때 채취하여 햇볕에 건조시킨다.

성미와 효능 담백한 맛에 성질은 따뜻하며 독성은 없다. 지혈, 외상출혈, 이뇨, 브종, 청열에 효능이 있고 민간에서는 간경화, 간염, 간암, 숙취, 백혈병, 신경안정에 사용한다고 기록하고 있다. 그외 간 회복이나 숙취, 주독 등에 특히 좋다.

사용법

- **기본요법** : 35g을 달여 복용한다.
- **외상출혈** : 잎을 짓찧어 바르거나 줄기를 가루 내어 바른다.

내분비·내과 질환 ▶ 간과 당뇨·고혈압에 효능

황칠나무 (黃漆) 두릅나무과 | 상록활엽 교목

Dendropanax morbiferus

- 생약명 : 황칠
- 개화 : 8월
- 높이 : 15m
- 열매 : 10~11월
- 잎 : 어긋나기
- 약용 : 수피

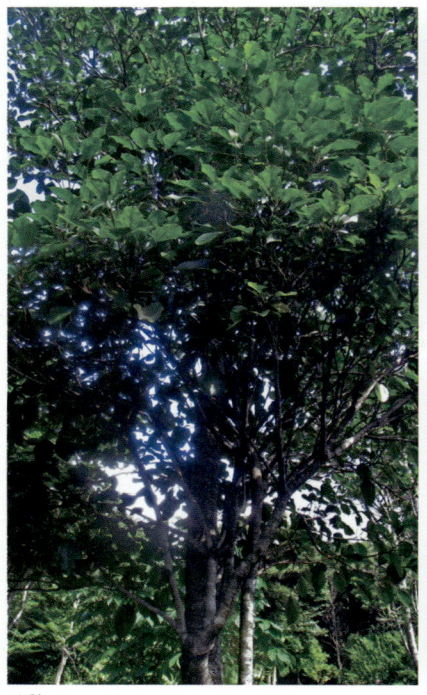
수형

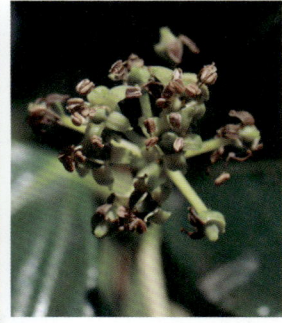
꽃

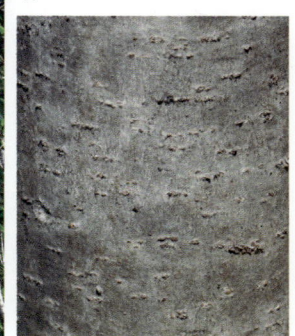
수피

15m로 자라는 상록성 교목이다. 어긋난 잎은 달걀형이거나 타원형이고 가장자리가 2~3개로 갈라지거나 갈라지지 않은 잎이 함께 달린다. 잎 앞면에 광택이 있다. 8월에 가지 끝에서 나오는 자잘한 황록색 꽃은 우산 모양으로 달린다. 열매는 녹색에서 검은색으로 익는다. 수피에서 나오는 노란색 수액을 '황칠(黃漆)'이라 하여 도료와 약용으로 사용한다. 번식은 종자와 삽목으로 할 수 있는데 3~6월에 가지를 잘라 심는 삽목번식이 잘 된다.

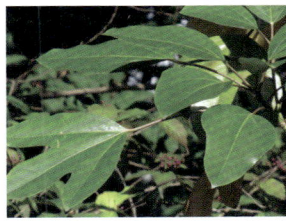
잎

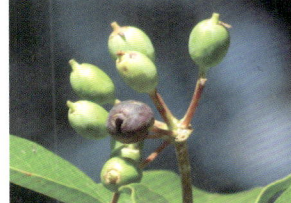
열매

나무 약재

서식지 전라도 해안가 숲속에서 자생한다. 주요 서식지는 제주도, 완도, 해남, 거문도, 흑산도 등의 남해안과 남쪽의 섬이다.

이용부위 수피, 잎, 뿌리

토양과 번식 사질양토에 파종, 삽목

채취 뿌리, 줄기, 잎을 약용한다. 수액은 황색 염료로 사용하거나 약용할 수 있다.

성미와 효능 맛은 달고 성질은 따뜻하다. 관절염, 사지마비, 당뇨, 간경화, 고혈압, 편두통, 월경불순, 불면증, 숙취, 신경안정, 만성피로에 효능이 있다. 특히 간, 고혈압, 당뇨에 좋다.

사용법

- **기본요법** : 뿌리 또는 줄기 20~40g을 달여 복용한다.
- **황칠차** : 줄기와 잎 20~30g을 1리터의 물에 은은하게 달여 차로 음용한다.
- **금기** : 임산부는 약용을 피한다.

내분비·내과 질환 ▶ 간·음주해독·통풍에 효능

헛개나무 (枳椇子) 갈매나무과 | 낙엽활엽 교목

Hovenia dulcis

- 생약명 : 지구자
- 높이 : 10m
- 잎 : 어긋나기
- 개화 : 6~7월
- 열매 : 8~10월
- 약용 : 종자

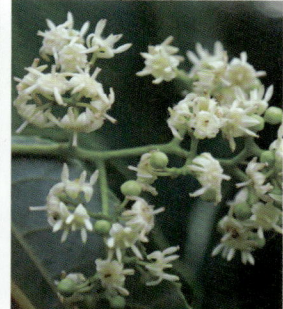

꽃

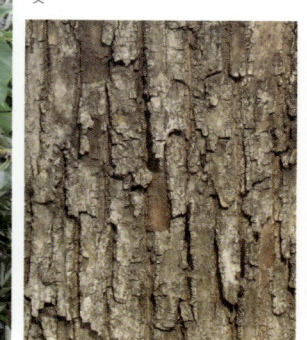

수형　　　　　　　　　수피

 황해도 이남 산지의 개울가 등에서 높이 10m로 자란다. 잎은 어긋나며 달걀형이고 잎 표면에는 아래쪽에서 3개의 큰 맥이 뻗는다. 잎 가장자리에는 불규칙한 둔한 톱니가 있다. 가지 끝에서 우산 모양의 황백색 꽃이 달리고 흑자색의 열매는 10월경에 성숙한다. 번식은 종자를 모래와 혼합해 노천 매장했다가 이듬해 봄 종자 껍질을 벗기고 파종한다. 보통 열매(종자), 뿌리, 수피를 약용하는데 주로 종자를 약용한다.

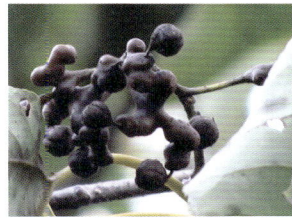
열매

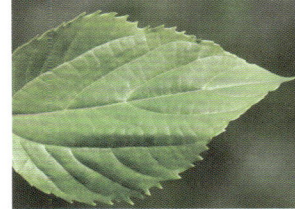
잎

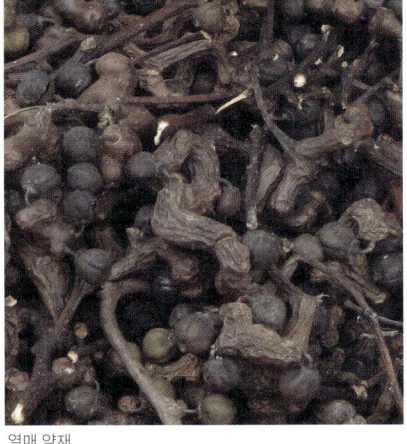
열매 약재

서식지 황해도, 강원도 이남 전국의 산지에서 자생한다.

이용부위 종자, 뿌리, 수피, 어린순이나 잎은 우려내 쌈이나 나물로 식용

토양과 번식 사질비옥토에 파종

채취 9~10월에 열매자루가 있는 상태의 열매를 채취하여 햇볕에 말린다. 또는 방망이로 대충 빻아서 종자만 고른 뒤 햇볕에 말린다. 뿌리는 9~10월에, 수피는 필요할 때 채취한다.

성미와 효능 주로 간을 이롭게 하는 약재이다. 종자 맛은 달고 성질은 평하다. 이뇨, 사지마비, 류머티즘, 구토, 갈증, 술로 인한 각종 질환, 숙취, 음주해독에 좋다. 잎의 맛은 쓰고 성질은 차갑다. 갈증, 변비, 음주해독, 숙취, 변비에 좋다. 뿌리의 맛은 떫고 성질은 따뜻하다. 근골통, 혈액순환, 기침, 결핵, 음주해독, 숙취에 좋다.

사용법

- **기본요법** : 열매, 잎, 뿌리를 각각 9~15g을 달여 복용한다.

혈압관계 ▶ 두통·고혈압에 효능

좀가지풀(蠻刀背) 앵초과 | 여러해살이풀

Lysimachia japonica | 유사종 : 참좁쌀풀, 좁쌀풀

- 생약명 : 만도배
- 높이 : 0.2m
- 잎 : 마주나기
- 개화 : 5~7월
- 열매 : 7~9월
- 약용 : 전초

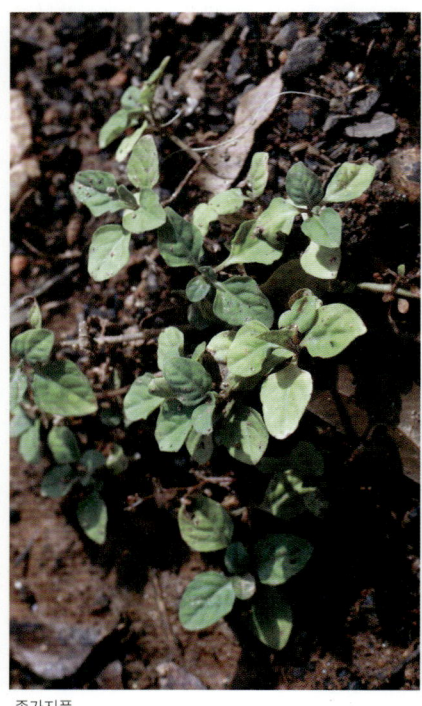

좀가지풀

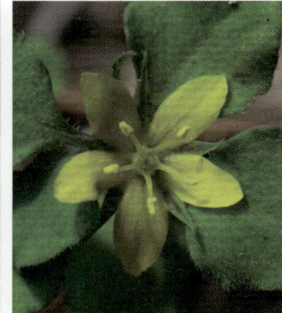

꽃

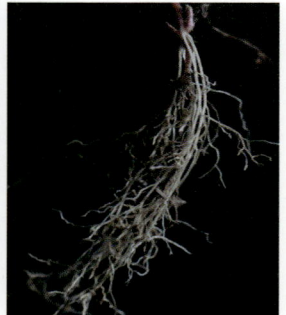

뿌리

남해안과 서해안 산과 들에서 자생한다. 줄기는 높이 20cm 내외이고 땅에 누워 자라거나 비스듬히 선다. 마주난 잎은 달걀 모양이고 가장자리는 밋밋하다. 번식은 7~9월에 종자를 채취한 뒤 바로 파종하거나 포기나누기로 한다. '참좁쌀풀'은 높이 1m로 자라는 우리나라 특산식물이며, 한방에서는 '황련화'라 하여 좀가지풀과 비슷한 약재로 취급한다. '좁쌀풀'은 참좁쌀풀과 비슷하나 꽃 안쪽에 붉은색 무늬가 없고 약용 목적도 다르다.

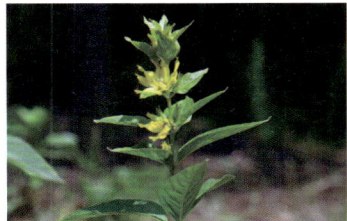
참좁쌀풀

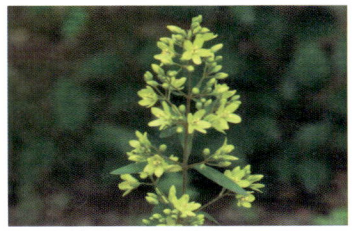
좁쌀풀

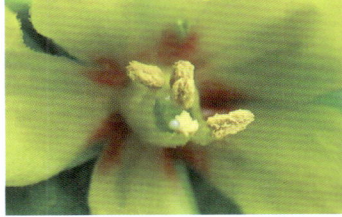
참좁쌀풀 꽃

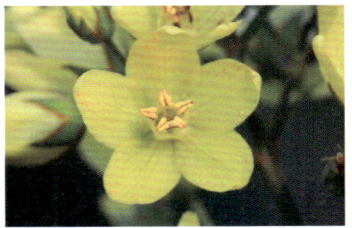
좁쌀풀 꽃

서식지 좁가지풀은 남부지방과 서해안의 산지나 들판, 논둑, 모래땅에서 자생한다. 참좁쌀풀은 경기, 강원 이북 지방의 산지 개울가 습지에서 자생한다. 참좁쌀풀은 꽃 안쪽에 붉은 무늬가 있고, 좁쌀풀은 없다.

이용부위 전초, 어린잎은 나물로 식용한다.

토양과 번식 사질양토에 파종, 분주

채취 전초를 채취한 뒤 건조시키고 약용한다.

성미와 효능 만도배(좁가지풀)의 맛은 떫고 성질을 따뜻하다. 염좌, 종기, 타박상, 어혈에 효능이 있다. 황련화(참좁쌀풀)의 맛은 쓰고 성질은 차다. 주로 두통, 고혈압 등에 약용한다.

사용법

- **기본요법** : 만도배 말린 전초는 1일 9~15g을 달인 뒤 2~3회 나누어 복용한다. 황련화 말린 전초는 1일 3~15g을 달여 고혈압 등에 복용한다.

혈압관계 ▶ 고혈압·중풍 예방

참나물 (野芹菜) 산형과 | 여러해살이풀

Pimpinella brachycarpa

- 생약명 : 야근채
- 높이 : 0.3~0.8m
- 잎 : 어긋나기, 3출엽
- 개화 : 7~9월
- 열매 : 8~9월
- 약용 : 전초

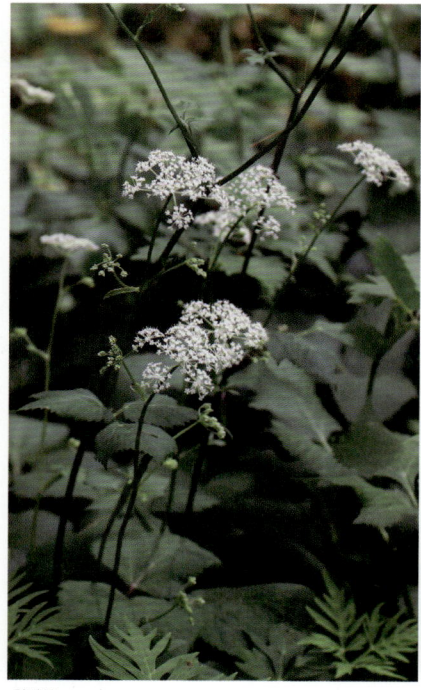

참나물

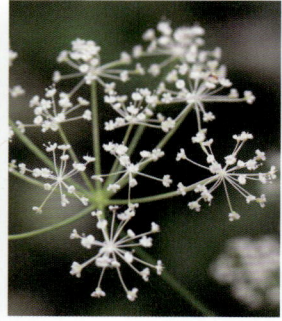

꽃

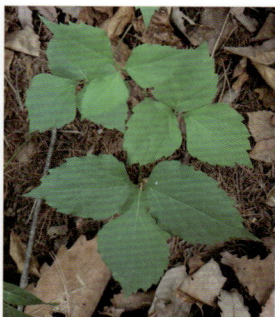

잎

깊은 산 숲 그늘에서 한 두, 그루씩 띄엄띄엄 자란다. 시장이나 마트에서 보는 참나물은 대개 재배종이거나 파드득나물을 참나물로 판다. 줄기는 30~80cm로 곧게 자라고 털이 없다. 어긋난 잎은 3개씩 3출엽으로 작은 잎이 달리고 위로 갈수록 잎자루가 짧아진다. 줄기와 가지 끝에 달리는 흰색 꽃은 겹산형꽃차례로 달린다. 열매는 8월에 익고, 번식은 가을에 채취한 씨앗을 이듬해 4~5월에 파종하거나 봄에 포기나누기로 한다.

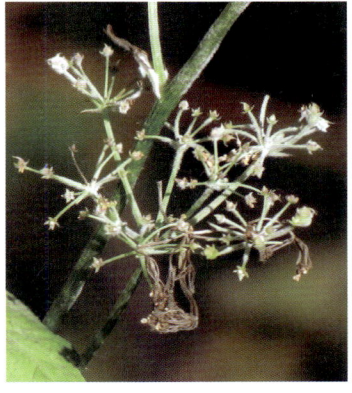
열매

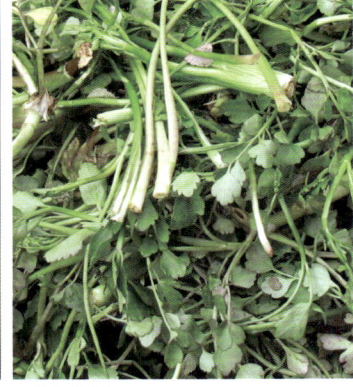
수확한 참나물

서식지 깊은 산의 활엽수 아래 음침한 숲 그늘에서 다른 풀들과 어우러져 자란다. 여러 포기가 군락을 이루는 경우도 있다.

이용부위 전초, 어린잎과 줄기를 나물로 식용한다.

토양과 번식 비옥토에 파종, 분주

채취 여름에 전초를 채취해 그늘에서 말린다. 자연산이 약성이 좋고, 재배종은 참나물 유사종인 경우가 많으므로 약성이 다르다.

성미와 효능 맛은 약간 맵고 성질은 따뜻하다. 산채나물로 흔히 먹는 대표적인 나물이므로 약용보다는 쌈, 생채, 샐러드, 된장 장아찌, 국 등의 요리용으로 많이 쓰이고 있다. 약용으로는 해독, 해열, 지통, 항알레르기 성분이 있고 고혈압, 빈혈, 중풍 예방, 식욕증진에 효능이 있다.

사용법

- **기본요법**: 말린 전초를 차처럼 우려 마신다.
- **생즙**: 잎과 잎자루를 즙을 내어 주스처럼 마시면 시력, 고혈압, 체질개선, 고혈압 예방 등에 좋다.

혈압관계 ▶ 고혈압·중풍 예방

두충(杜仲) 두충과 | 낙엽활엽 관목

Eucommia ulmoides

- 생약명 : 두중
- 개화 : 5월
- 높이 :15m
- 열매 : 10~11월
- 잎 : 어긋나기
- 약용 : 수피

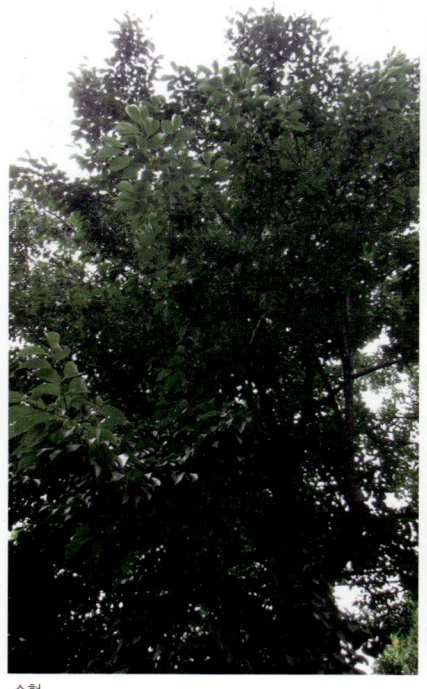

수형

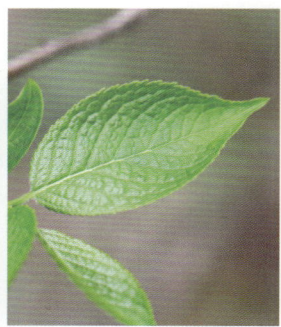

잎

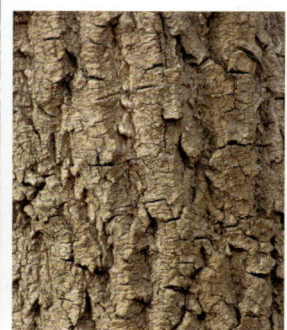

수피

중국 원산이며 국내에서는 주로 약용으로 심어 기른다. 줄기는 높이 15m로 자란다. 잎은 어긋나고 끝이 뾰족하며 가장자리에 톱니가 있고, 잎 표면에는 특유의 잎맥이 발달해 있다. 꽃은 5월에 피는데 수꽃은 화피가 없고 수술 4~10개가 있다. 열매는 10~11월에 긴 타원형 모양으로 익고 날개가 있다. 번식은 종자와 삽목으로 하는데 종자는 10년 정도 자란 두충나무에서만 볼 수 있으므로 늦봄에 삽목으로 번식하는 경우가 많다.

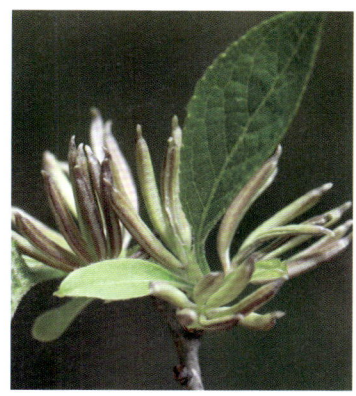
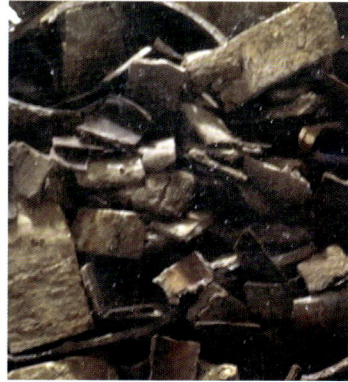

꽃 　　　　　　　　　　　　　　　수피 약재

서식지 내륙 지방에서 약용목적으로 재배하는 경우가 많다.

이용부위 수피와 어린잎

토양과 번식 사질양토에 삽목, 파종

채취 수피는 12년 이상 자란 나무에서 채취하되, 봄에 채취한 뒤 수피를 벗겨 햇볕에 말린다. 어린잎은 이른 봄에 채취한 뒤 햇볕에 건조시킨다.

성미와 효능 맛은 달고 성질은 따뜻하다. 수피는 간과 신장을 보한다. 유산방지, 튼튼한 뼈, 허리통, 근육약화, 고혈압에 좋다. 어린잎(면아)의 맛은 달고 성질은 평하다. 지혈, 직장탈출, 이뇨, 각기, 갈증, 신체허약, 혈변, 스트레스에 좋다.

사용법

- **기본요법** : 수피는 3~9g을 달여 복용한다. 말린 어린잎은 3~10g을 달여 복용한다.
- **두충차** : 싱싱한 어린잎을 뜨거운 물에 우려마시거나 건조시킨 잎을 우려 마신다.

혈압관계 ▶ 고혈압·관절통에 효능

벽오동(梧桐) 벽오동과 | 낙엽활엽 교목

Firmiana simplex

- 생약명 : 오동
- 개화 : 5~7월
- 높이 : 15m
- 열매 : 10월
- 잎 : 어긋나기
- 약용 : 종자

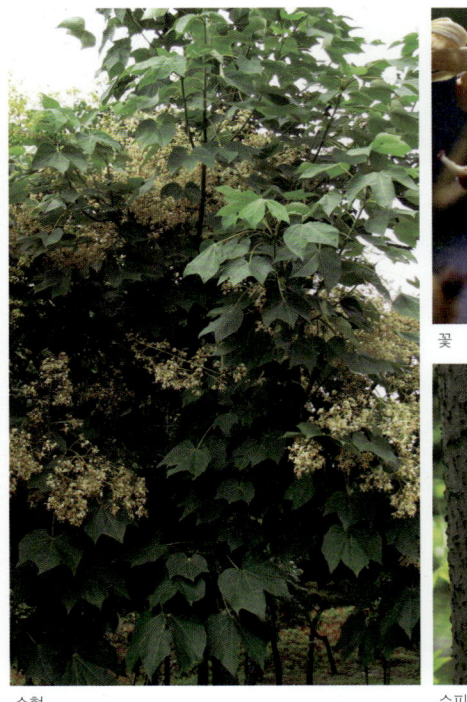
수형

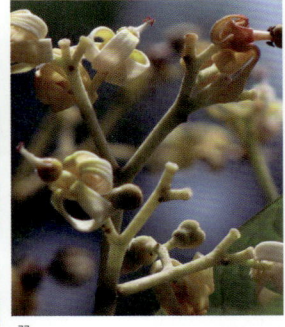
꽃

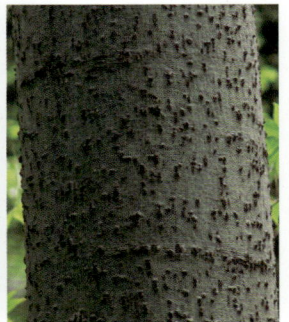
수피

높이 15m로 자라고 수피는 청록색에 세로줄이 나 있다. 오동나무, 개오동나무와 잎 모양이 비슷하지만 수피를 보면 쉽게 구별할 수 있다. 어긋난 잎은 3~5개로 갈라진 박쥐 날개처럼 생긴 심장형이다. 잎 크기는 10~25㎝까지 자란다. 꽃은 원뿔 모양의 꽃차례에 노란색 꽃이 달리고, 꽃의 길이는 2㎝ 정도. 꽃잎은 없고, 뒤로 젖혀진 꽃받침조각이 꽃잎처럼 보인다. 열매는 익으면서 5개로 갈라지고 안에 종자가 보인다. 번식은 종자로 한다.

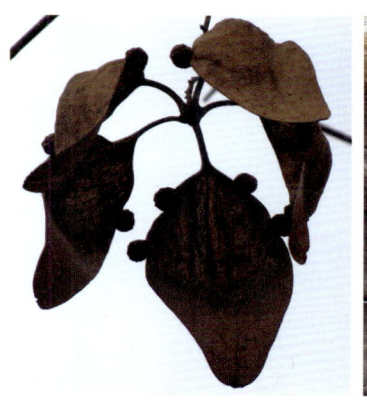
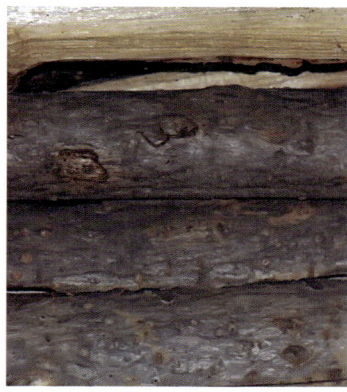

열매 수피 약재

서식지 원산지는 중국이지만 남부지방에서 관상용으로 심어 기른다. 대기오염에 강해 도심의 아파트 단지에서 정원수로도 기른다.

이용부위 전체

토양과 번식 사질양토에 파종

채취 뿌리, 수피, 꽃, 종자, 잎을 약용한다. 종자는 가을에 성숙했을 때 수확한 뒤 햇볕에 말리고, 수피는 연중 채취한다.

성미와 효능 종자의 맛은 달고 성질은 평하다. 소화, 위통, 구내염, 색전증, 부종, 백발치료, 대장탈출에 좋고 기와 위를 보한다. 수피는 혈액순환, 손발저림, 월경불통, 부스럼, 지통, 타박상, 허리무릎 관절통, 마비통, 치질, 악성 상처에 좋다. 잎은 마비, 고혈압, 종기, 부스럼, 칼에 베인 상처에 좋다. 꽃은 청열, 종기, 부스럼, 화상, 고혈압, 골절상에 좋다. 뿌리는 혈액순환, 하혈, 혈뇨, 월경불순, 타박상, 관절통, 경락에 효능이 있다.

사용법

- **기본요법** : 종자, 꽃은 3~9g을 달여 복용하거나 외용한다. 종자를 분말로 약용할 경우 2~3g을 복용한다. 성숙한 종자는 날것으로 식용할 수 있다. 수피는 10~30g을 달여 복용한다.

혈압관계 ▶ 저혈압·항염·항암에 효능

오수유(吳茱萸) 운향과 | 낙엽활엽 소교목

Evodia officinalis

- 생약명: 오수, 오수유
- 높이: 5m
- 잎: 홀수깃꼴겹잎
- 개화: 5~6월
- 열매: 9~10월
- 약용: 종자

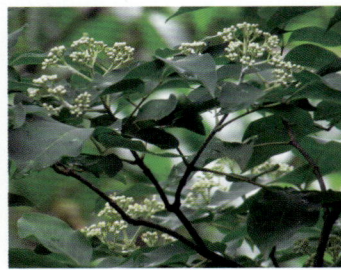
꽃

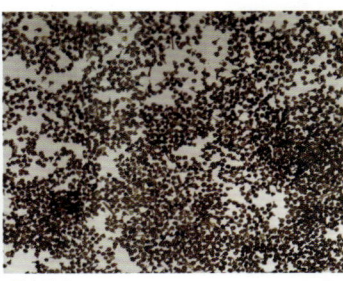
종자 약재

중국 원산으로 국내에서는 주로 경북 경주에 분포한다. 잎은 마주나고 홀수깃꼴겹잎이며 작은잎은 타원형 달걀 모양의 타원형이다. 잎 뒷면에는 털이 있다. 종자 또는 뿌리를 약용하며, 독성이 있으므로 장기간 복용을 금한다. 미성숙 열매 또는 뿌리를 9~10월에 채취한 뒤 햇볕에 말린다.

이용부위 종자

토양과 번식 토양 구별없이 분주, 삽목

성미와 효능 맛은 맵고 쓰고 성질은 차고 독성이 있다. 몸을 따뜻하게 하고 항암 유효성분이 함유되어 있다. 종자는 오한, 지통, 복통, 창통, 치통, 습진, 설사, 구토, 저혈압, 항염, 항암에 사용한다. 뿌리는 두통, 요통, 복통, 회충, 설사에 좋다.

사용법

- **기본요법**: 종자는 1.5~6g을, 뿌리는 15~25g을 달여 복용하거나 외용한다. 임산부는 약용을 금한다.

호흡기·두통 질환 ▶ 기침·가래·기관지염에 효능

관동화(款冬) 국화과 | 여러해살이풀

Tussilago farfara

- 생약명 : 관동
- 개화 : 3월
- 높이 : 0.1~0.3m
- 열매 : 7~8월
- 잎 : 넓은 심장형
- 약용 : 꽃

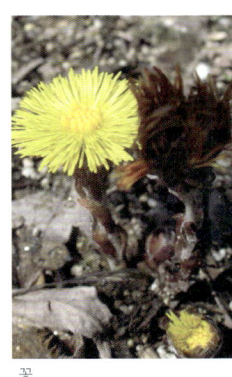
꽃

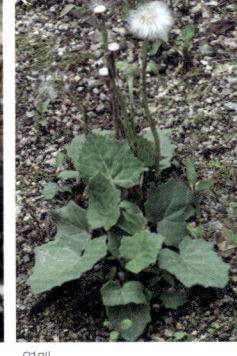
열매

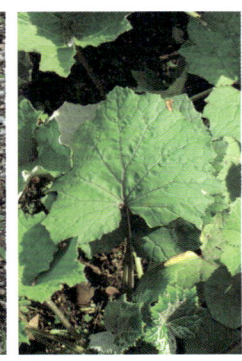
잎

아시아와 유럽, 북미에서 자생하며, 국내에서는 아직 미기록종이다. 길가, 풀밭, 도랑 등에서 민들레처럼 번성한다. 잎은 넓은 심장 모양이고 꽃은 3월에 피며, 꽃이 질 무렵 잎이 올라오고 열매가 열린다. 국내에서는 약용목적으로 더러 재배하는 경우가 있다. 2~3월에 꽃봉오리를 수확해 약용한다.

이용부위 꽃봉오리

토양과 번식 토양 구별없이 종자

성미와 효능 맛은 쓰고 맵고 성질은 따뜻하다. 기침, 가래, 천식, 해수, 기관지염, 인후통, 폐결핵에 효능이 있다.

사용법

- **기본요법** : 5~9g을 달여 복용한다.
- **금기** : 임산부가 약용하거나 차로 마실 경우 유산할 수도 있으므로 주의한다. 특정 국가에서는 이 식물의 약용을 금하기도 한다.

호흡기·두통 질환 ▶ 천식에 효능

머위 (蜂斗菜) 국화과 | 여러해살이풀

Petasites japonicus

- 생약명 : 봉두채
- 개화 : 3~4월
- 높이 : 0.1~0.5m
- 열매 : 7~8월
- 잎 : 둥근 심장 모양
- 약용 : 뿌리

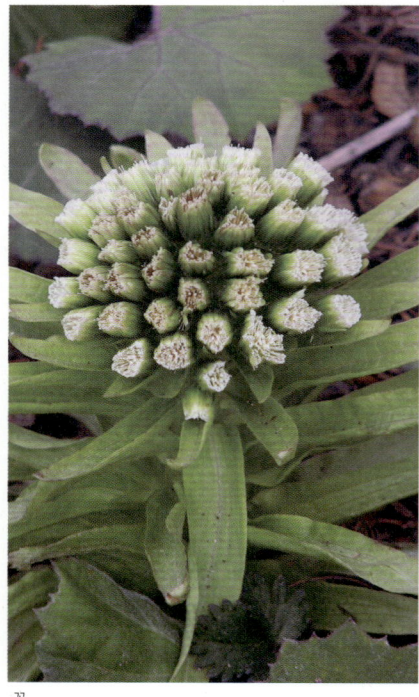

꽃

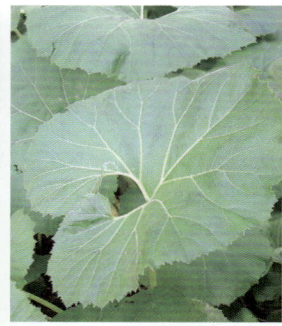

잎

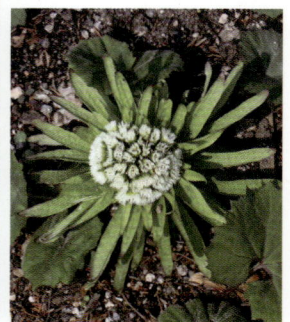

꽃과 잎

이른 봄 꽃대에서 황백색의 자잘한 꽃이 산방꽃차례로 잎보다 먼저 달리고 그 주위로 잎줄기가 올라온다. 잎줄기는 길이 50cm 내외로 자라고 둥근 심장 모양의 지름 30cm의 커다란 잎이 달린다. 열매는 원통형이고 관모가 있다. 번식은 종자나 분주로 할 수 있는데 보통 분주로 번식하는 것이 더 빠르다. 3월이나 10월에 포기를 뽑아 근경을 나누어 심으면 번식이 잘된다. 지방에 따라 머위를 '머구' 또는 '머우'라고도 부른다.

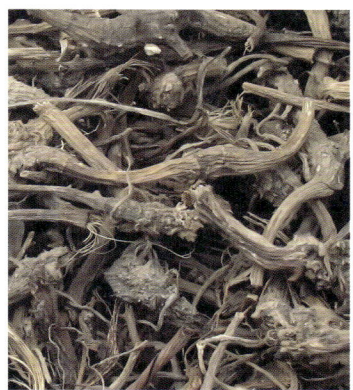 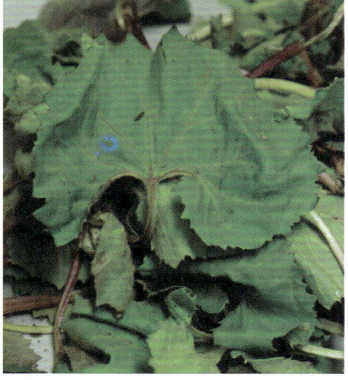

머위 뿌리 약재   머위 나물

서식지 남부지방의 산기슭 습한 곳이나 울릉도, 제주도에서 자란다.

이용부위 뿌리와 전초, 어린잎은 쌈이나 나물로 식용한다.

토양과 번식 비옥토에 파종, 분주

채취 9~11월에 뿌리째 뽑아 세척한 뒤 햇볕에 잘 말린다. 쌈으로 먹거나 봄에는 야들야들한 어린잎을 수확해 나물로 볶아먹는다.

성미와 효능 맛은 쓰고 성질은 서늘하다. 면역력 강화와 안구질환 개선, 편도선염, 해독, 통증, 종기, 어혈, 근육통, 독사에 물린 상처, 타박상, 항암, 천식, 기침, 가래에 효능이 있다.

사용법

- **기본요법** : 건뿌리를 6~15g을 달여 복용하거나 외용한다.
- **천식** : 건뿌리 5~12g을 달여 복용한다.
- **식중독** : 생 머위잎과 대를 즙으로 짜 마신다.
- **타박상 & 다래끼** : 생 머위 잎을 짓이겨 바른다.
- **독사교상** : 생 머위 뿌리를 짓이겨 바른다.
- **머위주** : 생 꽃봉오리 200g과 담금주 1.8리터로 담근 뒤 6개월 숙성시켜 마신다. 취향에 따라 약간의 설탕이나 꿀을 가미한다. 건조시킨 머위 잎과 줄기 400g으로 담가도 된다.

호흡기·두통 질환 ▶ 기관지염에 효능

패모(浙貝母) 백합과 | 여러해살이풀

Fritillaria ussuriensis | 유사종 : 중국패모

- 생약명 : 절패모
- 개화 : 4~5월
- 높이 : 0.3~0.8m
- 열매 : 7~8월
- 잎 : 돌려나기
- 약용 : 뿌리

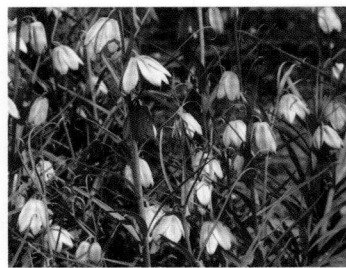

중국패모의 전초

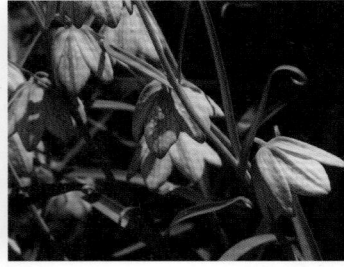

꽃

패모는 북한 함경도 지방에서 자생하며, 중국 원산의 '중국패모'는 약용 목적으로 국내에서 재배하는데 우연히 야생화된 것들도 있다. 패모는 높이 25cm 정도로 자라지만 중국패모는 1m 가량 자라기도 한다. 꽃은 5월에 자주색으로 밑을 향해 피고 중국패모는 연한 녹색으로 밑을 향해 숙여 핀다. 줄 모양의 잎은 마주나거나 3개씩 돌려난다. 5월 중순~6월, 잎이 노랗게 단풍들 때 뿌리를 캐어 모래와 물을 넣고 막대기로 저어 껍질을 벗긴 뒤 햇볕에 말린다.

이용부위 뿌리

토양과 번식 사질양토에 파종, 주아, 괴경

성미와 효능 맛은 매우 쓰고 성질은 차다. 가래, 진해, 해수, 객혈, 해독, 기관지염, 인후통, 혈압강하, 나력, 폐농양, 유선염, 심한 피부 질환에 효능이 있다.

사용법

- **기본요법** : 4~9g을 달여 복용하거나 외용한다.

호흡기·두통 질환 ▶ 기침 가래에 피가 나올 때

문모초(接骨仙桃) 현삼과 | 한두해살이풀

Veronica peregrina

- 생약명 : 접골선도
- 개화 : 4~5월
- 높이 : 0.05~0.2m
- 열매 : 5~6월
- 잎 : 마주나기, 선형
- 약용 : 전초

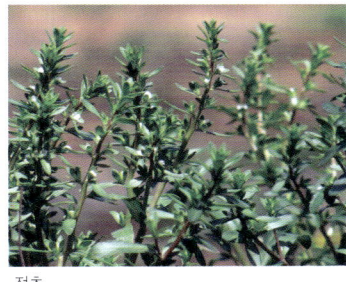
전초

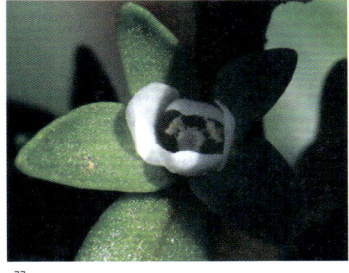
꽃

중부 이남의 논둑, 밭둑, 냇가 주변에서 자란다. 통통한 다육질의 줄기는 높이 5~20cm로 자라고, 잎은 마주나며 넓은 선형이다. 꽃은 4~5월에 잎겨드랑이에서 흰색의 꽃이 피고, 꽃받침과 꽃잎이 4개로 깊게 갈라진다. 열매는 5~6월에 심장 모양으로 익는다. 열매가 성숙하기 전 채취한 뒤 찜통에 쪄서 햇볕에 건조시켜 사용한다. 한방에서 뿌리를 포함한 전초를 '접골선도(接骨仙桃)'라 하여 약용한다.

이용부위 뿌리와 지상부

토양과 번식 비옥토에 파종

성미와 효능 간이 허한 증세, 폐를 맑게 하여 해수, 번갈에 사용한다. 타박상, 인후통, 코피, 생리통, 심한 기침가래에 피가 섞여 나오는 증세, 배가 주기적으로 쏙쏙 아픈 통증에 효능이 있다.

사용법

- **기본요법** : 15~30g을 달여 복용하거나 외용한다.

호흡기·두통 질환 ▶ 기관지염·인후통에 효능

금창초(白毛夏枯草) 꿀풀과 | 여러해살이풀

Ajuga decumbens

- 생약명: 백모하고초
- 높이: 0.15m
- 잎: 도피침형
- 개화: 4~6월
- 열매: 5~8월
- 약용: 전초

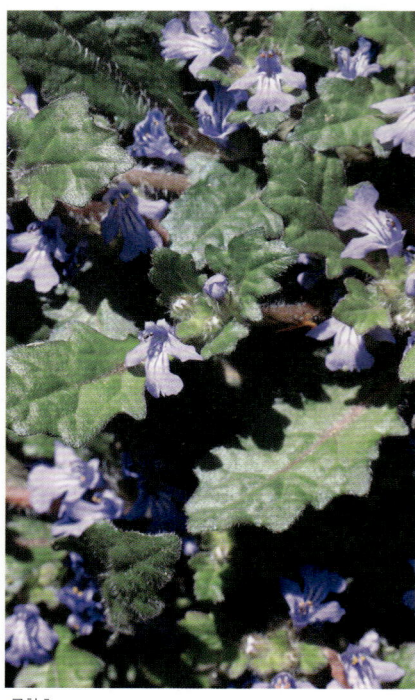

금창초

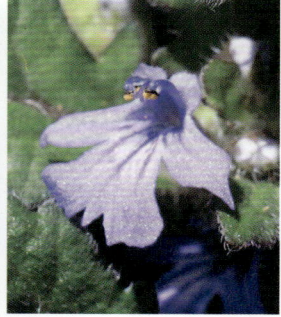

꽃

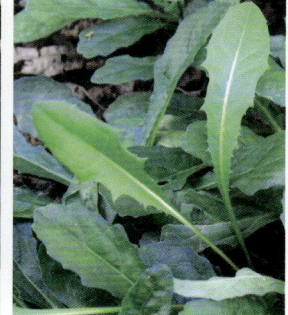

잎

울릉도, 남부지방의 산기슭이나 풀밭에서 자란다. 줄기에 부드러운 털이 촘촘히 있다. 잎은 방석처럼 퍼져 자라고 거꾸로 된 피침 모양이다. 줄기는 땅을 기듯 누워 자라는 속성이 있다. 4~6월에 피는 꽃은 잎겨드랑이에서 여러 개씩 달린다. 생약명은 '백모하고초'이지만 일본산 약초인 백모하고초라는 유사종도 있다. 번식은 포기나누기로 한다. 유럽 원산의 '아주가'는 금창초와 비슷하나 털이 많지 않고 주로 지피식물로 심어 기른다.

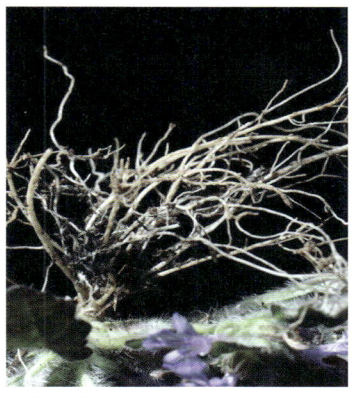
금창초의 뿌리

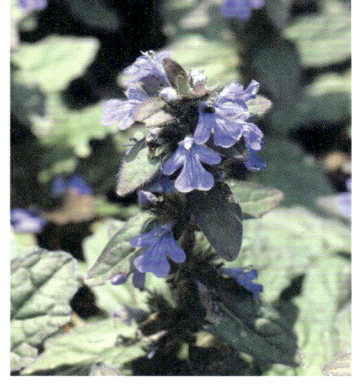
아주가

서식지 남부지방과 제주도의 산기슭이나 길가, 풀밭에서 자생한다.

이용부위 뿌리와 전초, 어린잎은 쓴맛을 우려내 나물로 식용한다.

토양과 번식 부식토에 분주

채취 꽃이 피는 늦봄이나 꽃이 진 초가을에 전초를 수확해 세척한 뒤 햇볕에 말린다.

성미와 효능 맛은 달고 쓰며 성질은 차갑다. 기침, 근육통, 청열, 양혈(凉血), 종기, 기관지염, 코피, 천식, 임병, 부스럼, 인후통, 타박상, 항균에 효능이 있다.

사용법

- **기본요법** : 10~15g을 물 500~700ml에 달여 1일 2회 나누어 복용하거나 외용한다. 신선한 것을 약용할 경우 위 용량의 70% 정도가 적량이다.
- **지혈 & 타박상** : 싱싱한 잎을 짓찧어 바른다.
- **치통** : 달인 물 또는 생즙을 입에 머금었다가 뱉는다.
- **금기** : 꿀풀과 식물들은 알려지지 않은 독성이 있을 수 있으므로 임산부는 약용을 피한다.

호흡기·두통 질환 ▶ 해수·기관지염에 효능

천문동(天門冬) 백합과 | 덩굴성 여러해살이풀

Asparagus cochinchinensis

- 생약명 : 천문동
- 개화 : 5~6월
- 높이 : 1~2m
- 열매 : 7~8월
- 잎 : 선형
- 약용 : 뿌리

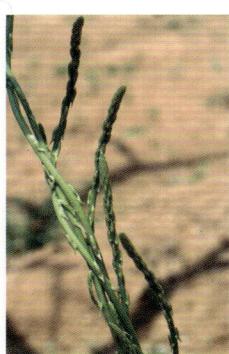
새순

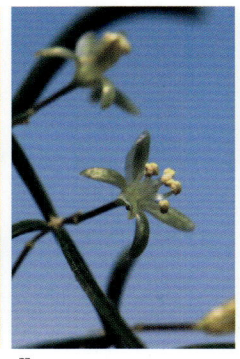
꽃

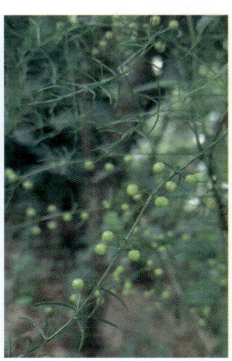
잎과 열매

바닷가나 해변의 산자락에서 자생한다. 뿌리는 방추형의 두터운 손가락 모양이다. 줄기는 덩굴져 자라고 다른 물체를 휘감아 오르며 아래쪽은 목질화한다. 옆겨드랑이에서 연한 황록색 꽃이 암수딴포기로 달린다. 가을, 겨울에 수확한 뿌리를 뜨거운 물에 삶아 껍질을 벗겨내고 햇볕에 말린다. 번식은 가을에 성숙한 씨앗을 바로 파종한다.

이용부위 뿌리

토양과 번식 사질부식토이며 파종, 분주

성미와 효능 맛은 달고 쓰고 성질은 차며 독성이 없다. 갈증, 인후통, 변비, 만성기관지염, 숨찬 증세, 폐결핵, 자음, 당뇨, 항암, 항균, 백혈병에 좋다. 설사, 감기에 걸린 사람은 약용을 금한다.

사용법

- **기본요법** : 6~15g을 달여 복용하거나 외용한다.

호흡기·두통 질환 ▶ 감기·두통에 효능

파(葱白) 백합과 | 여러해살이풀

Allium fistulosum

- 생약명 : 총백
- 개화 : 6~7월
- 높이 : 0.6m
- 열매 : 7~8월
- 잎 : 원통형
- 약용 : 뿌리

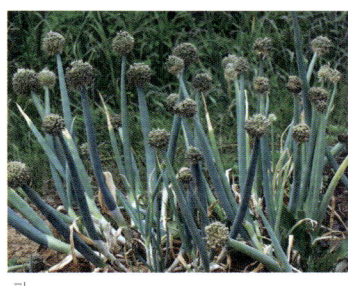
파

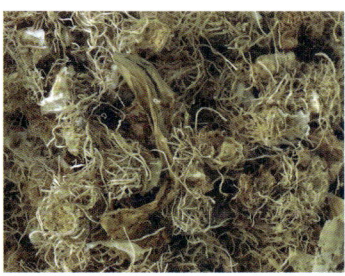
파 뿌리 약재

파의 뿌리줄기 아래쪽의 흰색 부분을 '총백(葱白)'이라고 하며 약용한다. 보통 흰색 부분과 뿌리를 함께 약용한다. 여름, 가을에 수확해 건조시킨다. 종자, 꽃도 건조시킨 뒤 약용한다.

이용부위 뿌리와 전초

토양과 번식 비옥토에 파종

성미와 효능 맛은 맵고 성질은 평하다. 흰색 부분과 뿌리는 해독, 살충, 진정, 복통, 설사, 장내 기생충, 종기, 관절통, 감기, 두통, 식중독에 효능이 있다. 말린 씨앗을 달여 먹으면 눈에 좋다.

사용법

- **기본요법** : 흰색 부분은 3~15g을 달여 복용하거나 외용한다. 뿌리가 포함된 경우 3~12g을 달여 복용한다. 싱싱한 것은 15~30g을 달인다. 또는 죽으로 먹거나 술에 삶아 먹는다. 우리나라는 보통 된장에 넣어 총시죽으로 먹는다.

호흡기·두통 질환 ▶ 감기·해수에 효능

갯기름나물 (植防風) 산형과 | 여러해살이풀

Peucedanum japonicum | 유사종 : 갯방풍

- 생약명 : 식방풍
- 개화 : 6~8월
- 높이 : 0.6~1m
- 열매 : 8~9월
- 잎 : 2~3회 깃꼴겹잎
- 약용 : 뿌리

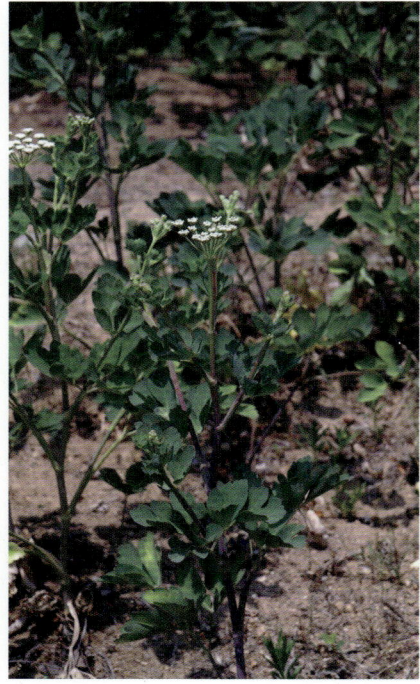

갯기름나물(방풍나물)

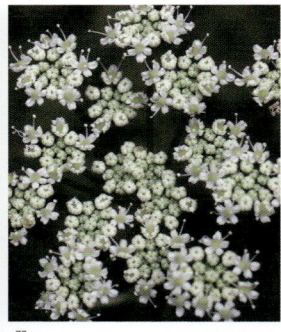

꽃

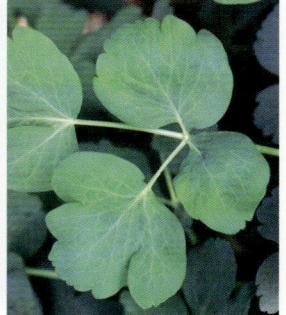

잎

갯기름나물의 뿌리는 굵고 줄기는 높이 60~100cm로 곧게 자란다. 어긋난 잎은 2~3회 깃꼴겹잎이고, 갈라진 잎은 거꾸로 된 달걀 모양에 톱니가 있다. 꽃은 6~8월에 자잘한 꽃들이 겹우산모양 꽃차례로 모여 핀다. 뿌리를 '식방풍'이라 하여 약용하는데 실제 생김새는 중국산 '빈해전호(濱海前胡)'와 비슷하다. 비슷한 식물인 '갯방풍'은 바닷가 모래땅에서 자라고, 전체에 흰색의 털이 있으며, 갯기름나물과 다른 효능의 약성을 갖고 있다.

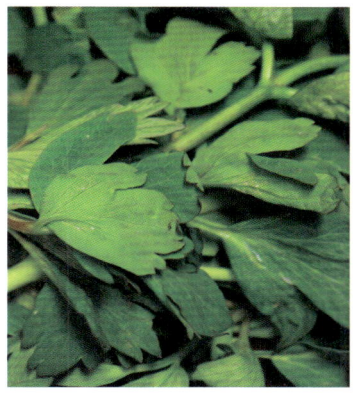
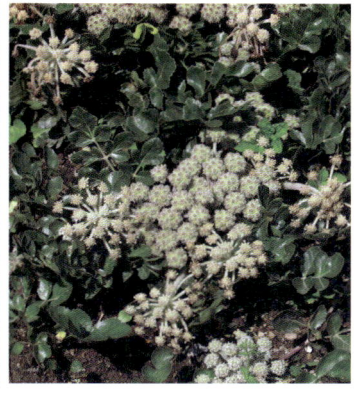

나물로 먹는 방풍나물　　　　　　　　갯방풍

서식지 남부지방의 바닷가나 냇가, 산에서 자란다. 잎은 나물로 먹는다.

이용부위 뿌리와 전초, 어린잎은 나물로 식용

토양과 번식 비옥토에 파종

채취 봄, 가을에 뿌리를 채취한 뒤 세척하고 햇볕에 말려 약용한다. 어린잎은 그때그때 채취해 나물로 무쳐 먹는다.

성미와 효능 중국산 방풍의 맛은 달고 맵고 성질은 다소 따뜻하다. 뿌리를 감기, 두통, 근골통, 파상풍, 중풍, 목덜미가 뻣뻣할 때 사용한다. 갯기름나물은 맛은 맵고 성질은 차며 약간 독성이 있다. 감기, 해수, 이뇨, 염증에 좋다.

사용법

- **기본요법**: 중국산 방풍 뿌리, 잎은 4~10g을 달여 복용하거나 외용하고 꽃은 1~5g을 달여 복용한다. 갯기름나물 뿌리는 4~14g을 달여 복용하되, 과도한 복용은 금한다.
- **참고**: 갯기름나물을 중국산 방풍에 준하여 약용하는데 실제 생김새는 중국의 빈해전호와 똑같다. 따라서 방풍이 아닌 빈해전호에 준해 약용하는 것이 옳다. 중국산 방풍은 우리나라에서 나지 않으며 과거 북부지방에서 재배한 기록이 있다.

호흡기·두통 질환 ▶ 인후통·편도선염에 효능

도라지(桔梗) 초롱꽃과 | 여러해살이풀

Platycodon grandiflorum

- 생약명 : 길경
- 개화 : 7~9월
- 높이 : 0.4~1m
- 열매 : 8~9월
- 잎 : 넓은 피침형
- 약용 : 뿌리

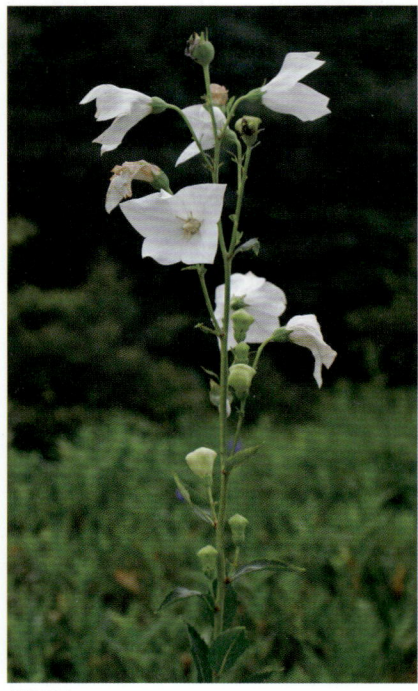
백도라지

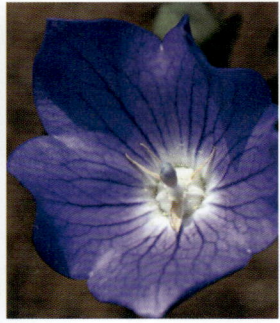
꽃

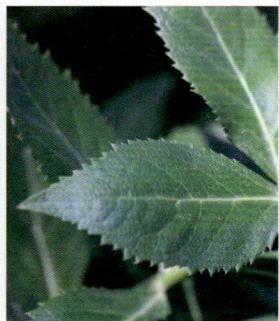
잎

줄기는 높이 0.4~1m로 자란다. 잎은 잎자루가 없고 마주나거나 어긋나거나며 3개씩 돌려난다. 하늘을 향해 피는 종 모양의 꽃은 지름 4~5cm 정도이고 꽃잎 색상은 보라색과 흰색이 있다. 흰색 꽃이 피는 도라지를 '백도라지'라고 부른다. 열매는 8월에 성숙하고 거꾸로 된 달걀 모양이다. 지하부의 덩이뿌리를 '도라지나물'이라 하여 식용한다. 종자를 수확해 이듬해 3월 하순~5월 상순 사이에 심는다.

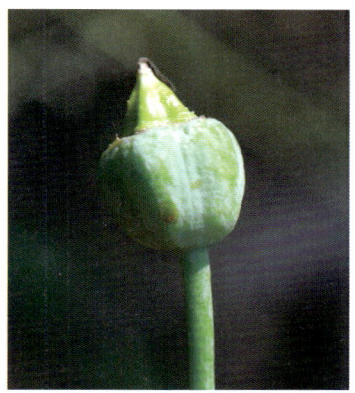
열매

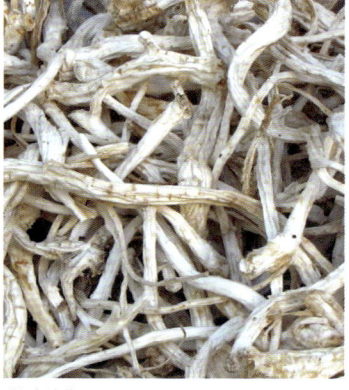
뿌리 약재

서식지 산지 양지바른 곳에서 자라며, 심어서 재배한다.

이용부위 전초, 새순과 어린잎, 뿌리는 우려낸 뒤 나물로 식용한다.

토양과 번식 사질비옥토에 파종, 분주

채취 3~9월에 뿌리를 채취한 뒤 껍질을 벗겨내고 햇볕에 말리되, 가을에 채취한 뿌리를 최고로 친다.

성미와 효능 성질은 차고 맛은 맵고 다소 독성이 있다. 거담, 가래, 인후통, 편도선염, 복통, 해수, 치통, 설사, 감기, 기침, 냉병, 월경통, 대하, 이뇨, 보혈에 효능이 있다.

사용법

- **인후통, 감기** : 말린 뿌리를 5g씩 달여서 복용한다.
- **비만증** : 도라지가루 102g, 형개가루 102g, 곱돌가루 153g, 박하가루 51g, 대황엑스 10g, 택사엑스 10g, 마황엑스 5g, 삽주엑스 2g, 구기자 40g으로 약을 만든 뒤 1일 3회 4g씩 복용한다.
- **도라지술** : 잔뿌리가 많은 생 도라지 200g을 담금주 1.8리터와 섞은 뒤 3개월간 숙성시키고 환절기의 감기, 기침에 마신다.

호흡기·두통 질환 ▶ 가래·기관지염에 효능

꼭두서니 (茜草根) 꼭두서니과 | 덩굴성 여러해살이풀

Rubia akane

- 생약명 : 천초근
- 개화 : 7~8월
- 높이 : 0.8~1m
- 열매 : 9월
- 잎 : 심장형
- 약용 : 뿌리

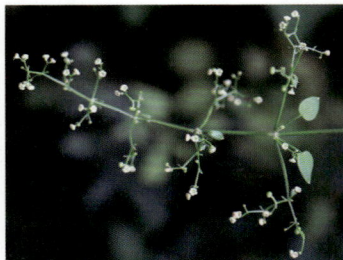
꼭두서니

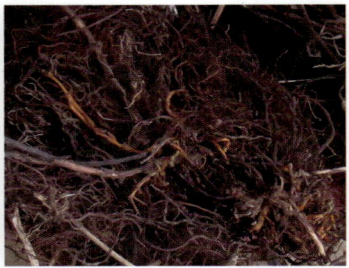
뿌리 약재

산지의 풀밭에서 흔히 자란다. 도시의 아파트 넓은 풀밭에서도 자라는 것을 볼 수 있다. 노란색의 뿌리가 여러 개 있다. 줄기는 길이 1m로 자라고 잎은 심장형 또는 긴 난형으로 4개씩 돌려난다. 꽃은 7~8월에 지름 4mm 정도의 작은 크기로 달린다. 열매는 검은색으로 익는다. 뿌리를 봄, 가을에 채취한 뒤 햇볕에 말려 약용한다.

이용부위 뿌리와 지상부

토양과 번식 토양 구별없이 파종

성미와 효능 맛은 쓰고 성질은 차다. 지혈, 가래, 황달, 코피, 혈변, 혈뇨, 자궁출혈, 월경불순, 어혈, 타박상, 만성기관지염에 효능이 있다.

사용법

- **기본요법** : 9~15g을 달여 복용한다.
- **금기** : 꼭두서니 색소에서 발암 물질이 발견되었다는 보고가 있다. 국내에서는 천초근(꼭두서니)의 수입, 제조, 판매를 금하고 있다.

호흡기·두통 질환 ▶ 기침·가래에 효능

바디나물(紫花前胡) 산형과 | 여러해살이풀

Angelica decursiva

- 생약명 : 자화전호
- 개화 : 8~9월
- 높이 : 0.8~1.5m
- 열매 : 10~11월
- 잎 : 갈라진 모양
- 약용 : 뿌리

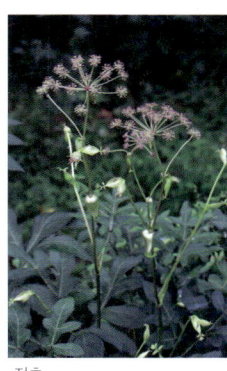
전초

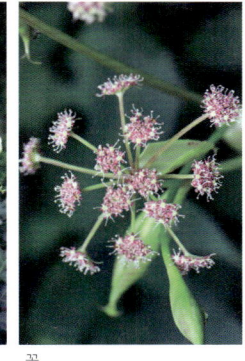
꽃

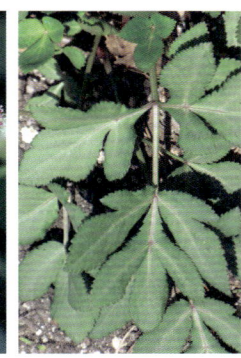
뿌리잎

산지의 축축한 곳에서 자생한다. 잎은 깃꼴로 갈라지고 잎자루 밑이 줄기를 감싸고 갈라진 작은 잎은 날개처럼 밑 부분이 좁아지므로 잎을 보면 바로 알 수 있다. 줄기의 잎겨드랑이에 자주색 꽃이 핀다. 가을, 겨울에 잎이 시든 뒤 뿌리를 채취해 건조시켜 약용한다. 잎 모양은 똑같지만 꽃이 흰색인 품종을 '흰바디나물'이라고 한다.

이용부위 뿌리, 어린잎은 나물로 식용한다.

토양과 번식 사질부식토에 분주

성미와 효능 맛은 달고 맵고 성질은 다소 차며 독성은 없다. 청열, 두통, 기침, 가래, 해독, 답답한 가슴, 구토감, 더위에 의한 발진에 효능이 있다.

사용법

- **기본요법** : 5~10g을 달여 복용한다.

호흡기·두통 질환 ▶ 기관지염·기침에 약용

약촉규(藥蜀葵) 아욱과 | 여러해살이풀

Althaea oafficinalis

- 생약명 : 약촉규
- 개화 : 6~8월
- 높이 : 0.9~1.2m
- 열매 : 8~9월
- 잎 : 심장형, 톱니
- 약용 : 전초

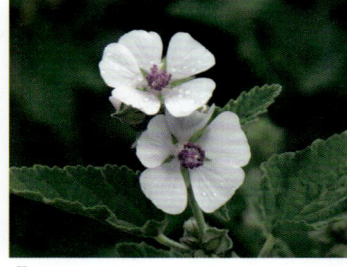
꽃

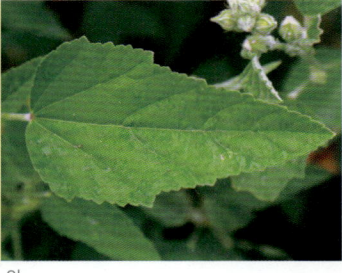
잎

아욱과의 당아욱과 비슷하지만 달걀 모양의 잎은 가장자리에 불규칙한 톱니가 있다. 정식 명칭은 '마시멜로우'라고 부른다. 유럽, 서아시아 원산의 허브식물로 국내에는 '약촉규'라는 이름으로 알려졌다. 채취한 잎은 건조시켜 약용하고 뿌리는 늦가을에 채취해 건조시킨 뒤 약용한다.

이용부위 잎, 뿌리, 종자

토양과 번식 사질양토에 파종

성미와 효능 맛은 달고 성질은 차다. 잎은 진통, 기침, 감기, 기관지염, 이뇨, 피부염, 신장결석에 좋다. 뿌리는 진통, 감기, 가래, 구내염, 위염, 장염, 대장염, 소화, 이뇨, 피부, 폐렴, 임질, 신장염, 설사, 타박상, 피부, 부스럼, 변비, 모유촉진에 좋다. 당뇨약과 복용하면 혈당을 과다 감소시키는 부작용이 발생하므로 금기한다.

사용법

- **기본요법** : 잎, 뿌리를 팅크제를 만들어 약용하거나 달여 복용한다. 생잎을 조리해 먹는다. 피부염에 외용한다.

호흡기·두통 질환 ▶ 해열·발한·두통에 효능

꽃향유 (香薷) 꿀풀과 | 여러해살이풀

Elsholtzia splendens | 유사종 : 향유

- 생약명 : 향유
- 높이 : 0.6m
- 잎 : 마주나기, 난형
- 개화 : 9~10월
- 열매 : 10~11월
- 약용 : 전초

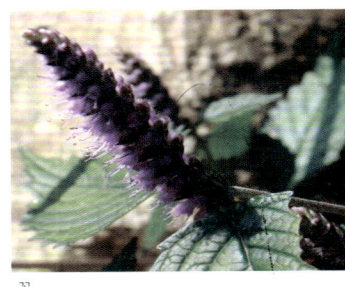
꽃

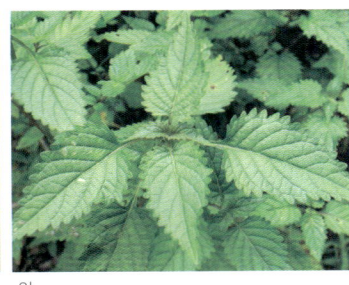
잎

꽃향유, 향유, 애기향유, 가는잎향유 등을 모두 '향유(香薷)'라 하여 약용한다. 꽃향유는 전국의 산과 들판에서 흔히 자라며, 줄기는 곧게 서고 네모지며 잔털이 있다. 꽃은 향유에 비해 크고 꽃색도 짙다. 또한 '배초향'과 달리 한쪽 방향으로 꽃이 핀다. 열매가 익으면 지상부를 채취해 햇볕에 말려 약용한다.

이용부위 전초, 어린잎과 줄기는 나물로 식용한다.

토양과 번식 자갈토에 파종

성미와 효능 맛은 맵고 성질은 온화하며 독성은 없다. 발한, 해열, 오한, 땀, 두통, 이뇨, 수종, 복통, 구토, 설사, 각기, 급성신장염에 효능이 있다.

사용법

- **기본요법** : 3~10g을 달여 복용하거나 외용한다.
- **부종** : 향유 10g, 쌀 100g, 설탕을 넣어 죽을 끓여 먹는다.

알레르기 질환 ▶ 비염·축농증에 효능

삼백초 (三白草) 삼백초과 | 여러해살이풀

Saururus chinensis | 유사종 : 약모밀(어성초)

- 생약명 : 삼백초
- 높이 : 0.5~1m
- 잎 : 어긋나기
- 개화 : 6~8월
- 열매 : 9~10월
- 약용 : 전초

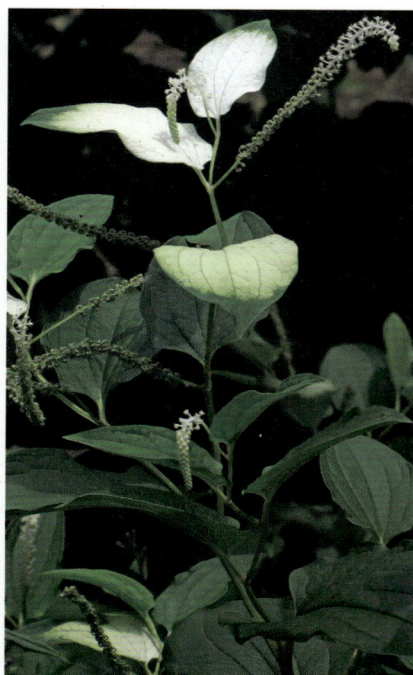
삼백초

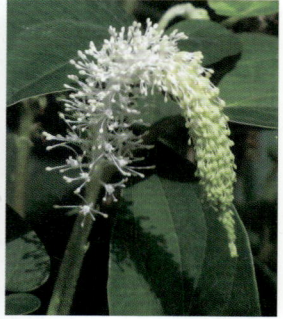
꽃

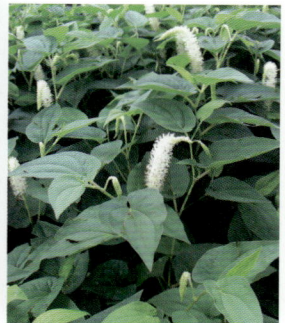
재배 밭

잎, 뿌리, 꽃 3군데가 흰색이라고 해서 삼백초라고 한다. 멸종위기식물이므로 재배해서 약용한다. 흰색 뿌리에서 높이 1m로 줄기가 곧게 올라온다. 어긋난 잎은 난상 타원형이고 끝이 뾰족하며 밑부분은 심장형이다. 상단 잎은 흰색 무늬가 나타나지만 일조량이 적을 경우 흰색 무늬가 나타나지 않는다. 꽃은 9~10월에 수상꽃차례로 자잘한 흰색 꽃들이 촛대처럼 모여 달린다. 번식은 포기나누기로 한다.

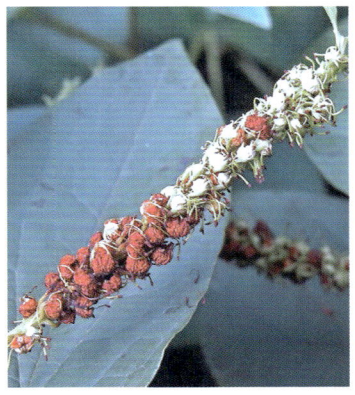 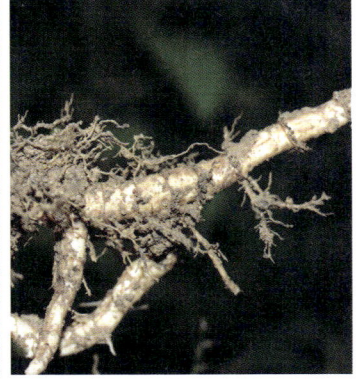

열매 삼백초 뿌리

서식지 제주도와 남부 일부지역에만 서식지가 있는 멸종위기 II 급식물이다. 인기가 많아 국내에 재배농가가 많다.

이용부위 뿌리와 지상부

토양과 번식 비옥토에 분주

채취 6월경 꽃이 필 무렵 전초를 채취해 온수에 담가 세척한 뒤 햇볕에 말린다.

성미와 효능 맛은 쓰고 맵고 성질은 차다. 지상부는 부종, 탁한 오줌, 대하, 황달, 심한 각기, 개선피부염에 효능이 있다. 뿌리는 위의 효능에 해열, 해독, 항암(간암)에 효능이 있다.

사용법

- **기본요법**: 뿌리 또는 지상부 9~14g을 달여 1일 3회 나누어 복용하거나 외용한다. 날것은 3배를 달여 복용한다.
- **부스럼**: 뿌리 분말을 꿀에 개어 바른다.
- **비염 & 아토피 피부염**: 비염, 축농증에는 삼백초 잎을 달여 복용하거나 차로 마시고, 아토피 피부염, 여드름에는 삼백초잎 삶은 물로 목욕하거나 세안한다.
- **금기**: 허약자와 임산부는 삼백초의 약용을 금한다.

알레르기 질환 ▶ 새집증후군에 의한 알레르기에 효능

삽주(蒼朮) 국화과 | 여러해살이풀

Atractylodes ovata

- 생약명 : 창출
- 높이 : 1m
- 잎 : 긴 타원형
- 개화 : 7~10월
- 열매 : 9~10월
- 약용 : 뿌리

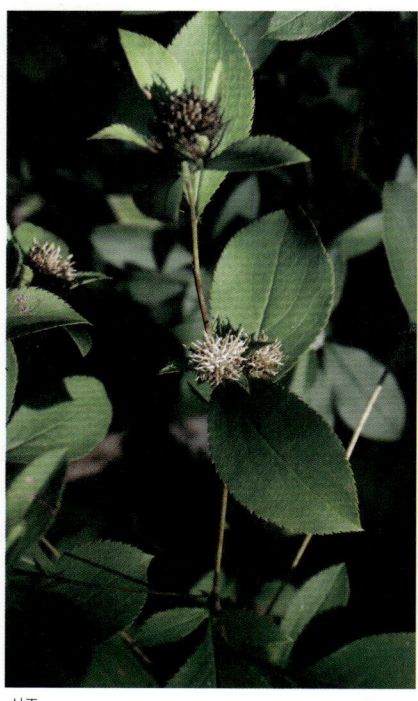
삽주

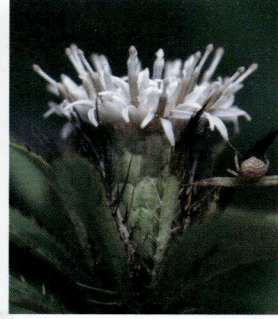
꽃

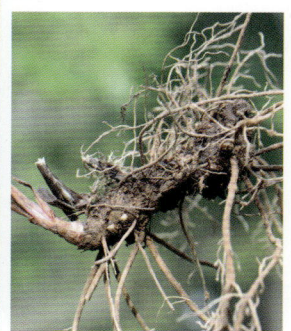
뿌리

우리나라와 중국, 일본에서 자생한다. 줄기는 30~100cm로 곧게 자란다. 줄기 상단 잎은 갈라지지 않은 타원형이지만 하단으로 내려가면 3개 또는 5개로 갈라진 잎이 나온다. 꽃은 암수딴포기로 줄기나 가지 끝에 흰색의 두상화가 1개씩 달린다. 열매는 9~10월에 익고 관모가 있다. 잎과 꽃이 뻣뻣하며 헛뿌리를 '백출', 묵은 뿌리를 '창출'이라 하여 약용한다. 번식은 9~10월에 종자를 채취한 뒤 바로 파종하거나 다음해 4월 초에 파종한다.

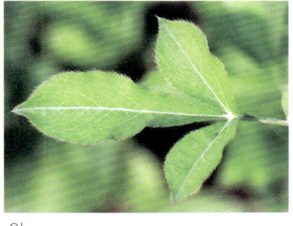
잎

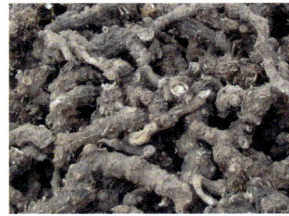
창출

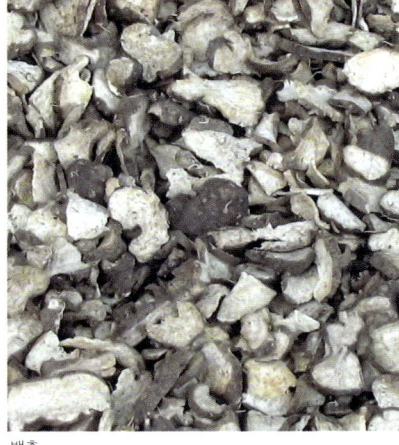
백출

서식지 들판이나 산에서 자생한다.

이용부위 뿌리, 봄에 어린순과 잎은 쌈, 국, 나물로 식용한다.

토양과 번식 비옥한 사질토에 파종, 이식법

채취 9월~3월에 뿌리를 채취한다. 껍질과 잔뿌리가 있고 2년 이상 자란 뿌리는 창출, 껍질을 벗긴 뿌리 또는 1년생 햇뿌리는 백출이다. 약성은 조금 반대이지만 큰 범위에서는 같다.

성미와 효능 창출의 맛은 쓰고 성질은 따뜻하다. 식욕부진, 권태, 이질, 중풍, 하리, 야맹증, 안구건조증, 황달, 관절염, 소화불량, 위암에 좋다.

사용법

- **기본요법** : 창출 혹은 백출을 4.5~10g을 달여 먹는다.
- **안구건조증** : 창출 20g을 달여 1일 3회 나누어 복용한다.
- **새집증후근** : 백출 4.5~9g을 0.5~1리터의 물에 달여 마신다.
- **삽주술** : 창출 뿌리 절편 200g을 1.8리터의 담금주에 담근 뒤 6개월~1년 후에 마신다.

알레르기 질환 ▶ 비염·축농증에 효능

목련(辛夷) 목련과 | 낙엽활엽 교목

Magnolia kobus | 유사종 : 백목련

- 생약명 : 신이
- 개화 : 3~4월
- 높이 : 10m
- 열매 : 9~10월
- 잎 : 넓은 달걀 모양
- 약용 : 꽃봉오리

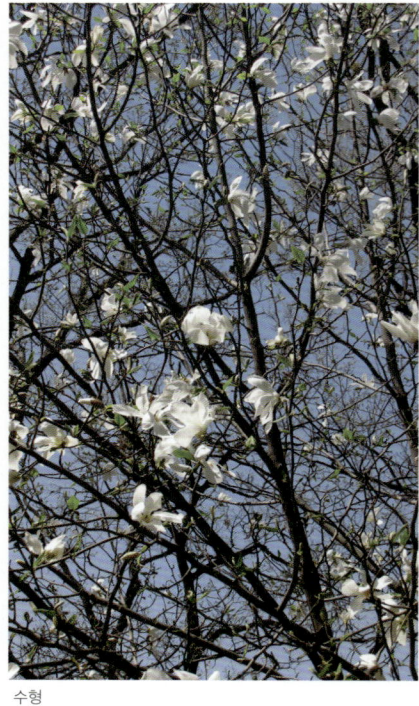

수형

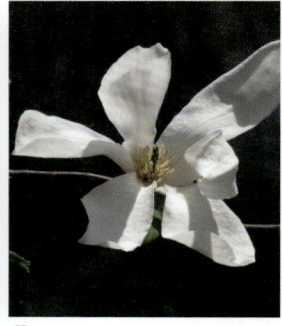

꽃

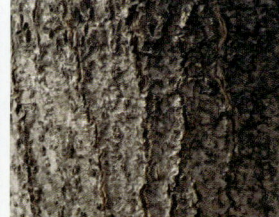

수피

제주도에서 자생하는 목련은 연꽃을 닮은 나무라 하여 붙여진 이름이다. 주변의 것들은 대부분 꽃이 풍성하게 피는 '백목련' 품종이며 집의 정원수나 학교 교정에서 흔히 볼 수 있다. 수피는 회백색이고 잎은 어긋나며 넓은 달걀 모양으로 끝이 뾰족하다. 가지 끝에 잎보다 꽃이 먼저 달린다. 목련꽃은 꽃잎이 6~9개이고 기부에 연한 붉은빛을 띈다. 주로 꽃봉오리와 꽃을 약용한다. 번식은 종자와 접목으로 할 수 있다.

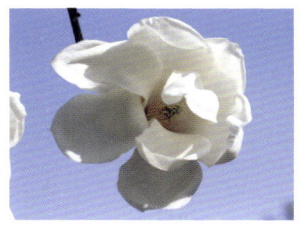
백목련의 꽃

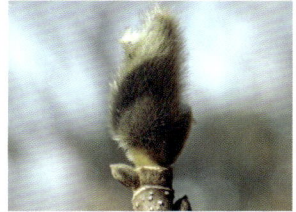
백목련의 꽃봉오리

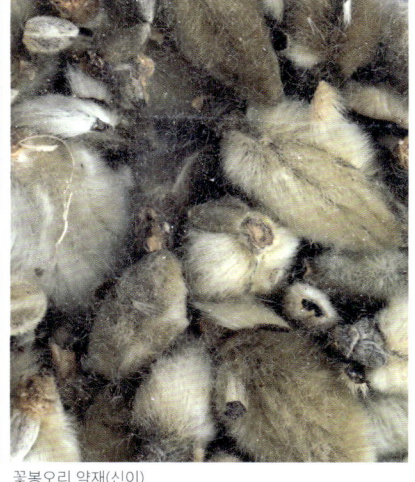
꽃봉오리 약재(신이)

서식지 제주도 한라산에서 자생한다. 백목련은 중국 원산이며 국내에서는 정원수 관상용으로 흔히 키운다.

이용부위 꽃봉오리와 꽃

토양과 번식 비옥토에 파종, 접목

채취 3~4월에 꽃봉오리를 수확한 뒤 그늘에서 건조시킨다. 꽃은 개화할 때 채취한 뒤 그늘에서 말린다.

성미와 효능 꽃봉오리의 맛은 매우 맵고 성질은 따뜻하다. 감기, 비염, 두통, 콧물, 축농증, 치통, 손발저림에 효능이 있다. 꽃은 불임, 월경복통, 축농증, 치통, 손발저림에 좋고 기와 폐, 혈을 보하고 통하게 한다.

사용법

- **기본요법**: 꽃봉오리 3~9g을 달여 복용하거나 외용하고, 꽃은 5~15g을 달여 복용하거나 외용한다.
- **불임**: 꽃을 벌꿀에 재워 복용한다.

알레르기 질환 ▶ 비염·축농증·염증에 효능

느릅나무 (楡根皮) 느릅나무과 | 낙엽활엽 교목

Ulmus davidiana var. *japonica*

- 생약명 : 유근피
- 높이 : 15~30m
- 잎 : 어긋나기, 타원형
- 개화 : 3~4월
- 열매 : 5월
- 약용 : 수피

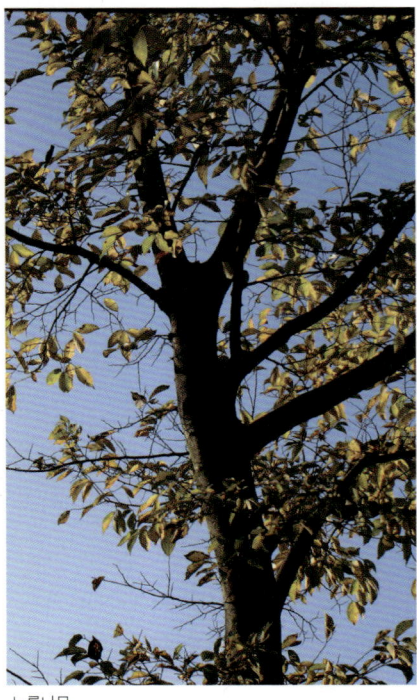

느릅나무

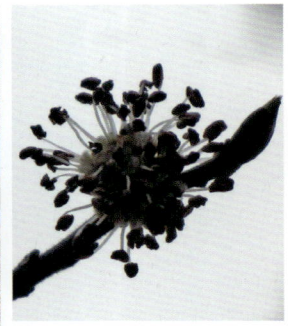

꽃

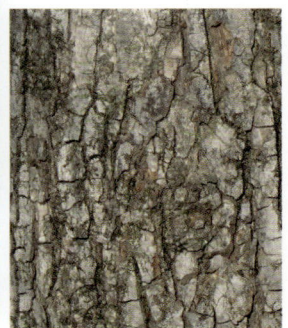

수피

원줄기는 높이 30m로 자란다. 어긋난 잎은 느티나무 잎과 닮았지만 잎 가장자리 톱니가 불규칙하므로 구별할 수 있다. 잎 앞면은 참느릅나무가 광택이 나는데 반해, 느릅나무는 감촉이 거칠다. 꽃은 3~4월에 잎보다 먼저 피고, 잎겨드랑이에서 우산 모양의 꽃차례로 자잘하게 모여 핀다. 번식은 종자, 삽목, 접목으로 할 수 있는데 보통 삽목으로 한다. 국내에서 정원수로 키우는 느릅나무 중에는 미국느릅나무도 있으므로 약용에 주의한다.

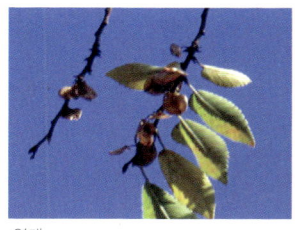
열매

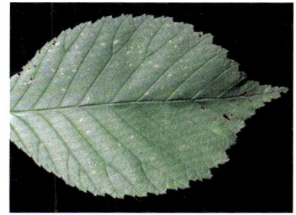
잎

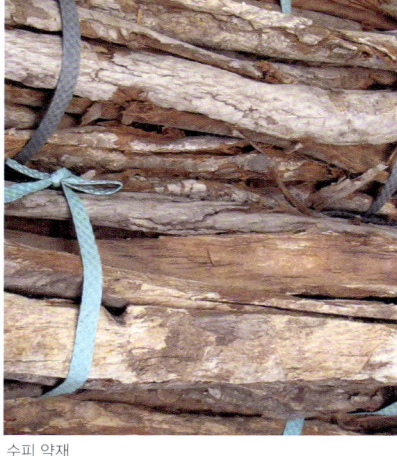
수피 약재

서식지 산지의 계곡가나 강가에서 자생한다.

이용부위 수피와 근피

토양과 번식 비옥토에 파종, 삽목

채취 나무껍질은 '유피(楡皮)', 뿌리껍질은 '유근피(楡根皮)'라고 부르며 약용한다. 둘 다 필요할 때 채취하여 그늘에서 말린다.

성미와 효능 맛은 달고 성질은 평하다. 유피는 이뇨, 항염, 항암에 좋다. 유근피는 위염, 비염, 축농증, 종기, 항염, 항암에 좋다. 느릅나무의 잎은 불면증에 좋다.

사용법

- **기본요법** : 유근피 10~20g을 달여 복용한다.
- **비염** : 유근피를 달여 복용하고, 달인 물과 죽염을 3:1로 섞어 솜에 묻힌 뒤 취침 전 코에 넣어 둔다. 증상이 완화될 때까지 매일 반복한다.
- **유근피차** : 물 1.8리터에 40g을 넣어 은은히 달여 복용한다.

알레르기 질환 ▶ 피부염·항문 질환에 효능

붉나무(鹽麩子) 옻나무과 | 낙엽활엽 소교목

Rhus javanica var. *roxburghii*

- 생약명 : 염부자, 오배자
- 높이 : 7m
- 잎 : 홀수깃꼴겹잎
- 개화 : 7~8월
- 열매 : 9~11월
- 약용 : 오배자

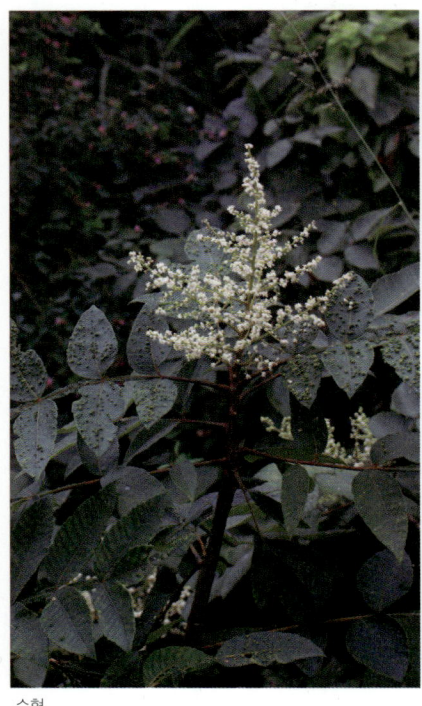

수형

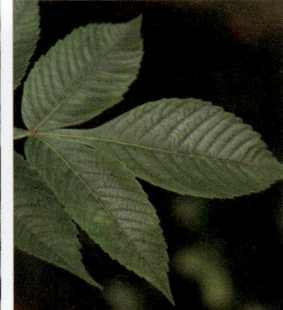

잎

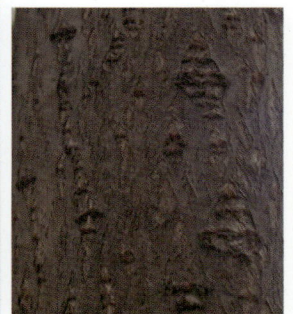

수피

오배자면충(진딧물 성충)이 잎줄기 날개에 기생하여 만든 벌레혹을 '오배자(伍倍子)'라 하여 약용한다. 높이 7m로 자라고 잎은 어긋나며, 홀수깃꼴겹잎으로 옻나무 잎과 닮았지만 잎줄기에 날개가 있다. 작은 잎은 7~13개이며, 긴 타원 모양에 끝이 뾰족하고 가장자리에 톱니가 있다. 꽃은 원뿔 모양의 꽃차례에 황백색 꽃이 핀다. 포도송이처럼 달리는 열매는 '염부자'라고 하여 약용한다. 전체와 열매에서 짠맛이 나는 소금 성분이 있다.

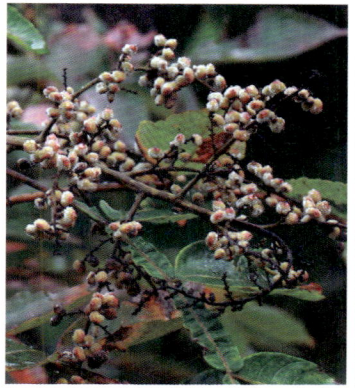
열매

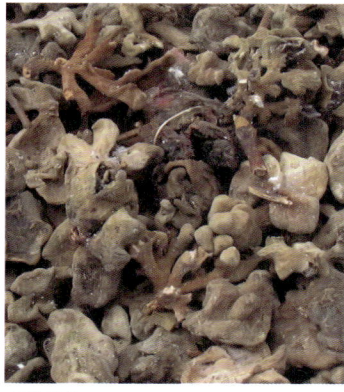
열매 약재

서식지 전국에서 산에서 자라고 도시의 야산에서도 흔히 자라는 것을 볼 수 있다.

이용부위 오배자, 열매, 잎

토양과 번식 비옥토에 파종

채취 오배자는 수확한 뒤 프라이팬에서 살짝 구운 뒤 잘게 썰어 안의 불순물을 없애고 건조시키거나 프라이팬에서 더 구워서 보관한다. 붉나무의 열매, 잎, 뿌리도 약용한다.

성미와 효능 오배자 맛은 짜고 시며 성질은 차다. 기침, 해수, 설사, 피부염, 가려움증, 직장탈출, 혈변, 코피, 월경출혈, 외상출혈, 직장탈출, 항염, 구내염에 효능이 있다. 염부자(열매)와 뿌리의 맛은 시고 짜며 성질은 차갑다. 해독, 지혈, 어혈에 효능이 있다. 뿌리는 감기, 발열, 기관지염, 객혈, 기침, 장염, 설사, 치질, 혈변에 좋다.

사용법

- **기본요법** : 오배자 3~9g을 달여 복용하거나 외용한다. 신선한 열매는 15~35g을 달여 외용한다.
- **뱀에 물린 상처** : 붉나무 잎을 짓찧어 바른다.

소화·위장 질환 ▶ 혈변·설사에 효능

딱지꽃(委陵菜) 장미과 | 여러해살이풀

Potentilla chinensis

- 생약명 : 위릉채
- 높이 : 0.4~0.6m
- 잎 : 깃꼴겹잎
- 개화 : 6~7월
- 열매 : 7~8월
- 약용 : 전초

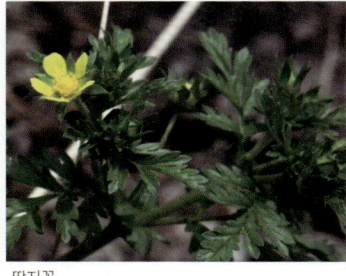
딱지꽃

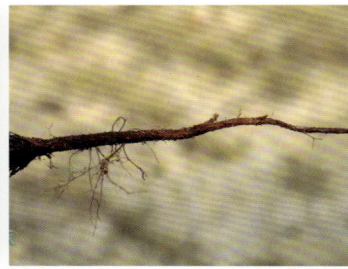
어린 뿌리

산과 들이나 개울, 논둑 등 양지바른 곳에서 자라고, 변두리의 도랑 옆 풀밭에서도 볼 수 있다. 줄기는 비스듬히 서고 털이 있다. 줄기잎은 어긋나게 달리고 깃 모양에 겹잎이다. 가지 끝에 산방상 취산꽃차례로 노란색 꽃이 핀다. 봄~가을에 채취한 전초는 세척한 뒤 건조시켜 약용한다. 뿌리가 딱딱하고 깊기 때문에 모종삽이 필요하다.

이용부위 전초, 어린순은 나물로 식용한다.

토양과 번식 사질양토에 파종, 분주

성미와 효능 맛은 쓰고 성질은 차다. 해독, 지통, 청열, 결핵, 항염, 이질 등에 사용하고 다른 약재와 혼합해 사지마비, 류머티즘, 간질에도 약용한다.

사용법

- **기본요법** : 9~15g을 달여 복용하거나 외용한다.
- **적리(혈변설사)** : 분말 2g을 물과 함께 복용한다.
- **주의** : 허약체질에 의한 심한 설사를 하는 사람은 금한다.

소화 위장 질환 ▶ 혈액순환·해열에 효능

왕고들빼기 (山渦巨) 국화과 | 한두해살이풀

Lactuca indica

- 생약명 : 산와거
- 개화 : 8~10월
- 높이 : 1~2m
- 열매 : 9월
- 잎 : 어긋나기
- 약용 : 전초

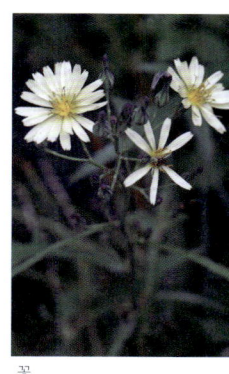
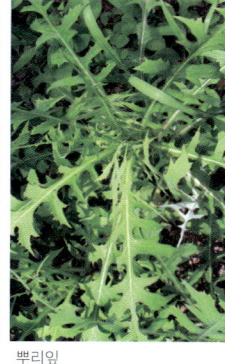
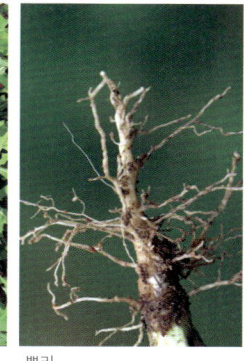

꽃　　　　　　　　　뿌리잎　　　　　　　　　뿌리

농촌의 길가, 밭둑에서 흔히 자란다. 줄기는 곧게 서며, 잎은 어긋나고 깃 모양으로 깊게 갈라진다. 줄기나 잎을 자르면 황백색 액이 나온다. 가지 끝에 연한 노란색의 두상화가 모여 핀다. 가을에 씨앗을 받아 바로 파종하면 이듬해 번식이 된다. 봄, 여름에 전초를 채취한 뒤 햇볕에 말려 약용한다.

이용부위 전초, 어린잎은 국, 나물로 식용한다.

토양과 번식 사질양토에 파종

성미와 효능 맛은 쓰고 성질은 차갑다. 해독, 해열, 양혈(凉血), 맹장염, 종기, 부종, 어혈, 편도선염, 유선염, 자궁염, 산후자궁출혈, 치질, 소화, 통증, 사마귀에 효능이 있다.

사용법

- **기본요법** : 10~15g을 달여 복용하거나 외용한다.
- **편도선염** : 뿌리 15~30g을 달여 복용한다.

소화·위장 질환 ▶ 열병·장염에 효능

인동덩굴(忍冬) 인동과 | 반상록활엽 덩굴나무

Lonicera japonica

- 생약명 : 인동
- 길이 : 4~5m
- 잎 : 마주나기, 타원형
- 개화 : 6~7월
- 열매 : 8~9월
- 약용 : 지상부

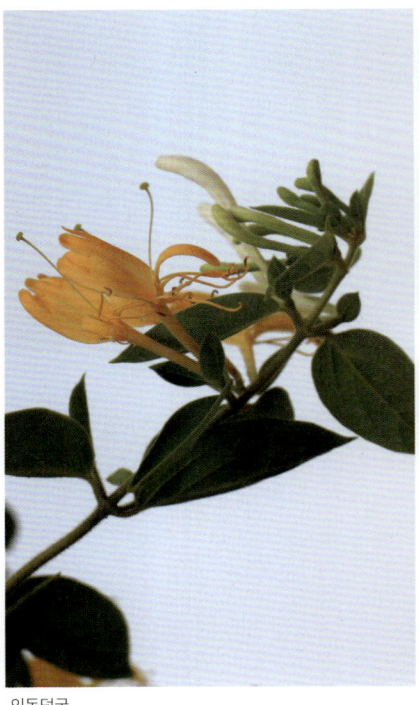

인동덩굴

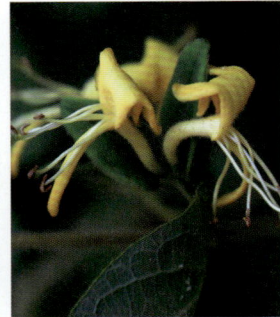

꽃

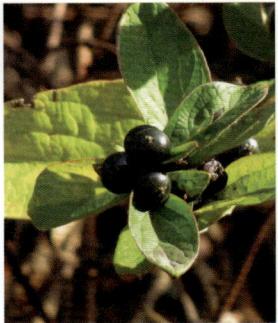

열매

전국의 산과 들판에서 자생하지만 조경수로도 심는다. 줄기는 오른쪽으로 감아 오르는 덩굴성이다. 줄기에는 갈색털이 빽빽하게 나 있다. 마주난 잎은 타원형이고 잎자루에도 갈색털이 빽빽하다. 6~7월에 잎겨드랑이에서 1~2개의 꽃이 달린다. 입술 모양의 꽃은 흰색에서 노란색으로 변해서 '금은화(金銀花)'라고도 한다. 붉은색 꽃이 피는 품종은 '붉은인동'이거나 외국산 인동덩굴이다. 번식은 뿌리를 나누어 심으면 잘된다.

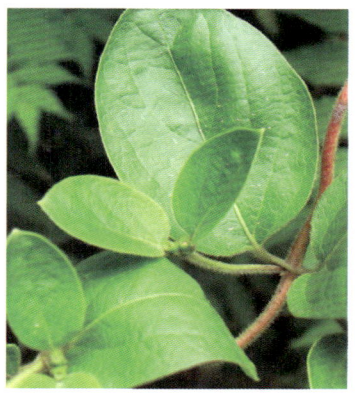
잎

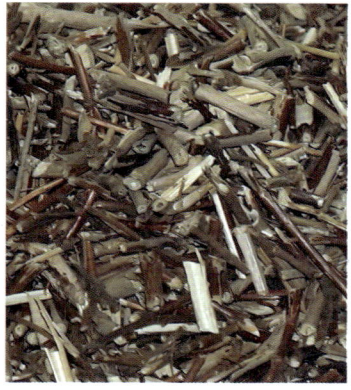
인동덩굴 약재

서식지 남해안과 서해안의 산과 섬에서 자생한다. 몇몇 유사종은 중부내륙 높은 산 계곡가에서도 볼 수 있다.

이용부위 지상부

토양과 번식 사질양토에 분주

채취 산과 들판에서 채취하기도 하지만 가정에서 키운 뒤 채취할 수도 있다. 꽃이 피기 전 꽃봉오리는 5~6월에 채취해 그늘에서 말린다. 줄기와 잎은 가을에, 열매는 늦가을에 채취한 뒤 햇볕에 말린다.

성미와 효능 맛은 달고 쓰며 성질은 차다. 줄기와 잎은 경락을 풀어주고 항균, 해열, 해독, 홍역, 패혈증, 이질, 장염, 감기, 맹장염, 혈변, 해수, 병에 의한 발열, 더위에 의한 발진, 소아 땀띠 등에 사용한다. 꽃은 매독에 사용한다.

사용법

- **기본요법** : 줄기, 잎 9~15g을 달여 복용 또는 외용한다.
- **중, 건성피부** : 줄기, 잎 30~40g을 달여 바른다.
- **매독** : 인동 잎, 줄기, 꽃을 우려 차처럼 음용한다.
- **금기** : 성질이 찬 약초이므로 속이 찬 사람은 약용을 피한다. 또한 다소 독성이 있으므로 장기간 약용하지 않는다.

소화·위장 질환 ▶ 소화불량·간염에 약용

개망초(一年蓬) 국화과 | 두해살이풀

Erigeron annuus

- 생약명 : 일년봉
- 높이 : 0.3~1m
- 잎 : 어긋나기
- 개화 : 6~7월
- 열매 : 7~8월
- 약용 : 전초

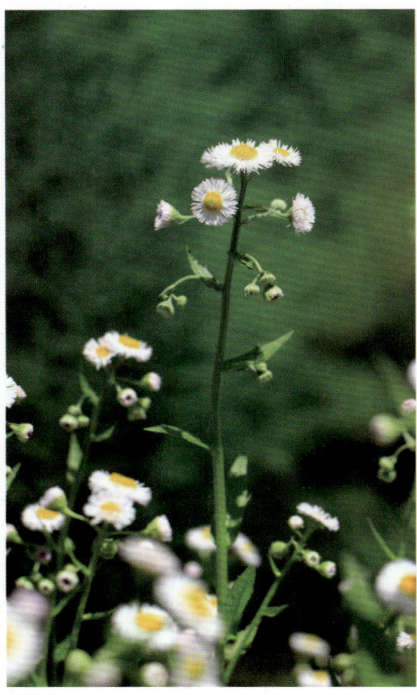

개망초

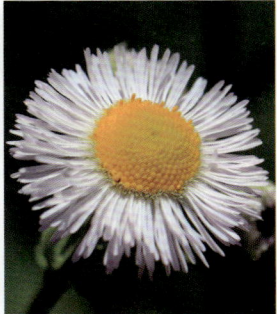

꽃

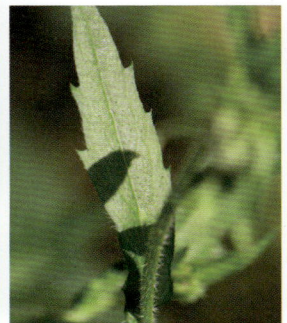

잎

북미 원산의 귀화식물인 개망초는 전국의 들판이나 산지에서 흔히 자란다. 줄기는 높이 0.3~1m로 곧게 자라고 전체적으로 털이 있다. 어긋난 잎은 잎자루가 있는 피침형이거나 좁은 달걀형이다. 6~7월에 피는 꽃은 지름 2cm 정도에 흰색 두상화가 산방꽃차례를 이룬다. 흔히 봄에 피는 망초는 '봄망초'라고 분류하기도 하는데 봄망초에 비해 줄기 속이 차 있는 점이 다르다. 번식률이 왕성하므로 따로 번식에 신경 쓸 필요는 없다.

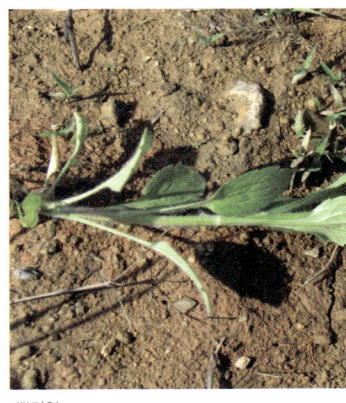 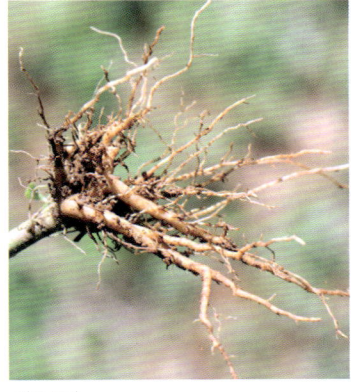

뿌리잎　　　　　　　　　　여름 뿌리

서식지 전국의 산야나 농촌의 길가, 풀밭, 빈터에서 흔히 자생한다. 주로 농촌에서 봄·가을에 흔하게 볼 수 있다.

이용부위 뿌리와 지상부, 어린잎은 나물로 식용한다.

토양과 번식 토양 구별없이 파종

채취 개망초는 한방에서 '일년봉(一年蓬)'이라고도 하며 꽃이 피기 전 뿌리와 전초를 채취한 뒤 햇볕에 말려 약용한다. 어린잎은 나물로 섭취한다.

성미와 효능 맛은 쓰고 성질은 차다. 해독, 청열, 학질, 소화, 위장염, 설사, 급성간염, 임파선염에 좋다.

사용법

- **기본요법** : 10~30g을 달여 1일 3회 나누어 복용하거나 외용한다.
- **소화불량** : 개망초 20g을 달여 복용한다.
- **개망초차** : 꽃을 그늘에서 건조시킨 뒤 차로 우려 마신다. 약용을 겸해 차로 마시려면 개망초 뿌리 생잎 30~80g을 300ml의 물에 진하게 달여 1일 2회, 1~2주 정도 마신다.

소화·위장 질환 ▶ 위장염과 두드러기에 효능

산국 (野菊花) 국화과 | 여러해살이풀

Dendranthema boreale | 유사종 : 감국

- 생약명 : 야국화
- 높이 : 1~1.5m
- 잎 : 어긋나기
- 개화 : 9~11월
- 열매 : 11~12월
- 약용 : 전초

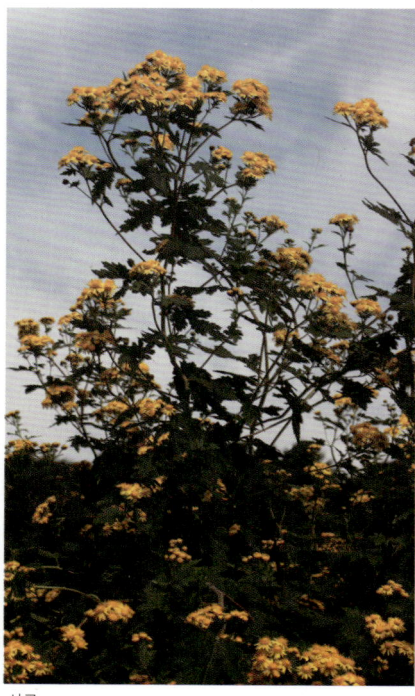

산국

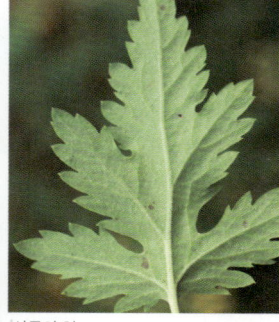

산국의 잎

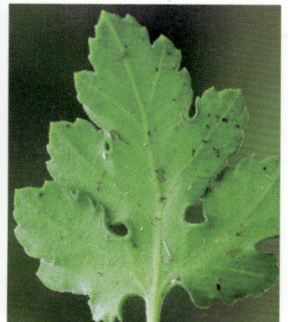

감국의 잎

줄기는 곧게 서고 흰색의 털이 있다. 잎은 어긋나며 넓은 난형에 중앙 맥까지 깊게 갈라지는 것이 특징이다. 꽃은 가지 끝에 노란색의 두상화가 산방꽃차례로 50원짜리 동전만하게 모여 핀다. 산국과 비슷한 시기에 개화하는 '감국'은 잎이 산국에 비해 얇게 갈라지며, 꽃은 산국의 2배 크기이다. 감국은 높이 1m 아래로 자라므로 산국에 비해 왜소하다. 감국의 꽃은 다발로 달리지 않고 노란색 두상화가 몇 개씩 달린다.

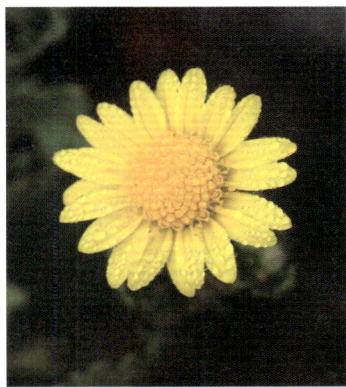
감국의 꽃

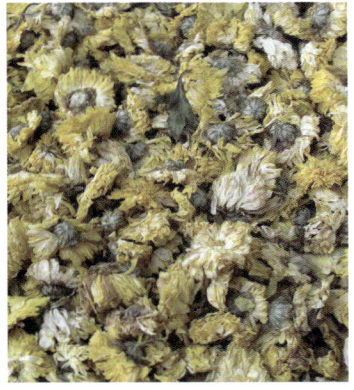
건조시킨 감국 꽃

서식지 산국은 전국의 산과 들의 양지바 곳에서 자라고, 감국은 보통 바닷가 주변의 양지바른 곳에서 자란다.

이용부위 꽃과 전초

토양과 번식 일반토양에 파종, 분주

채취 꽃을 제외한 전초는 여름에 채취한다. 꽃은 10월에 활짝 만발했을 때 채취한다.

성미와 효능 맛은 맵고 차다. 청열, 고혈압, 두통, 해독, 항균, 생리통, 습진, 비염, 불임증 등에 효능이 있고 감기를 예방한다.

사용법

- **두드러기, 위장염, 설사** : 말린 국화 전초 10~20g을 끓여 1일 3회 마신다.
- **습진** : 국화꽃, 소태나무 뿌리껍질, 고삼뿌리를 적량 섞어 달인 물로 씻는다.
- **국화차** : 말린 감국 꽃 25~50g을 2리터의 물에 2/3정도 졸여질 때까지 끓인 뒤 마신다. 3~5일 분량이다.
- **국화주** : 담금주 1.8리터를 건조시킨 꽃 80g에 부어 밀봉한 뒤 서늘한 장소에서 3개월 숙성시켜 1일 1~2잔 마신다.

소화·위장 질환 ▶ 설사·손발저림·마비증에 효능

모과나무 (木瓜) 장미과 | 낙엽활엽 교목

Chaenomeles sinensis

- 생약명 : 모과
- 개화 : 4~5월
- 높이 : 10m
- 열매 : 9~10월
- 잎 : 어긋나기, 타원형
- 약용 : 열매

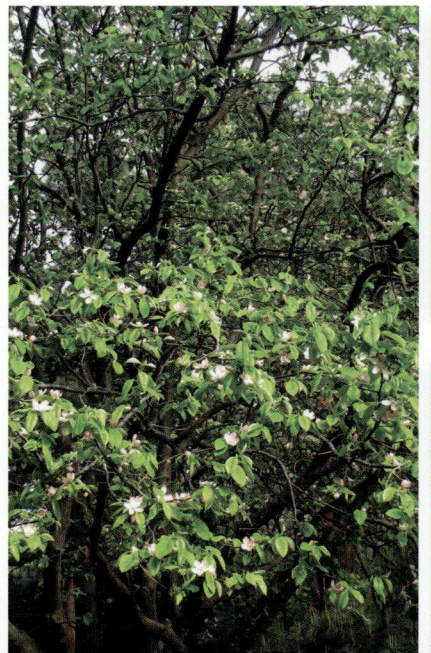

수형

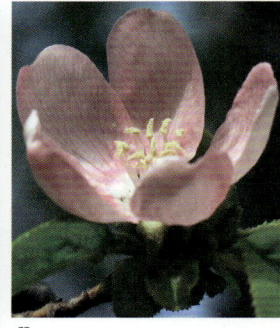

꽃

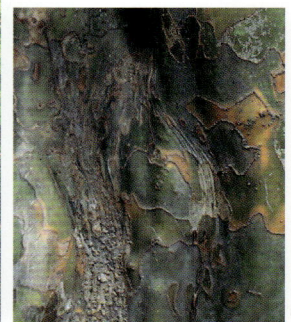

수피

중국 원산으로 정원수로 흔히 키운다. 줄기는 높이 10m로 자라고 노목일수록 수피가 알록달록하다. 잎은 어긋나며 타원 모양에 끝이 뾰족하다. 꽃은 분홍색으로 피고 줄기 끝에 1개씩 달린다. 꽃잎은 5개이다. 열매는 9~10월에 울퉁불퉁한 황색으로 익고 이를 '모과'라고 한다. 번식은 종자, 삽목으로 할 수 있는데 초여름에 새로 난 잔가지로 삽목하는 것이 번식이 잘된다. 종자 번식은 익은 열매를 쪼개 종자를 채취한 뒤 바로 파종한다.

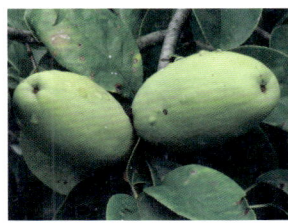
열매

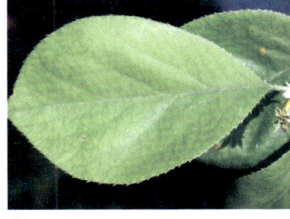
잎

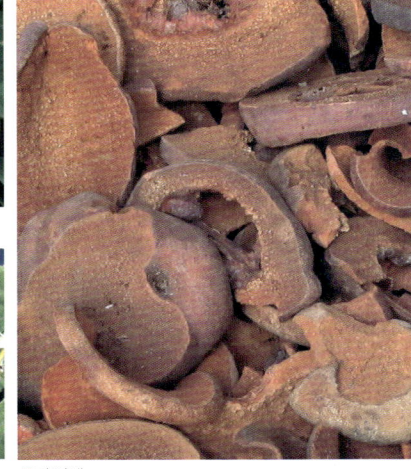
줄기 약재

서식지 과수원에서 재배하는 경우도 있지만 가정집 정원수로도 키운다.

이용부위 열매

토양과 번식 비옥토에 파종, 삽목

채취 성숙한 열매를 9~10월에 수확한 뒤 양쪽으로 나누어 햇볕에 건조시킨다.

성미와 효능 과실의 맛은 시고 떫으며 성질은 따뜻하다. 손발저림, 관절통, 각기, 경련, 소화, 가래, 부종, 감기, 설사, 복통에 좋다. 종자는 설사에 효과가 있다. 잎, 줄기, 뿌리의 맛은 시고 성질은 따뜻하다. 설사, 각기, 혈관에 좋다. 꽃은 설사, 경련에 좋다.

사용법

- **기본요법** : 4~10g을 달여 복용한다. 모과의 씨앗에는 독성이 있으므로 가급적 사용하지 않는다.
- **모과주** : 모과 4~5개를 그늘에서 말린 뒤 잘게 썰어 담금주 1.8리터와 담근다. 3개월간 숙성시킨 뒤 걸러내고 음용한다.

소화·위장 질환 ▶ 위장·각종 피부염에 효능

소태나무(苦木) 소태나무과 | 낙엽활엽 소교목

Picrasma quassioides

- 생약명 : 고목
- 개화 : 5~6월
- 높이 : 12m
- 열매 : 9~10월
- 잎 : 홀수깃꼴겹잎
- 약용 : 수피

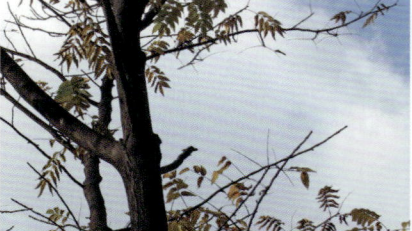

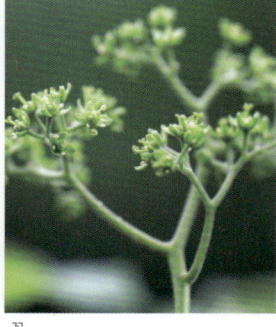

꽃

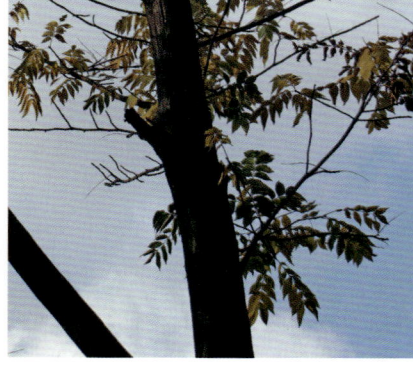

수형

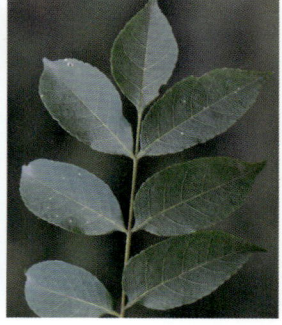

잎

줄기는 높이 12m로 자라고 나무껍질은 잘 갈라지지 않지만 고목이 되면 세로로 갈라진다. 어긋난 잎은 작은 잎 9~15개로 이루어져 있고 가장자리에 물결 모양의 톱니가 있다. 잎 표면은 윤채가 있고 털은 없으며 뒷면 맥에는 털이 있거나 없다. 꽃은 암수딴그루이고 우산 모양의 꽃차례에 황록색으로 핀다. 열매는 달걀 모양으로 검붉게 익는다. 번식은 10월 초 채취한 뒤 모래와 섞어 보관했다가 이듬해 봄에 파종한다.

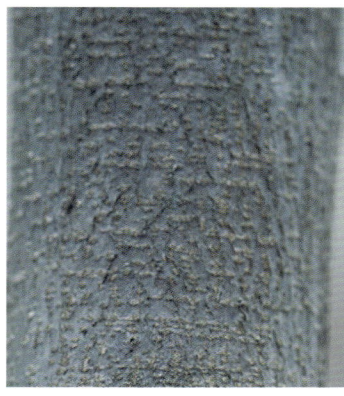
수피

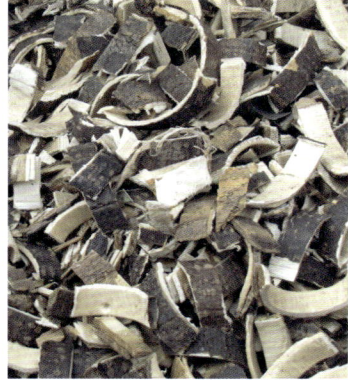
수피 약재

서식지 깊은 산의 산림보전상태가 양호한 숲속이나 계곡가에서 자생한다.

이용부위 수피와 근피

토양과 번식 비옥토에 파종

채취 수피, 근피, 줄기, 잎을 약용한다. 국내에서는 소태나무 수피를 '고수피(苦樹皮)'라고 부르지만 정확하게는 '고목(苦木)' 또는 '고피수(苦皮樹)'라고 불러야 한다. 6~7월에 수피나 줄기를 채취한 뒤 햇볕에 건조시킨다. 잎과 줄기의 속껍질에서 매우 쓴맛이 난다.

성미와 효능 폐와 대장, 위장에 좋은 약재이다. 맛은 쓰고 달고 성질은 차갑고 약간의 독성이 있다. 뿌리와 수피는 살충, 해충, 항균에 효능이 있다. 항염, 해독, 가래, 감기, 급성편도선염, 폐렴, 장염, 위장염, 인후통, 근골종통, 설사, 습진, 종기, 외상, 동상, 화상, 뱀에 물린 상처에 효능이 있다.

사용법

- **기본요법**: 줄기는 3~4.5g, 잎은 1~3g을 달여 복용하거나 외용한다.
- **금기**: 맛이 매우 쓰고 약간의 독성이 있으므로 임산부는 약용을 금한다.

소화·위장 질환 ▶ 식욕부진·구토에 효능

감나무 (柹樹) 감나무과 | 낙엽활엽 교목

Diospyros kaki

- 생약명 : 시수
- 높이 : 4m
- 잎 : 어긋나기, 난형
- 개화 : 5~6월
- 열매 : 10월
- 약용 : 꼭지

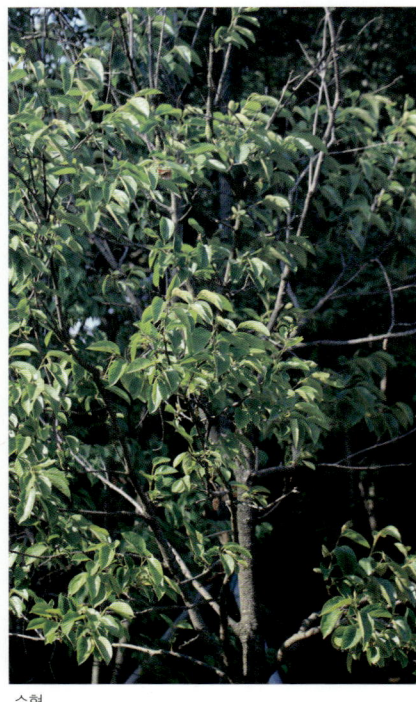

수형

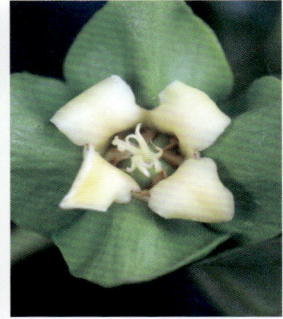

꽃

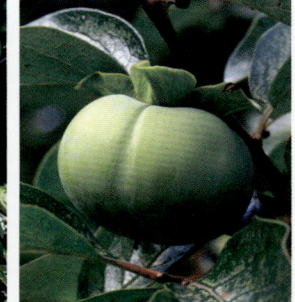

열매

원줄기는 높이 4m까지 자란다. 잎은 어긋나고 긴 달걀형이거나 타원상 달걀형이고 잎자루에 털이 있다. 꽃은 5~6월에 피고 암수한그루거나 암수딴그루로 연한 노란색이다. 열매는 10월에 황적색으로 익는다. 번식은 씨앗으로 가능하나 감이 열리지 않고 '돌감'이라고 불리는 작은 열매가 열린다. 먹을 수 있는 감을 수확하려면 고욤나무나 돌감나무를 대목으로 하여 번식시킨다. 산에서 자생하는 감나무는 대개 돌감나무(산감나무)이다.

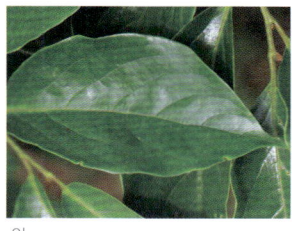
잎

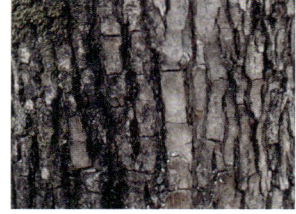
수피　　　　　　　　　　감꼭지(시체)

서식지 중부 이남의 과수원에서 재배하거나 가정집 정원수로 키운다.

이용부위 감꼭지(꽃받침), 뿌리, 수피

토양과 번식 사질양토에 접목

채취 감꼭지, 뿌리, 수피, 잎, 꽃, 열매, 종자, 열매껍질, 미숙과일 등 감나무의 모든 부분을 약용할 수 있는데 주로 감꼭지를 약용한다.

성미와 효능 감꼭지의 맛은 쓰고 떫고 약간 따뜻하다. 식욕부진, 딸꾹질, 구토에 효능이 있다. 뿌리는 양혈(凉血), 지혈, 월경출혈, 혈변, 치창에 좋다. 잎은 기침, 천식, 폐기종, 각종 내부 출혈에 좋다. 수피는 화상에 좋고, 꽃은 두창에 좋다. 홍시는 비타민 C가 함유되어 있고 주독, 숙취에 좋다.

사용법

- **기본요법** : 꼭지(시체)를 6~12g을 달여 복용한다.
- **두창** : 말린 꽃을 분말로 가루내어 바른다.
- **기침 & 천식** : 감잎을 차로 우려 마신다.
- **금기** : 감이나 감잎차를 많이 먹으면 변비를 유발한다.

소변·항문 질환 ▶ 과민성대장염·치질에 효능

망초 국화과 | 한두해살이풀

Conyza canadensis

- 생약명 : 망초
- 높이 : 1~2m
- 잎 : 어긋나기
- 개화 : 7~9월
- 열매 : 8~9월
- 약용 : 전초

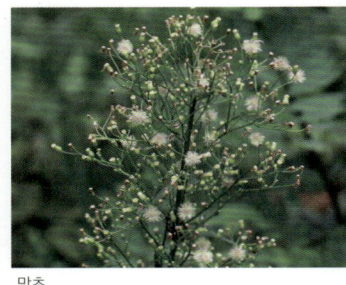

망초

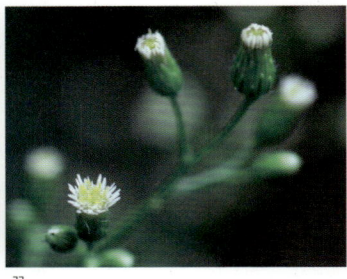

꽃

북미 원산의 귀화식물로 길가나 빈터에서 자란다. 뿌리잎은 주걱 모양으로 방석처럼 퍼져 자라며, 줄기잎은 어긋나고 거꾸로 피침형이다. 꽃은 흰색의 두상화가 모여 원추꽃차례로 피고 꽃 지름은 3mm이다. 어린잎은 나물로 식용한다. 개망초에 비해 잎이 좁다. 꽃이 피기 전 또는 꽃이 피어 있을 때 전초를 채취한 뒤 건조시켜 약용하되, 1년 이상 저장하지 않는다.

이용부위 뿌리와 지상부

토양과 번식 척박토에 파종

성미와 효능
맛은 쓰고 성질은 차다. 부종, 구내염, 결막염, 중이염, 기관지염, 해독, 설사, 이질, 중풍, 치통 등에 약용하고, 뿌리는 과민성대장염, 치질, 생리불순에 약용한다. 전체적으로 항염 및 대장에 효능이 있다.

사용법

- **기본요법** : 10~30g을 달여 1일 3회 나누어 복용한다.
- **치통** : 망초즙으로 양치질한다.

소변·항문 질환 ▶ 치루에 약용

지칭개(泥胡菜) 국화과 | 두해살이풀

Hemistepa lyrata

- 생약명 : 이호채
- 높이 : 0.6~1.2m
- 잎 : 어긋나기, 도피침형
- 개화 : 5~7월
- 열매 : 8~10월
- 약용 : 전초

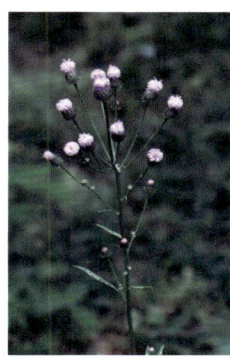
지칭개

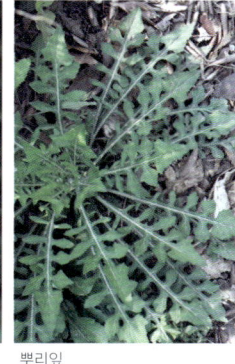
뿌리잎

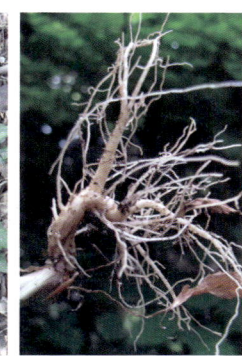
뿌리

전국의 들판, 야산, 집터, 길가에서 흔히 자란다. 어린잎을 나물로 먹는다. 줄기는 높이 60~120cm로 자란다. 뿌리잎은 방석처럼 퍼지고 줄기잎은 어긋나며 거꾸로 피침형으로 깊게 갈라진다. 꽃은 5~7월에 줄기나 가지 끝에 연한 분홍색의 두상화로 핀다. 여름, 가을에 채취한 전초를 '니호채(泥胡菜)' 혹은 '이호채(泥胡菜)'라 하여 햇볕에 말려 약용한다.

이용부위 전초

토양과 번식 토양 구별없이 파종

성미와 효능 맛은 쓰고 맵고 성질은 차다. 어혈, 청열, 해독, 골절, 외상출혈, 부스럼, 치루 등에 약용한다.

사용법

- **기본요법** : 9~15g을 달여 복용한다.
- **치루** : 지칭개 달인 물로 환부에 세척한다.

소변·항문 질환 ▶ 치질에 효능

고삼(苦蔘) 콩과 | 여러해살이풀

Sophora flavescens

- 생약명 : 고삼
- 개화 : 6~8월
- 높이 : 0.8~1m
- 열매 : 9~10월
- 잎 : 홀수깃꼴겹잎
- 약용 : 전초

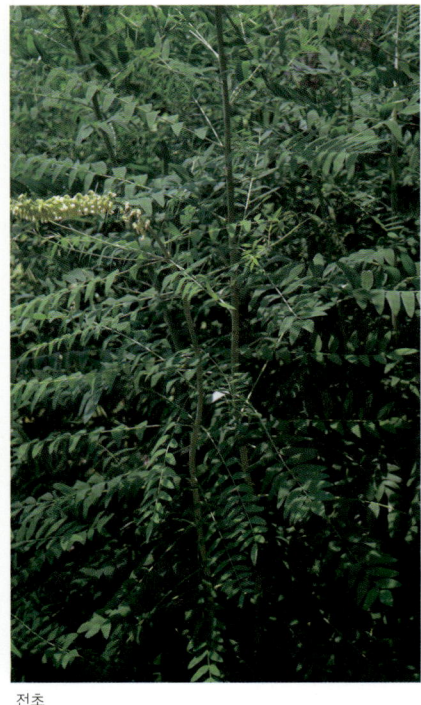

전초

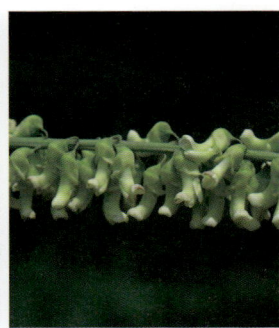

꽃

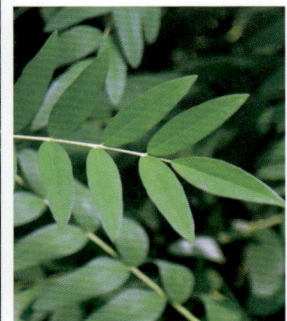

잎

한국, 중국, 일본 등지에서 자생한다. 줄기는 높이 1m 내외로 곧게 자란다. 어긋난 잎은 홀수깃꼴겹잎으로 작은 잎은 15~39개이다. 꽃은 황백색이고 나비 모양의 자잘한 꽃이 총상꽃차례로 달린다. 열매는 염주 모양으로 길이 7~8cm이다. 맛이 쓴 삼이라 하여 '고삼(苦蔘)'이라는 이름이 붙었다. 실제로 뿌리와 열매가 매우 쓰고 전체에서 쓴맛이 난다. 뿌리 모양이 지팡이처럼 생겼다 하여 '도둑놈의지팡이'라고도 불린다.

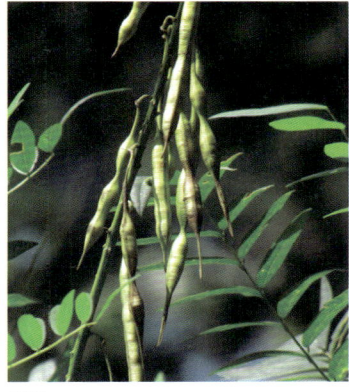
열매

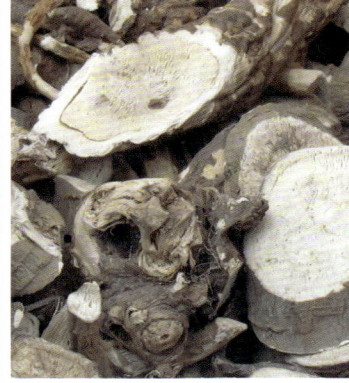
뿌리 약재

서식지 강가 모래밭, 산비탈 양지바른 곳에서 자생한다.

이용부위 전초와 종자

토양과 번식 사질토양에 파종, 분주

채취 봄, 가을에 수확한 뿌리를 잔뿌리와 껍질을 듬성듬성 제거하고 물에 담가 세척한 뒤 절편으로 잘라 그늘에서 말린다. 씨앗은 8월경 열매가 익었을 때 수확한다.

성미와 효능 맛은 쓰고 차며 독성이 없다. 황달, 급성편도선염, 치루, 항문탈출, 몽정, 화상, 살충, 청열, 적백대하에 좋다.

사용법

- **결핵** : 뿌리 분말을 꿀과 조이거나 개어 알약을 만든 뒤 1일 2g씩 3회 식후에 복용하되, 1~2개월 복용한다.
- **치질** : 고삼 뿌리 알약 10여 알씩 1일 3회 식전에 복용한다.
- **화상** : 고삼 분말과 참기름을 적량 섞어 바른다.
- **고삼주** : 고삼 생뿌리 1개를 씻어 절편으로 자른 뒤 그늘에서 건조시킨다. 1.8리터의 담금주에 꿀을 적량 넣어 6개월간 숙성시킨다. 1일 소주잔 1잔씩 2회 나누어 마신다.

소변·항문 질환 ▶ 요실금·배뇨·자양강장에 효능

오미자(五味子) 목련과 | 낙엽활엽 덩굴나무

Schisandra chinensis

- 생약명 : 오미자
- 개화 : 5~7월
- 길이 : 6~9m
- 열매 : 8~9월
- 잎 : 어긋나기, 타원형
- 약용 : 열매

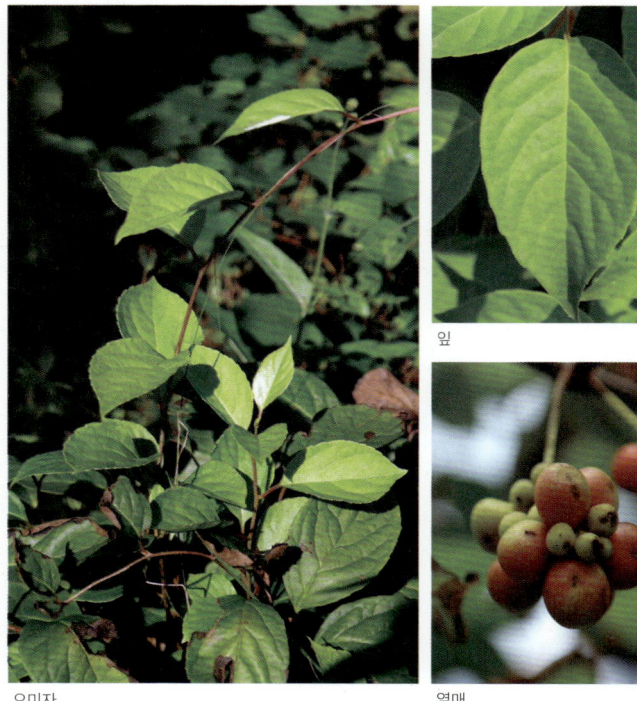

오미자   잎   열매

땅속 뿌리는 얇고 넓게 뻗어가는 성질이 있다. 줄기는 6~9m로 자란다. 잎은 어긋나고 넓은 타원형으로 잔톱니가 있다. 어린잎은 광택이 있고 점점 두툼한 형태로 자란다. 꽃은 암수딴그루로 잎겨드랑이에서 여러 송이의 백황색 꽃이 달린다. 열매는 8~9월에 붉은색으로 익는데 열매 '오미자'를 약용한다. 다섯가지 맛 중에 신맛이 특히 강하다. 번식은 종자, 삽목으로 할 수 있는데 일반적으로 전년도에 자란 줄기를 꺾어 삽목으로 한다.

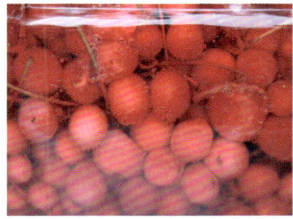
오미자술

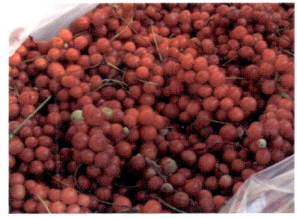
열매

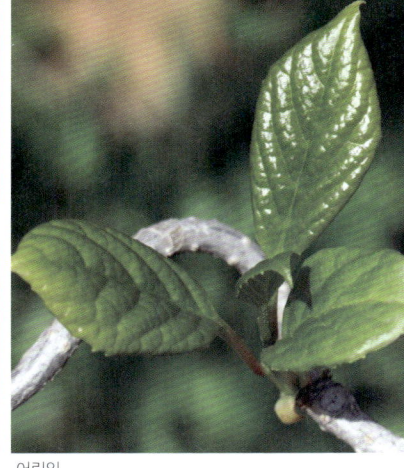
어린잎

서식지 전국의 높은 산에서 자생한다. 약재상에서 볼 수 있는 오미자는 대개가 재배한 것이다.

이용부위 열매(오미자)

토양과 번식 사질양토에 파종, 삽목

채취 10월에 빨갛게 성숙한 열매를 수확한 뒤 생것을 약용하거나 햇볕에 말려 약용한다.

성미와 효능 맛은 시고 달며 성질은 평하다. 기침, 진해, 발한, 갈증, 몽정, 요실금, 낮은 배뇨, 불면증, 자양, 강장, 설사, 당뇨에 좋고 진을 보한다.

사용법

- **기본요법** : 열매 3~6g을 달여 복용하거나 외용한다.
- **오미자술** : 말린 오미자 200g, 담금주 1.8리터에 담근 뒤 6개월간 숙성시키고 걸러낸 뒤 음복한다. 생 오미자의 경우 300g이 적량이다. 설탕을 가미하지 않는다.

소변·항문 질환 ▶ 요실금·야뇨증에 효능

은행나무(白果樹) 은행나무과 | 낙엽활엽 교목

Ginkgo biloba

- 생약명 : 백과수
- 개화 : 4~5월
- 높이 : 60m
- 열매 : 10~11월
- 잎 : 부채 모양
- 약용 : 열매

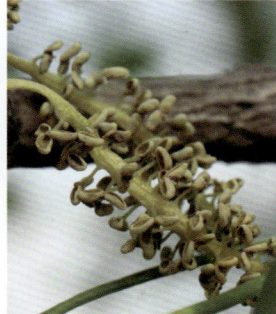
수꽃

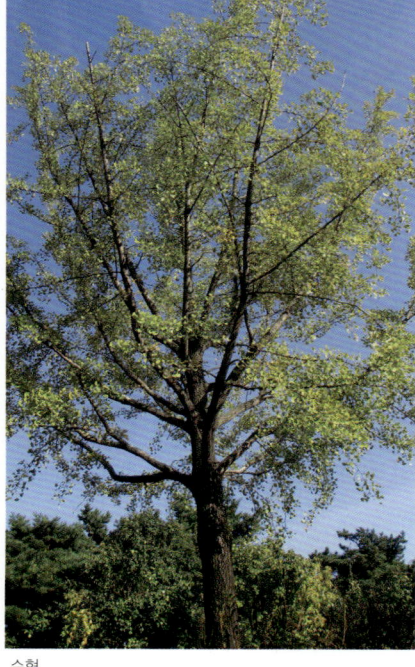
수형

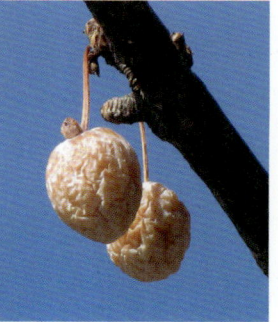
열매

중국 원산으로서 국내에서는 심어 기른다. 줄기는 최대 높이 60m까지 자란다. 국내에서 가장 키 큰 은행나무는 양평 용문사 은행나무이다. 잎은 어긋나거나 모여 나고 부채 모양이다. 수꽃은 연한 노란색으로 여러 개가 모여 피고 암꽃은 짧은 가지 끝에 녹색으로 핀다. 열매는 둥글고 노란색으로 익으며 냄새가 고약하다. 번식은 종자, 삽목, 접목으로 할 수 있는데 삽목이 잘 된다. 초봄에 얇은 가지를 꺾어 땅에 심어도 번식이 된다.

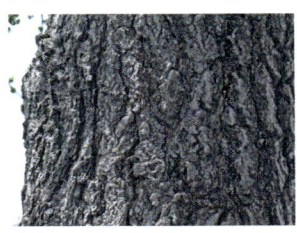
수피

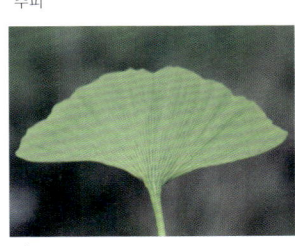
잎

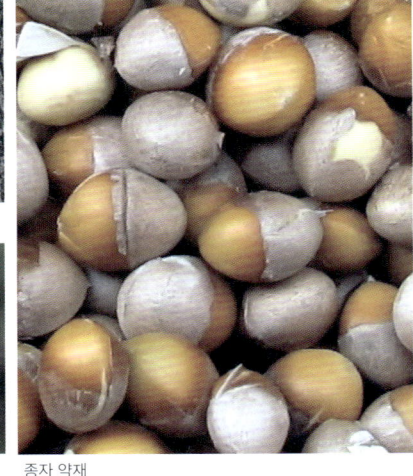
종자 약재

서식지 사찰이나 관광지는 물론 공해에 강해 도시에서도 가로수로 심은 것을 흔히 볼 수 있다.

이용부위 종자, 수피, 뿌리

토양과 번식 토양 구별없이 파종, 삽목

채취 뿌리는 9~10월에 채취한 뒤 뿌리껍질과 내피를 분리해 따로 햇볕에 말리거나 뿌리 전체를 햇볕에 말린다. 열매는 10월에 성숙했을 때 채취한 뒤 과육과 각질을 까고 종자만 약용하는데 이를 '백과(白果)'라고 한다.

성미와 효능 종자 맛은 달고 쓰고 떫으며 성질은 평하고 독성이 있다. 기침, 가래, 백대하, 요실금, 빈뇨에 좋다. 뿌리는 허약체질, 대하, 몽정, 야뇨증에 좋다. 잎은 가슴통, 천식, 해수, 가래, 기침, 설사, 대하, 불면증, 건망증에 효능이 있고 폐에 좋다.

사용법

- **기본요법**: 종자는 4.5~9g, 뿌리는 15~60g, 잎은 3~9g을 달여 복용한다.

소변·항문 질환 ▶ 직장탈출·자궁탈출에 효능

승마(升麻) 미나리아재비과 | 여러해살이풀

Cimicifuga heracleifolia | 유사종 : 눈빛승마

- 생약명 : 승마
- 개화 : 8~9월
- 높이 : 1.5m
- 열매 : 9~10월
- 잎 : 어긋나기
- 약용 : 뿌리

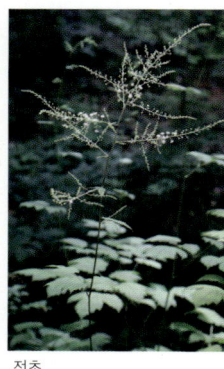
전초

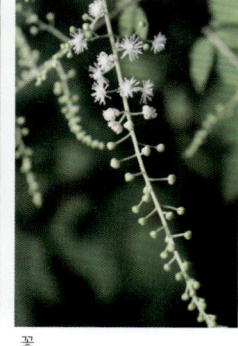
꽃

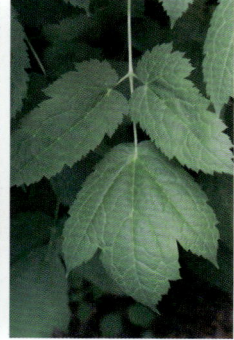
잎

깊은 산의 관목이 많은 풀밭에서 자생한다. 어긋난 잎은 1~2회 갈라지고 가장자리에 불규칙한 톱니가 있다. 꽃은 원줄기 끝에서 겹총상꽃차례로 달린다. 승마보다 키가 크고 꽃이 원뿔 모양으로 피는 '눈빛승마'도 같은 효능의 약재로 약용한다. 봄, 가을에 뿌리를 채취한 뒤 햇볕에 말려 약용한다.

이용부위 뿌리

토양과 번식 부식질 토양에 종자

성미와 효능 맛은 달고 맵고 성질은 다소 차갑다. 오한, 발열, 인후통, 구창, 투진, 땀띠, 자궁탈출, 봉루, 대하, 직장탈출(항문탈출), 부스럼, 종기에 효능이 있다.

사용법

- **기본요법** : 1.5~9g을 달여 복용, 양치질, 외용한다.
- **금기** : 천식환자 및 하반신이 허한 사람은 약용을 금한다.

중이염 질환 ▶ 중이염·이명·난청에 효능

어저귀 (苘麻) 아욱과 | 한해살이풀

Abutilon theophrasti

- 생약명 : 경마
- 개화 : 8~9월
- 높이 : 0.8~3m
- 열매 : 9~10월
- 잎 : 심장상 원형
- 약용 : 전초

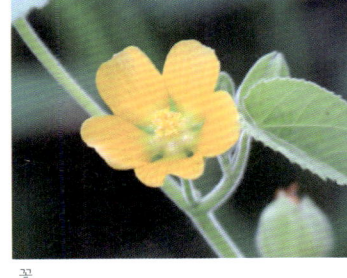
꽃

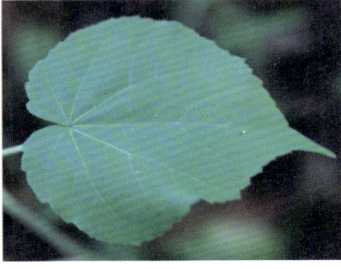
잎

인도 원산의 귀화식물로 섬유작물로 재배하다가 지금은 농가에서 관상식물로 흔히 기르고 들판에도 널리 퍼졌다. 잎은 어긋나게 달리고 심장상 원형이다. 꽃은 잎겨드랑이에서 나온 꽃자루 끝에 노란색 꽃이 핀다. 여름, 가을에 전초를 수확해 건조시키고 약용한다. 씨앗도 약용할 수 있다.

이용부위 전초

토양과 번식 비옥토에 파종

성미와 효능 맛은 달고 쓰며 성질은 평하다. 지상부는 종기, 피부백선, 진물, 이질, 해독, 중이염, 이명, 난청, 귀의 고름, 관절의 미약한 통증에 좋다. 뿌리는 설사, 소변임력에 좋고 씨앗은 적백대하, 두창(천연두)에 좋다.

사용법

- **기본요법** : 말린 지상부 10~30g을 달여 복용하거나 외용한다. 뿌리는 30~60g, 씨앗은 6~10g이 1일 적량이다.
- **중이염** : 말린 지상부 10~30g을 달여 복용한다.

중이염 질환 ▶ 중이염·결막염에 효능

황련(黃連) 미나리아재비과 | 여러해살이풀

Coptis chinensis

- 생약명 : 황련
- 개화 : 8~9월
- 높이 : 0.5m
- 열매 : 7~8월
- 잎 : 깃꼴겹잎
- 약용 : 뿌리

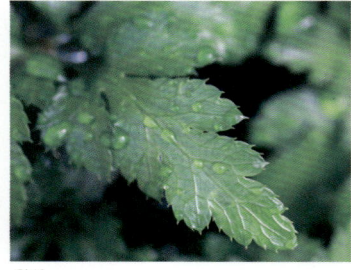

황련

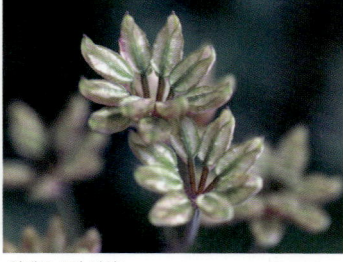

열매(5~6월 채취)

중국 원산이다. 원산지에서는 그늘진 축축한 땅에서 자생한다. 잎은 3출 복엽이고, 꽃은 3~4월에 노란색으로 핀다. 늦가을에 5~6년 자란 뿌리를 채취해 약용하고, 국내에서는 약재상을 통해 구할 수 있다. 일황련, 운남황련, 삼각엽황련, 운련 뿌리 등 50여 황련이 있고, 국내에서는 깽깽이풀 뿌리를 사용한다.

이용부위 뿌리

토양과 번식 사질양토에 종자

성미와 효능 맛은 쓰고 성질은 차갑다. 항균, 인후통, 치통, 위염, 장염, 복통, 이질, 코피, 피부습진, 해독, 화상, 불면증, 중이염 등에 효능이 있다.

사용법

- **기본요법** : 황련은 맹렬한 약재이므로 전문가의 지시에 따라 약용한다. 단독임의 복용은 금하며 다른 약재와 함께 복용한다. 또한 황련은 독성이 강하므로 과다복용 및 장기 복용을 금한다. 위가 차고 비장이 허하여 구토, 설사를 하면 금한다.

치과 질환 ▶ 부은 잇몸·구강 질환에 효능

조릿대풀(淡竹葉) 벼과 | 여러해살이풀

Lophatherum gracile

- 생약명 : 담죽엽
- 개화 : 8~10월
- 높이 : 0.4~0.8m
- 열매 : 10월
- 잎 : 피침형
- 약용 : 전초

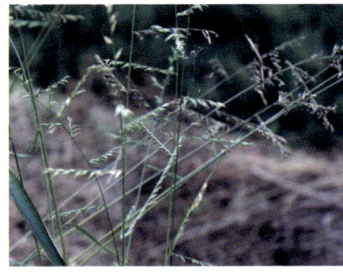
전초

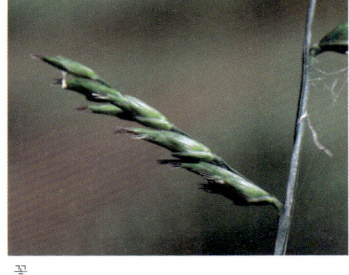
꽃

남부지방의 숲속, 건조한 산기슭에서 자란다. 줄기는 모여 나고 잎은 꽃대 아래쪽에 5~6개가 달린다. 잎의 길이는 10~30cm 정도이다. 줄기 끝에 원추꽃차례로 녹색의 꽃이삭이 한쪽으로 달린다. 꽃이 피기 전인 늦봄에 전초를 채취한 뒤 수염뿌리를 제거하고 세척하여 햇볕에 말린다.

이용부위 전초

토양과 번식 부식토에 종자

성미와 효능 맛은 달고 성질은 차다. 전초는 구강염, 잇몸질환, 설창, 혈뇨, 부종, 황달, 발열, 신경불안증, 불면증에 사용하고 약간의 이뇨, 청열 기능이 있다. 뿌리는 인공유산에 효능이 있지만 활태(滑胎, 출산활성화)에 처방했다는 이야기도 있어 처방이 상충된다.

사용법

- **기본요법** : 말린 전초 6~15g을 달여 복용한다.
- **금기** : 임산부, 소아는 금한다.

치과 질환 ▶ 구내염·치통에 효능

박하(薄荷) 꿀풀과 | 여러해살이풀

Mentha piperascens

- 생약명 : 박하
- 높이 : 0.5m
- 잎 : 마주나기
- 개화 : 7~9월
- 열매 : 10~11월
- 약용 : 줄기

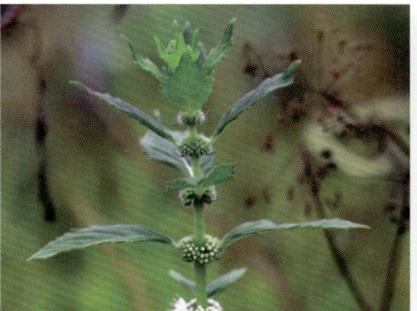

박하

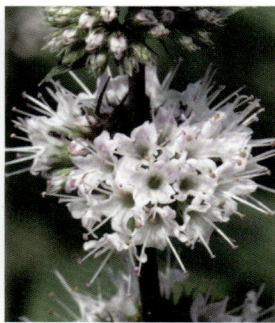

꽃

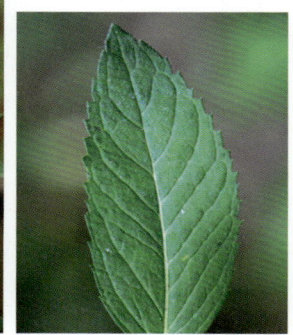

잎

줄기는 곧게 서며 네모지고 높이 50cm로 자란다. 마주난 잎은 긴 타원형이며 가장자리에 톱니가 있고 양면에 약간의 털이 있다. 꽃은 7~9월에 자잘한 꽃들이 잎겨드랑이에서 양쪽으로 층층이 달린다. 꽃부리는 5mm 정도, 홍백색이고, 수술은 4개, 암술머리는 2개로 갈라진다. 번식은 종자, 꺾꽂이, 분주로 할 수 있다. 보통은 수확 전 4마디 길이로 자른 줄기를 땅에 절반을 묻어 번식시키는 방법을 즐겨 사용한다.

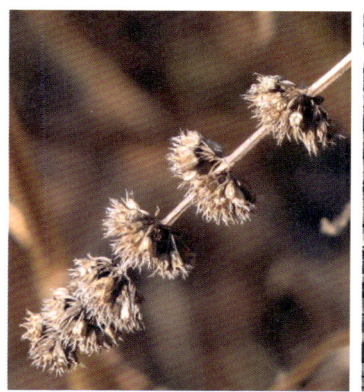
열매

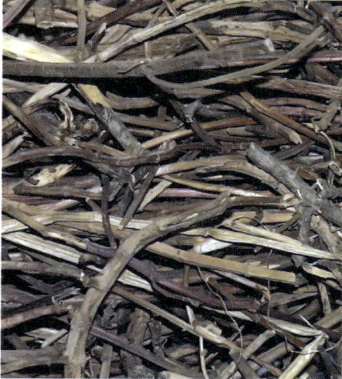
박하 약재

서식지 들판에서 야생하고 재배하는 경우도 있다.

이용부위 줄기와 잎

토양과 번식 토양 구별없이 파종, 꺾꽂이

채취 7월 또는 10월에 지상부를 수확한 뒤 세척하고 햇볕이나 그늘에서 말린다.

성미와 효능 맛은 쓰고 시며 성질은 차다. 해열, 소염, 두통, 해독, 중풍, 인후통, 구내염, 비염, 치통, 옴, 식체, 충혈, 환자의 몸에서 나는 냄새나 물질을 쫓아내는 효능이 있다. 옛날에 치약 대용으로 쓰거나 지사제로 약용하였다.

사용법

- **기본요법** : 2.5~8g을 단시간 달여 복용하거나 외용한다.
- **부스럼** : 싱싱한 잎을 짓찧어 바른다.
- **박하차** : 말린 잎 7g을 500ml 물에 우려 설탕을 가미해 마신다. 치통, 구내염에는 20g을 달여 입을 헹군다.
- **금기** : 꿀풀과 식물은 임산부에 좋지 않은 독성이 있을 수 있으므로 임산부의 약용을 권장하지 않으며 약용할 경우 소량을 사용한다.

치과 질환 ▶ 풍치에 효능

자귀나무(合歡皮) 콩과 | 낙엽활엽 소교목

Albizia julibrissin

- 생약명 : 합환피
- 개화 : 6~7월
- 높이 : 5m
- 열매 : 9~10월
- 잎 : 2회 깃꼴겹잎
- 약용 : 수피

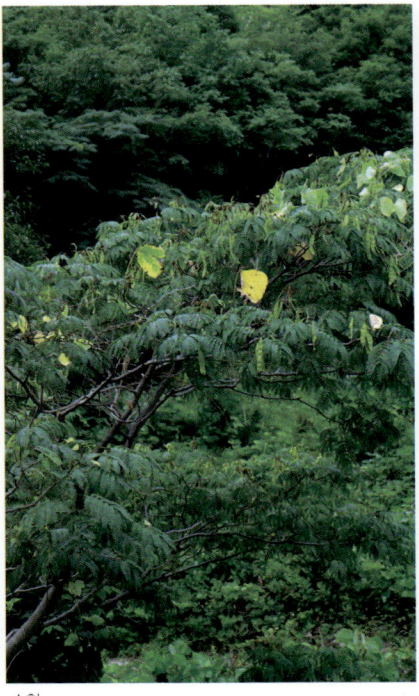

수형

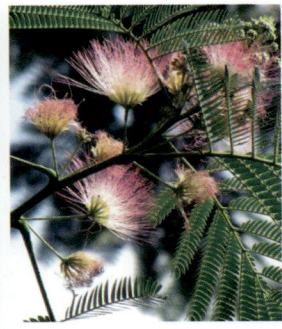

꽃

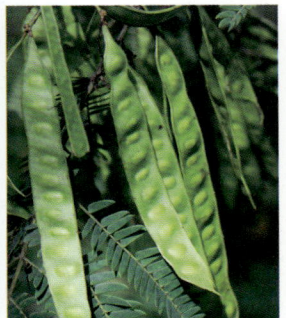

열매

줄기는 높이 3~5m로 자란다. 어긋난 잎은 2회 깃꼴겹잎이다. 꽃은 6~7월에 우산 모양의 꽃차례로 피고 꽃잎은 없다. 수술은 20~30개이고 붉은색이다. 열매는 꼬투리 모양에 9~10월에 초록색에서 갈색으로 익는다. 가을에 수확한 열매에서 씨앗을 채취한 뒤 모래와 섞어 땅에 묻어 두었다가 이듬해 3~4월에 파종하면 번식이 된다. '야합피(夜合皮)', '합환목(合歡木)' 등으로 불리기도 한다.

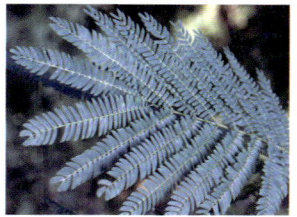
잎

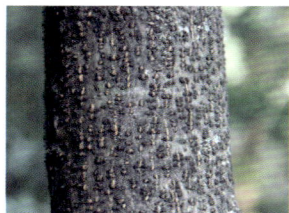
수피

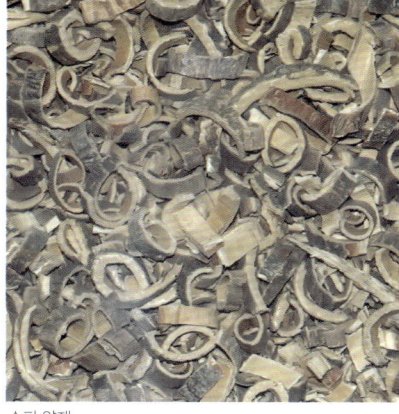
수피 약재

서식지 중부이남 지방의 산과 계곡에서 자생한다.

이용부위 수피와 꽃

토양과 번식 부식질 비옥토에 파종

채취 여름, 가을에 수피를 채취한 뒤 햇볕에 말린다. 꽃은 6월에 개화한 꽃과 개화하지 않은 꽃봉오리 둘 다 채취한 뒤 햇볕에 말린다.

성미와 효능 수피의 맛은 달고 성질은 평하다. 심장, 종창, 우울증, 불면증, 심신안정, 폐농양, 종기, 옴, 힘줄 부상, 뼈골절, 시력감퇴, 풍치에 좋다. 꽃의 맛은 달고 성질은 평하다. 통증, 뼈골절, 타박상, 활락, 부종, 건망증, 시력감퇴, 정신안정에 효능이 있다.

사용법

- **기본요법** : 수피는 4~12g, 꽃은 6~18g을 달여 복용한다.
- **풍치** : 매일 아침 줄기를 차로 달인 뒤 20분간 가글한다.
- **금기** : 자궁수축을 일으켜 유산을 발생시킬 수 있으므로 임산부는 약용을 금한다.

치과 질환 ▶ 잇몸 질환에 효능

대추나무(大棗) 갈매나무과 | 낙엽활엽 소교목

Zizyphus jujuba

- 생약명 : 대조
- 개화 : 5~6월
- 높이 : 8m
- 열매 : 9~10월
- 잎 : 어긋나기
- 약용 : 열매

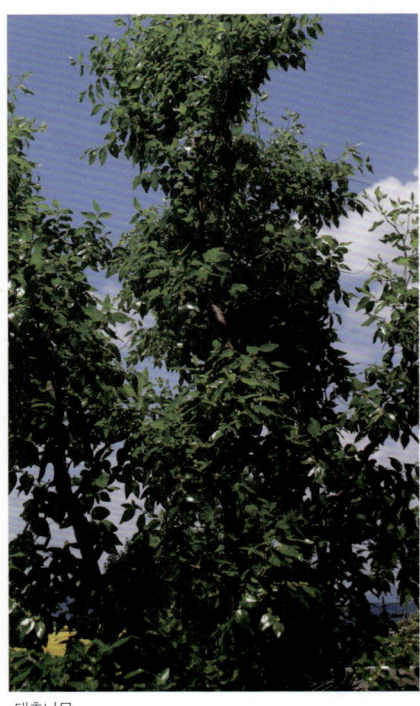

대추나무

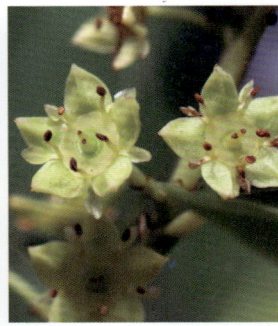

꽃

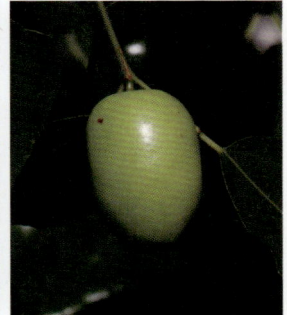

열매

줄기는 높이 7~8m로 자란다. 가지 끝에 약간의 털이 있다. 어긋난 잎은 달걀 모양이고 광택이 있고 보통 3개의 잎맥이 있다. 잎겨드랑이에 가시가 나기도 한다. 꽃은 우산 모양의 꽃차례에 황록색의 피며, 암수한그루이고 지름 5mm 정도이다. 열매는 타원형에 붉은색으로 익는다. 번식은 종자, 분주, 접목으로 할 수 있는데 보통 접목으로 한다. 접목은 저절로 자란 어린 대추나무에 큰 열매가 나는 대추나무를 접목하는 방식이 좋다.

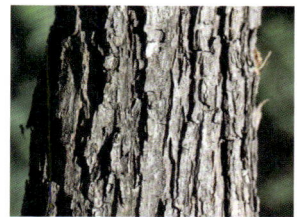
수피

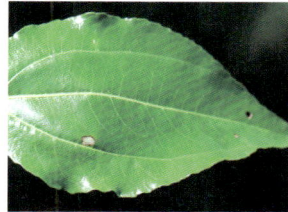
잎

열매

서식지 흔히 재배하는 경우가 많고 가정집에서 정원수로도 즐겨 심는다.

이용부위 열매, 뿌리, 수피

토양과 번식 사질양토에 분주, 파종

채취 열매는 9~10월에 완전히 익었을 때 수확한 뒤 햇볕에 말린다. 수피는 봄에 채취한 뒤 말린다. 잎과 뿌리는 필요할 때 채취하고, 뿌리껍질은 봄에 늙은 뿌리를 채취해 벗겨 건조시킨다.

성미와 효능 열매 맛은 달고 성질은 따뜻하다. 비장과 기, 진을 보한다. 식욕부진, 백약의 독에 효능이 있다. 뿌리는 위통, 월경불순, 부종, 풍진에 좋다. 늙은 뿌리껍질은 지혈, 기침, 기관지염, 해수, 소염, 시력, 화상에 좋다. 조핵의 맛은 쓰고 성질은 평하다. 해독, 헐은 잇몸, 구강 내 궤양에 좋다. 잎은 피부가 헐거나, 땀띠, 소아 유행성발열에 좋다.

사용법

- **기본요법** : 열매는 9~15g, 근피는 1.5~3g을 달여 복용한다.
- **헐은 피부** : 씨앗을 태워 분말로 바른다.

치과 질환 ▶ 잇몸 질환에 효능

산초나무 (川椒) 운향과 | 낙엽활엽관목

Zanthoxylum schinifolium

- 생약명: 천초, 산초
- 높이: 3m
- 잎: 홀수깃꼴겹잎
- 개화: 7~9월
- 열매: 9월
- 약용: 지상부

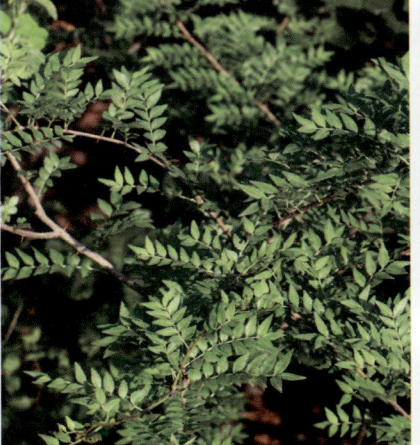
수형

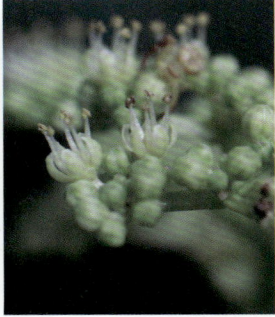
꽃

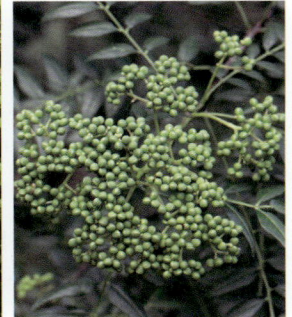
열매

열매껍질을 약용하는 나무로, 유사종으로 '초피나무'가 있다. 높이 3m로 자라며 줄기에 가시가 어긋나게 달린다. 잎은 작은 잎 13~21개로 이루어진 홀수깃꼴겹잎이다. 암수딴그루로 가지 끝에 연한 황록색 꽃이 핀다. 열매는 9~10월에 갈색으로 익고 갈라지면서 검은색 씨가 나온다. 줄기 가시가 어긋나게 달리므로 초피나무와 구별할 수 있다. 번식은 가을에 수확한 종자를 모래와 섞어 땅에 묻었다가 이듬해 3~4월에 파종한다.

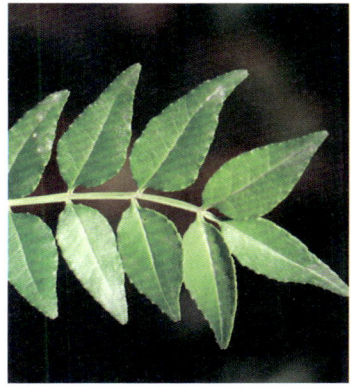
잎

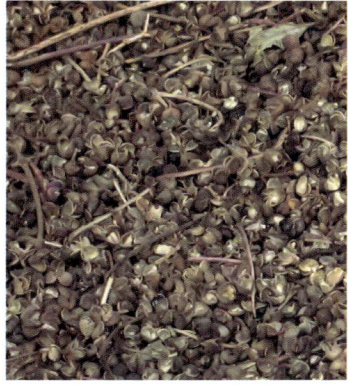
열매 약재

서식지 중부 이남 산지에서 자라며 초피나무에 비해 서식지가 많다. 대도시의 높은 산은 물론 야산에서도 흔히 자란다.

이용부위 지상부

토양과 번식 사질양토에 분주, 파종

채취 9~10월에 성숙한 열매를 채취한 뒤 햇볕에 말리되, 종자는 버리고 열매껍질만 약용하지만 열매까지 약용하기도 한다. 뿌리와 잎도 약용할 수 있다. 초피나무와 동일한 약재로 취급하지만 초피나무에 비해 향과 매운맛, 그리고 약성이 못하다.

성미와 효능 비장과 위장에 좋다. 맛은 맵고 성질은 따뜻하며 독성이 있다. 치통, 구토, 복부냉통, 살충, 해독, 설사, 회충, 습진, 가려움증 등에 사용한다.

사용법

- **기본요법** : 3~6g을 달여 복용하거나 외용한다.
- **충치** : 분말을 담금주에 며칠간 침전시킨 뒤 침전물을 충치 부위에 바른다. 급하면 달인 액으로 입 안을 헹군다.
- **금기** : 유산할 수 있으므로 임산부의 약용을 금한다. 허약자는 약용을 피한다.

안과 질환 ▶ 시력회복·충혈·간에 효능

결명자(決明子) 콩과 | 한해살이풀

Senna tora | 유사종 : 석결명

- 생약명 : 결명자
- 높이 : 1.5m
- 잎 : 짝수 깃꼴겹잎
- 개화 : 6~8월
- 열매 : 9~10월
- 약용 : 종자

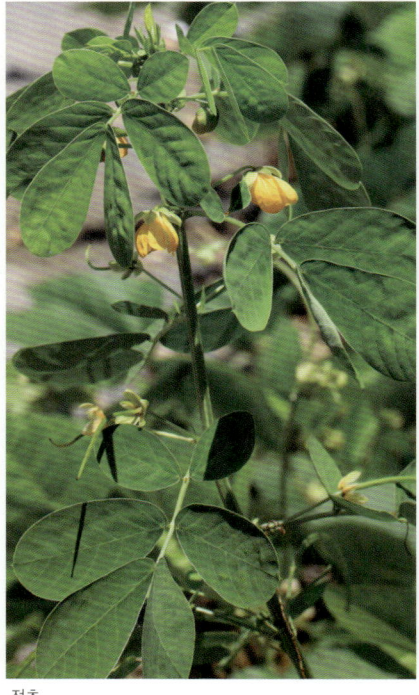

전초

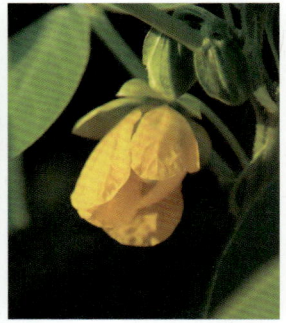

꽃

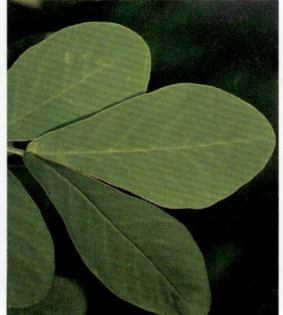

잎

원산은 북미이지만 극동아시아에서 흔히 재배한다. 국내에서는 밭둑이나 유휴지에서 재배한다. 줄기는 높이 1.5m로 자라고 어긋난 잎은 짝수 깃꼴겹잎으로 2~4쌍씩 달리는데 보통 3쌍씩 달린다. 키가 50cm 정도이고 잎이 2쌍씩 달리면 땅콩이다. 열매는 긴 꼬투리 모양이고 안에 들어 있는 종자를 '결명자'라 하여 약용한다. 번식은 종자를 채취한 뒤 이듬해 4~5월에 파종하면 된다. 유사종 '석결명'은 멕시코 원산의 약용식물이다.

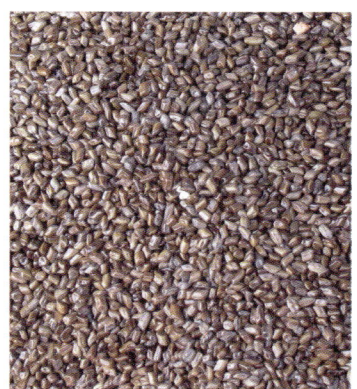
결명자

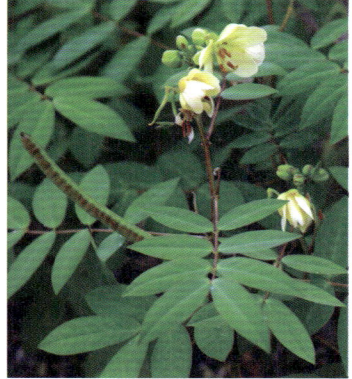
석결명 전초

서식지 결명자는 주로 밭에서 흔히 재배하고, 요즘은 마당 텃밭에서도 기른다. 석결명은 결명자에 비해 재배 농가가 현저하게 적다.

이용부위 종자

토양과 번식 사질양토에 파종

채취 10~11월에 결명자의 열매가 성숙했을 때 수확한 뒤 탈곡한다.

성미와 효능 결명자의 맛은 달고 쓰며 성질은 차갑다. 두통, 현기증, 각막혼탁, 충혈, 간경변증, 신장, 변비, 숙취해소에 좋다. 결명자와 약효가 비슷한 석결명의 종자(망강남자, 望江南子)는 맛은 달고 쓰며 서늘하다. 약간 독성이 있고 간열을 내리고 눈을 밝게 하며 위를 튼튼하게 한다.

사용법

- **기본요법** : 10~15g을 달여 복용한다.
- **시력 & 변비** : 살짝 볶은 결명자 씨앗을 차로 우려 마신다.
- **현기증** : 결명자 20g, 구기자 10g, 감국 3g으로 차를 우려마시면 현기증, 시력, 혈관, 사지마비 후유증에 좋다.
- **금기** : 설사가 나오는 사람은 복용을 금한다.

안과 질환 ▶ 녹내장·심장병, 항문소양증 등에 효능

맨드라미 (鷄冠花) 비름과 | 한해살이풀

Celosia cristata | 유사종 : 개맨드라미

- 생약명 : 계관화
- 높이 : 0.5~0.9m
- 잎 : 어긋나기, 긴 타원형
- 개화 : 7~8월
- 열매 : 9~10월
- 약용 : 꽃

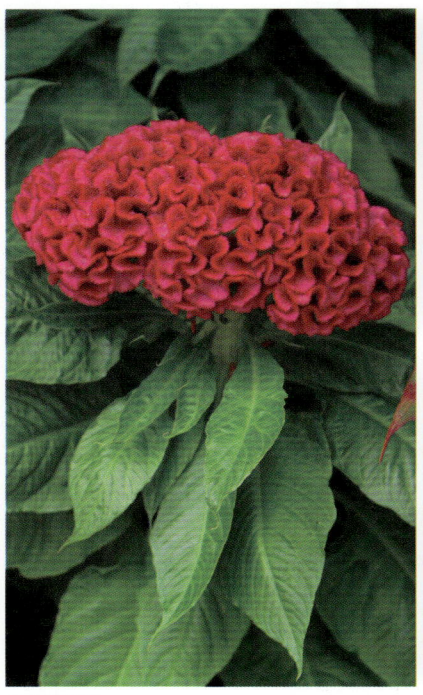
주먹맨드라미

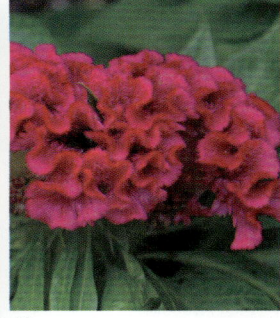
꽃

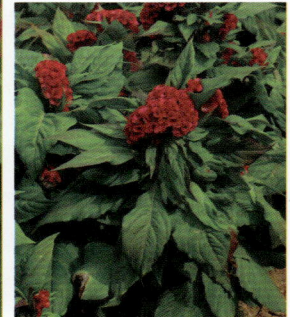
군락

아시아 열대지방 원산이며 국내에서는 한해살이풀로 취급한다. 꽃 모양에 따라 주먹, 촛불, 닭벼슬맨드라미가 등이 있는데 약용으로는 보통 주먹맨드라미의 꽃을 사용한다. 줄기는 높이 90cm 정도로 자한다. 자잘한 꽃들이 주먹 형태로 모여 달리고 꽃의 색상은 품종에 따라 붉은색, 황색, 분홍색, 흰색 등이 있다. 잎은 긴 타원형이고 가장자리는 밋밋하다. 번식은 5~7월 사이에 종자를 파종하면 되는데 보통 일주일 뒤 발아한다.

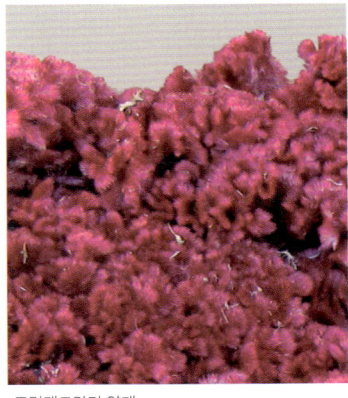 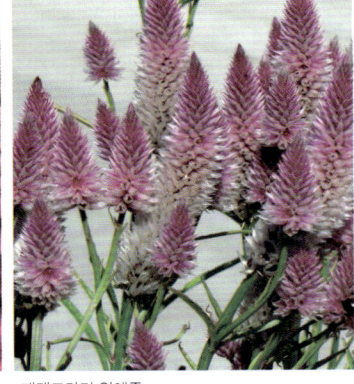

주먹맨드라미 약재 　　　　　　　　개맨드라미 원예종

서식지 주먹맨드라미는 화단에서 흔히 기르고, 개맨드라미는 논둑이나 강둑에 야생화되었다.

이용부위 꽃, 잎, 씨앗

토양과 번식 사질양토에 파종

채취 꽃이 필요할 경우 꽃을 수확한다. 종자는 가을에 성숙했을 때 수확한 뒤 햇볕에 말려 씨앗을 분리, 약용한다.

성미와 효능 맛은 쓰고 성질은 차며 독성은 없다. 잎은 종기, 가려움증, 각종 출혈의 지혈제로 사용한다. 꽃은 심장쇠약, 대하, 월경과다, 오십견, 항암에 약용한다. 씨앗은 각종 지혈, 적백대하, 외음부소양증(음부 및 항문 가려움증)에 효능이 있다.

사용법

- **녹내장** : 개맨드라미 씨앗을 볶은 뒤 분말로 만든다. 1회 4g씩 1일 3회 죽에 넣어 먹는다.
- **심장병 & 항암** : 말린 주먹맨드라미 꽃 10g을 달여 1일 3회 복용한다.
- **맨드라미차** : 주먹맨드라미 꽃잎을 적당한 크기로 찢어 세척하고 물기를 뺀다. 프라이팬에 3차례 이상 은은하게 덖음한 뒤 꽃차로 마시되, 기호에 맞게 설탕을 가미한다.

안과 질환 ▶ 녹내장·시력감퇴에 효능

쇠비름 (馬齒莧) 쇠비름과 | 한해살이풀

Portulaca oleracea

- 생약명 : 마치현
- 개화 : 6~9월
- 높이 : 0.3m
- 열매 : 8~9월
- 잎 : 대생, 호생
- 약용 : 전초

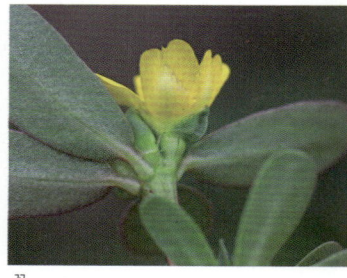
꽃

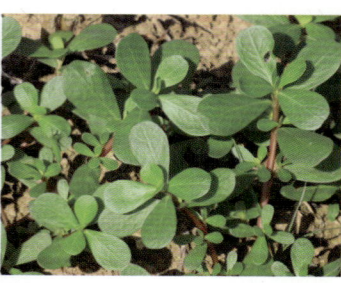
잎

전국의 양지바른 밭둑, 길가, 빈터에서 흔히 자란다. 줄기는 바닥을 기듯 비스듬히 퍼져 자란다. 주걱 모양의 잎은 앞면에 광택이 있다. 여름, 가을에 전초를 채취해 세척하고 살짝 데친 뒤 햇볕에 말려 약용한다. 종자는 9월 열매가 익었을 때 채취한다.

이용부위 전초, 어린잎은 나물로 섭취하는데 신맛이 난다.

토양과 번식 토양 구별없이 종자, 분주

성미와 효능 맛은 시고 성질은 차다. 전초는 청열, 산혈, 해독, 독사독, 벌레독, 식중독, 종기, 백독, 결핵성경부림프선염, 백일해, 대하, 항당뇨에 좋다. 씨앗은 백예(시력감퇴), 녹내장에 좋다.

사용법

- **기본요법** : 9~15g을 달여 복용한다. 신선한 것은 30~120g이다.
- **시력감퇴** : 씨앗을 분말로 만든 뒤 1스푼씩 총시죽(파뿌리 된장죽)에 풀어먹되, 몇 개월간 복용한다.
- **금기** : 비위가 약하고 허한 설사, 소화불량, 고혈압 환자에게는 쓰지 않는다.

안과 질환 ▶ 야맹증·눈의 염증에 효능

쥐꼬리망초 (爵牀) 쥐꼬리망초과 | 한해살이풀

Justicia procumbens

- 생약명 : 작상
- 개화 : 7~9월
- 높이 : 0.4m
- 열매 : 9~10월
- 잎 : 타원상 피침형
- 약용 : 전초

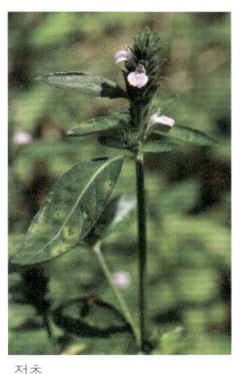
전초

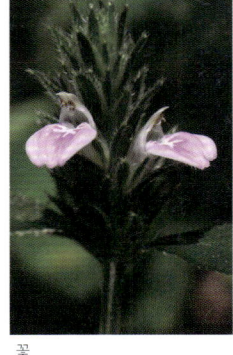
꽃

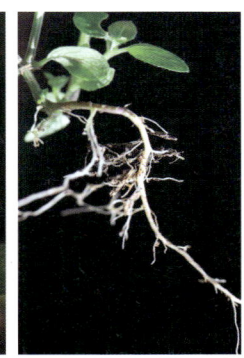
뿌리

경기도 이남의 산이나 들판, 밭둑에서 자란다. 잎은 마주나며 긴 타원상의 피침형이다. 꽃이 피어있을 때 전초를 채취하여 햇볕에 말려 약용한다. 어린잎은 나물로 섭취하거나 차로 마시거나 술로 담근다.

이용부위 전초, 어린잎은 나물로 식용

토양과 번식 사질비옥토에 파종

성미와 효능 맛은 맵고 떫고 성질은 차다. 해독, 혈액순환, 말라리아, 설사, 황달, 부종, 진통, 감기, 가래, 해열, 인후통, 근골통, 소아 영양부족 빈혈증, 부스럼, 타박상, 눈의 염증, 야맹증에 좋다.

사용법

- **기본요법** : 10~15g을 달여 복용하거나 외용한다.
- **눈 염증** : 싱싱한 잎의 즙을 눈에 떨군다.
- **야맹증** : 15g과 닭간을 술로 쪄 먹되 물은 사용하지 않는다.

안과 질환 ▶ 급성결막염에 효능

석류풀(地麻黃) 석류풀과 | 한해살이풀

Mollugo pentaphylla

- 생약명 : 지마황
- 개화 : 7~10월
- 높이 : 0.1~0.3m
- 열매 : 9~10월
- 잎 : 윤생, 대생
- 약용 : 전초

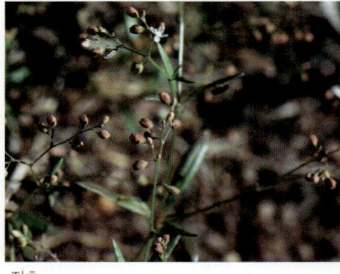
전초

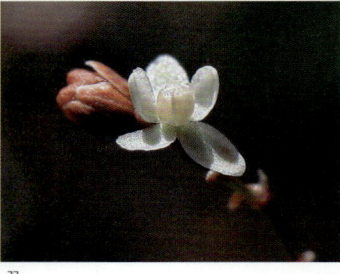
꽃

중부이남의 밭둑이나 길가에서 자생한다. 줄기는 높이 10~30cm로 자라고 하단 잎은 돌려나기, 상단 잎은 마주난다. 꽃은 가지 끝이나 잎겨드랑이에 취산꽃차례로 노란빛이 도는 흰색으로 달리고 꽃받침열편은 5장이다. 여름, 가을에 전초를 채취한 뒤 햇볕에 말려 약용한다.

이용부위 전초

토양과 번식 비옥토에 파종

성미와 효능 맛은 약간 떫고 성질은 평하다. 항균, 항염, 해독, 설사, 복통, 급성결막염에 효능이 있다.

사용법

- **기본요법** : 15~30g을 달여 복용하거나 외용한다.
- **급성결막염** : 석류풀잎과 들국화(솜방망이나 쑥방망이 잎) 잎을 함께 짓찧어 왼쪽 눈이 아프면 오른쪽 콧구멍을 막고, 오른쪽 눈이 아프면 왼쪽 콧구멍을 막는다.

안과 질환 ▶ 각종 안구 질환에 효능

속새 (木賊) 속새과 | 상록 여러해살이 양치식물

Equisetum hyemale

- 생약명 : 목적
- 가화 : -
- 높이 : 0.3~0.6m
- 열매 : -
- 잎 : 퇴화되어 없음
- 약용 : 지상부

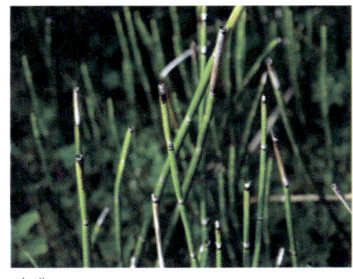
속새

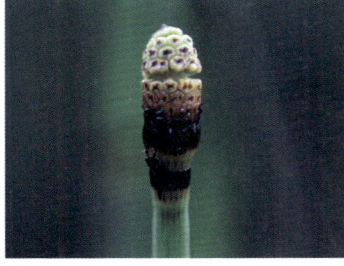
열매

높은 산의 계곡가 숲 그늘에서 군락을 이루며 자생한다. 땅속줄기가 옆으로 뻗으면서 모여 난다. 포자낭 이삭은 원줄기 끝에 달리고 원뿔 모양이며, 녹갈색에서 황색으로 변한다. 분주로 번식한 뒤 약용할 것을 권장한다. 여름, 가을에 지상부를 채취한 뒤 건조시켜 약용한다.

이용부위 지상부

토양과 번식 부식비옥토에 분주, 포자

성미와 효능 맛은 달고 쓰며 성질은 평하다. 하열, 학질, 직장탈출, 산통, 나력, 종기, 해기, 치질, 혈변, 침침한 눈, 예막 시력장애, 충혈, 눈물이 잘 흐르는 증상에 효능이 있다.

사용법

- **기본요법** : 3~9g을 달여 복용한다.
- **금기** : 빈혈이 심한 사람과 빈혈 때문에 생긴 안구 출혈 환자는 복용을 금한다.

안과 질환 ▶ 백내장·어두운 눈에 효능

구기자나무 (枸杞子) 가지과 | 낙엽활엽 관목

Lycium chinense

- 생약명 : 구기자
- 높이 : 4m
- 잎 : 달걀형
- 개화 : 6~9월
- 열매 : 8~10월
- 약용 : 열매

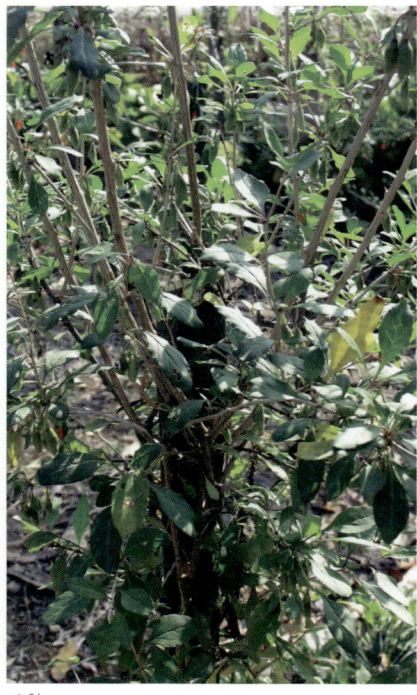
수형

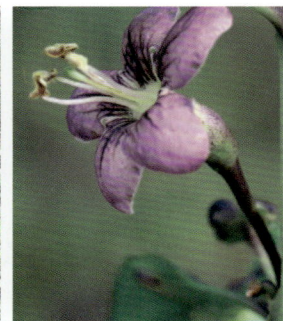
꽃

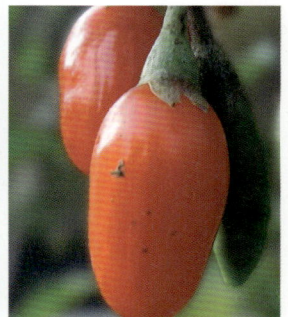
열매

줄기는 높이 4m로 비스듬히 처져 자란다. 잎은 달걀형이고 어긋나거나 짧은 가지 끝에서는 모여난다. 꽃은 잎겨드랑이에서 자주색 꽃이 1~4개씩 달리고 수술은 5개, 암술은 1개이다. 열매를 '구기자'라 하여 약용하며 타원 또는 달걀 모양으로 붉게 익는다. 번식은 종자, 삽목, 휘묻이, 포기나누기로 할 수 있는데 보통 3~4월에 전년도에 자란 줄기를 꺾어 삽목으로 하는 경우가 많다.

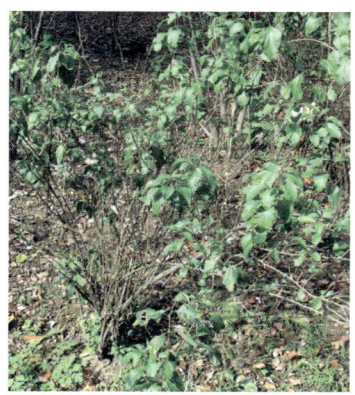
수형

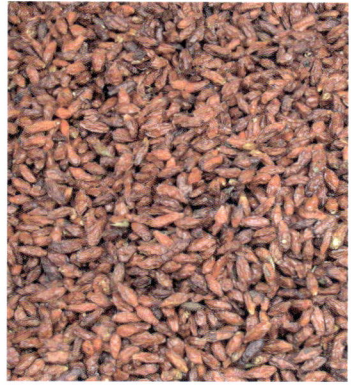
열매 약재

서식지 산기슭이나 냇가, 둑 근처에서 자생하지만 뿌리껍질과 열매를 얻기 위해 농가에서 특용작물로 재배하기도 한다. 충남 청양이 구기자 산지로 유명하다.

이용부위 열매, 근피, 잎

토양과 번식 사질양토에 삽목, 파종

채취 열매는 여름, 가을에 빨갛게 익은 것을 채취한 뒤 햇볕에 말린다. 뿌리는 늦가을이나 초봄에 채취하여 껍질만 벗겨 햇볕에 말린다. 잎은 부드러울 때 채취하는데 보통 봄, 여름에 채취한다.

성미와 효능 맛은 달고 성질은 평하다. 간과 신장에 좋고 현기증, 시력회복, 발기부전, 갈증, 해수, 몽정, 폐병, 기침, 당뇨에 좋다. 뿌리껍질은 혈액순환, 코피, 고혈압, 악창, 종기, 갈증, 피로회복에 좋다. 잎은 백내장, 야맹증, 대하, 부스럼에 좋다.

사용법
- **기본요법**: 열매는 5~15g을 달여 복용하거나 외용한다.
- **구기자술**: 구기자 250g, 담금주 1.8리터, 설탕 180g으로 담그고 2~4주 뒤에 걸러내어 2~4개월간 숙성시켜 마신다.

신경정신·중풍 ▶ 신경쇠약·불면증에 효능

마타리 (敗醬) 마타리과 | 여러해살이풀

Patrinia scabiosaefolia

- 생약명 : 패장, 황굴화
- 개화 : 7~10월
- 높이 : 0.7~1.5m
- 열매 : 8~10월
- 잎 : 마주나기, 깃 모양
- 약용 : 뿌리

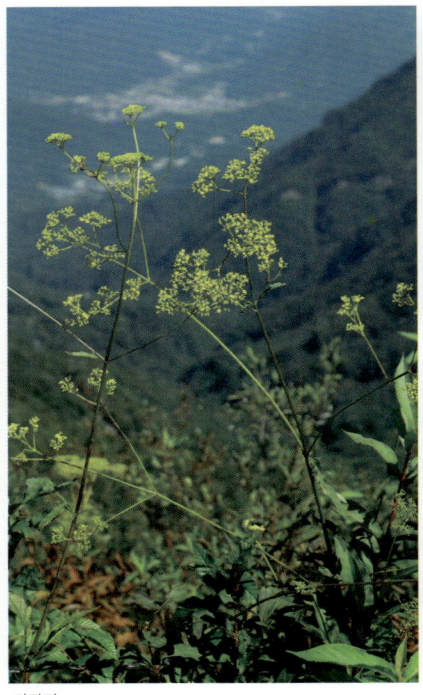

마타리

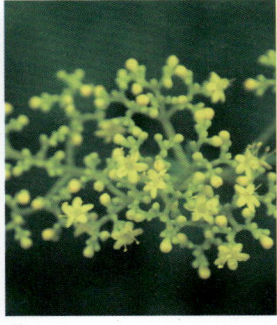

꽃

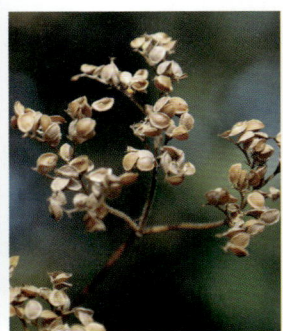

열매

깊은 산 양지바른 곳에서 자생한다. 뿌리는 굵고 옆으로 뻗는다. 줄기는 1.5m까지 곧게 자란다. 마주난 잎은 깃 모양으로 깊게 갈라진다. 꽃은 자잘한 노란색 꽃이 모여 산방꽃차례를 이룬다. 수술은 4개, 암술은 1개이다. 열매는 타원형이고 길이 4mm 정도이다. 꽃과 전체에서 장 썩는 냄새가 난다. 번식은 8~10월에 씨앗을 받은 뒤 바로 파종하거나 이듬해 봄에 파종한다. 뿌리에서 새싹이 올라오면 캐어 심어도 된다.

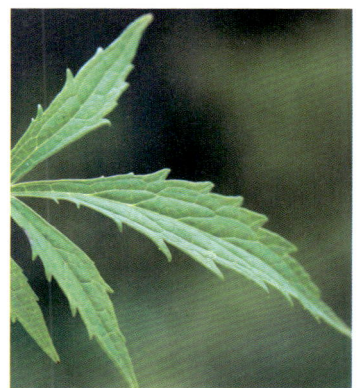 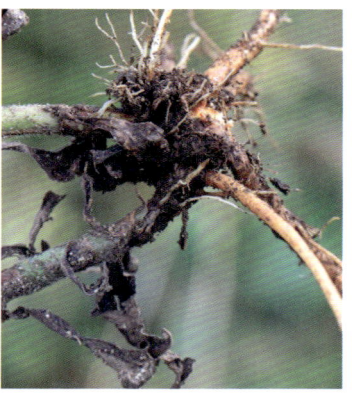

잎　　　　　　　　　　　　　　　뿌리

서식지 전국의 높은 산 능선의 양지바른 풀밭에서 흔히 자란다.

이용부위 뿌리와 지상부

토양과 번식 부식질 사질토에 파종, 분주

채취 여름~초가을에 뿌리를 포함한 전초를 채취한 뒤 세척하고 햇볕에 말린다.

성미와 효능 맛은 쓰고 맵고 짜며 성질은 평하고 독은 없다. 청열, 해독, 항균, 치질, 부종, 이뇨, 신경쇠약, 정서불안, 불면증, 맹장염, 설사, 장염, 대장염, 방광염, 산후 팔다리가 얼얼하고 차가운 풍, 적백대하, 오로, 눈이 붓고 아픈 증세에 효능이 있다. 꽃자루는 월경불순에 효능이 있다.

사용법

- **기본요법** : 뿌리 9~15g을 달여 1일 3회 나누어 복용하거나 외용한다. 꽃자루는 3.5~7g을 달여 복용한다.
- **산후복통** : 뿌리 15~25g을 달여 1일 3회 복용한다.
- **마타리술** : 뿌리 150g을 담금주 1.8리터에 담가 1~2개월 숙성시킨 뒤 신경쇠약, 불면증일 때 1일 2~3잔 마신다.
- **금기** : 비위가 약하거나 설사가 심한 경우 약용을 금한다.

신경정신·중풍 ▶ 사지마비·중풍에 효능

천마 (天麻) 난초과 | 여러해살이풀

Gastrodia elata

- 생약명 : 천마
- 개화 : 5~8월
- 높이 : 0.5~1m
- 열매 : 9~10월
- 잎 : 없음
- 약용 : 뿌리

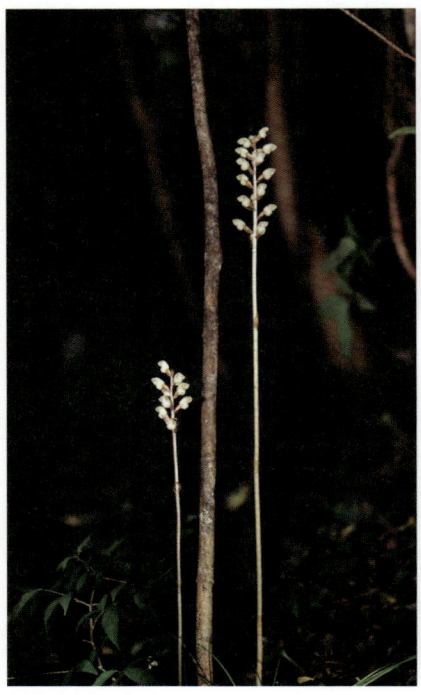

천마 (사진제공 이동혁)

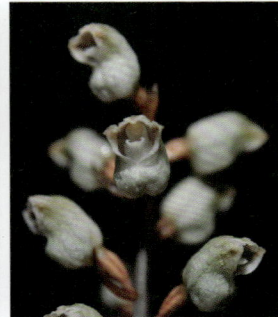

꽃 (사진제공 이동혁)

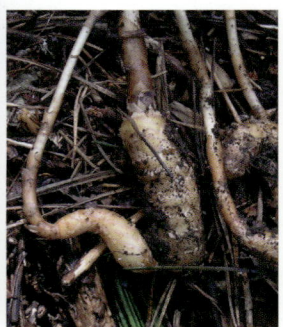

덩이줄기 (사진제공 이동혁)

깊은 산 부식질이 많은 계곡가에서 자생한다. 뿌리는 땅속에 마디가 있는 타원형의 덩이줄기가 길이 18cm까지 자란다. 줄기는 녹갈색으로 0.5~1m로 자라고 잎은 없다. 잎 대신 줄기에는 비늘잎이 초상엽을 구성한다. 꽃은 줄기 끝에 황갈색 꽃이 총상꽃차례로 달리고 꽃부리는 입술 모양이다. 번식은 종자로 할 수 있지만 일반적인 방식으로는 번식되지 않고 버섯을 재배하는 것과 비슷한 방식으로 발아 및 재배해야 한다.

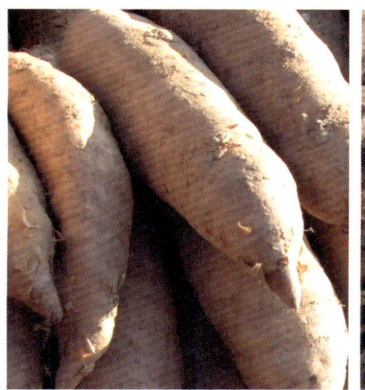 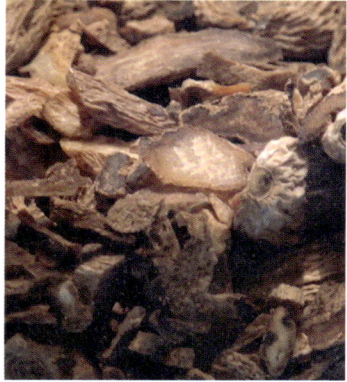

천마 뿌리　　　　　　　　　　　　뿌리 약재

서식지 깊은 산의 계곡가 부식질 토양에서 자생한다. 시중에서 볼 수 있는 천마 뿌리는 대개 천마농장에서 재배한 것이다.

이용부위 뿌리와 줄기

토양과 번식 부식토에 파종

채취 가을~봄 사이에 150g 무게 이상의 뿌리를 캐어 삶은 뒤 햇볕에 말리면 건천마라는 약재로 사용할 수 있다. 생천마를 약용하거나 각종 국물요리에 넣기도 한다.

성미와 효능 맛은 달고 맵다. 뿌리는 강장, 두통, 경련, 간질, 고혈압, 관절염, 사지마비, 언어장애, 반신불수, 현기증, 중풍에 좋다. 줄기는 종기에 짓찧어 바른다. 종자는 뿌리와 같은 효능을 제공한다.

사용법

- **기본요법** : 3~10g을 달여 복용하거나 외용한다.
- **금기** : 빈혈이 심하거나 신체가 쇠약한 자, 화로 인한 현기증에는 약용을 금하는 것이 좋다. 과다 오용시 신장장애 및 알레르기 부작용이 심하게 나타난다. 부작용이 발생하면 강제 구토로 뱉어내거나 위 세척을 한다.

신경정신·중풍 ▶ 기억력 회복·중풍 예방에 효능

석창포 (石菖蒲) 천남성과 | 상록 여러해살이풀

Acorus gramineus

- 생약명 : 석창포
- 개화 : 4~6월
- 높이 : 0.5~1m
- 열매 : 8~9월
- 잎 : 칼 모양
- 약용 : 뿌리

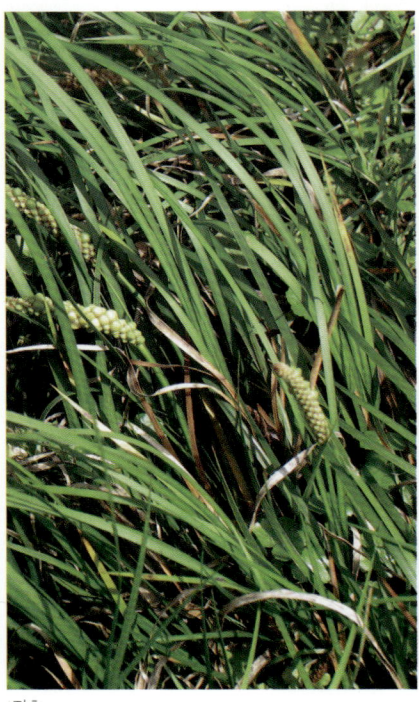

전초

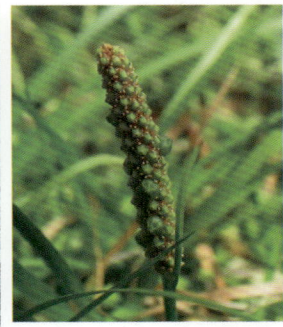

꽃이 피기 전 모습

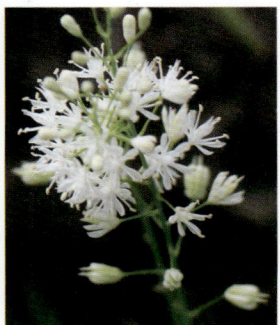

포천석창포의 꽃

우리나라와 중국, 일본, 인도, 베트남 등에서 자생한다. 사계절 잎이 푸른 상록성 여러해살이 풀이다. 줄기 없이 뿌리에서 칼 모양의 잎이 뭉쳐 올라온다. 잎의 주맥에는 맥이 없는 대신 가느다란 줄이 있다. 잎의 길이는 최대 50cm로 자란다. 꽃대는 높이 30cm 내외이고 자잘한 황색 꽃이 핀다. 유사종으로는 포천석창포, 한라석창포 등이 있다. 종자 번식이 불가능하므로 보통 분주로 번식시킨다.

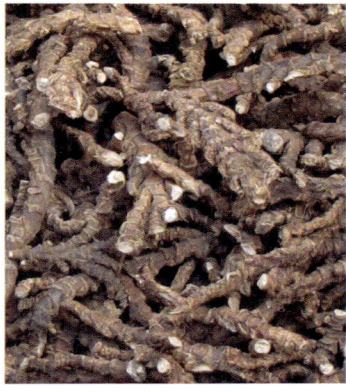
뿌리 약재

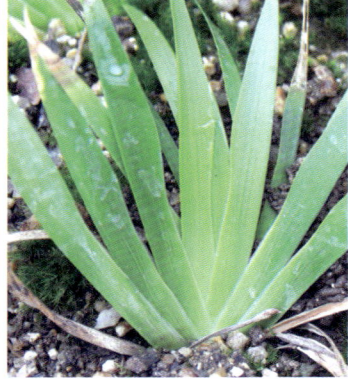
한라석창포

서식지 남부지방의 깊은 산이나 제주도에서 자생한다.

이용부위 뿌리와 전초

토양과 번식 유기질 토양에 분주

채취 11월~3월 사이에 뿌리를 뽑아 수확하되, 잎을 약용하지 않을 경우 제거한다. 모래가 들어있는 물에 뿌리를 넣고 막대기로 저어 겉껍질을 대충 깎아내고 깨끗이 세척한 뒤 햇볕에 잘 말린다.

성미와 효능 맛은 쓰고 맵고 성질은 평하다. 혈액순환, 건망증, 위통, 진통, 항암(악성), 습진, 타박상, 기억력 회복에 효능이 있고 중풍을 예방한다.

사용법

- **기억력 증진** : 건뿌리 분말을 0.3g씩 1일 3회 복용한다.
- **노안** : 석창포에 맺힌 아침 이슬로 눈을 씻는다.
- **악성종양** : 건뿌리 5g을 달여 1일 3회 복용한다.
- **석창포술** : 뿌리를 생즙으로 내어 찹쌀밥에 빻은 뒤 누룩으로 술을 빚는다.
- **금기** : 석창포는 약간의 독성이 있으므로 문제가 있으면 복용을 피하고 장기 복용할 경우 전문가의 지시에 따라 약용한다.

신경정신·중풍 ▶ 중풍·사지통증에 효능

강활 (羌活) 산형과 | 여러해살이풀

Ostericum koreanum

- 생약명 : 강활
- 높이 : 2m
- 잎 : 2회 3출겹잎
- 개화 : 8~9월
- 열매 : 9~10월
- 약용 : 뿌리

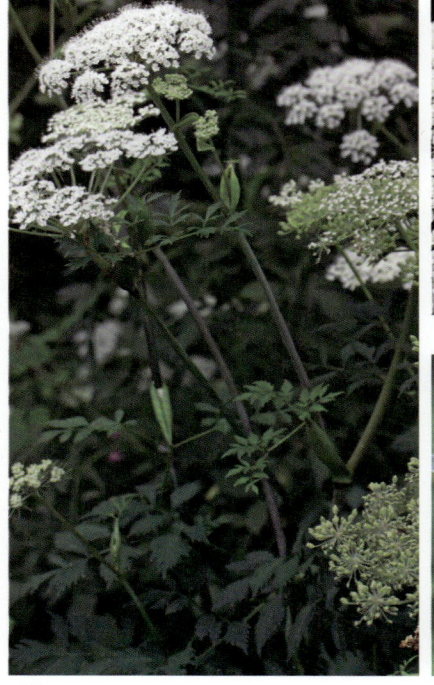

강활

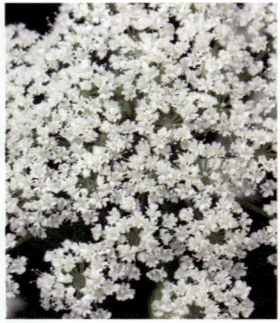

꽃

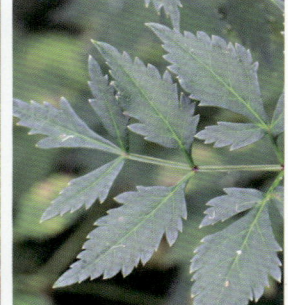

잎

강활은 독초인 '지리강활'이나 한약재인 '당귀', '구릿대' 등과 유사하다. 보통 향으로 구별하는데 잎을 짓찧어 향을 맡아본다. 당귀처럼 고소한 향은 아니지만 매우 진한 한약재 냄새가 나므로 약이라는 것을 알 수 있다. 열매 모양은 비슷한 식물에 비해 더 타원형이며, 열매 표면에는 날개처럼 능선이 나 있고, 능선 사이에 1개, 합생면 사이에 2개의 유관이 있다. 또한 줄기는 전체적으로 녹색이지만 잔가지 몇 개는 자줏빛을 띤다.

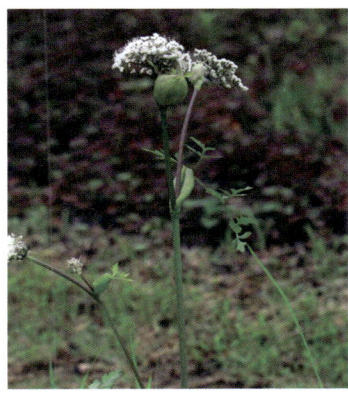 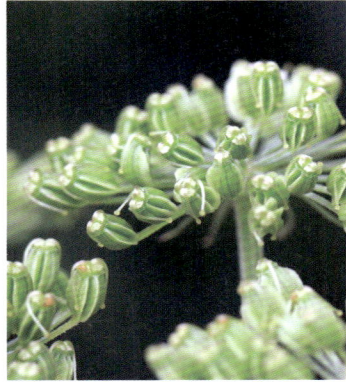

전초　　　　　　　　　　　열매

서식지 깊은 산 계곡가에서 자생한다. 잎을 짓찧어 향이 강할수록 좋고, 건뿌리도 향이 강할수록 좋다. 산야초 중에서 가장 진한 한약 향이 나는 것으로 알려져 있다.

이용부위 뿌리

토양과 번식 부식비옥토에 파종

채취 봄, 가을을 뿌리를 채취한 뒤 잔뿌리는 제거하고 햇볕에 말린다.

성미와 효능 토종 강활은 중국강활과 조금 다르지만 중국강활에 준해 약용하기도 한다. 중국강활의 맛은 맵고 쓰며 성질은 온화하지만 토종 강활의 맛은 달고 쓰다. 시중에서 구입한 강활은 대개 중국산이므로 오히려 토종 강활보다 약효가 더 좋을 수도 있다. 두통은 있지만 땀은 없는 증세, 중풍, 심한 사지통증, 심한 골절통, 감기, 부종, 종기 등에 사용한다.

사용법

- **기본요법** : 3~12g을 달여 복용한다.
- **금기** : 과도하게 약용하면 비위가 상하고 구토를 유발한다. 발한이 심한 환자는 약용을 금한다.

신경정신·중풍 ▶ 신경과민·히스테리에 효능

쥐오줌풀(纈草) 마타리과 | 여러해살이풀

Valeriana fauriei

- 생약명 : 마치현
- 높이 : 0.4~0.8m
- 잎 : 마주나기, 깃꼴겹잎
- 개화 : 4~7월
- 열매 : 8~9월
- 약용 : 뿌리

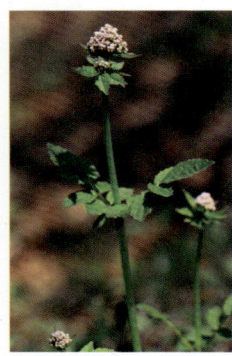
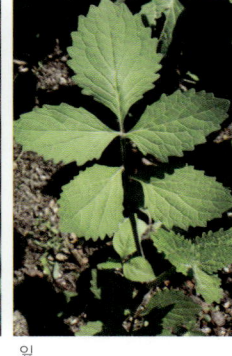
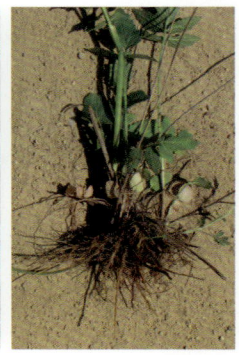

전초　　　　　　　　　　잎　　　　　　　　　　뿌리

높은 산의 풀밭이나 능선의 조금 습한 곳에서 단독으로 자라거나 몇주가 군락을 이루며 자란다. 잎은 마주나며 5~7개로 갈라진 깃꼴겹잎이다. 꽃은 줄기 끝에 달리는 산방상 원추꽃차례로 붉은 빛이 도는 흰색이고 향이 조금 고약하다. 9~10월에 뿌리를 채취해 건조시킨 뒤 약용한다.

이용부위 뿌리

토양과 번식 비옥토에 파종, 분주

성미와 효능 맛은 달고 맵고 성질은 따뜻하고 약간 독성이 있다. 정신불안, 신경쇠약, 불면증, 현기증, 간질, 요통, 월경불순, 심장병, 관절염, 타박상, 외상출혈에 좋다. 독성이 있으므로 과다복용 및 허약자는 약용을 금한다.

사용법

- **기본요법** : 3~4g을 달여 복용하거나 외용한다.
- **불면증** : 2~3g을 차로 우려내 취침 30~40분 전에 마신다.

신경정신·중풍 ▶ 두통·스트레스에 효능

고들빼기 (苦蝶子) 국화과 | 여러해살이풀

Crepidiastrum sonchifolium | 유사종 : 이고들빼기

- 생약명 : 고접자
- 개화 : 5~9월
- 높이 : 0.2~0.8m
- 열매 : 9~10월
- 잎 : 난상 긴 타원형
- 약용 : 전초

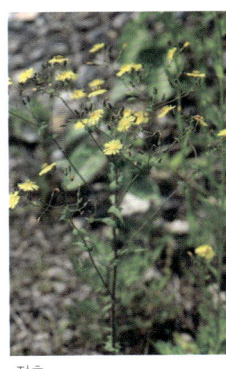
전초

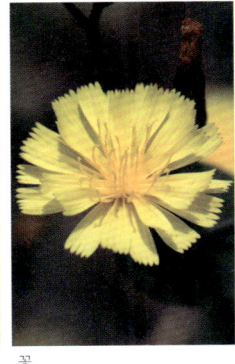
꽃

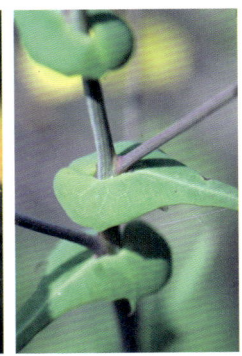
잎자루

농촌 산지 풀밭 등에서 자란다. 줄기는 곧게 서고 잎은 난상의 긴 타원형으로 끝이 뾰족하며 톱니가 있다. 잎자루는 줄기를 감싸고, 비슷한 모양의 '이고들빼기'는 잎자루가 줄기를 감싸지 않는다. '이고들빼기'를 '고매채'라고도 하는데 이는 중국산이고 토종 이고들빼기와는 유전자 구조가 다르다. 씀바귀와도 비슷하나 씀바귀는 잎에 톱니가 없고 꽃술이 까맣다.

이용부위 전초, 뿌리

토양과 번식 사질비옥토에 파종

성미와 효능 맛은 쓰고 성질은 차다. 어린 모종을 여름에 채취한 뒤 햇볕에 말려 약용한다. 배농, 고름, 두통, 치통, 복통, 해독, 이질, 장염, 충수염, 치질 등에 효능이 있고 중풍을 예방한다.

사용법

- **기본요법** : 9~15g을 달여 복용하거나 외용한다.
- **두통 & 스트레스** : 고들빼기를 김치로 담가 먹는다.

신경정신·중풍 ▶ 불안증·불면증에 효능

연꽃 (蓮) 수련과 | 여러해살이 수생식물

Nelumbo nucifera

- 생약명 : 연
- 개화 : 7~9월
- 높이 : 1~2m
- 열매 : 9~10월
- 잎 : 둥근 방패형
- 약용 : 전초

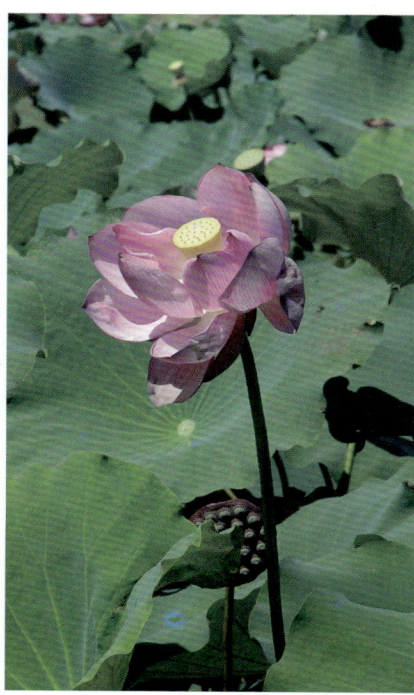
연꽃

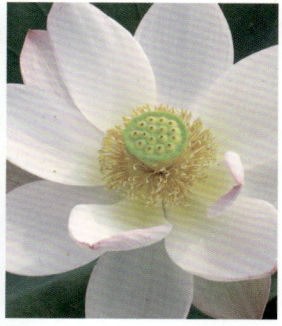
꽃

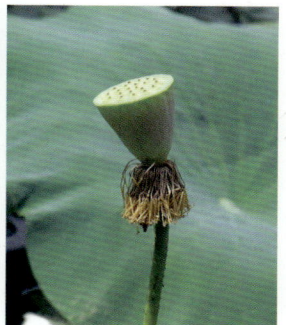
연방

땅속의 뿌리줄기(연근)는 물속의 뻘에 박혀 있고 줄기가 수면 위로 올라온다. 잎은 둥근 방패 모양이고 잎맥은 사방으로 뻗는다. 꽃은 물 위로 솟아오른 꽃대에 연홍색 혹은 흰색으로 피는데 흰색 꽃이 피는 연꽃을 백련이라고 부른다. 원주형의 열매는 10월에 익고 벌집 모양의 열매 구멍 안에는 '연자'라고 불리는 씨앗이 들어있다. 번식은 종자와 포기나누기로 할 수 있다. 9월에 씨앗의 양쪽을 가위로 자른 뒤 연못에 던지면 발아한다.

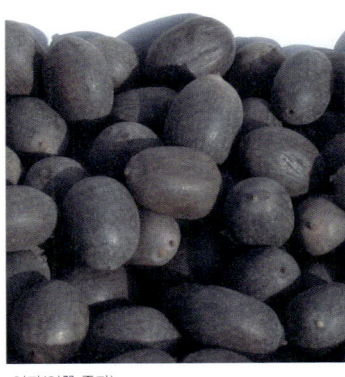
연자(연꽃 종자)

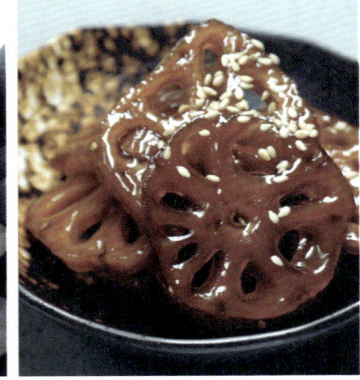
연근 반찬

서식지 원산지는 인도 아시아 남부이다. 연못이나 늪지에서 자란다.

이용부위 전초

토양과 번식 화분에 파종 후, 화분을 물에 담근다.

채취 종자(연자. 연밥), 종자껍질, 배아, 뿌리(연근. 우), 잎, 잎자루(우밀), 꽃, 꽃 턱(연방), 수술을 약용하거나 식용한다. 주로 연자, 꽃봉오리, 연근을 약용한다. 종자와 연근은 10월에 채취한 뒤 종자는 건조시키고, 연근은 생으로 섭취하는 방식으로 약용한다.

성미와 효능 연자 맛은 달고 떫고 성질은 평하다. 비장, 신장, 심장, 설사, 몽정, 대하, 정신불안으로 인한 불면증에 사용한다. 연근 맛은 달고 성질은 차갑다. 발열, 갈증, 구토, 해독, 어혈, 설사, 비장, 혈액, 위장을 보한다. 연방은 어혈, 지혈, 거습에 좋다. 껍질을 벗긴 씨앗은 몽정 같은 정기 누수에 좋다.

사용법

- **기본요법** : 연자는 6~15g을 달여 복용한다.
- **가래 & 기침** : 연근즙 반컵, 배즙 반컵을 섞어 마신다.
- **연근차** : 연근 분말을 2티스푼씩 차로 우려 마신다.

신경정신·중풍 ▶ 신경쇠약·저림증에 효능

소나무 (松) 소나무과 | 상록침엽 교목

Pinus densiflora

- 생약명 : 송
- 개화 : 5월
- 높이 : 35m
- 열매 : 9~10월
- 잎 : 2개씩 나기
- 약용 : 전체

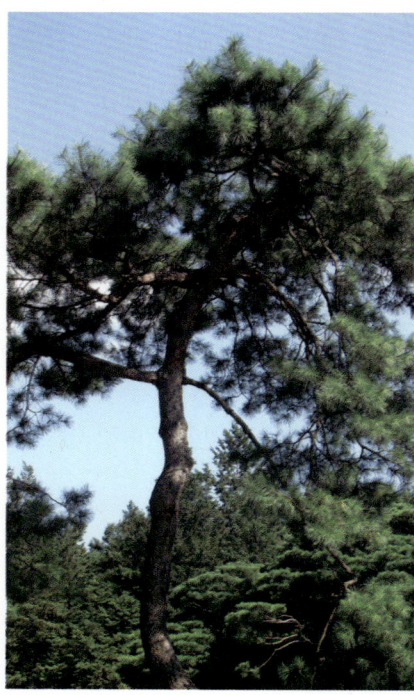
수형

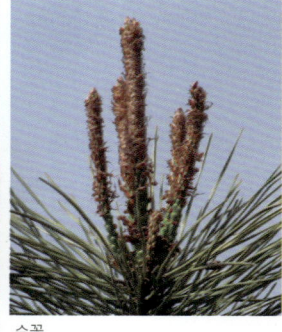
수꽃

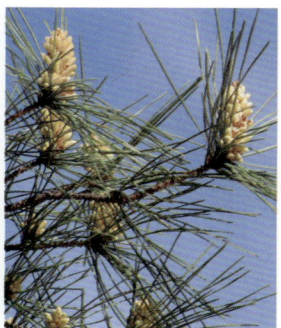
암꽃

소나무는 '반송', '백송', '리기다소나무', '잣나무' 등의 비슷한 나무들이 많다. 소나무는 잎은 바늘모양으로 2개씩 뭉쳐 나고, 북미 원산의 리기다소나무는 잎이 3~4개씩 뭉쳐 난다. 반송은 밑에서 굵은 가지가 여러 개로 갈라지며, 잣나무는 잎이 5개씩 뭉쳐 나므로 구별할 수 있다. 번식은 가을에 수확한 종자를 통풍이 잘되는 장소에서 보관했다가 이듬해 봄 파종 1개월 전 땅에 묻어둔 후에 파종한다. 가급적 토종 소나무를 약용한다.

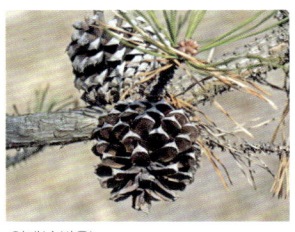
열매(솔방울)

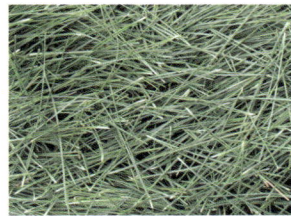
싱싱한 솔잎

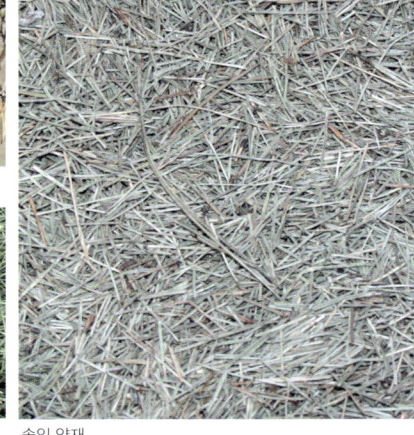
솔잎 약재

서식지 전국의 산지에서 흔히 자생한다.

이용부위 잎과 전체

토양과 번식 토양 구별없이 파종, 접목

채취 송절(줄기), 송엽(솔잎), 송목피, 뿌리, 송화분 등의 각 부분을 필요할 때 채취하여 건조시킨 뒤 약용하되, 솔잎은 어린잎을 채취한다.

성미와 효능 줄기의 맛은 맵고 쓰며 성질은 온화하다. 지통, 관절통, 허리통, 손발저림에 좋다. 송엽과 1년생 줄기 등은 가려움증, 손발저림, 살충, 혈액순환, 습진, 무좀, 외상, 각기, 신경쇠약, 불면증, 만성신장염, 고혈압, 일본뇌염 예방에 좋다. 송목피는 류머티즘, 타박상, 손발저림, 치질, 설사, 피부궤양에 좋다.

사용법

- **기본요법** : 송목피, 송절은 9~15g을 달여 복용하거나 외용한다. 송엽은 6~15g, 싱싱한 것은 30~60g을 달여 복용하거나 외용한다. 차로 마시기도 한다.
- **금기** : 철분 흡수를 방해하므로 임산부는 금한다.

신경정신·중풍 ▶ 중풍 언어장애에 효능

감태나무(山胡椒) 녹나무과 | 낙엽활엽 관목

Lindera glauca

- 생약명 : 산호초
- 높이 : 5m
- 잎 : 어긋나기
- 개화 : 4월
- 열매 : 9~11월
- 약용 : 전체

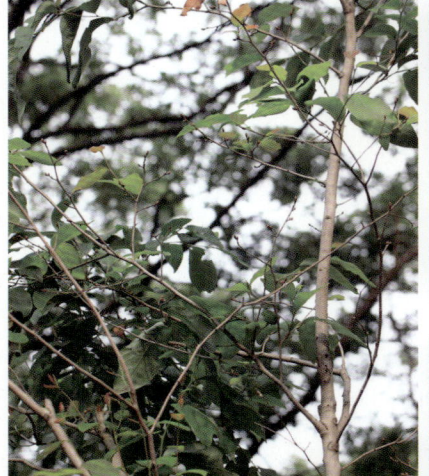
수형

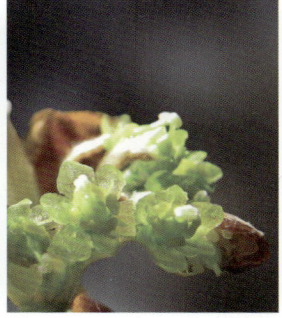
꽃

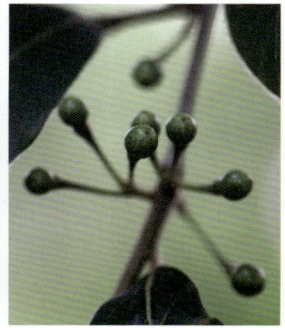
열매

높이 5m로 자라며 원줄기는 가녀리다. 가지를 꺾으면 향긋한 냄새가 난다. 잎은 어긋나고 긴 타원형이며 표면에 광택이 있다. 어린잎은 잔털이 있지만 점점 없어진다. 꽃은 잎겨드랑이에서 우산 모양의 꽃차례에 노란색 꽃이 핀다. 화피는 6개로 갈라지고 수술은 9개이다. 열매는 콩알만하며 검은색으로 익는다. 번식은 9월경 수확한 종자를 땅에 묻어두었다가 이듬해 3~4월에 파종한다. 어린잎을 감태차로 우려 마시면 맛있다.

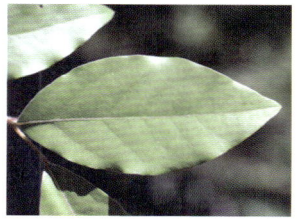
잎

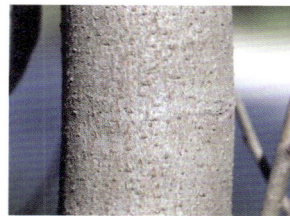
수피

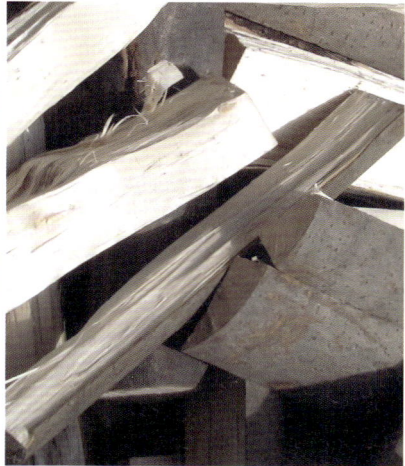
나뭇가지 약재

서식지 남부지방의 산지 양지바른 곳에서 자생한다. '백동백(白冬柏)'이라고도 한다.

이용부위 전체

토양과 번식 비옥토에 파종

채취 보통 열매를 약용하고 9월에 성숙했을 때 수확한 뒤 건조시킨다. 뿌리는 9~10월에 채취한 뒤 건조시킨다. 잎과 목재는 필요할 때 채취한다.

성미와 효능 맛은 맵고 성질은 매우 뜨겁고 독성은 없다. 열매는 심복냉통, 중풍, 언어장애, 부종, 구토, 천식에 효능이 있다. 뿌리는 어혈, 저림증, 비통, 요슬냉통, 타박상에 좋고 잎은 어혈, 해독, 감기, 근골동통, 타박상, 종창에 좋다. 가지는 풍, 항암에 좋다.

사용법

- **기본요법** : 열매, 잎은 6~15g을, 뿌리는 15~30g을 달여 복용하거나 외용한다. 가지는 잘게 썰어 차로 우려 마신다.
- **감태차** : 4월에 수확한 어린잎을 차로 우려 마신다.

신경정신·중풍 ▶ 열병에 답답하고 불면증이 심할 때 효능

치자나무 (梔子) 꼭두서니과 | 상록활엽 관목

Gardenia jasminoides | 유사종 : 꽃치자

- 생약명 : 치자
- 개화 : 6~7월
- 높이 : 3m
- 열매 : 10~11월
- 잎 : 마주나기, 긴 타원형
- 약용 : 전체

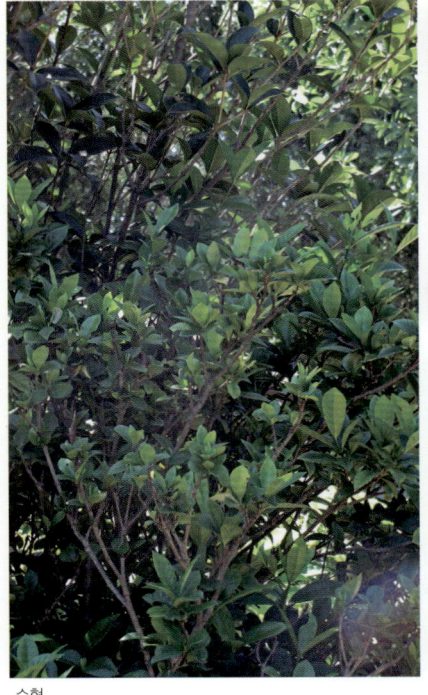
수형

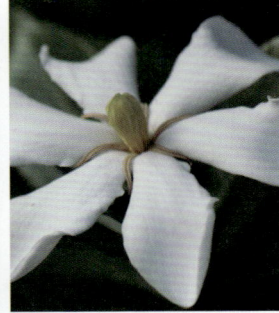
꽃

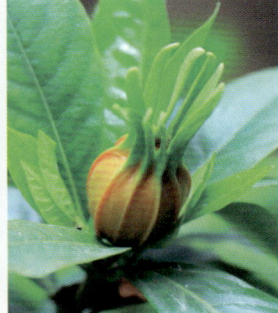
열매

줄기는 높이 3m로 자란다. 잎은 마주나며 광택이 있고 끝이 뾰족한 긴 타원형이다. 꽃은 가지 끝에 흰색의 꽃이 1개씩 핀다. 꽃잎은 6~7개, 수술도 6~7개이다. 열매는 모가 진 타원 모양의 주황색으로 익는다. 번식은 종자, 삽목, 근삽으로 할 수 있다. 보통 꽃이 질 무렵에 새 가지 중 빳빳한 가지를 잘라 심으면 된다. 새 가지에는 털이 있으므로 오래된 가지와 구분할 수 있다. 유사종 꽃치자는 치자나무에 비해 잎 길이와 꽃이 작다.

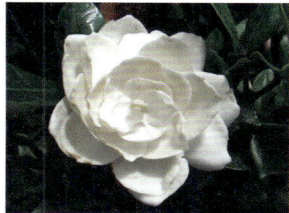
꽃치자

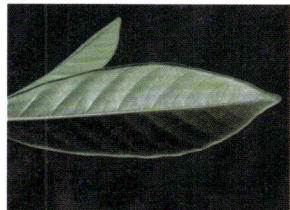
잎

열매 약재

서식지 중국 원산이다. 국내에서는 약용 또는 관상용으로 키운다.

이용부위 전체

토양과 번식 사질비옥토에 파종, 삽목

채취 열매는 가을에 채취한 뒤 열매꼭지를 제거하고 햇볕에 말린다. 뿌리, 잎, 꽃도 약용할 수 있으므로 필요할 때 채취해 건조시킨다.

성미와 효능 맛은 쓰고 성질은 차며 독성은 없다. 열매는 청열, 해독, 지혈, 두통, 충혈, 황달, 혈변, 혈뇨, 구내염, 결막염, 염좌, 타박상, 불면증, 열병, 고혈압에 좋다. 뿌리는 부종, 열독, 신염수종, 부스럼, 종기, 임병에 좋다. 잎은 부스럼, 꽃은 해수, 코피에 효능이 있고 폐와 피를 보한다.

사용법

- **기본요법** : 열매는 5~12g, 뿌리는 15~30g을 달이거나 외용한다. 발열, 염좌 환부엔 치자분말과 밀가루를 개어 바른다.
- **치자술** : 치자열매 20개, 콩가루 50g, 담금주 1.8리터로 담근 뒤 3~4개월간 숙성시켜 걸러내고 음용한다.

소아 질환 ▶ 볼거리(유행성이하선염)에 효능

미나리 (水芹) 산형과 | 여러해살이풀

Oenanthe javanica

- 생약명 : 수근
- 개화 : 6~8월
- 높이 : 0.3m
- 열매 : 7~8월
- 잎 : 깃꼴겹잎
- 약용 : 지상부

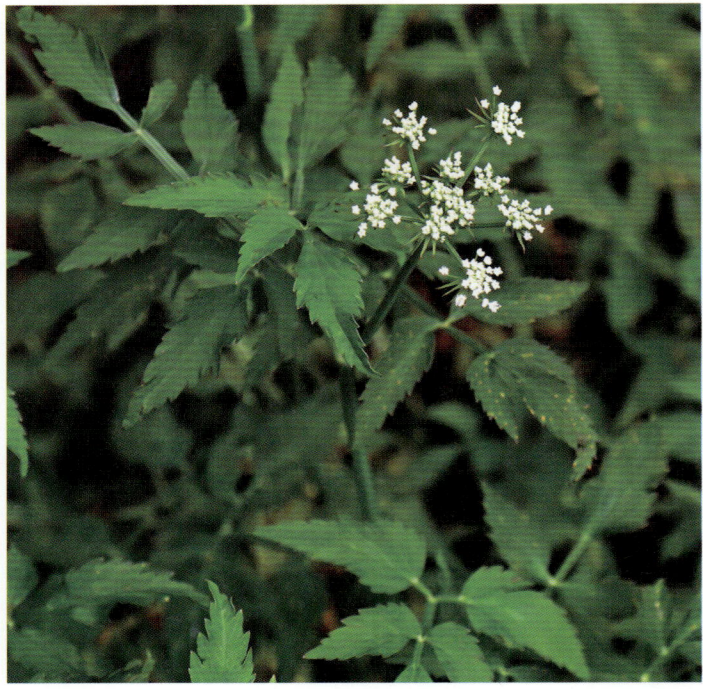

전초

논 도랑이나 습지에서 자라고, 농가에서 재배하여 생산한다. 수염뿌리에서 30cm 높이로 줄기가 올라온다. 잎은 어긋나며 1~2회 깃꼴겹잎은 잎자루에 날개와 잎집이 있으므로 다른 식물과 구별할 수 있다. 연한 줄기와 잎에서 향취가 난다. 9~10월에 수확한 뒤 지상부와 뿌리를 나누어 건조시킨다. 미나리와 비슷한 '독미나리'는 강원 이북의 습지에서 1m 높이로 자라며 전체에 털이 없고 맹독성 식물이므로 함부로 섭취할 수 없다.

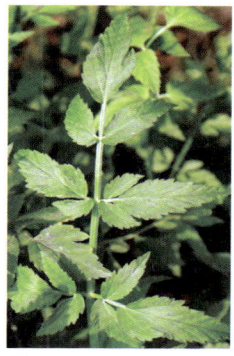 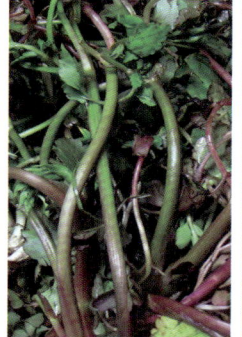 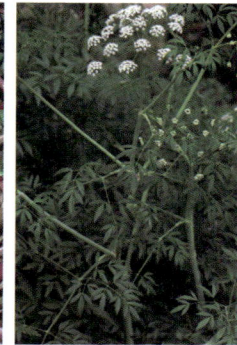

잎　　　　　　　　　　수확한 줄기잎　　　　　　　독미나리

서식지 오래전부터 우리나라를 포함한 동아시아에서 자생한 여러해살이 풀이다. 전국의 물가나 습지 등에서 야생으로 자라기도 하며, 밭에서 재배하기도 한다.

이용부위 지상부와 꽃

토양과 번식 물 채운 논에 파종

채취 봄에 돋는 튼실한 줄기와 가을의 연한 줄기를 수시로 채취한다.

성미와 효능 맛은 달고 맵고 성질은 차며 독성은 없다. 서늘한 성질이 있어서 지상부는 열독을 풀어주며, 부종, 지혈작용, 고혈압, 저혈압, 발열, 황달, 임병, 대하, 나력, 볼거리, 감기 초기, 설사, 인후통, 신경통 등에 좋다. 꽃은 땀구멍에서 피가 멎지 않고 나오는 '맥일(脈溢)' 증세에 효능이 있다. 어린잎과 줄기를 식용으로 사용하는데 독특한 향취가 있기 때문에 육류나 전골요리에 곁들여 먹기도 한다.

사용법

- **기본요법**: 지상부를 30~60g 달여 복용하거나 싱싱한 것을 즙을 내어 복용한다. 꽃은 6~9g 달여 복용한다.
- **금기**: 배가 차거나 속이 냉한 사람, 설사를 자주 하는 사람은 과다 복용을 금한다.

식중독 ▶ 식중독·신경성 피부염에 효능

생강(乾薑) 생강과 | 여러해살이풀

Zingiber officinale

- 생약명 : 건강
- 높이 : 0.6m
- 잎 : 어긋나기
- 개화 : 8~9월
- 열매 : 9월
- 약용 : 뿌리

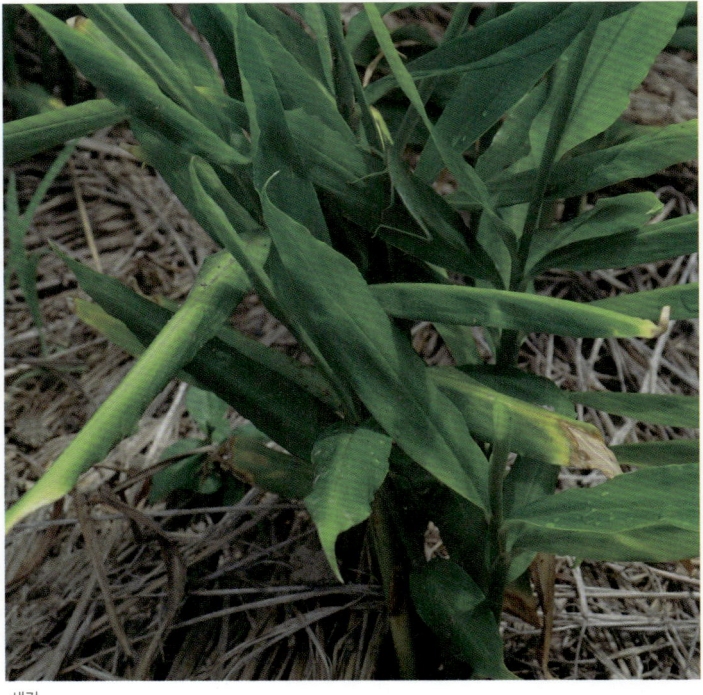

생강

열대 아시아 원산으로서 뿌리를 생강이라 하며 식용하거나 약용한다. 줄기는 높이 60cm로 자란다. 어긋난 잎은 빳빳한 대나무 잎처럼 생겼고 밑부분이 줄기를 감싼다. 국내에서는 꽃이 피지 않지만 서식지인 열대지방에서는 8~9월에 20cm의 꽃대가 올라온 뒤 황록색 꽃이 핀다. 번식은 종자용 생강을 여러 개로 자른 뒤 깊이 10cm로 심는다. 생약명은 말린 생강을 '건강(乾薑)'이라 하여 약용한다.

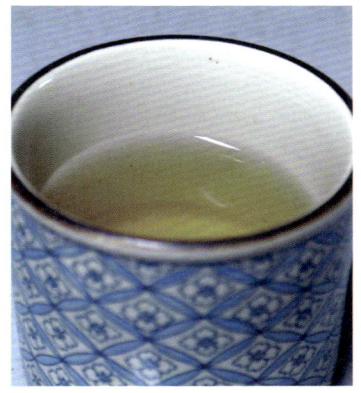 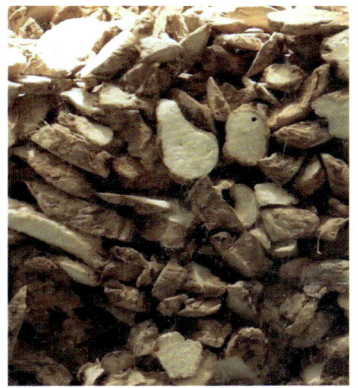

생강차   약재

서식지 국내에서는 주로 재배한다.

이용부위 뿌리와 뿌리껍질

토양과 번식 비옥토에 종근

채취 초겨울 서리가 내리기 전 뿌리를 수확한 뒤 세척하고 저장한다.

성미와 효능 맛은 맵고 성질은 따뜻하며 독성은 없다. 발한, 복통, 식중독, 감기, 거담, 소화불량, 구토, 생리통, 담즙촉진, 항암에 효능이 있다.

사용법

- **감기 & 오한** : 1일 2회 생강 10g을 25도 소주 한잔에 짓찧어 우려 마신다. 생강과 대추를 같은 비율로 달여 복용한다.
- **신경성피부염** : 생강 100g을 짓이겨 40% 알콜에 2일 동안 우렸다가 간지러운 곳이나 발진 부위에 바른다.
- **생강술** : 생 생강 절편 300g, 담금주 1.8리터, 설탕 300g으로 담근 뒤 3개월 숙성시키고 1일 3회 소주잔으로 반잔~한잔씩 데워서 마신다. 생강을 갈아서 담그고 1개월 뒤 걸러내고 숙성시키면서 마실 수도 있다.

식중독 ▶ 감기·현기증·어패류 식중독에 효능

소엽 (紫蘇葉) 꿀풀과 | 한해살이풀

Perilla frutescens var. *acuta*

- 생약명 : 자소엽
- 높이 : 0.2~0.8m
- 잎 : 들깻잎 모양
- 개화 : 8~9월
- 열매 : 10월
- 약용 : 전초

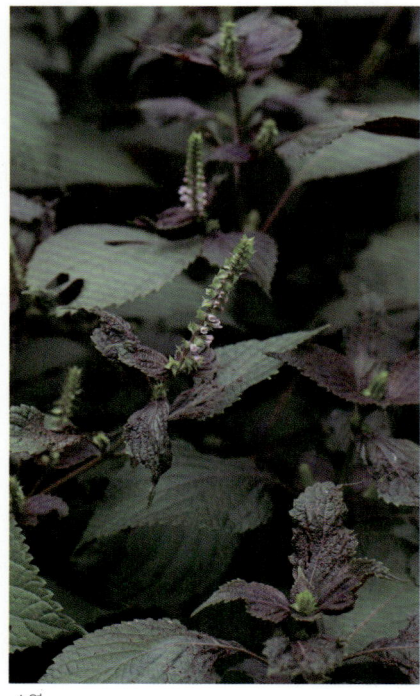

소엽

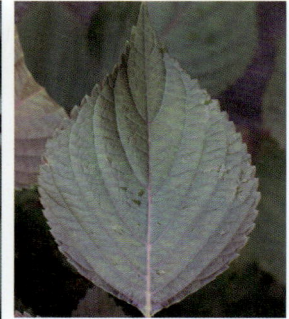

잎

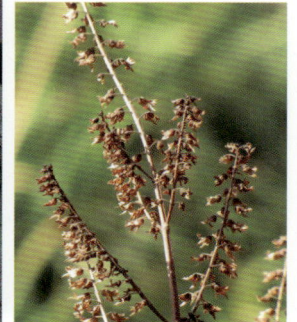

열매

중국 원산으로 '차즈기'라고도 하며 생약명은 '자소엽'이다. 국내에서는 주로 밭이나 민가에서 재배한다. 줄기는 곧게 서고 네모지며 높이 80cm로 자란다. 마주난 잎은 잎자루가 길고 넓은 난형에 마치 들깻잎처럼 생겼고 어린잎은 진하게 자줏빛이 돈다. 줄기 끝에 연한 분홍색 꽃이 총상꽃차례에 입술 모양으로 달린다. 열매는 둥글고 꽃받침 안에 들깨알처럼 들어있다. 번식은 10월에 수확한 종자를 이듬해 봄에 파종하면 된다.

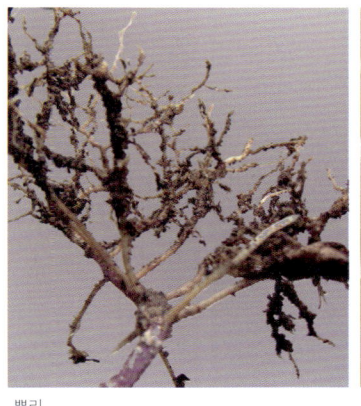
뿌리

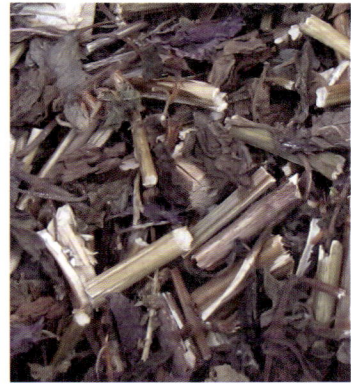
소엽 전초 약재

서식지 주로 농가나 밭에서 재배한다.

이용부위 전초와 씨앗

토양과 번식 일반토양에 파종

채취 가을에 전초를 수확하거나 씨앗을 수확하고, 잎은 9월 초에 수확해 그늘에서 말린다.

성미와 효능 맛은 맵고 성질은 따뜻하며 독성은 없다. 해수, 해열, 천식, 발한 감기에 좋고 어패류 식중독에 효능이 높다. 빈혈, 거담, 변비, 현기증, 코막힘, 비염에 좋다. 원예종 미국산 소엽은 독성이 있으므로 약용을 금한다.

사용법

- **단방요법** : 말린 전초 6~12g을 달여 복용한다.
- **어류식중독** : 소엽가루 2g을 뜨거운 물에 녹여 먹거나, 소엽 잎 20g을 달여 먹는다.
- **기침 & 오한** : 가벼운 기침에는 소엽 잎 1~2장을 차로 우려 마시고 심한 기침에는 30~40g을 달여 복용한다.
- **자소엽술** : 소엽 200g, 담금주 1.8리터, 설탕 200g으로 담근 뒤 2개월간 숙성시켜 걸러낸 뒤 음용한다.

식중독 ▶ 기침·해수·어류 식중독에 효능

귤나무 (陳皮) 운향과 | 상록활엽 소교목

Citrus unshiu

- 생약명 : 진피
- 높이 : 5m
- 잎 : 어긋나기, 피침형
- 개화 : 5~6월
- 열매 : 11~12월
- 약용 : 열매

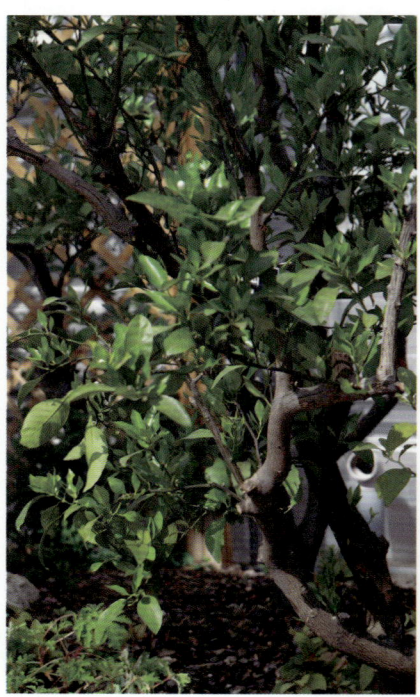

수형

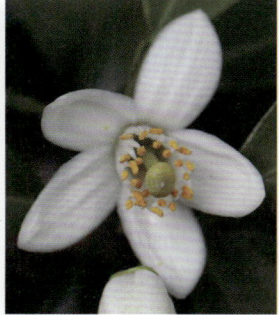

꽃

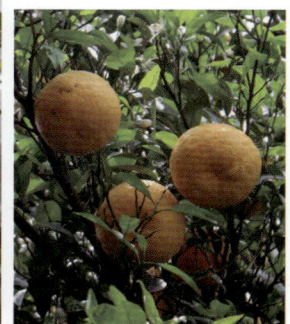

열매

일본산 야생 귤나무를 열매 수확용으로 개량한 품종이 귤나무이다. 원줄기는 높이 5m로 자란다. 잎은 어긋나고 피침형이며 가시가 있거나 없는데 요즘 나오는 품종은 가시가 없다. 잎자루에는 날개가 있거나 없다. 꽃은 여러 개의 흰색 꽃이 모여 핀다. 꽃잎은 5개이거나 4개이다. 번식은 종자, 삽목, 대목으로 할 수 있다. 대목은 탱자나무에 접을 붙이면 된다. 약용 부위는 귤껍질, 청귤껍질, 과실, 귤 내피 섬유질, 뿌리, 잎 등이다.

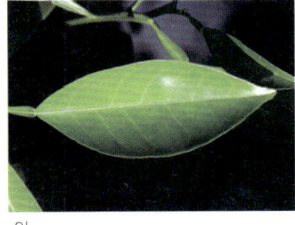
잎

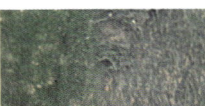
수피

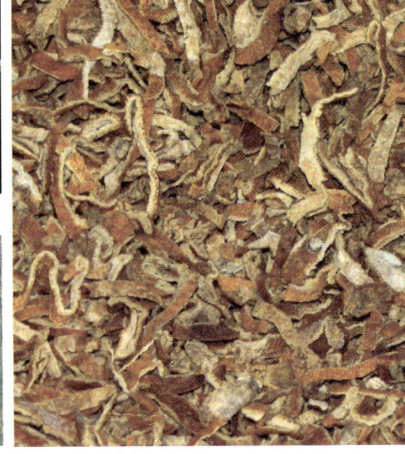
귤 껍질 약재(진피)

서식지 제주도에서 흔히 재배한다.

이용부위 열매와 뿌리

토양과 번식 점질토양에 파종

채취 필요할 때 채취한 후 건조시킨 뒤 약용한다. 흔히 귤 껍질을 '진피'라 하여 약용하며 말린 잎도 약용 가치가 높다.

성미와 효능 진피의 맛은 맵고 쓰며 성질은 따뜻하다. 기와 비장을 보하고 기침, 가래, 담즙분비, 식욕부진에 좋다. 잎은 부종, 통증, 해수, 폐농양, 유선염에 좋다. 귤 내피는 가래, 가슴통, 기침, 경락에 좋고 어류, 게를 먹고 식중독이나 설사에 걸렸을 때 좋다. 종자는 고환통증, 탈장에 좋다. 뿌리는 방광기(배가 아프고 오줌을 못 누는 증상)에 좋고 기의 순환을 원활히 한다.

사용법

- **기본요법** : 진피는 3~10g을, 귤 내피의 섬유질은 3~5g을, 잎은 6~10g을 달여 복용한다. 종자는 3~10g을 달여 복용한다.

허약 체질 ▶ 병후 회복에 효능

개별꽃(太子參) 석죽과 | 여러해살이풀

Pseudostellaria heterophylla | 유사종 : 긴개별꽃·참개별꽃

- 생약명 : 태자삼
- 높이 : 0.1~0.2m
- 잎 : 마주나기
- 개화 : 4~5월
- 열매 : 6~7월
- 약용 : 전초

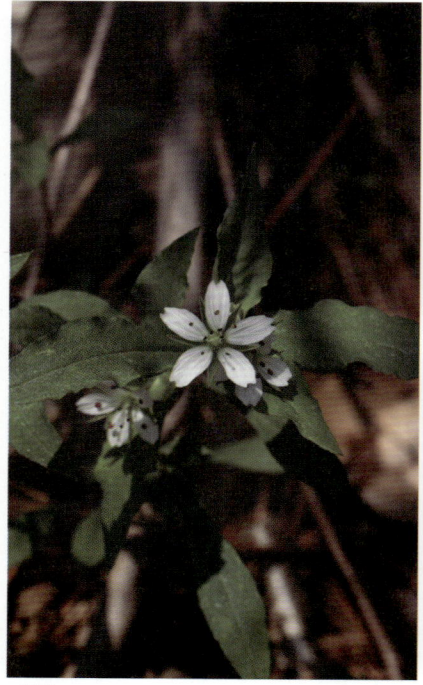

개별꽃

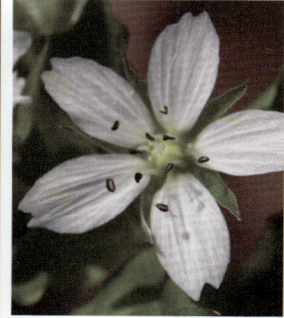

꽃

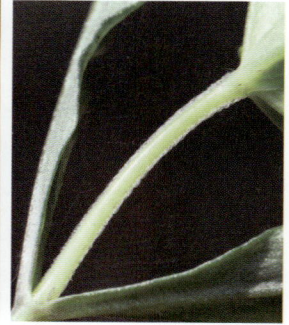

꽃자루의 털

뿌리에서 인삼 맛이 난다 하여 '인삼의 아들'이란 뜻의 '태자삼'이라고 한다. 긴개별꽃, 참개별꽃은 한국특산식물이므로 씨앗을 받아 키운 뒤 약용하는 것이 좋다. 마주난 잎은 거꾸로 피침형이며, 흰색 꽃이 취산꽃차례로 핀다. 개별꽃은 꽃잎의 끝 부분이 패여 있다. 긴개별꽃은 꽃받침 뒷면에 털이 있다. 세 품종 모두 뿌리가 방추형의 덩이뿌리이고 인삼 냄새가 난다. 6~7월에 종자를 받아 바로 파종하거나 이듬해 3월 파종한다.

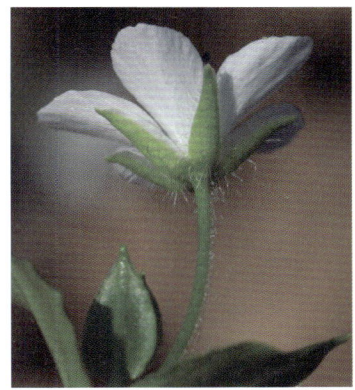
긴개별꽃의 꽃받침 털

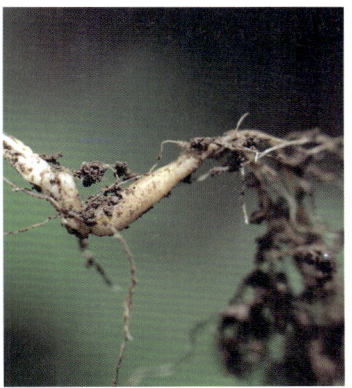
긴개별꽃의 방추형 덩이뿌리

서식지 높은 산 활엽수림 아래 계곡가나 비탈진 풀밭에서 몇 포기씩 자라거나 군락으로 자란다.

이용부위 뿌리와 전초

토양과 번식 부식질 토양에 파종, 분주

채취 꽃이 피기 전 전초를 채취해 잎은 나물로 먹고 뿌리는 세척한 뒤 햇볕에 말린다. 뿌리는 여름, 가을에 채취한다. 유사종이 많으므로 잎을 찢어서 인삼 향이 나는 품종들만 약용한다.

성미와 효능 맛은 달고 쓰며 성질은 평하다. 허약체질, 식욕부진, 정신피로, 노곤증, 불면증, 해수, 기관지염, 항암 효능이 있다. 또한 비장, 폐에 좋고 특히 질병 후 회복에 좋다.

사용법

- **기본요법** : 건뿌리 5~12g을 달여 복용한다.
- **폐암** : 건뿌리 15~25g을 달여 복용한다.
- **식욕부진** : 어린잎을 데쳐 양념한 뒤에 나물로 섭취한다.
- **태자삼술** : 말린 개별꽃 전초 300g을 담금주 1.8리터, 적량의 설탕을 섞어 담근 뒤 6개월간 숙성시켜 걸러내고 음용한다.

허약 체질 ▶ 허약 체질에 효능

마(山藥) 마과 | 덩굴성 여러해살이풀

Dioscorea batatas | 유사종 : 참마

- 생약명 : 산약, 산마
- 길이 : 2~3m
- 잎 : 심장형
- 개화 : 6~7월
- 열매 : 10월
- 약용 : 전초

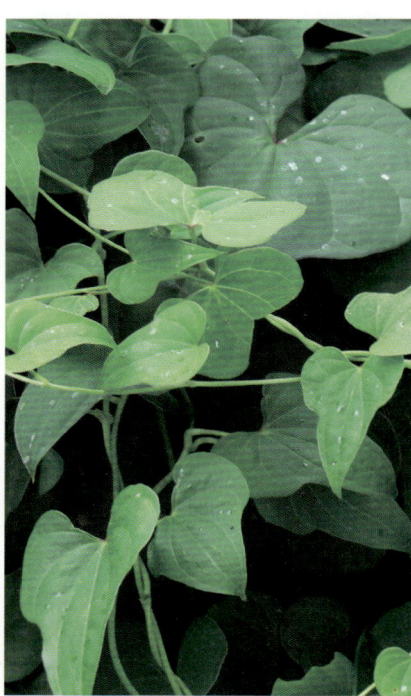

전초

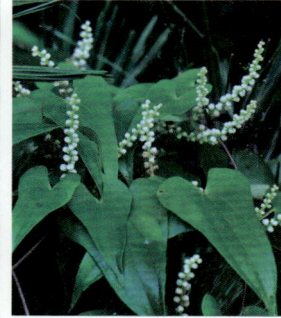

수꽃 (사진제공 이동혁)

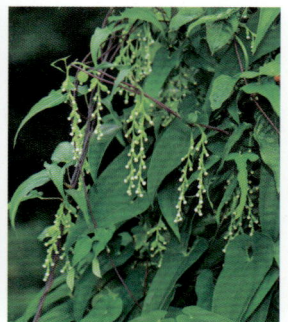

암꽃 (사진제공 이동혁)

땅속에 육질의 덩이뿌리가 있고 줄기는 길이 2~3m의 덩굴로 자란다. 잎은 심장 모양에 잎맥이 도드라지며 자줏빛을 띠는 경우도 있다. 꽃은 암수딴포기로 흰색의 꽃이 수상꽃차례로 달린다. 둥근 모양의 열매는 10월에 성숙하고 3개의 날개가 있다. 마의 번식은 잎겨드랑이에서 생성되는 주아(살눈)나 마 뿌리의 상단부 모두로 할 수 있다. 유사종 '참마'는 줄기와 잎자루가 녹색이고 잎이 삼각상의 피침형이다.

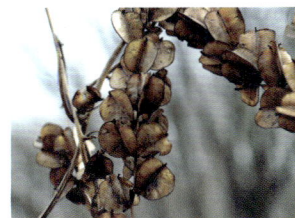
열매

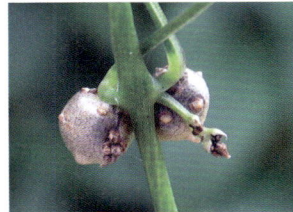
주아(살눈)

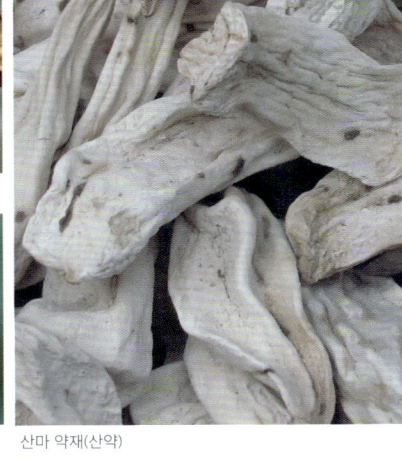
산마 약재(산약)

서식지 산과 들판에서 자생하지만 요즘은 재배가 많다.

이용부위 뿌리와 전초

토양과 번식 모래참흙에 주아, 묘두

채취 잎이 단풍 든 후 가을, 봄에 뿌리를 수확한다. 봄에는 껍질이 3갈래로 까진 열매를 보고 찾을 수 있는데 보통 줄기 아래쪽 뿌리를 찾아서 수확하되, 호미 등이 필요하다.

성미와 효능 맛은 달고 성질은 평하며 독성이 없다. 자양강장, 허약체질, 설사, 대하, 빈뇨, 유정, 항암, 두통, 위장에 좋다.

사용법

- **기본요법** : 건뿌리 11~22g을 달여 먹거나 외용한다.
- **기력결핍** : 말린 주아 18~37g을 달여 복용한다.
- **참마즙** : 마 생뿌리, 우유, 설탕, 과일을 적량 갈아서 먹는다.
- **참마술** : 마 생뿌리 2~3개와 적량의 설탕, 담금주 1.8리터를 혼합해 3개월간 숙성시킨 뒤 1일 3회 마신다.

허약 체질 ▶ 병후 회복·자양강장에 효능

지황(地黃) 현삼과 | 여러해살이풀

Rehmannia glutinosa

- 생약명 : 지황
- 개화 : 6~7월
- 높이 : 0.15~0.25m
- 열매 : 7~8월
- 잎 : 긴 타원형
- 약용 : 뿌리

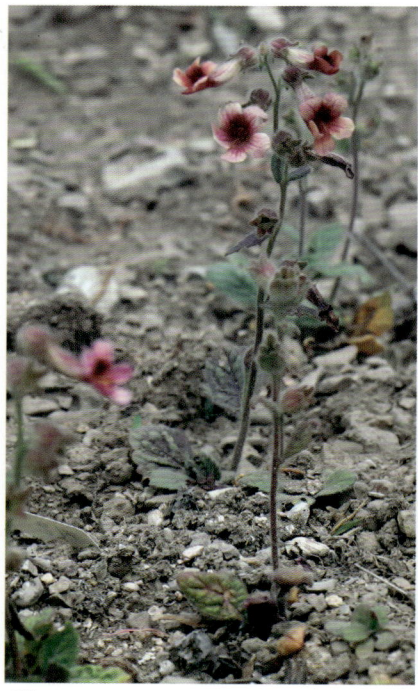

지황

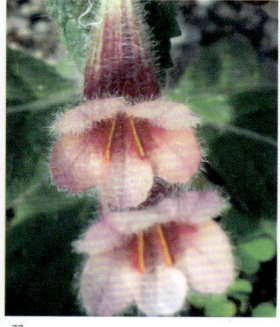

꽃

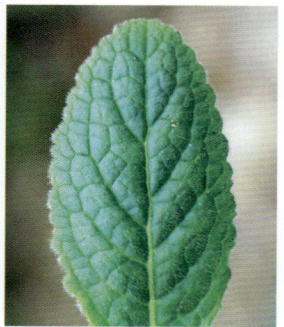

잎

중국 원산이며 국내에서는 재배한다. 감색의 굵은 뿌리에서 줄기가 높이 15~25cm로 올라온다. 뿌리 잎은 모여 나고, 줄기 잎은 어긋난다. 줄기와 잎에는 전체적으로 잔털이 있다. 잎 뒷면은 그물처럼 맥이 튀어나와 있다. 꽃은 6~7월에 피고, 종 모양이고, 잔털이 많고 수술은 4개이고 그중 2개는 길다. 열매는 8~9월에 볼 수 있다. 번식은 잔뿌리를 잘라 심거나 새끼뿌리를 나누어 심으면 된다.

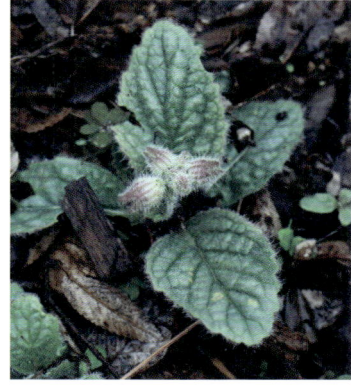
어린잎

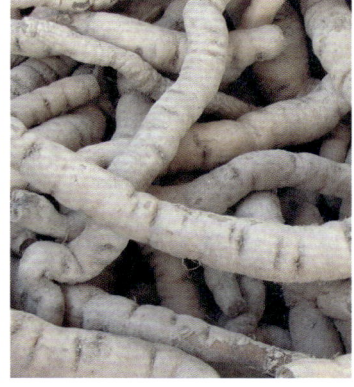
생뿌리(생지황)

서식지 중국 원산이며 약용 목적으로 흔히 재배한다. 주 재배지역은 경상북도와 지리산 인근이다.

이용부위 뿌리와 잎

토양과 번식 질참흙에 근삽

채취 봄, 가을에 되도록 잎이 넓은 지황 뿌리를 캐낸다. 상처를 내면 썩으므로 상처를 내지 않고 캐낸다. 생것은 생지황, 말린 것은 건지황, 찐 것은 숙지황이다.

성미와 효능 맛은 달고 쓰며 성질은 차갑다. 보통 병후 회복 때 자양강장용으로 쓴다. 생지황은 진을 보하고 보혈(補血), 갈증, 월경불순, 월경출혈, 심신허약, 종신혼미(졸도), 불면증에 좋다. 숙지황은 피와 음을 보하고, 허로병(힘이 없는 쇠약병), 심한 병으로 인한 침침한 눈, 허리와 무릎에 힘없는 증세, 불규칙 질 출혈, 척추뼈 통증에 좋다. 잎은 개선피부염, 악창에 좋다. 꽃은 당뇨에 좋다. 또한 꽃과 종자를 뿌리와 같은 증세에 사용한다.

사용법

- **기본요법** : 말린 뿌리는 5~12g을 달여 복용하고 신선한 것은 12~24g을 달여 복용한다.

허약 체질 ▶ 원기회복·식은 땀에 효능

황기(黃芪) 콩과 | 여러해살이풀

Astragalus membranaceus

- 생약명: 황기
- 개화: 8~9월
- 높이: 0.8~1.2m
- 열매: 10월
- 잎: 홀수깃꼴겹잎
- 약용: 뿌리

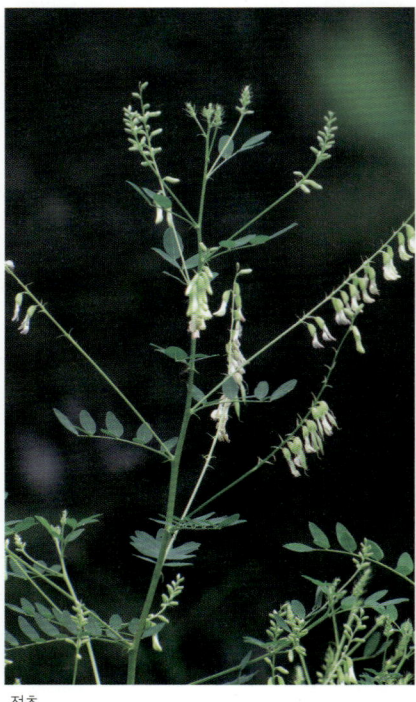

전초

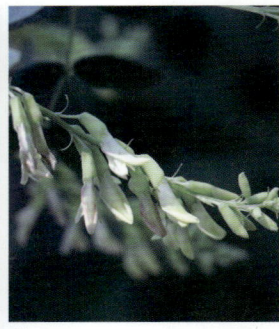

꽃

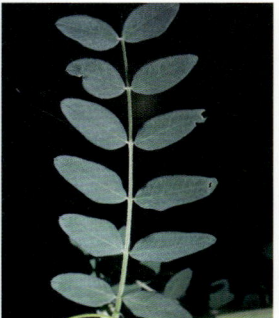

잎

중국과 북한에서 자생하고 남한에는 서식지가 드물다. 뿌리는 굵고 깊다. 줄기는 1~1.2m 높이로 곧게 자라며 다소 잔털이 있다. 잎은 어긋나고 홀수깃꼴겹잎으로 6~11상의 작은 잎으로 난상 타원형이다. 꽃은 잎겨드랑이에 달리는 꽃대 끝에 연한 노란색 꽃이 총상꽃차례로 핀다. 번식은 10월경 성숙한 씨앗을 받은 뒤 11월 초 전후에 파종하거나 이듬해 4월 초 전후에 파종한다. 뿌리를 약용하거나 황기찐빵의 재료로 사용한다.

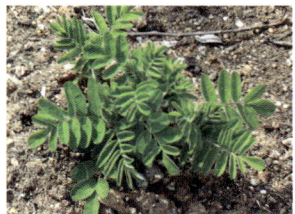
어린잎

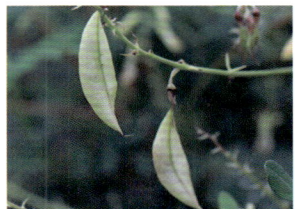
열매

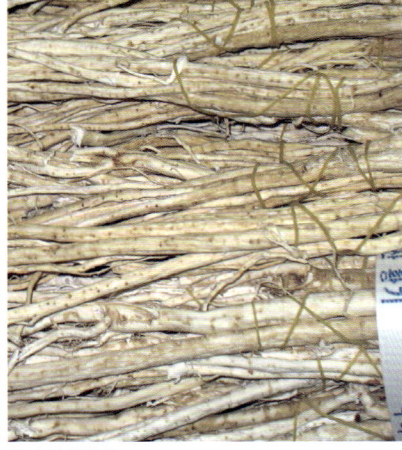
뿌리 약재(황기)

서식지 강원도와 울릉도의 깊은 산에서 드물게 자생하는 멸종위기 II급 식물이다. 보통 황기농장에서 재배해서 약용한다.

이용부위 뿌리

토양과 번식 비옥참흙토에 파종

채취 가을에 뿌리를 채취한 뒤 겉껍질을 벗기고 햇볕에 말려 약용한다.

성미와 효능 맛은 달고 성질은 평하다. 빈혈, 당뇨, 자궁출혈, 피로, 만성 신장염, 혈변, 코피, 설사, 부종, 이뇨, 항균, 임질, 농양, 궤양, 직장탈출, 자궁탈출, 허약체질, 폐가 허할 때, 원기회복, 식은 땀에 좋다.

사용법

- **기본요법** : 9~15g을 달여 복용하거나 외용한다. 신선한 것은 30~60g을 죽에 넣어 먹는다.
- **닭죽** : 적량을 닭죽이나 삼계탕에 넣어 먹는다.
- **금기** : 건강한 사람은 약용할 필요가 없으며 허약체질, 마른 사람의 기를 보할 때 복용한다. 단, 장기 복용은 금한다.

허약 체질 ▶ 신체쇠약·식욕부진에 효능

매듭풀(鷄眼草) 콩과 | 한해살이풀

Kummerowia striata | 유사종 : 둥근매듭풀

- 생약명 : 계안초
- 높이 : 0.1~0.4m
- 잎 : 3출엽
- 개화 : 7~9월
- 열매 : 10월
- 약용 : 전초

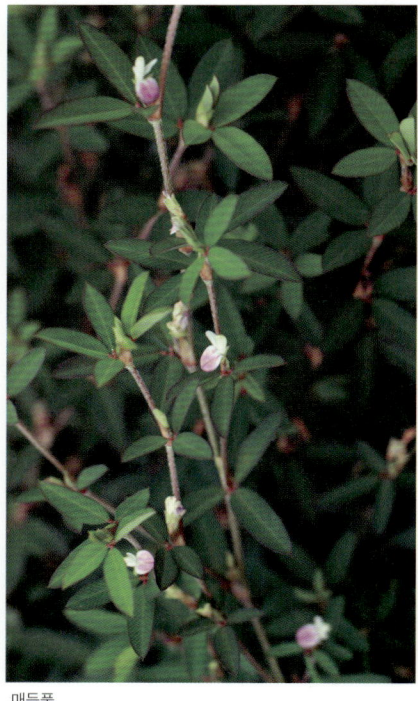
매듭풀

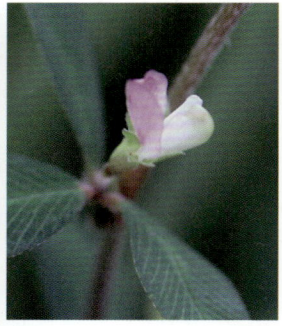
꽃

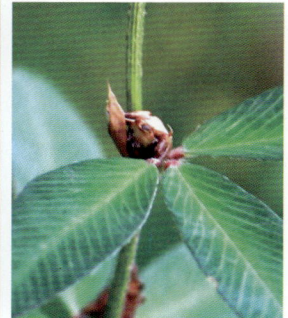
열매

길가의 풀밭에서 흔히 자라며 중부이남 지방에서 많이 보인다. 뿌리는 딱딱하고 각져 있고 높이 40cm 정도의 줄기가 비스듬히 올라온다. 줄기에는 마디가 있고 3출엽의 잎이 어긋나게 달린다. 작은 잎은 거꾸로 된 긴 달걀형이다. 잎 모양이 길쭉하지 않고 타원형에 가까운 것은 '둥근매듭풀'이라고 한다. 꽃은 잎겨드랑이에서 홍자색 꽃이 1~2개씩 달린다. 약용할 경우 매듭풀과 둥근매듭풀을 같이 취급하고, 번식은 종자로 한다.

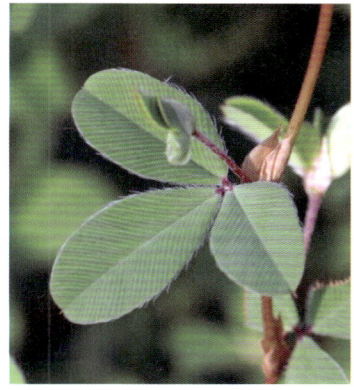 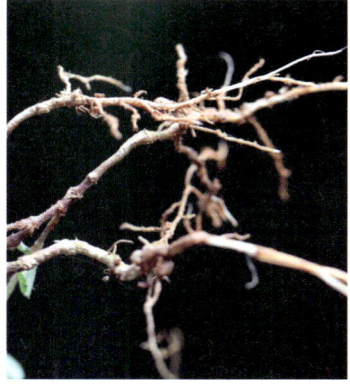

둥근매듭풀 　　　　　　　　　　　매듭풀 뿌리

서식지 우리나라 전역의 길가나 들판, 강가, 야산의 숲에서 흔히 자란다.

이용부위 뿌리와 전초, 어린잎은 나물로 식용한다.

토양과 번식 사질양토에 파종

채취 꽃이 피기 전인 7~8월에 전초를 채취한 뒤 세척하고 그늘이나 햇볕에 말린다. 싱싱한 어린잎은 나물로 섭취한다. 참고로 잎을 뜯으면 잎맥을 따라 V자 모양으로 잘라진다.

성미와 효능 맛은 달고 쓰며 성질은 약간 차다. 청열, 해독, 감기, 이질, 구토와 설사, 이뇨, 신체쇠약, 식욕촉진, 종창, 말라리아, 간염, 뿌연 오줌에 좋고 비장을 튼튼하게 한다.

사용법

- **기본요법** : 9~15g을 달여 1일 3회 나누어 복용하거나 외용한다.
- **현기증 & 두통** : 꿀풀, 병풀과 함께 달여 복용한다.
- **매듭풀차** : 뿌리를 포함한 싱싱한 매듭풀 전초 10g을 1리터의 물에 달여 찻잔으로 1일 2잔 마시되, 설탕을 가미한다.

허약 체질 ▶ 소아감적(영양부족)에 효능

혹쐐기풀 (野綠麻) 쐐기풀과 | 여러해살이풀

Laportea bulblfera

- 생약명 : 야록마
- 높이 : 0.4~0.7m
- 잎 : 마주나기, 가시털
- 개화 : 7~9월
- 열매 : 9~10월
- 약용 : 전초

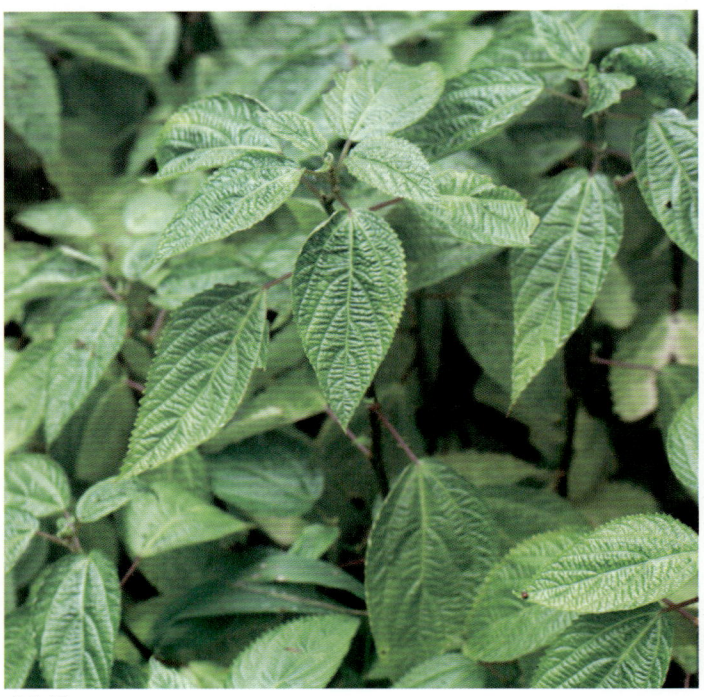

혹쐐기풀

'쐐기풀', '혹쐐기풀', '가는잎쐐기풀'은 각기 다른 효능을 가진 약재이므로 같은 약재로 취급하지 않는다. 혹쐐기풀과 쐐기풀은 외형이 비슷하지만 혹쐐기풀은 곧게 선 줄기에 능선과 날카로운 가시털이 있다. 잎은 어긋나며 난상 타원형에 끝이 뾰족하고 잎 가장자리에 톱니가 있다. 잎 양면에는 가시털이 있고 잎겨드랑이에 혹처럼 생긴 갈색의 살눈(주아)이 달린다. 꽃은 녹색으로 핀다.

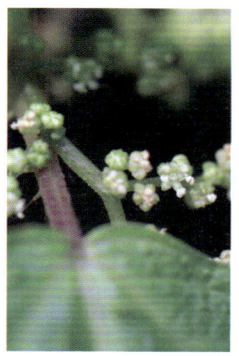 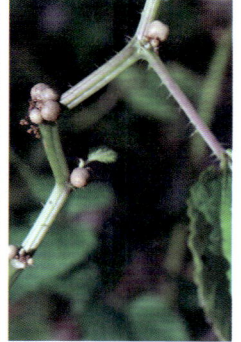 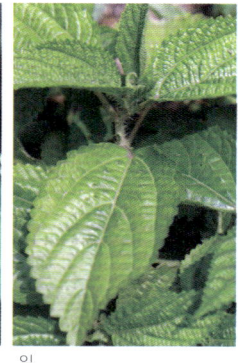

꽃　　　　　　　　　　혹(살눈)　　　　　　　　　잎

서식지 전국의 산지 나무 그늘이나 숲속에서 자란다.

이용부위 뿌리와 지상부, 특히, 혹쐐기풀의 줄기는 방직(紡織)용 원료로 사용하는 것으로 알려져 있다.

토양과 번식 부식토에 파종, 살눈으로 번식

채취 7~9월에 잎과 줄기를 채취하고 뿌리는 가을에 채취하여 햇볕에 말린다.

성미와 효능 맛은 맵고 성질은 따뜻하다. 전초는 소아감적(소아영양부족빈혈증), 소변이 잘나오지 않는 증세, 종기, 부스럼에 좋고 뿌리는 부종, 이뇨작용, 혈액순환, 손발저림에 의한 각종 통증, 제습에 효능이 있다.

사용법

- **기본요법** : 뿌리 9~15g을 달여 복용한다.
- **소아감적** : 전초 9~15g을 달여 복용하고 심할 경우 닭간을 추가한다.

허약 체질 ▶ 허약한 노인의 원기회복에 효능

전호(峨蔘) 산형과 | 여러해살이풀

Anthriscus sylvestris

- 생약명 : 아삼
- 높이 : 1.2m
- 잎 : 2~3회 깃꼴겹잎
- 개화 : 7~9월
- 열매 : 9~10월
- 약용 : 뿌리

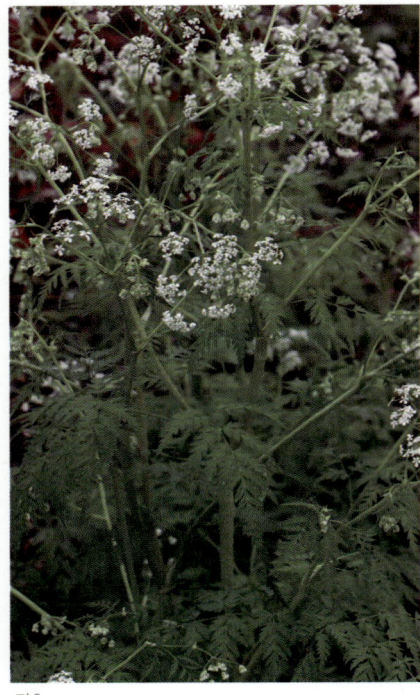
전초

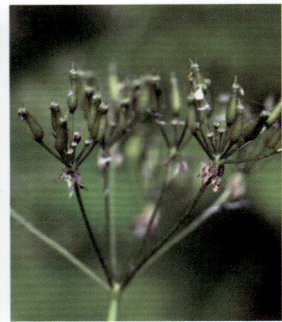
열매

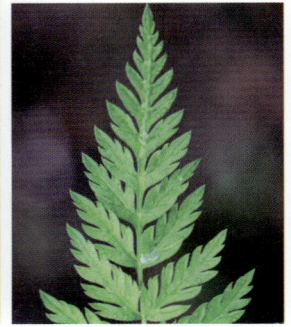
잎

땅속에 굵은 갈색의 뿌리가 있다. 두해살이풀 사상자와 비슷하다. 줄기는 곧게 서며 녹색이고, 줄기에 털이 없을 때 전호로 동정한다. 뿌리잎은 삼각상이고 줄기잎은 어긋나며 2~3회 깃꼴겹잎이다. 꽃대에 달리는 자잘한 흰색꽃은 겹산형꽃차례로 달린다. 소산경 5~12개, 꽃잎은 5개, 꽃 밑에 총포가 없고, 소총포는 5~12개로 갈라지며, 소총포 가장자리에 털이 있다. 수술은 5개, 암술은 2개가 굽어져 있다. 열매는 긴 피침형이다.

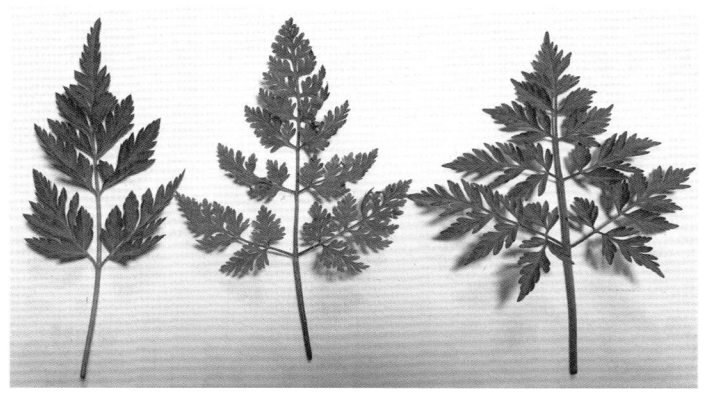

왼쪽부터 사상자, 유럽전호, 전호의 잎 비교

서식지 깊은 산, 강가, 들판, 습한 곳에서 자생하고, 특히 울릉도에서 많이 난다.

이용부위 뿌리, 어린잎은 나물 등으로 식용한다.

토양과 번식 비옥토에 종자, 분주

채취 3~4월, 9~10월에 뿌리를 채취한 뒤 껍질을 벗겨내고 살짝 데친 뒤 햇볕에 말려 약용한다. 한방에서 말하는 '전호(前胡)'는 '바디나물의 뿌리'를 말하며 산형과 식물인 전호는 그 뿌리를 '아삼'이라 하여 약용한다. 사상자와 거의 비슷하므로 줄기가 녹색이고 털이 없을 경우에 전호로 동정하고, 소총포 모양과 소총포의 털을 관찰한다. 줄기에 자줏빛이 돌거나, 줄기가 녹색이지만 털이 있으면 사상자 종류로 봐야 할 것이다.

성미와 효능 맛은 쓰고 맵고 성질은 평하다. 부종, 사지무력, 위장병, 타박상, 혈액순환에 좋고 기(氣)의 흐름을 원활히 하고, 비장과 위장을 좋게 한다. 노인 피로, 야뇨증에 특히 좋다.

사용법

- **기본요법** : 9~15g을 달여 복용하거나 외용한다.

허약 체질 ▶ 피로회복·허약 체질에 효능

오갈피나무(五加皮) 두릅나무과 | 낙엽활엽 관목

Eleutherococuus sessiliflorus

- 생약명 : 오가피
- 개화 : 7~9월
- 높이 : 3~4m
- 열매 : 10월
- 잎 : 어긋나기, 손바닥 모양
- 약용 : 열매

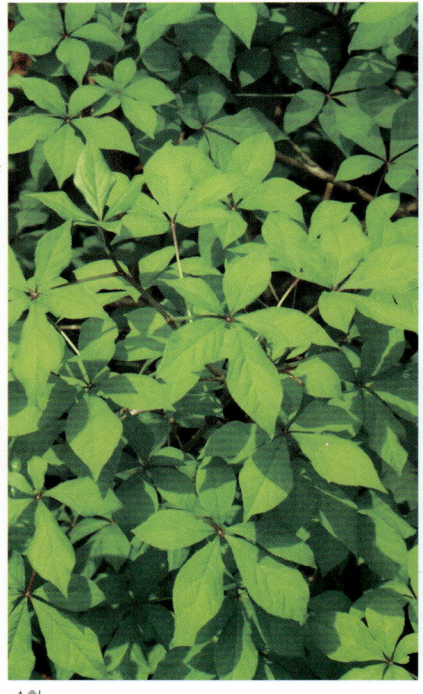
수형

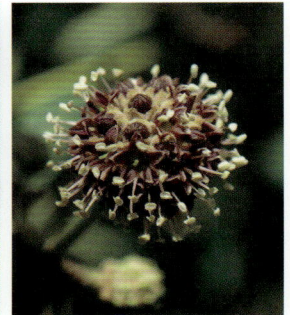
꽃

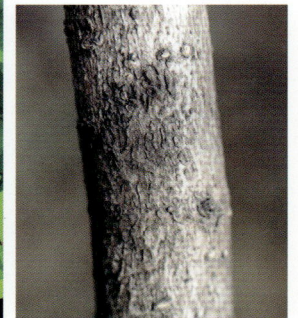
수피

줄기는 높이 3~4m로 자라고 가시가 있는 경우도 있지만 가시가 없는 경우가 더 많다. 잎은 어긋나고 손바닥 모양의 3~5개의 작은 잎으로 이루어져 있다. 꽃은 가지 끝에서 자잘한 암자색 꽃이 우산 모양의 꽃차례로 둥글게 모여 핀다. 열매는 둥근 돌기 같은 것이 자잘하게 모여서 하나의 큰 열매를 구성한다. 번식은 종자와 삽목으로 할 수 있는데 종자 번식은 2년이 소요되므로 보통 장마철에 삽목으로 번식시킨다.

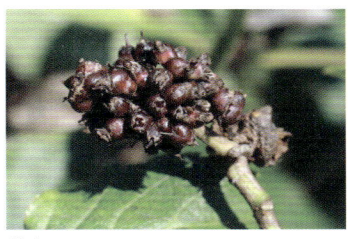
열매

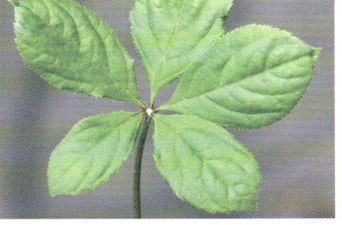
잎

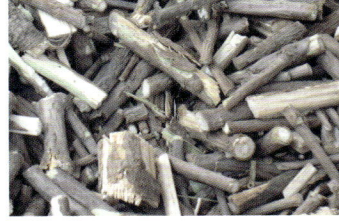
줄기 약재

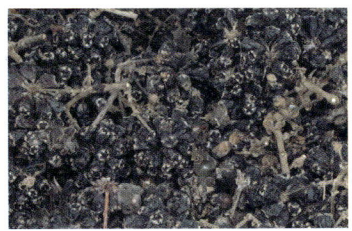
열매 약재

서식지 산지의 그늘진 곳에서 자란다. 잎이 5개로 갈라지기 때문에 붙은 이름이다.

이용부위 잎, 근피, 줄기, 어린잎은 나물로 식용한다.

토양과 번식 토양을 가리지 않으며 파종, 삽목

채취 여름, 가을에 뿌리를 수확한 뒤 뿌리껍질을 햇볕에 건조시킨다. 잎과 줄기는 필요할 때 수확한다. 열매는 약용할 수 없다.

성미와 효능 근피의 맛은 쓰고 맵고 성질은 따뜻하다. 류머티즘, 이뇨, 팔다리 저림, 혈액순환, 부종, 요통, 타박상, 강장, 피로회복, 나른함, 소아허약증, 정력, 간, 신장, 뼈, 근육에 좋다. 잎은 피부 저림, 종통에 짓찧어 바른다.

사용법

- **기본요법** : 뿌리껍질은 4.5~9g을 달여 복용한다. 뿌리껍질을 연하게 차로 달여 음용한다.
- **금기** : 고혈압 환자와 간, 신장이 허한 환자는 금한다.

피부 질환 ▶ 대상포진에 효능

석잠풀 (光葉水蘇) 꿀풀과 | 여러해살이풀

Stachys japonica | 유사종 : 초석잠

- 생약명 : 광엽수소
- 개화 : 6~8월
- 높이 : 0.4~0.8m
- 열매 : 9~10월
- 잎 : 마주나기, 피침형
- 약용 : 뿌리

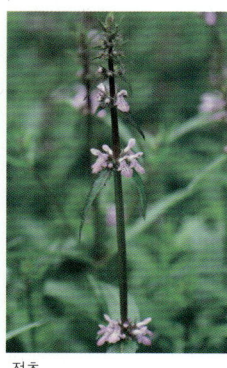
전초

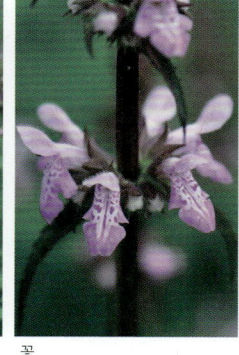
꽃

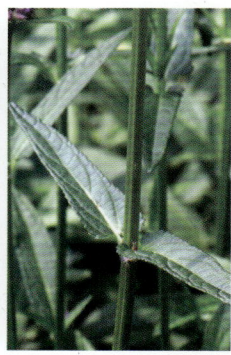
잎

산과 들의 축축한 곳에서 자란다. 줄기는 곧게 서며 네모진다. 잎은 마주나고 피침형에 끝이 뾰족하다. 꽃은 마디마다 연한 홍자색 꽃이 층층이 돌려난다. 봄~초겨울 사이에 뿌리를 채취한 뒤 햇볕에 말린 뒤 약용한다. 중국 원산의 '초석잠' 뿌리는 석잠풀과 약성이 다르다. 중국 초석잠은 자양강장, 신체허약에 20~80g 달여 복용한다.

이용부위 뿌리, 어린잎은 나물로 식용한다.

토양과 번식 점질양토에 파종, 분주

성미와 효능 맛은 달고 성질은 평하다. 항균, 항염, 종기, 청열, 가래, 해수, 천식, 인후통, 편도선염, 백일해, 이질, 대상포진(헤르페스)에 효능이 있다.

사용법

- **기본요법** : 17~35g을 달여 복용하거나 외용한다.
- **대상포진** : 신선한 석잠풀 뿌리를 짓찧어 환부에 바른다.

피부 질환 ▶ 각종 염증·부스럼에 효능

제비꽃 (紫花地丁) 제비꽃과 | 여러해살이풀

Viola mandshurica

- 샀약명 : 자화지정
- 높이 : 0.1~1.5m
- 잎 : 모여나기, 피침형
- 가화 : 3~5월
- 열매 : 5~6월
- 약용 : 전초

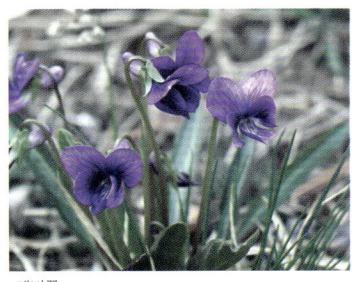
제비꽃

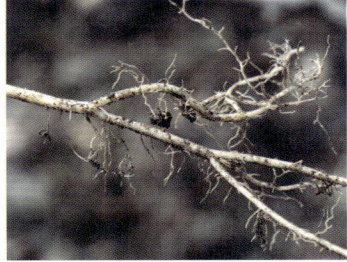
뿌리

산과 들판의 양지바른 곳에서 흔히 자란다. 잎은 뿌리에서 모여나고 세모진 피침형에 둔한 톱니가 있다. 열매는 넓은 타원형으로 3개로 벌어지면서 갈색의 씨를 튕겨낸다. 꽃 색깔과 꽃피는 시기, 잎 모양, 털의 유무와 위치에 따라 다양한 품종이 있다. 열매가 익어갈 때 뿌리째 채취한 뒤 세척하고 햇볕에 말려 약용한다.

이용부위 전초, 어린잎은 나물로 식용한다.

토양과 번식 토양 구별없이 파종, 분주

성미와 효능 맛은 쓰고 성질은 차며 독성은 없다. 부종, 정창, 청열, 해독, 황달, 충혈, 다래끼, 결핵성경부림프선염, 유선염, 전립선염, 방광염, 위염에 좋다. 기력이 허약한 사람은 약용을 금한다.

사용법

- **기본요법** : 각종 염증에 15~30g을 달여 1일 3회 나누어 복용한다. 싱싱한 것은 상기의 3배 용량을 달여 복용한다.
- **부스럼 & 피부염** : 생즙을 내어 복용하고 환부에 바른다.

피부 질환 ▶ 화상·습진·종기 등에 효능

오이풀(地楡) 장미과 | 여러해살이풀

Sanguisorba officinalis | 유사종 : 산오이풀, 가는오이풀

- 생약명 : 지유
- 높이 : 0.3~1.5m
- 잎 : 깃꼴겹잎
- 개화 : 7~9월
- 열매 : 9~10월
- 약용 : 뿌리

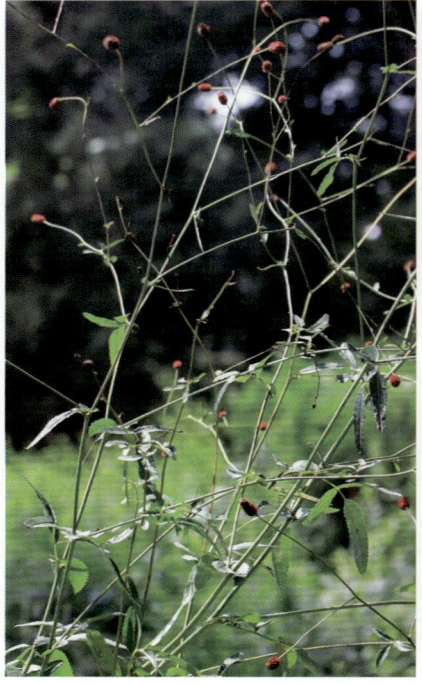

오이풀

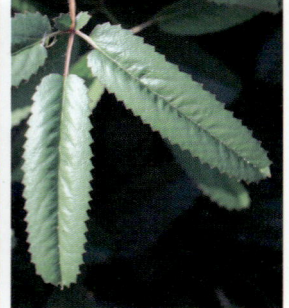

잎

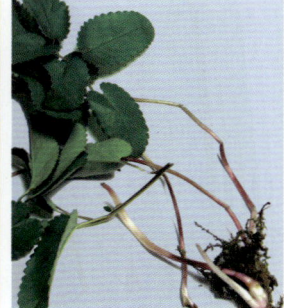

수확한 전초

'오이풀', '산오이풀', '가는오이풀' 등의 오이풀 종류는 모두 '지유(地楡)'라 하여 뿌리를 약용한다. 뿌리에는 타닌이 다량 함유되어 있어 화상 치료에 특히 좋을 뿐 아니라 지혈 효능도 탁월하다. 잎은 긴 타원형이며 날카로운 톱니가 있다. 오이풀은 대부분 종자 또는 포기나누기로 번식시킬 수 있다. 종자 번식은 10~11월에 열매가 성숙했을 때 채취한 뒤 차가운 곳에 보관했다가 이듬해 봄에 파종하고, 포기나누기 번식은 봄에 한다.

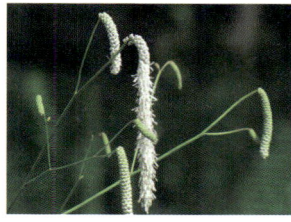
가는오이풀

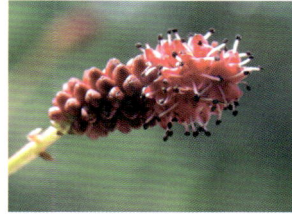
오이풀

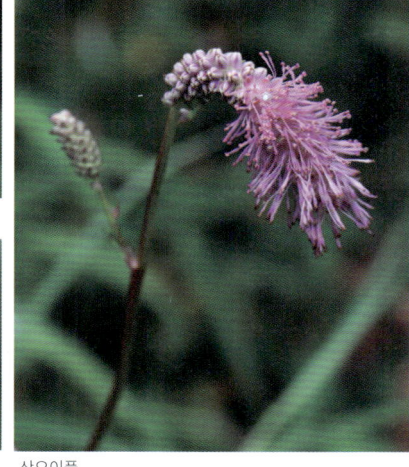
산오이풀

서식지 산과 들판에서 흔히 자란다. 산오이풀은 주로 높은 산 능선의 풀밭에서 자라며, 오이풀은 이보다 낮은 지대에서 자란다.

이용부위 뿌리

토양과 번식 부식점질토에 파종, 분주

채취 이른 봄 또는 늦가을에 뿌리를 채취해 건조시킨 뒤 약용한다.

성미와 효능 맛은 쓰고 성질은 차갑다. 코피, 혈뇨, 하혈, 치루, 습진, 종기, 해독, 특히 화상에 좋다.

사용법

- **기본요법** : 6~9g을 달여서 복용한다.
- **화상 & 습진 & 피부궤양** : 뿌리 달임을 참기름과 혼합해 좁은 부위의 상처에 외용하며, 넓은 부위에는 외용하지 않는다.
- **금기** : 외용할 경우 타닌이 과다 흡수되어 독성 간염을 일으킬 수 있으므로 넓은 부위에는 외용하지 않는다.

피부 질환 ▶ 정창에 효능

괭이눈(金錢苦葉草) 범의귀과 | 여러해살이풀

Chrysosplenium grayanum | 유사종 : 애기괭이눈, 금괭이눈, 털괭이눈

- 생약명 : 금전고엽초
- 높이 : 0.1m
- 잎 : 마주나기, 둔한 톱니
- 개화 : 4~5월
- 열매 : 7~8월
- 약용 : 전초

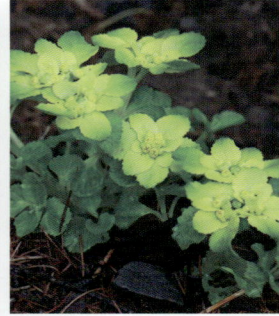

선괭이눈

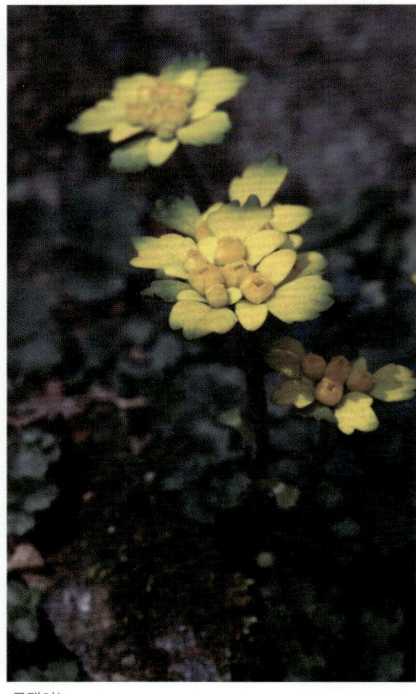

금괭이눈

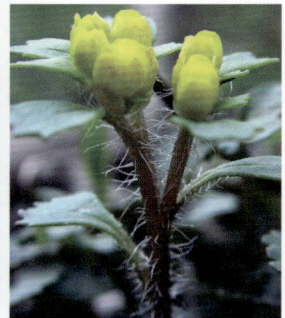

털괭이눈 종류

꽃줄기는 곧게 서며 털은 없다. 잎은 꽃줄기에 2장씩 마주난다. 꽃줄기 끝에 연한 노란색 꽃이 촘촘히 핀다. '선괭이눈'은 꽃받침과 포엽이 황색이고, 줄기 잎은 마주나며 전초에 털이 거의 없다. 선괭이눈과 비슷하나 줄기잎이 어긋나는 것은 '산괭이눈'이다. 금괭이눈은 잎 표면과 기는 줄기에 약간의 털이 있지만 원줄기에는 털이 거의 없고, 꽃받침과 포엽이 황색이다. 괭이눈 중에서 약용하는 것은 '선괭이눈'과 '괭이눈' 등이다.

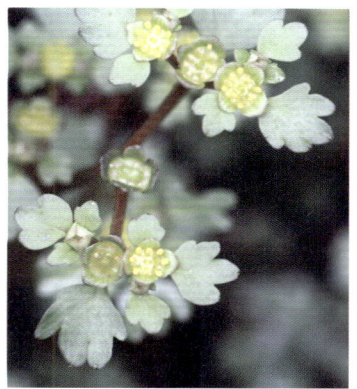 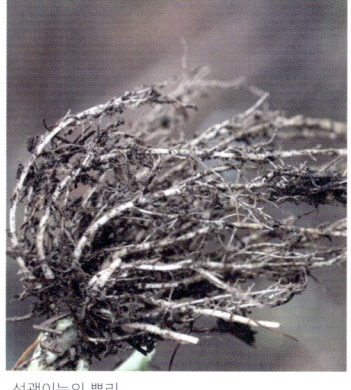

애기괭이눈　　　　　　　　　　　선괭이눈의 뿌리

서식지 괭이눈 종류는 국내에 약 10여 종이 자생한다. '괭이눈'과 '애기괭이눈'은 전국의 높은 산에서 자생하지만 이중 수술이 4개라고 알려진 '괭이눈'은 국내에 거의 없는 것으로 알려져 있다. '선괭이눈'과 '산괭이눈'은 중부이북의 높은 산, '금괭이눈'은 천마산 등지, '털괭이눈'은 전국에서 자생한다. 전체적으로 털이 많은 종류로는 '털괭이눈', '흰털괭이눈' 등이다. '애기괭이눈'은 줄기에 다소 털이 있고, '금괭이눈'은 기는 줄기에 털이 있다.

이용부위 전초

토양과 번식 비옥토에 파종

채취 괭이눈과 선괭이눈의 싱싱한 잎 또는 건조시킨 잎을 외용하거나 약용한다.

성미와 효능 맛은 쓰고 성질은 차다. 지상부의 전초를 '금전고엽초'라 하여 약용한다. 괭이눈을 소금물에 짓찧어 정창(종기)에 바르면 효능이 있다. 선괭이눈은 요로감염, 결석증, 황달성 간염에 사용한다.

사용법

- **기본요법** : 싱싱한 잎을 소금물에 짓찧어 부스럼에 바른다.

피부 질환 ▶ 가려움증에 효능

도꼬마리 (蒼耳子) 국화과 | 한해살이풀

Xanthium strumarium | 유사종 : 가시도꼬마리, 큰도꼬마리

- 생약명 : 창이자
- 높이 : 1m
- 잎 : 어긋나기, 삼각꼴
- 개화 : 8~9월
- 열매 : 10월
- 약용 : 열매

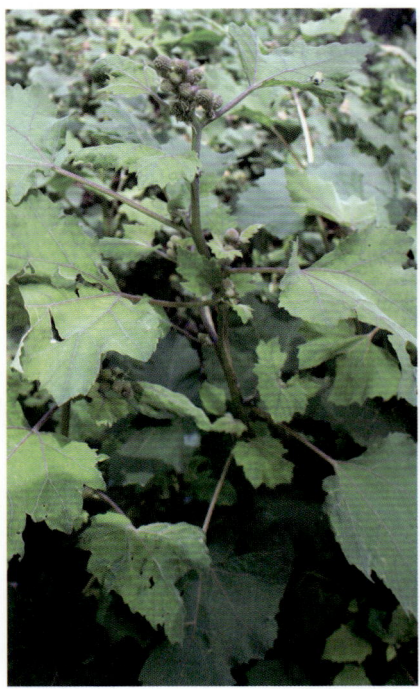

전초

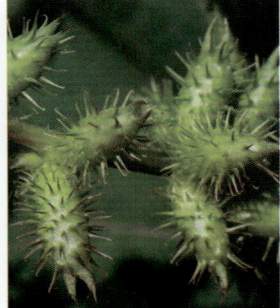

큰도꼬마리의 열매

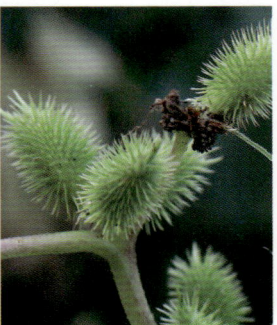

가시도꼬마리의 열매

줄기는 높이 1m로 곧게 자라고 짧은 털이 있다. 어긋난 잎은 난상 삼각꼴로 3~5개로 갈라지고 가장자리에 불규칙한 톱니가 있다. 꽃은 줄기와 가지 끝에 꽃처럼 생기지 않은 돌기 모양에 녹황색의 두상화가 모여 원추꽃차례를 이루고 암수한포기로 핀다. 열매는 타원형에 가시가 듬성듬성 있다. 열매 가시가 성글게 있고 짧은 것은 도꼬마리, 열매 가시가 성글게 있고 긴 것은 '큰도꼬마리', 열매 가시가 촘촘한 것은 '가시도꼬마리'이다.

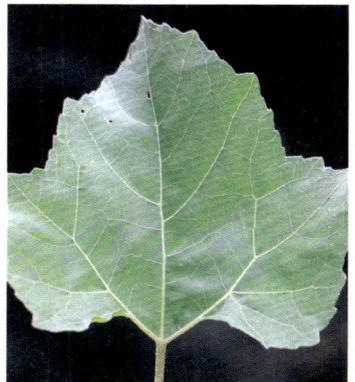
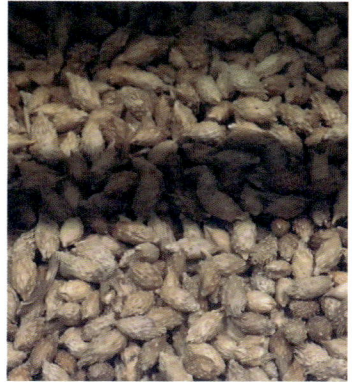

잎   열매(창이자)

서식지 도꼬마리는 개체수가 적은 반면, 큰도꼬마리와 가시도꼬마리는 길가, 빈터, 밭둑, 야산에서 흔히 볼 수 있다.

이용부위 열매와 전초

토양과 번식 일반 토양에 파종

채취 6~8월에 전초를 채취한 뒤 햇볕에 말린다. 열매는 가을에 성숙하면 채취한 뒤 햇볕에 말린다.

성미와 효능 맛은 차고 쓰며 맵고 독성이 다소 있다. 해독, 살충, 나병, 축농증, 두통, 치통, 피부병, 암에 좋다.

사용법

- **가려움증** : 피부 가려움증이나 음부 가려움증에 도꼬마리 열매 또는 전초 24g을 물 1.8리터에 달여서 바른다. 마시기도 하지만 독성이 있으므로 외용을 권장한다.
- **축농증 & 치통 & 암** : 말린 열매 6g을 달여서 1일 3회 나누어 복용한다. 축농증의 경우 콧속을 달인 물로 1~2주일간 씻어내도 호전된다.
- **금기** : 독성이 있으므로 복용시 어지럼증, 구토, 식욕감퇴, 설사, 나른함 같은 문제가 발생할 경우 복용을 중단하고 위를 세척한다.

피부 질환 ▶ 심한 피부염에 외용

황금(黃芩) 꿀풀과 | 여러해살이풀

Scutellaria baicalensis

- 생약명 : 황금, 속썩은풀
- 높이 : 0.6m
- 잎 : 마주나기, 피침형
- 개화 : 7~8월
- 열매 : 8~9월
- 약용 : 뿌리

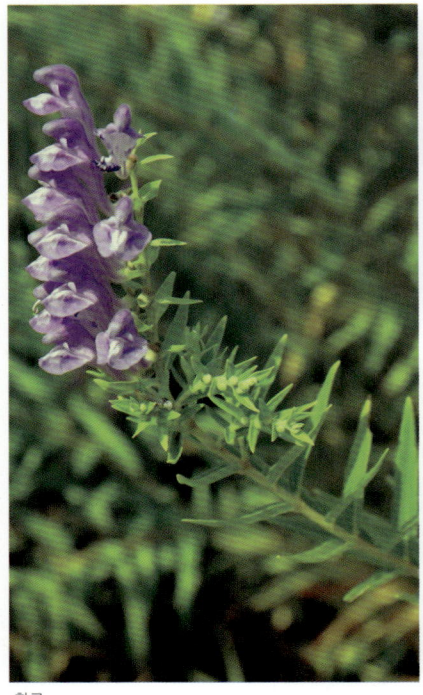

황금

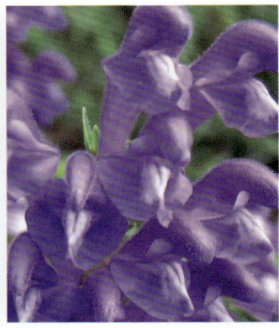

꽃

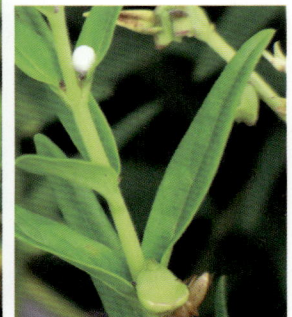

잎

정명은 '황금'이지만 '속썩은풀'로 더 알려져 있다. 중국 원산이며 우리나라에서는 약용목적으로 재배한다. 노란색의 두툼한 뿌리줄기에서 높이 60cm로 줄기가 올라온 뒤 좁은 피침형 잎이 마주나게 달린다. 자주색 꽃은 총상꽃차례로 잎겨드랑이 양쪽에서 1개씩 쌍으로 달린다. 열매는 8~9월에 꽃받침 안에서 둥근 모양으로 생긴다. 번식은 가을에 씨앗을 받아 10월 하순에 파종하거나 이듬해 4월에 파종한다.

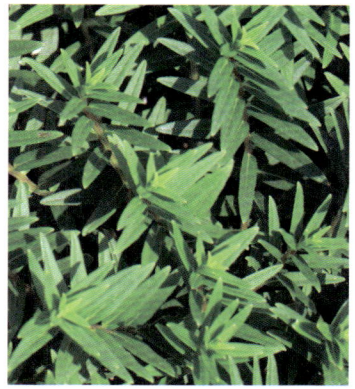
소황금

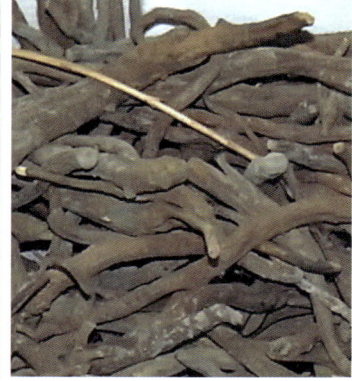
황금의 뿌리 약재

서식지 약용목적으로 재배하는 식물이므로 산에서 자생하지 않는다. 제주도에서 작은 키로 자라는 것을 '소황금'이라고 하는데 황금과 같은 것으로 본다.

이용부위 뿌리와 종자

토양과 번식 모래참흙에 파종, 묘두법

채취 봄, 여름에 수확한 뒤 반건조 상태에서 뿌리 겉껍질과 안쪽 코르크층을 제거하고 황금색 노란 뿌리 알맹이만 건조시킨 후 약용한다.

성미와 효능 맛은 맵고 성질은 따뜻하다. 심한 열이 나는 두통, 지혈, 설사, 갈증, 황달, 태동불안, 자궁출혈, 해수, 몽정, 종창, 등창, 해독, 피부염 등에 사용한다.

사용법

- **기본요법** : 3~9g을 달여 복용하거나 외용한다.
- **피부염** : 황금가루와 치자가루를 섞어 물에 개어 바른다.
- **금기** : 꿀풀과 식물은 대개 임산부에 좋지 않은 독성이 있으므로 임산부의 약용을 피한다. 만일 임산부의 태동불안에 약용하려면 볶은 황금을 사용한다.

피부 질환 ▶ 종기·벌레물린 상처에 효능

옥잠화(玉簪花) 백합과 | 여러해살이풀

Hosta plantaginea

- 생약명 : 옥잠화
- 개화 : 7~9월
- 높이 : 0.4~0.6m
- 열매 : 10월
- 잎 : 난상 타원형
- 약용 : 전초

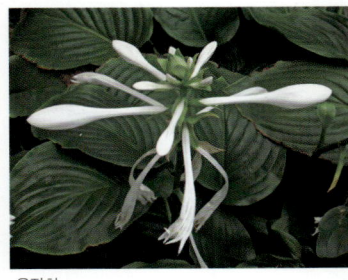
옥잠화

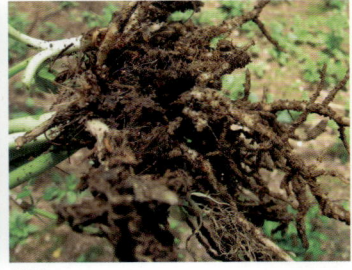
뿌리

중국 원산으로 국내에서는 가정집 정원의 원예식물로 즐겨 기르거나 사찰 등지에서 흔히 볼 수 있다. 땅속에 굵은 뿌리줄기가 있다. 줄기는 따로 없고 높이 40~60cm의 긴 꽃대가 올라온다. 꽃줄기 끝에 흰색꽃이 총상꽃차례를 이루어 핀다. 꽃은 밤에 피고 아침에는 꽃잎을 닫는다. 꽃과 뿌리를 포함한 전초를 약용한다.

이용부위 뿌리와 지상부

토양과 번식 사질양토에 분주

성미와 효능 맛은 달고 성질은 평하다. 꽃은 이뇨, 독한 부스럼, 화상에 좋고 뿌리는 해독, 부종, 지혈, 심한 종기에 좋다. 잎은 뱀이나 벌레에 물린 상처에 바른다.

사용법

- **기본요법** : 말린 꽃은 3g, 뿌리는 3~9g을 달여 약용하거나 환부에 바른다.

피부 질환 ▶ 옴·부스럼에 효능

싱아 마디풀과 | 여러해살이풀

Aconogonon alpinum | 유사종 : 긴개싱아

- 생약명 : 싱아
- 개화 : 6~8월
- 높이 : 1m
- 열매 : 10월
- 잎 : 어긋나기, 피침형
- 약용 : 전초

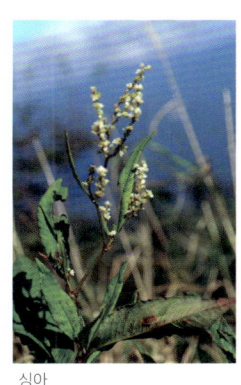
싱아

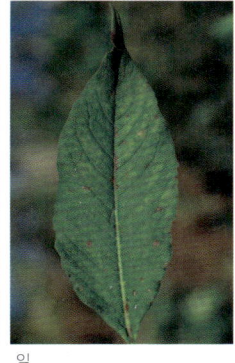
잎

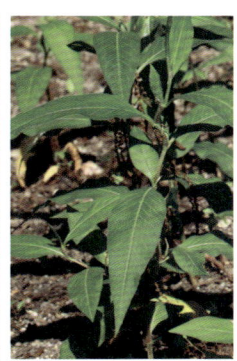
긴개싱아

높은 산 능선 풀밭에서 볼 수 있다. 줄기는 1m 내외로 자라고 잔가지가 많이 갈라진다. 어긋나게 달리는 잎은 피침형이며, 잎 양면에 털이 없고 잎집에만 털이 있다. 꽃은 자잘한 흰색 꽃이 모여 원추꽃차례로 달린다. 긴개싱아는 높이 30cm로 자라고 잎에 털이 있으며 주로 북부지방 고산지대에서 자란다. 잎은 나물로 섭취한다.

이용부위 뿌리와 지상부, 어린잎과 줄기를 나물이나 샐러드로 식용한다.

토양과 번식 부식토에 종자, 분주

성미와 효능 맛은 시고 쓰며 성질은 차다. 해열, 이질, 치질, 구토, 황달, 부스럼, 옴 등에 사용하지만 개체수가 줄고 있으므로 보호할 필요가 있다.

사용법

- **기본요법** : 부스럼, 옴에 잎을 짓찧어 바른다.

피부 질환 ▶ 종기·나력에 효능

할미꽃 (白頭翁) 미나리아재비과 | 여러해살이풀

Pulsatilla koreana

- 생약명 : 백두옹
- 높이 : 0.4m
- 잎 : 갈라진 모양
- 개화 : 3~5월
- 열매 : 5~6월
- 약용 : 전초

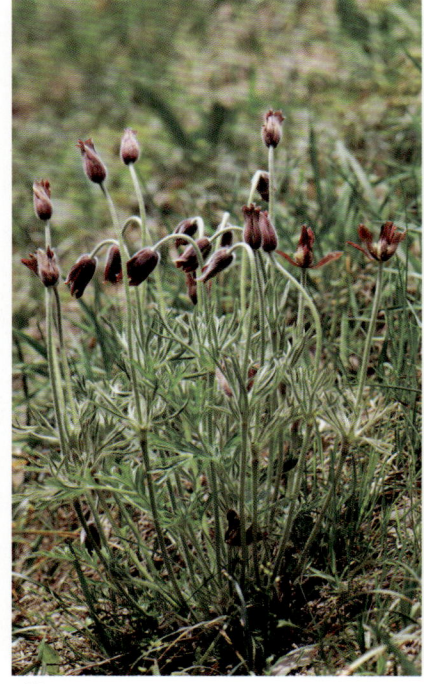

전초

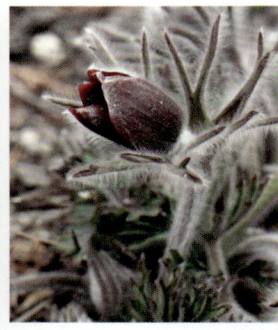

꽃

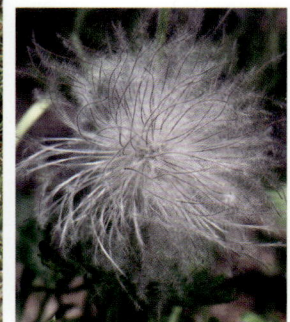

열매

제주를 제외한 전국의 양지바른 산지에서 흔히 자란다. 줄기는 없고 뿌리에서 여러 개의 잎자루가 바로 올라오며 전체에 흰털이 빽빽하게 난다. 꽃은 줄기 끝에 종 모양 꽃이 붉은색, 검자색으로 핀다. 열매는 암술대가 깃 모양으로 달린다. 흰털로 덮인 열매의 덩어리가 할머니의 하얀 머리카락같이 보여 할미꽃이라는 이름이 붙었다. 6월초 씨앗을 받아 1개월 내 파종한 뒤 가을에 원하는 장소에 이식하면 번식이 잘된다.

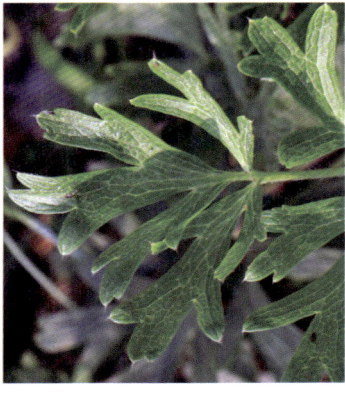
잎

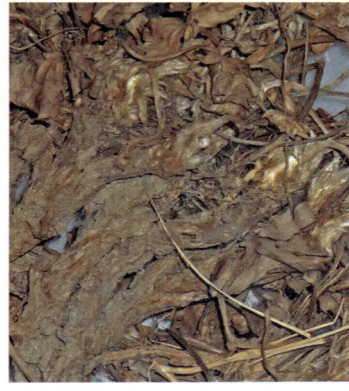
말린 잎 약재

서식지 농촌의 밭이나 들판, 산지의 양지바른 곳에서 자생한다.

이용부위 전초

토양과 번식 사질양토에 파종

채취 봄에 꽃이 피기 전 전초를 채취한 뒤 잎, 뿌리를 잘라 각각 세척한 후 건조시킨다. 꽃도 약용할 수 있으므로 수확한 뒤 건조시킨다.

성미와 효능 맛은 쓰고 성질은 차며 독성이 조금 있다. 한방에서 뿌리의 생약명을 '백두옹'이라 하여 청열, 해독, 항염, 항균, 지혈, 나력(결핵성경부림프선염), 이질, 대장염에 효능이 있다. 잎은 부종, 심장통에, 꽃은 학질에 사용한다.

사용법

- **기본요법** : 말린 뿌리, 또는 말린 잎, 줄기를 8~15g 달여 1일 3회 나누어 복용 또는 외용한다. 말린 꽃은 3~6g 정도가 적량이다.
- **종기** : 말린 뿌리 7g을 달여 1일 3회 나누어 복용한다.
- **금기** : 음이 허약하고 차가운 사람은 약용을 금한다. 복용량이 과하면 심장에 문제를 일으키므로 주의한다.

피부 질환 ▶ 부스럼·붓기에 효능

꽈리 (酸漿草) 가지과 | 여러해살이풀

Physalis alkekengi var. *francheti*

- 생약명 : 산장초
- 개화 : 6~7월
- 높이 : 0.4~0.9m
- 열매 : 8~9월
- 잎 : 결각상 톱니
- 약용 : 열매

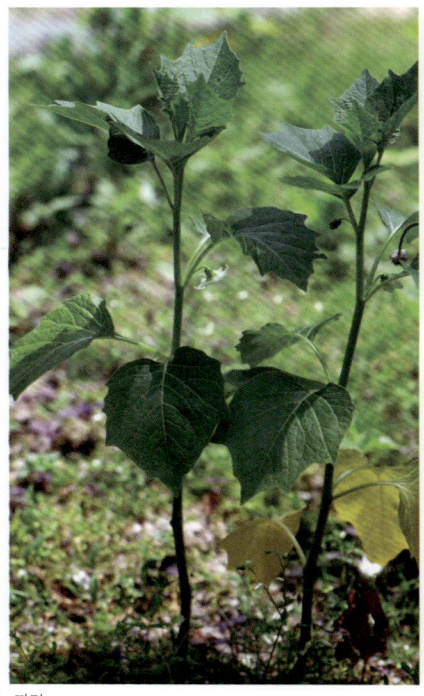

꽈리

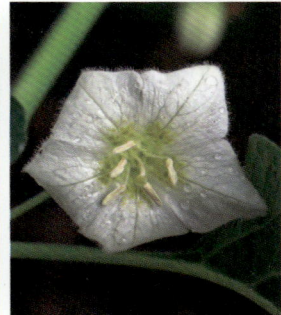

꽃

열매

기다란 땅속뿌리에서 높이 40~90cm의 줄기가 올라온다. 어긋난 잎은 넓은 달걀 모양이고 가장자리에 결각상 톱니가 있다. 6~7월에 피는 꽃은 잎겨드랑이에서 황백색으로 달린다. 꽃의 지름은 2~3cm이고 꽃잎의 가장자리가 5개로 갈라진다. 수술은 5개이다. 열매는 길이 4~5cm 정도이고 식용할 수 있다. 번식은 가을에 채취한 씨앗을 이듬해 봄에 파종하거나 4월말 모종을 이식해 재배한다.

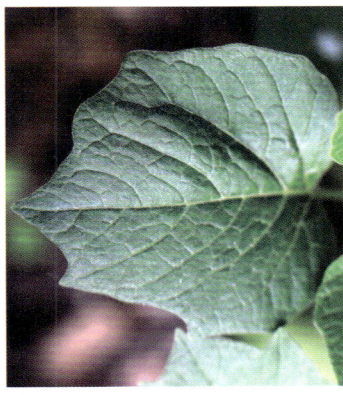
잎

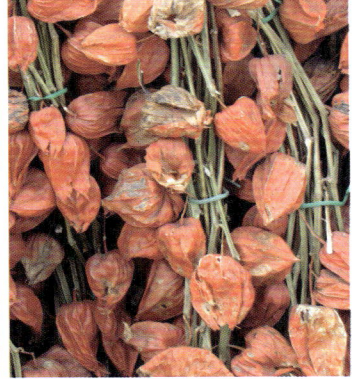
꽈리 열매 약재

서식지 농가나 밭에서 흔히 재배한다. 농촌의 길가나 산비탈에서 자생하기도 한다.

이용부위 열매와 전초

토양과 번식 토양을 가리지 않으며 파종

채취 전초는 뿌리를 포함해 꽃이 필 때 채취해 그늘에서 말린다. 열매는 가을에 빨간색으로 익었을 때 수확한 뒤 햇볕에 말린다.

성미와 효능 맛은 시고 쓰며 성질은 차다. 지상부는 해열, 천식, 해독, 이뇨, 황달, 이질, 부종, 얼굴의 붓기, 매독성 피부염에 사용한다. 열매는 해독, 이뇨, 해수, 인후통, 황달, 부종, 만성피부물집에 좋다. 뿌리의 약효는 전초나 열매에 비해 못하다.

사용법

- **기본요법** : 말린 열매 4~9g을 달여 복용하거나 외용한다. 말린 잎은 2배 용량을 달여 복용한다.
- **이뇨** : 말린 전초 3~4g을 달여 복용한다.
- **매독성 부스럼** : 전초 분말을 물에 개어 바른다.
- **금기** : 낙태를 일으킬 수 있으므로 임산부는 약용을 피한다.

피부 질환 ▶ 피부·습진·비염에 효능

백선 (鳳蔘) 운향과 | 여러해살이풀

Dictamnus dasycarpus

- 생약명 : 봉삼
- 개화 : 5~6월
- 높이 : 0.9m
- 열매 : 7~8월
- 잎 : 홀수깃꼴겹잎
- 약용 : 뿌리

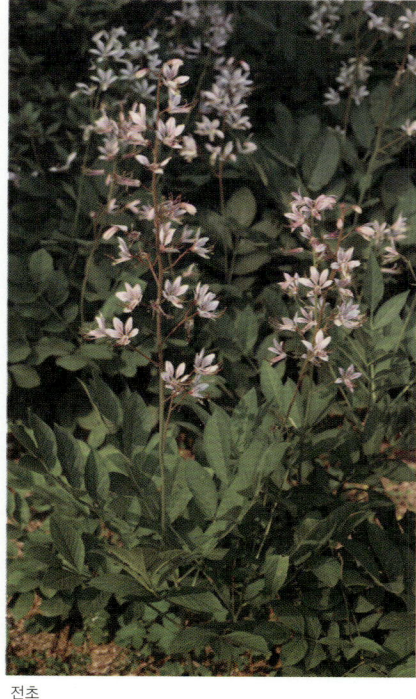

전초

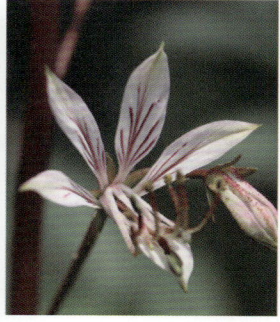

꽃

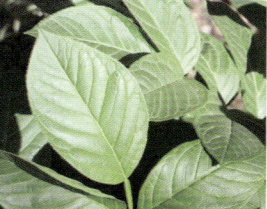

잎

굵은 뿌리에서 줄기가 90cm 내외로 자란다. 잎은 어긋나게 달리며 홀수깃꼴겹잎으로 작은 잎이 2~4쌍씩 달리고 끝 부분에 하나의 잎이 달린다. 5~6월에 연한 분홍색 꽃이 총상꽃차례로 달린다. 꽃잎은 5개, 꽃의 지름은 2.5cm 정도이고 보라색 줄무늬가 있다. 열매는 삭과이고 끝이 5갈래로 갈라진다. 뿌리 모양이 봉황의 꼬리를 닮았다 하여 약재명이 '봉삼'이다. 7월에 채취한 종자를 바로 직파하면 이듬해 봄에 발아한다.

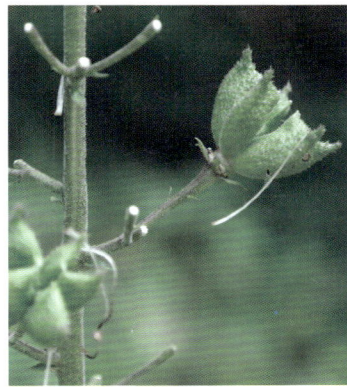
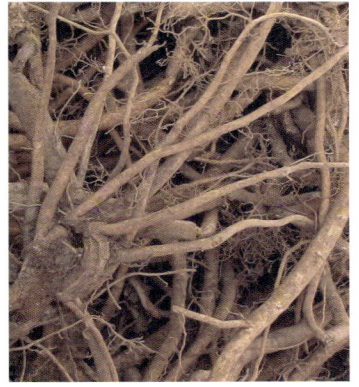

열매 백선의 뿌리 약재

서식지 800m 이하의 산지 풀밭에서 자생한다.

이용부위 뿌리껍질

토양과 번식 부식질 사질토양에 파종

채취 봄~초가을에 뿌리를 채취하되, 뿌리가 크고 깊으므로 호미 따위의 장비가 필요하다. 채취한 뿌리는 세척한 뒤 햇볕에 말려 약용한다. 기본적으로 내피를 제거한 외피를 약용한다.

성미와 효능 맛은 짜고 쓰다. 황달, 해독, 해열, 중풍, 피부소양증, 옴, 알레르기성 비염, 탈모에 효능이 있다. 약간의 독성이 있으므로 아동에게 처방할 경우 한의사의 도움을 받는다.

사용법

- **기본요법** : 백선 뿌리껍질을 1일 6~12g씩 달여 3회에 나누어 외용하되, 가루를 내어 사용한다.
- **습진 & 피부염** : 백선 뿌리껍질을 1일 20g을 달여 3회 외용한다.
- **봉삼주** : 생뿌리 1개를 깨끗이 세척한 뒤 2~3일간 건조시켜 1.8리터의 담금주에 적량의 설탕을 가미하고 6~12개월간 숙성한 뒤 마신다. 사실, 봉삼주를 음용하는 것보다 외용제(스킨)로 사용하는 것이 좋다.

피부 질환 ▶ 두드러기·소아경풍에 효능

가는잎쐐기풀 (蕁麻) 쐐기풀과 | 여러해살이풀

Urtica angustifolia | 유사종 : 애기쐐기풀

- 생약명 : 담마
- 높이 : 0.5~1.5m
- 잎 : 타원상 피침형
- 개화 : 7~8월
- 열매 : 8~9월
- 약용 : 전초

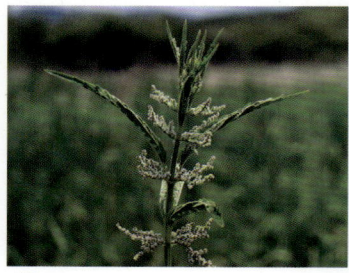
전초

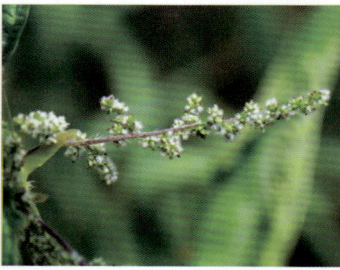
꽃

가는잎쐐기풀과 애기쐐기풀의 전초를 같이 취급하고 약용한다. 애기쐐기풀에 비해 잎이 긴 타원상의 피침형으로 길다. 줄기 전체에는 가시털이 있다. 꽃은 수상꽃차례로 녹색 꽃이 암수한포기로 달린다. 여름, 가을에 전초를 채취한 뒤 햇볕에 말려 약용한다.

이용부위 전초

토양과 번식 비옥토에 종자

성미와 효능 맛은 쓰고 맵고 성질은 평하며 약간 독성이 있으므로 허용량을 초과하지 않는다. 잎은 류머티즘 통증, 출산 후 계종, 소아경풍, 담마진(두드러기)에 좋고, 뿌리는 통증, 수족마비, 습진, 혈액순환 등에 좋다.

사용법

- **기본요법** : 잎 3~9g을 달여 술에 담가 복용하거나 외용한다.
- **두드러기 & 습진** : 달임을 환부에 바르고 세척한다.

피부 질환 ▶ 옴에 효능

송이풀 (馬先蒿) 현삼과 | 여러해살이풀

Pedicularis resupinata

- 생약명 : 마선호
- 높이 : 0.3~1m
- 잎 : 대생, 호생
- 개화 : 8~9월
- 열매 : 9월
- 약용 : 전초

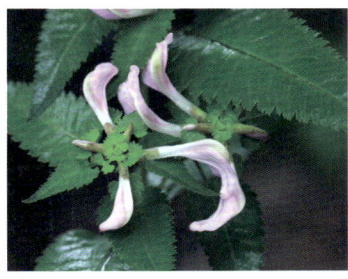

송이풀

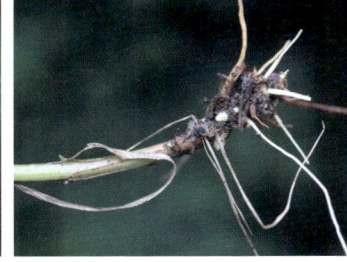

뿌리

높은 산 고산지대에서 자생한다. 높이 30~100cm로 자라지만 상부가 무겁기 때문에 덩굴처럼 누워 자라는 경우가 많다. 잎은 마주나거나 어긋나게 달리며 넓은 피침형이다. 꽃은 줄기 위쪽에서 홍자색 꽃이 이삭 모양으로 핀다. 개체수가 줄어 가급적 키워서 약용할 것을 권장한다. 9월에 열매가 갈색으로 익었을 때 씨를 받아 이른 봄에 파종하고, 새싹을 포기나 누기로 번식한다. 가을에 뿌리를 채취해 건조시킨 뒤 약용한다.

이용부위 전초

토양과 번식 비옥토에 파종, 분주

성미와 효능 맛은 쓰고 성질은 평하다. 부종, 관절통, 요로결석, 대하, 옴, 중풍, 습사, 살충에 효능이 있다.

사용법

- **기본요법** : 6~9g을 달여 복용하거나 외용한다.
- **옴** : 달여서 환부에 바른다.

피부 질환 ▶ 아토피 피부염에 효능

편백(扁柏) 측백나무과 | 상록침엽 교목

Chamaecyparis obtusa

- 생약명 : 편백, 히노키
- 개화 : 4월
- 높이 : 40m
- 열매 : 10~11월
- 잎 : 비늘잎
- 약용 : 잎

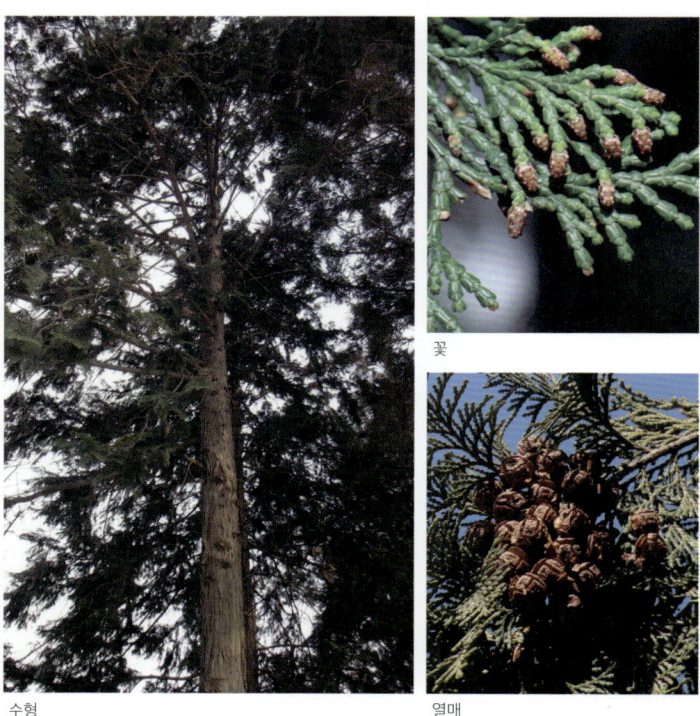

수형 꽃 열매

원산지에서는 높이 40m까지 자란다. 줄기는 평평하게 퍼지고 새 줄기는 아래로 처진다. 잎은 비늘잎이고 뒷면에는 Y자형 숨구멍이 있다. 4월에 피는 꽃은 잎의 끝 부분에 달리고 암수꽃이 서로 다른 가지에 있다. 열매는 배구공처럼 생겨 둥근 모양이고, 각 열매 조각에는 2개의 종자가 있다. 번식은 종자와 삽목으로 할 수 있다. 보통 10월에 채취한 종자를 서늘한 곳에 보관했다가 이듬해 3월에 파종한다.

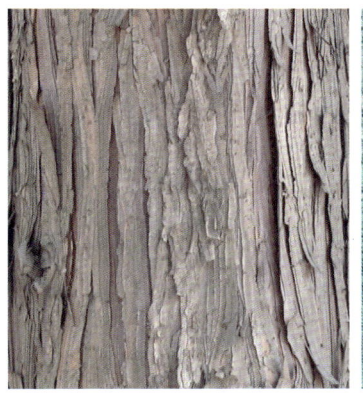 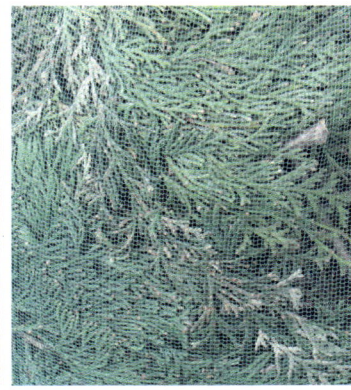

수피　　　　　　　　　　　잎 약재

서식지 일본 원산의 일본편백과 대만 원산의 대만편백나무 등이 있다. 국내에서는 남부지방과 제주도에서 심어 기른다.

이용부위 뿌리와 지상부, 잎

토양과 번식 비옥토에 파종, 삽목

채취 필요할 때 잎을 채취해 목욕제로 사용한다. 실내 공기정화를 위해 미니 편백을 키우는 것도 좋다.

성미와 효능 항생, 살균, 해열, 이뇨, 기침, 토혈, 지혈, 혈액순환, 정신안정, 스트레스, 불면증, 알레르기성 피부 질환에 효능이 있다. 편백의 피톤치드는 몸의 면역력을 증가시켜 암을 예방하는 효과도 있다.

사용법

- **아토피 피부염** : 편백 잎을 욕조에 넣어 2시간 정도 우려낸 뒤 목욕한다.
- **편백베개** : 건조시킨 편백 열매 또는 편백 톱밥을 베개 속으로 사용해 베개를 만든다. 피톤치드 냄새가 나므로 잠을 편하게 잘 수 있다. 열매에서 향을 채취할 정도로 피톤치드 향이 강하므로 열매를 베개 속으로 사용하는 것이 더 좋다.

피부 질환 ▶ 머리버즘·건선에 효능

팥꽃나무 (芫花) 팥꽃나무과 | 낙엽활엽 관목

Daphne genkwa

- 생약명 : 원화, 원화근
- 개화 : 3~5월
- 높이 : 1m
- 열매 : 7~8월
- 잎 : 마주나기, 긴 타원형
- 약용 : 꽃봉오리

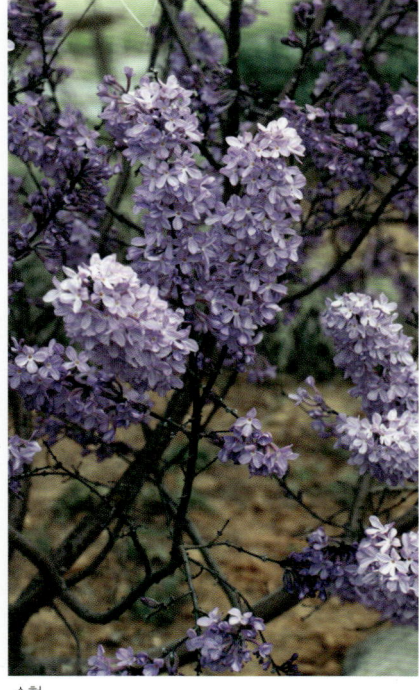

수형

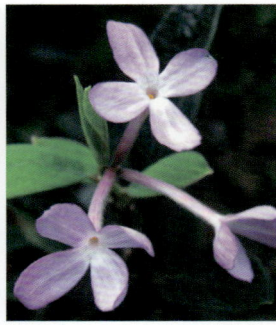

꽃

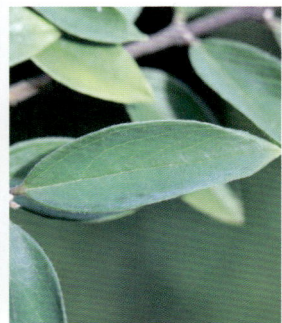

잎

줄기는 높이 1m로 자라고 가지가 많이 갈라진다. 잎보다 먼저 피는 꽃은 가지 끝에서 우산 모양의 꽃차례로 연한 자주색 꽃이 달린다. 잎은 대개 마주나지만 때때로 어긋나게 달리고 잎 뒷면에는 잔털이 있다. 열매는 7월경 자홍색으로 성숙한다. 번식은 7월에 성숙한 종자를 채취한 뒤 바로 파종하거나 3~4월에 가지를 잘라 심어도 된다. 중부내륙에서도 남향이나 따뜻한 곳에서 키울 수 있지만 생장이 불량하다.

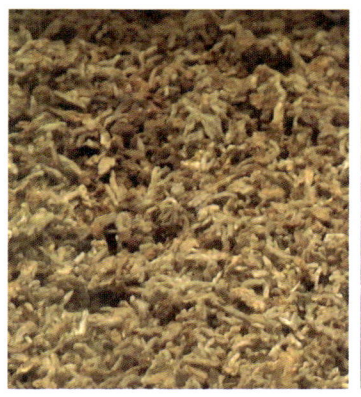 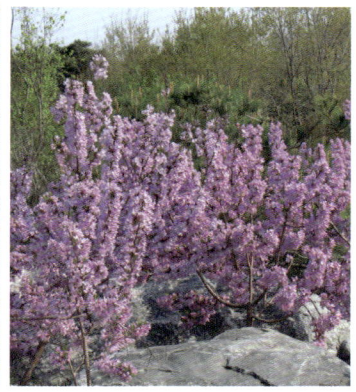

꽃 약재   군락

서식지 중부이남 바닷가 부근의 산이나 숲 가장자리에서 자생한다.

이용부위 꽃봉오리와 뿌리

토양과 번식 사질양토에 파종, 삽목

채취 봄에 꽃이 개화하기 전의 꽃봉오리를 채취해 햇볕에서 말린다. 뿌리는 가을에 채취한 뒤 세척하고 햇볕에 말린다.

성미와 효능 꽃의 맛은 쓰고 맵고 성질은 차며 약간 독성이 있다. 대장, 폐, 신장에 좋다. 해독, 설사, 학질, 부종, 복부가스, 기침, 가래, 해수, 항염, 옴, 식중독, 흉통, 동상, 머리버즘, 건선, 살충, 벌레 물린 상처에 효능이 있다. 뿌리의 맛은 쓰고 맵고 성질은 평하며 독성이 있다. 부종, 나력, 치질, 급선유선염, 옴, 근육통, 타박상에 사용한다.

사용법

- **기본요법** : 꽃은 1.5~3g, 뿌리는 1.5~4.5g을 약용하거나 외용한다.
- **머리버짐** : 꽃 또는 전초를 달여서 환부에 며칠간 바른다.
- **금기** : 독이 있는 약재이므로 허약자와 임산부는 약용을 피한다. 감초와의 배합을 금한다. 장기간 복용하면 설사를 유발한다.

피부 질환 ▶ 단독(丹毒)·피부미용에 효능

구릿대(白芷) 산형과 | 여러해살이풀

Angelica dahurica | 유사종 : 개구릿대

- 생약명 : 백지
- 높이 : 1~2.5m
- 잎 : 어긋나기
- 개화 : 6~8월
- 열매 : 8~9월
- 약용 : 뿌리

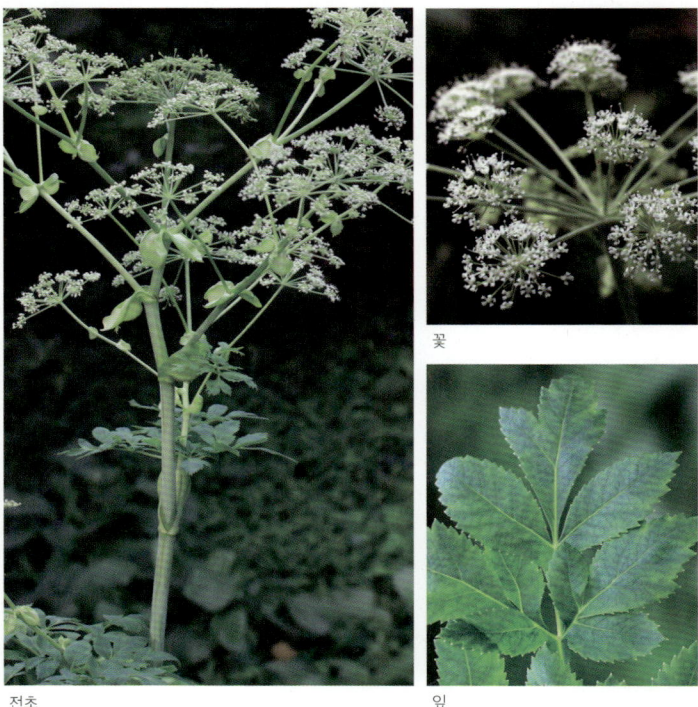

전초　　　　　　　　　　　꽃

잎

강활, 지리강활과 비슷한 식물이다. 꽃잎은 5개, 수술도 5개이다. 겹산형 꽃차례에 흰색의 꽃이 모여 핀다. 줄기는 녹색에 자줏빛이 돌면서 흰가루가 덮여있거나, 적자색에 흰가루가 덮여있는 경우도 있고, 윗부분에 잔털이 있다. 잎자루 밑은 줄기를 감싸고 굵어져서 달걀 모양이 된다. 줄기가 적자빛이고 털이 없으면 '개구릿대'이다. 열매의 날개(능선) 사이에 1~2개, 합생면에 2~4개의 유관이 있으므로 강활과 다르다.

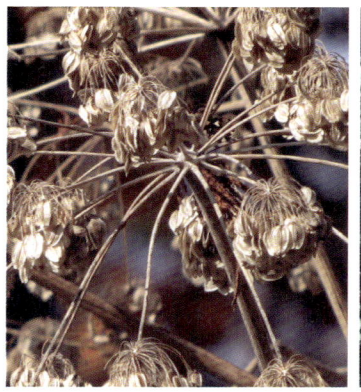
구릿대의 겨울 열매

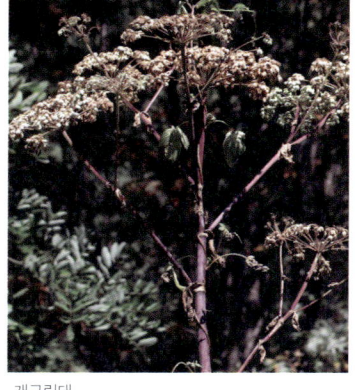
개구릿대

서식지 구릿대는 전국의 깊은 산 개울가나 물가에서 자생하고, 개구릿대는 깊은 산에서 자생한다.

이용부위 뿌리, 어린잎은 나물로 식용한다.

토양과 번식 사질부식토에 파종

채취 잎이 단풍들고 말랐을 때 뿌리를 채취해 잔뿌리는 제거하고 햇볕에 말린다.

성미와 효능 맛은 맵고 성질은 따뜻하다. 단독(丹毒)피부염, 통증, 치통, 두통, 종기, 부종, 감기, 코막힘, 적백대하, 치루, 개선피부염, 항균, 눈썹 아래 뼈가 아픈 증세에 효능이 있다.

사용법

- **기본요법** : 3~7g을 달여 복용하거나 외용한다.
- **단독피부염** : 잎을 달여 목욕한다.
- **피부관리** : 뿌리나 잎을 달여 세안한다.
- **백지차** : 물 1.8리터에 뿌리 20g을 넣고 끓여 마신다.

피부 질환 ▶ 피부염·파부홍조에 효능

달맞이꽃 (待宵草) 바늘꽃과 | 두해살이풀

Oenothera biennis | 유사종 : 큰달맞이꽃

- 생약명 : 대소초
- 높이 : 0.3~0.9m
- 잎 : 어긋나기, 피침형
- 개화 : 6~10월
- 열매 : 9~10월
- 약용 : 종자

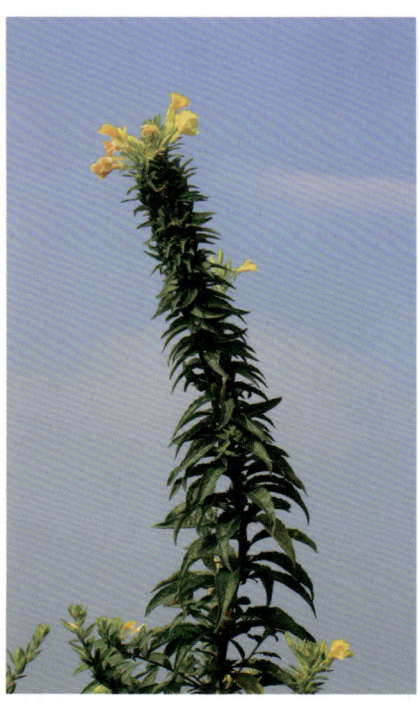
달맞이꽃

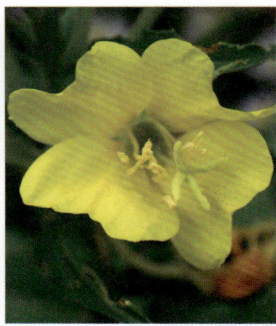
꽃

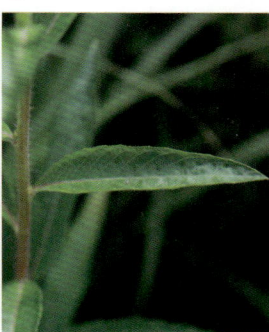
잎

남미 원산의 귀화식물이다. 낮에는 꽃잎을 닫고 밤에 꽃잎을 활짝 연다 하여 달맞이꽃이라고 불린다. 줄기는 높이 90cm로 자라고 잎은 거꾸로 된 피침형이다. '큰달맞이꽃'은 높이 1.5m로 자라고 잎은 타원상 피침형, 원줄기에서 잔가지가 갈라진다. 두 종 모두 꽃잎은 4개, 수술은 8개, 암술은 끝 부분이 4개로 갈라진다. 또한 두 종 모두 뿌리와 씨앗을 약용하며 생약명은 '대소초'이다. 번식은 9~10월에 채집한 종자를 파종하면 된다.

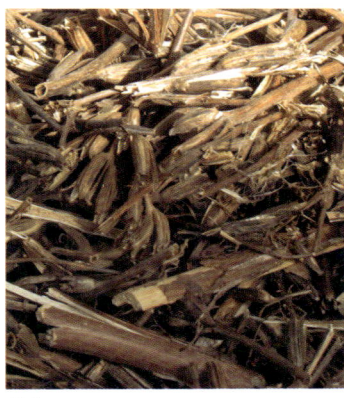
약재

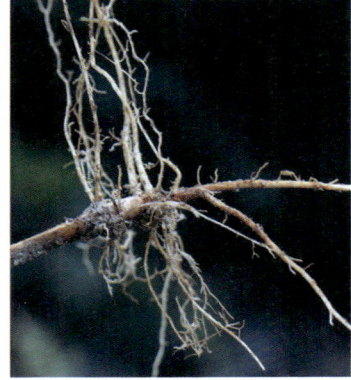
뿌리

서식지 강가나 해변가 모래사장, 풀밭, 길가, 밭둑, 빈터에서 흔히 자란다.

이용부위 뿌리와 종자, 줄기

토양과 번식 사질양토에 파종

채취 전초는 봄, 여름에 채취한 뒤 건조시킨다. 뿌리와 씨앗은 가을에 채취해 건조시킨다.

성미와 효능 맛은 달고 성질은 따뜻하다. 뿌리는 감기, 해열, 기관지염, 인후염에 효능이 있고 특히 피부염, 여드름에 좋다. 말린 줄기는 피부염, 씨앗 기름은 소화불량, 당뇨, 고혈압, 편두통, 천식, 습진, 관절염, 생리통, 갱년기 장애에 사용한다.

사용법

- **기본요법** : 건뿌리를 6~10g 달여 복용하거나 외용한다.
- **피부염 & 피부홍조** : 싱싱한 잎을 짓찧어 바른다. 혹은 씨앗 오일을 바르거나 건뿌리를 달여 바른다.
- **금기** : 임산부는 자궁수축에 의한 유산과 조산이 발생할 수 있으므로 오일 섭취를 금한다. 오일 섭취는 갱년기 장애가 있는 여성에게 권장한다. 만일 두통이 발생하면 섭취를 중단한다.

피부 질환 ▶ 각종 피부염·간지러움증·피부미용에 효능

감초(甘草) 콩과 | 여러해살이풀

Glycyrrhiza uralensis

- 생약명 : 감초
- 높이 : 1m
- 잎 : 홀수깃꼴겹잎
- 개화 : 7~8월
- 열매 : 10~11월
- 약용 : 뿌리

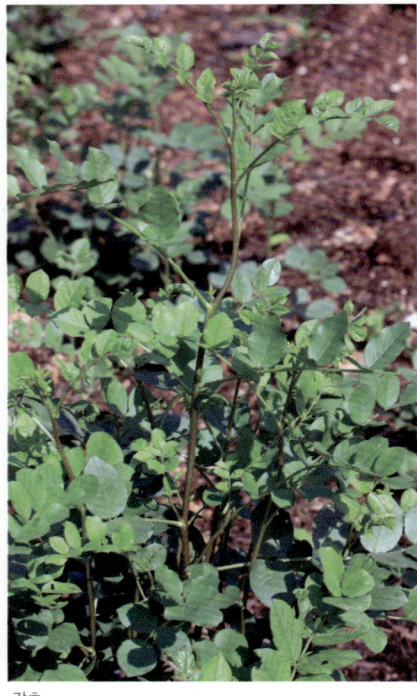

감초

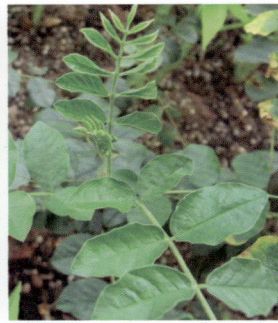

어린잎

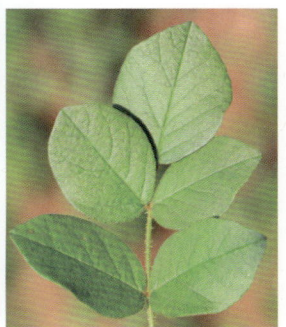

잎

중국 북부, 만주, 시베리아, 이태리 등지에서 자생하거나 재배한다. 우리나라에서 자생하는 '개감초(G. pallidiflora)'는 감미가 덜해 약용하지 않는다. '약방의 감초'라는 말이 있듯 모든 약을 조화롭게 한다 하여 여러 한약을 제조할 때 쓴맛과 약독을 제고할 목적으로 흔히 넣는다. 꽃은 줄기겨드랑이에서 총상꽃차례로 핀다. 어긋난 잎은 작은 잎 7~17개로 이루어져 있다. 종자는 7~8개씩 들어있지만 결실을 맺지 못하는 경우가 많다.

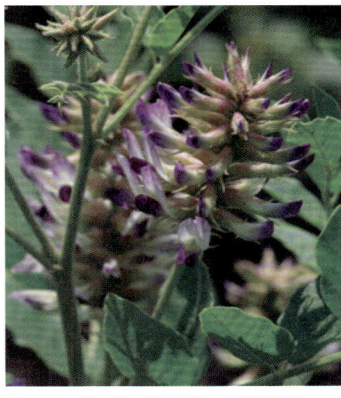
꽃

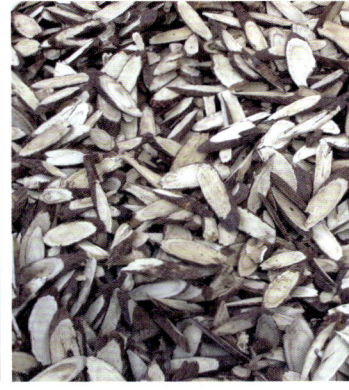
약재

서식지 국내에는 서식지 없이 주로 재배한다.

이용부위 뿌리

토양과 번식 비옥모래참흙에 파종, 분주

채취 가을에 뿌리를 채취해 그늘에 말린 뒤 약용한다.

성미와 효능 단맛이 나고 몸을 따뜻하게 한다.『동의보감』은 감초를 약의 독성을 해독하고 72가지 석약(石藥)과 1,200가지 초약(草藥)을 조화롭게 함은 물론, 쓴약을 달게 하고 약의 독성을 해독하여 먹기 좋게 한다고 전한다. 위궤양, 간염, 거담, 이뇨, 항염, 혈액순환, 해독, 피부염, 습진에 효능이 있다.

사용법

- **변비** : 1첩의 대황/감초(4g:2g)를 1일 2첩씩 끼니 사이에 달여 복용한다.
- **급성기관지염** : 감초가루:도라지가루를 2:1비율로 섞어 1회 2g씩 온수에 타 마신다.
- **피부습진** : 1일 2g을 달이거나 가루 내어 물과 섞어 2회에 나누에 환부에 바른다. 인후염, 여드름에도 사용한다.
- **감초차** : 5~10g의 감초를 세척하고 물기를 뺀 뒤 500ml의 물에 한소끔 끓인 후 은은한 불에 장시간 끓이면서 마신다.

피부 질환 ▶ 피부미용·비염에 탁월

수세미오이 박과 | 한해살이풀

Luffa aegyptica

- 생약명 : 수세미
- 개화 : 8~9월
- 길이 : 12m
- 열매 : 8~11월
- 잎 : 갈라진 모양
- 약용 : 열매

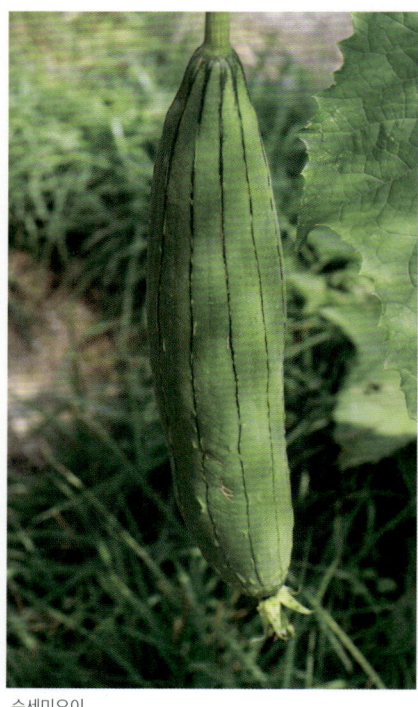

수세미오이

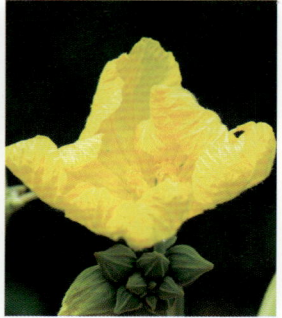

꽃

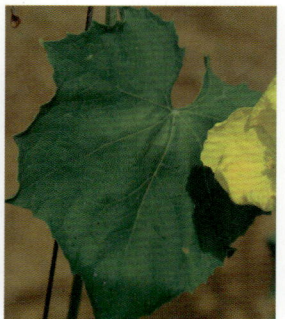

잎

열대 아시아 원산의 수세미오이는 우리나라 가정집 텃밭에서 흔히 재배한다. 덩굴 속성이 있는 줄기는 길이 12m 내외로 자란다. 잎은 넓고 둥글고 손바닥 모양으로 갈라지거나 갈라지지 않는다. 꽃은 8~9월에 호박꽃과 비슷한 모양으로 핀다. 8~11월에 달리는 열매는 길이 30~60cm이다. 번식은 8~11월에 검정색으로 성숙한 씨앗을 받아 이듬해 4~6월에 파종하는데 파종 시기가 늦어지면 10~11월에 열매를 얻을 수 있다.

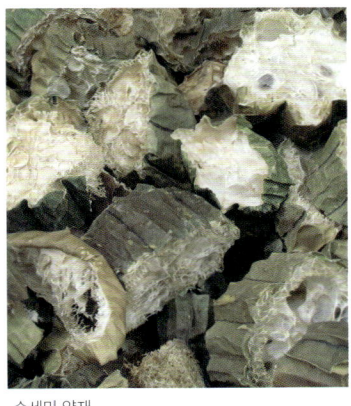
수세미 약재

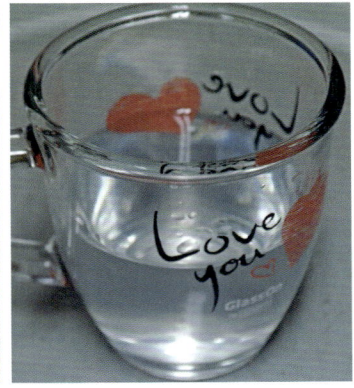
수세미 수액

서식지 농촌의 밭이나 가정집 텃밭에서 흔히 재배한다.

이용부위 수액, 열매, 전초

토양과 번식 비옥토에 파종

채취 8~11월에 열매를 수확한 뒤 햇볕에 말린다. 여름 또는 가을에 열매를 수확한 후 아래쪽 여러 줄기를 잘라 수액이 떨어지는 것을 받되, 10시간 정도면 1리터 이상을 받을 수 있다. 수액은 풀냄새가 좀 나고 약간 탁하지만 물과 거의 같다.

성미와 효능 맛은 달고 성질은 온화하며 독성은 없다. 수액은 해독, 편도선염, 두통, 복통, 주독, 비염, 감기, 가래, 각기병, 피부미용에 좋다. 말린 열매는 해독, 해수, 치루, 모유부족, 안구돌출증, 염증에 달여 먹는다.

사용법

- **기본요법** : 수액을 소주잔으로 1일 3회 음용한다.
- **피부미용** : 수액과 다른 미용팩 원료를 섞어 팩을 만든 뒤 얼굴에 붙인다.
- **기침 & 가래** : 수액에 꿀을 가미해 졸여서 복용한다.
- **수세미술** : 어린 열매 절편 250g, 설탕 적량, 1.8리터 담금주로 담근 뒤 3~6개월간 숙성시키고 걸러낸 뒤 음복한다.

피부 질환 ▶ 얼굴의 붓기에 타월

뽕나무 (桑白皮) 뽕나무과 | 낙엽활엽 소교목

Morus alba | 유사종 : 산뽕나무

- 생약명 : 상백피, 상엽, 오디
- 높이 : 3m
- 잎 : 갈라진 모양
- 개화 : 5~6월
- 열매 : 6월
- 약용 : 전체

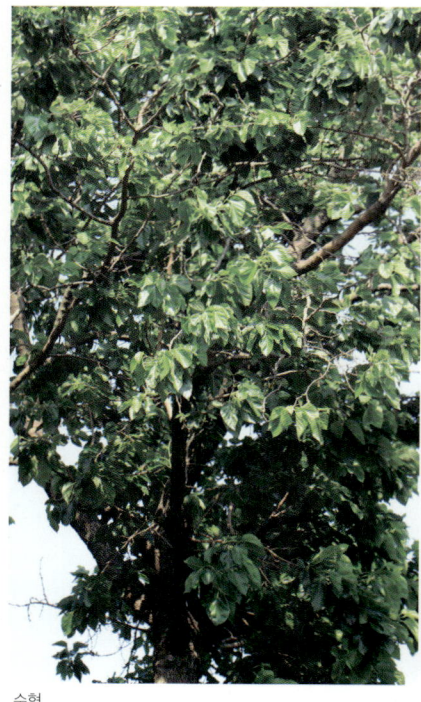

수형

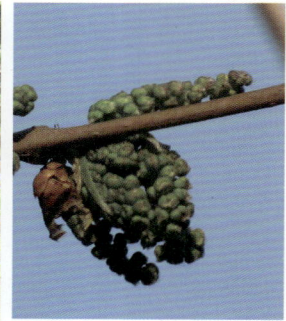

어린 꽃

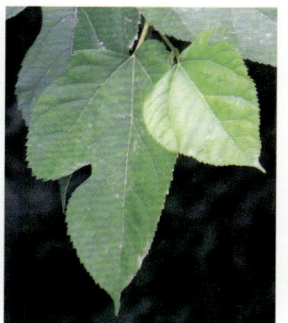

잎

뽕나무와 산뽕나무는 외형이 비슷하여 둘 다 같은 약재로 취급하고 약용한다. 약용 부위는 잎, 뿌리, 안쪽뿌리, 열매 등이다. 뽕나무는 높이 3m로 자라고 누에의 식량으로 사용하기 위해 흔히 재배한다. 꽃은 암수딴그루이고 5월에 개화한다. 열매는 6월에 성숙하고 검은색으로 산딸기 모양으로 익는다. 달콤한 열매를 '오디'라 하여 식용한다. 산뽕나무는 높이 7~8m로 자라고, 산이나 논밭둑에서 자생한다.

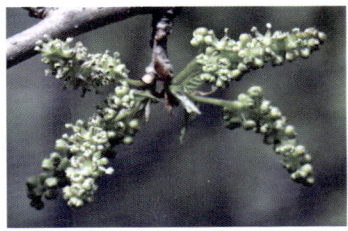
산뽕나무 성숙한 꽃

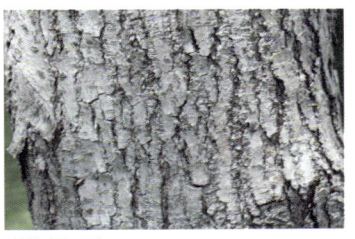
산뽕나무 수피

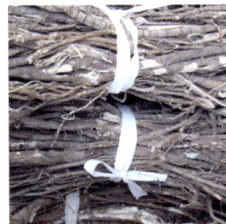
뿌리껍질 약재

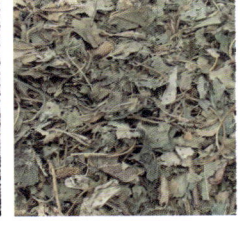
잎 약재

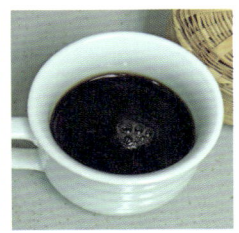
달임

서식지 산에서 자라며 누에를 기르기 위해 주로 재배한다.

이용부위 전체, 어린잎은 나물로 식용한다.

토양과 번식 비옥토에 파종, 삽목

채취 잎은 상엽, 뿌리는 상근, 뿌리의 외부껍질을 벗긴 내부껍질은 상근백피 또는 상백피, 건열매는 상심이라고 부른다.

성미와 효능 뿌리의 맛은 달고 성질은 차갑다. 상백피는 부종, 기침, 천식, 이뇨, 고혈압, 해수, 해열, 빈뇨, 황달, 각기에 좋다. 잎은 두통, 시력, 손발저림, 청열, 해수, 담마진, 갑자기 발생한 중풍에 좋다. 열매는 간과 신장에 좋고 해수, 갈증, 변비, 어두운 눈, 이명, 나력(림프절에 멍울이 생긴 병, 림프절 결핵, 단성 림프절염)에 좋다.

사용법

- **기본요법** : 상백피는 6~15g, 잎은 6~12g을 달여 복용한다. 잎은 나물, 죽으로 섭취할 수도 있다.
- **외상상처** : 나무껍질의 즙을 바른다.

피부 질환 ▶ 피부·부종·마비 증세에 효능

찔레꽃 (營實) 장미과 | 낙엽활엽 관목

Rosa multiflora

- 생약명 : 영실
- 개화 : 5~6월
- 높이 : 2m
- 열매 : 9~11월
- 잎 : 홀수깃꼴겹잎
- 약용 : 전체

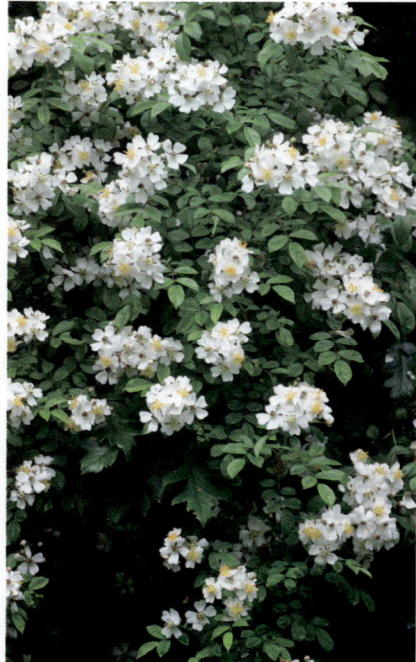

수형

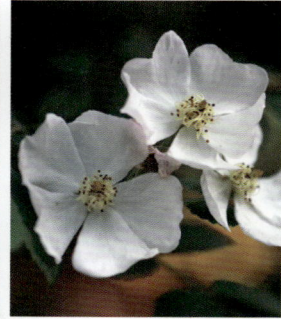

꽃

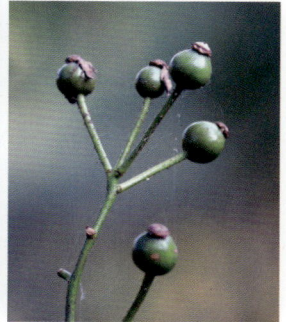

열매

공해에 강해 도시의 가정집 담장에서도 흔히 기른다. 식물체 전체를 약용하지만 보통은 열매와 뿌리를 약용한다. 줄기는 높이 2m로 자란다. 잎은 어긋나고 홀수깃꼴겹잎으로 5~9개의 작은 잎으로 되어 있다. 꽃은 5월에 피고 좋은 향기가 난다. 열매는 10월에 빨간색으로 익는다. 번식은 종자와 삽목으로 가능한데 삽목 번식은 3, 6, 9월에 가지를 꺾어 심으면 된다. 흔히 볼 수 있고 약효도 좋은 약초나무이다.

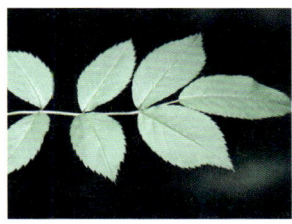
잎

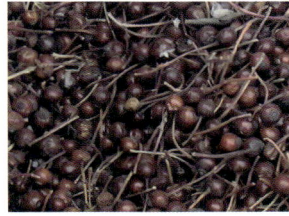
열매(경실)

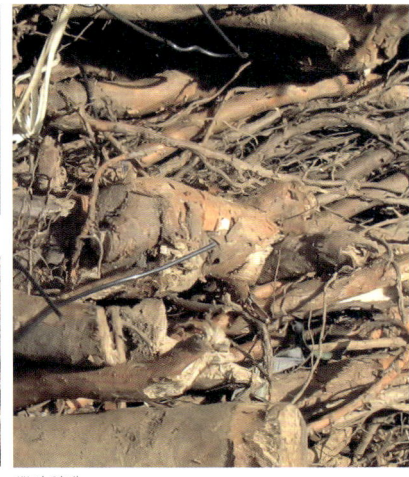
뿌리 약재

서식지 전국에서 자생하며 주로 하천변에서 볼 수 있다.

이용부위 전체

토양과 번식 사질양토에 파종, 삽목

채취 꽃, 열매, 뿌리, 줄기, 잎을 약용한다. 뿌리는 필요할 때 채취한 뒤 햇볕에서 말린다. 열매는 녹색빛이 남아있는 덜 익은 상태인 8~9월경 채취한 뒤 그늘에서 말린다. 꽃은 5~6월경 채취한 뒤 햇볕에서 말린다.

성미와 효능 열매의 맛은 시고 성질은 따뜻하다. 이뇨, 부종, 신장염, 혈액순환, 월경통, 각기, 가려움증, 종창, 여드름에 좋다. 꽃은 토혈, 지혈, 말라리아, 칼에 베인 상처에 좋다. 뿌리는 춥거나 열이 나며 기침을 하고 가슴이 아픈 증세, 당뇨, 관절염, 사지마비, 토혈, 빈뇨, 유뇨증, 개선피부염에 좋다.

사용법

- **기본요법** : 꽃은 3~6g, 열매는 3~10g, 뿌리는 4~12g을 달여 약용하거나 각종 피부염에 외용한다.
- **부스럼** : 잎을 짓찧어 바른다.

변비·다이어트 ▶ 변비와 피부미용에 효능

백년초 선인장과 | 여러해살이풀

Opunitia humifusa

- 생약명 : 백년초
- 높이 : 2m
- 잎 : 가시 모양
- 개화 : 5~6월
- 열매 : 4~11월
- 약용 : 열매

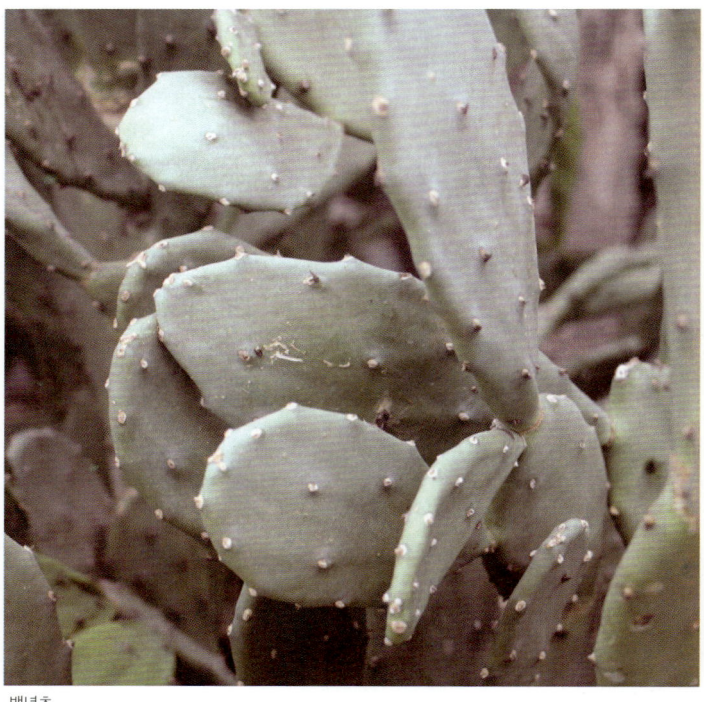

백년초

멕시코 원산으로 국내에서는 제주도와 남해안에 해류를 타고 상륙한 씨앗에 의해 우리나라에서도 자생하기 시작하였다. '손바닥선인장'이라고도 부른다. 줄기는 높이 2m로 자라고 꽃은 5~6월에 핀다. 11~4월에 수확한 열매는 약용하거나 식용할 수 있다. 뿌리와 줄기는 약용하거나 외용한다. 민간에서는 비슷한 품종이며 내륙에서도 월동이 가능한 '천년초'의 약효가 더 좋다고도 한다. 번식은 종자 또는 꺾꽂이로 할 수 있다.

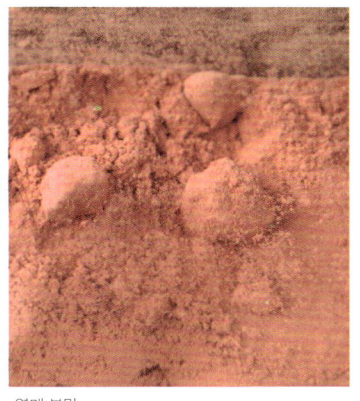

백년초 열매   열매 분말

서식지 제주도와 남해안 일부 지역에서 자생한다.

이용부위 열매

토양과 번식 사질토양에 파종, 꺾꽂이

채취 10월경 붉게 성숙한 열매를 채취해 식용하거나 건조시킨 뒤 분말로 만들어 약용한다. 줄기는 필요할 때 채취해 외용한다.

성미와 효능 맛은 쓰고 달며 성질은 차다. 열매는 이뇨, 관절염, 변비, 피부미용, 당뇨, 부종, 기관지염에 효능이 있다. 또한 항암, 항산화 성분이 함유되어 있고 비타민C가 다량 함유되어 피부에도 좋다.

사용법

- **기본요법** : 열매를 날것, 주스, 김치를 만들어 먹는다. 분말은 전이나, 국수 재료로 사용하기도 하고 피부미용제로도 사용한다.
- **변비** : 열매 껍질에 섬유질이 많으므로 통째로 먹는다.
- **부종 & 젖멍울** : 싱싱한 다육질의 줄기 가시와 껍질을 벗겨낸 뒤 짓찧어 바르면 젖멍울이 가라앉는다. 열매 분말을 발라도 젖멍울이 가라앉지만 효능은 줄기보다 빠르지는 않다.

변비·다이어트 ▶ 다이어트·피로회복·당뇨에 효능

여주(苦瓜) 박과 | 덩굴성 한해살이풀

Momordica chinesis

- 생약명 : 고과
- 개화 : 7월
- 길이 : 1~3m
- 열매 : 7~8월
- 잎 : 갈라진 모양
- 약용 : 열매

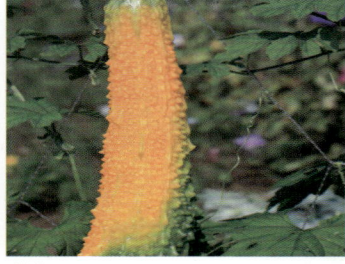
열매

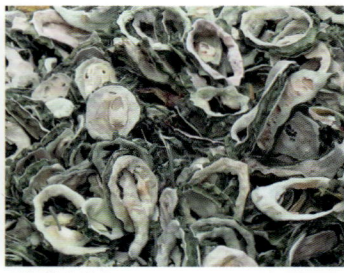
여주 열매 약재

아시아 열대 원산으로서 농가에서 흔히 키운다. 잎은 어긋나며 잎겨드랑이에서 노란색의 꽃이 핀다. 열매는 돌기가 있고 녹색에서 황색으로 익는다. 열매를 약용할 경우 가을에 수확해야 하지만 다이어트용으로 사용할 경우 여름에 수확한다.

이용부위 열매와 전초

토양과 번식 점질비옥토에 파종

성미와 효능 맛은 달고 쓰며 성질은 차다. 열매는 해독, 피로회복, 열사병, 당뇨, 항암, 악창, 이질, 다이어트, 통증 있는 충혈눈, 눈을 밝게 하고, 뿌리는 이질, 혈변, 치통, 종기, 풍화병에 좋다.

사용법

- **기본요법** : 6~15g을 달여 복용한다.
- **다이어트** : 말린 열매를 차로 마시면 지방을 빨리 태운다.
- **금기** : 비장이 약해 무기력한 사람과 임산부는 약용을 금한다.

변비 다이어트 ▶ 정창·변비해소에 효능

차풀 (山扁豆) 콩과 | 한해살이풀

Chamaecrista nomame

- 생약명 : 산편두
- 높이 : 0.3~0.6m
- 잎 : 짝수깃꼴겹잎
- 개화 : 7~8월
- 열매 : 9~10월
- 약용 : 종자

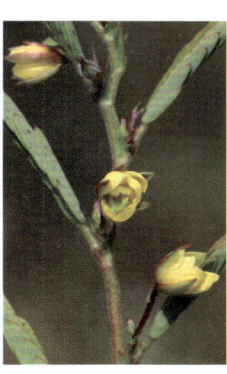
꽃

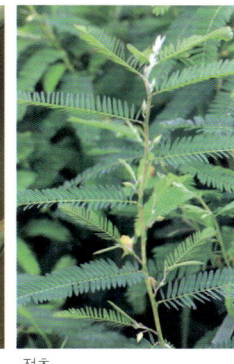
전초

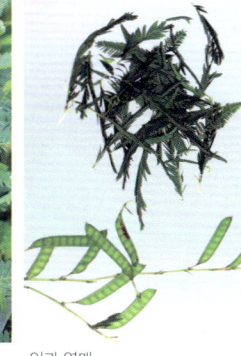
잎과 열매

산과 들, 강가의 습기 있는 곳에서 자라고 밭둑에서도 볼 수 있다. 줄기는 곧게 서거나 비스듬히 서며 안으로 굽은 털이 있다. 잎은 어긋나며 7~8월에 꽃대에서 1~2개의 노란색 꽃이 핀다. 8~9월에 전초를 채취해 햇볕에 건조시킨다. 씨앗은 9월경 채취해 건조시킨다.

이용부위 전초와 종자

토양과 번식 비옥토에 파종

성미와 효능 맛은 달고 조금 쓰며 성질은 평하다. 항암, 이뇨, 설사, 부스럼, 소아감적, 부종, 갈증, 기침, 가래, 변비, 뱀에 물린 상처에 좋다. 씨앗은 이뇨, 정창, 위를 보한다. 임산부는 금한다.

사용법

- **기본요법** : 지상부나 씨앗을 6~15g을 달여 복용하거나 외용한다. 차대용으로 마셔도 좋다. 과다복용하면 설사를 할 수도 있다.

변비·다이어트 ▶ 변비·숙변에 효능

질경이(車前子) 질경이과 | 여러해살이풀

Plantago asiatica

- 생약명 : 차전자
- 높이 : 0.1~0.5m
- 잎 : 주걱 모양
- 개화 : 6~8월
- 열매 : 8~10월
- 약용 : 열매껍질

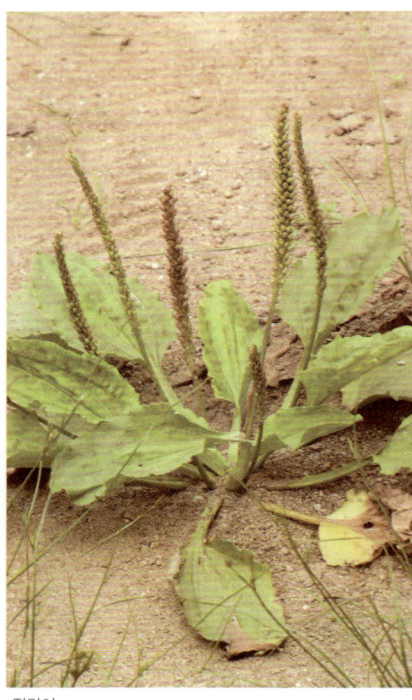

질경이

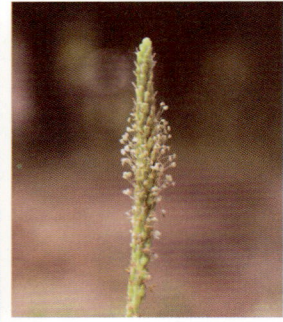

꽃

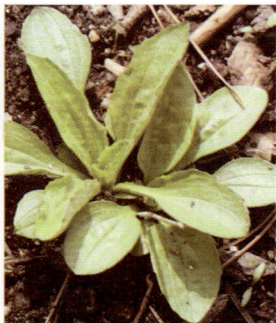

잎

뿌리는 짧고 수염뿌리가 뭉쳐서 난다. 줄기는 없고 꽃대가 높이 10~50cm로 자란다. 뿌리에서 올라온 잎은 주걱 모양이고 맥이 있다. 꽃은 6~8월에 피고 자잘한 꽃이 원기둥 모양으로 모여서 핀다. 열매는 8~10월에 성숙한다. 가을에 채취한 종자를 햇볕에 말린 뒤 바로 파종하거나 이듬해 봄에 파종하면 번식이 된다. 염료 식물로 유명하지만 전초와 종자를 약용할 수도 있다. '차전자피(종자 껍데기)'는 변비, 숙변에 매우 좋다.

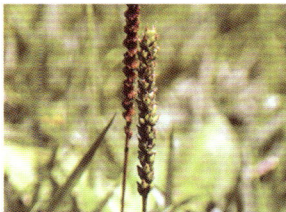
열매

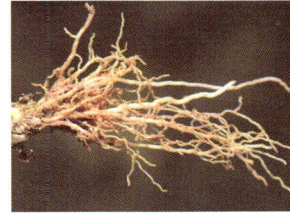
뿌리

질경이 약재

서식지 산과 들판, 도시의 풀밭에서도 흔히 자라며 생명력이 강하다.

이용부위 전초와 종자, 어린잎은 나물로 식용한다.

토양과 번식 토양 구별없이 파종

채취 질경이 종류는 모두 약용한다. 여름에 채취한 뒤 햇볕에 말린다.

성미와 효능 맛은 달고 성질은 차갑다. 전초는 가래, 해수, 부종, 이뇨, 혈뇨, 코피, 대하, 황달, 설사, 고혈압, 급성결막염, 인후통, 편도선염, 피부궤양, 축농증, 칼에 베인 상처, 눈을 밝게 한다. 종자는 전초와 거의 같은 효능이 있지만 칼에 베인 상처 등에 약용하지 않는다. 항암 성분도 있다.

사용법

- **기본요법** : 건조시킨 전초는 10~15g을 달여 복용하거나 외용하고, 싱싱한 전초는 30~60g을 달여 복용하거나 외용한다.
- **변비** : 질경이의 점액질이 변비, 고혈압에 좋다. 전초를 갈아 먹으면 된다. 특히 종자 껍데기 분말을 먹는 것이 직효이다.
- **금기** : 몸이 허약하고 설사를 하는 사람은 금한다.

변비·다이어트 ▶ 변비·숙변제거에 효능

퉁퉁마디 (鹹草) 명아주과 | 한해살이풀

Salicornia europaea

- 생약명 : 함초
- 개화 : 8~9월
- 높이 : 0.3m
- 열매 : 9~10월
- 잎 : 비늘조각
- 약용 : 줄기

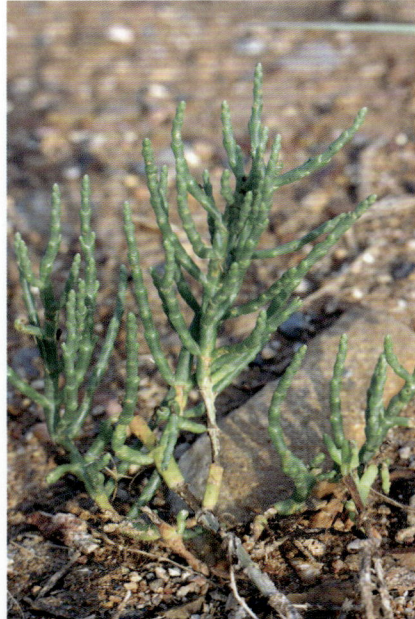

퉁퉁마디

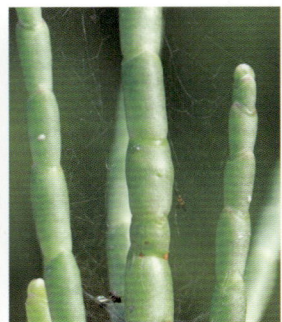

줄기

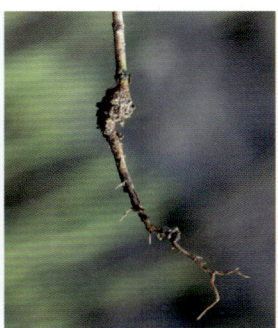

뿌리

바닷가 갯벌지대나 염습지에서 자란다. 뿌리는 단단하고 가느다랗다. 줄기는 퉁퉁하고 마주난다. 퉁퉁마디라는 이름은 줄기 마디가 퉁퉁하기 때문이다. 중국에서는 '염각초(鹽角草)'라고 한다. 잎은 없고 비늘조각 모양으로 퇴화되어 있다. 꽃은 8~9월에 피고 마주난 마디 사이에 자잘한 꽃이 달린다. 수술은 1~2개이고 암술대는 2개이다. 종자는 9~10월에 결실을 맺는다. 식용할 경우 짭잘하고 아스파라거스와 비슷한 맛이 난다.

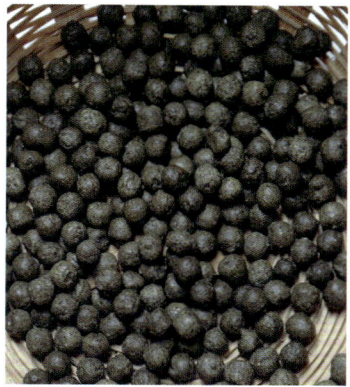
함초환

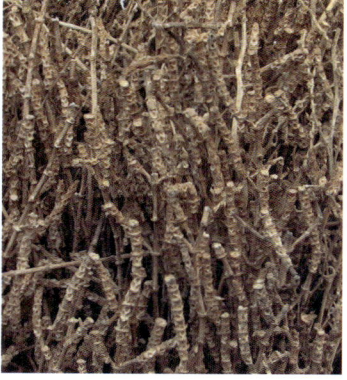
말린 약재

서식지 전국의 염습지나 갯벌에서 흔히 자란다. 함초가 인기를 얻으면서 폐옫 전에서 흔히 재배하는 작물이 되었다.

이용부위 줄기

토양과 번식 갯벌에 파종

채취 6~11월에 지상부를 수확한 뒤 환을 만들거나 데쳐서 채소처럼 식용한다. 재배단지의 경우 보통 4월에 파종하고 10월경 수확한다.

성미와 효능 맛은 짜고 쓰고 달며 성질은 따뜻하다. 변비, 항암, 신경통, 고혈압, 혈액순환, 축농증에 효능이 있지만 보통 숙변제거나 변비에 복용한다.

사용법

- **기본요법** : 말린 함초 3~9g을 달여 복용하거나 환, 분말로 복용한다.
- **변비** : 퉁퉁마디와 차전자피를 분말로 복용하거나 환으로 만들어 1회 3~5g씩 1일 2~3회 복용한다.
- **함초즙** : 적량의 싱싱한 함초 줄기와 요구르트를 믹서에 갈아 섭취한다.

변비·다이어트 ▶ 변비·다이어트에 효능

아마(亞麻) 아마과 | 한해살이풀

Linum usitatissimum | 유사종 : 개아마

- 생약명 : 아마
- 높이 : 0.3~1m
- 잎 : 어긋나기
- 개화 : 6~7월
- 열매 : 7~8월
- 약용 : 종자

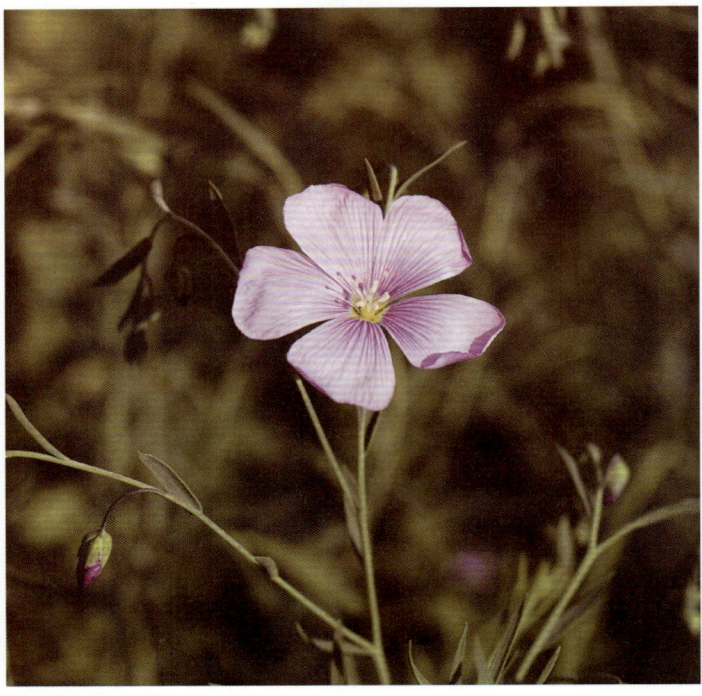

아마 (사진제공 이동혁)

줄기는 30~100cm로 자라고 어긋난 잎은 넓은 선형이다. 흰색 혹은 청자색 꽃이 취산꽃차례로 핀다. 들에서 자라는 '개아마'는 높이 40~80cm로 자라고 연한 남자색 꽃이 핀다. 꽃받침 가장자리에 선점이 있는 것이 아마와 다르다. 어긋난 잎은 선형이고 아마에 비해 잎 모양이 좁다. 약용 시 아마와 개아마를 같이 취급한다. 꽃 색상이 노란색인 경우는 '노랑개아마'라고 한다. 번식은 종자로 할 수 있고 보통 봄과 가을에 파종한다.

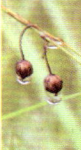
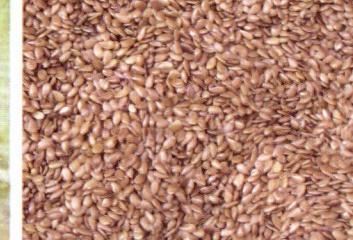

개아마 열매 　　　　　아마 씨

서식지 아마는 밭에서 재배한다. 개아마는 우리나라의 일부지역 양지바른 산비탈 건조지에서 자란다. 팥꽃나무과의 아마풀은 약성이 다른 식물이다.

이용부위 전초와 종자

토양과 번식 비옥토에 파종

채취 아마를 봄에 파종한 경우 약 3개월 뒤인 여름에 수확한다. 줄기는 섬유용 또는 약용한다. 씨앗은 완전히 성숙한 8월경 털어서 햇볕에 건조시킨다.

성미와 효능 맛은 달고 맵고 성질은 평하며 독성은 없다. 뿌리는 혈액순환, 간염, 타박상, 염좌, 간에 좋다. 잎과 줄기는 상처, 얼굴이 뜨거운 두통에 좋다. 씨앗은 대머리, 한센병, 과민성피부염, 변비, 강장에 좋다.

사용법

- **기본요법** : 건뿌리는 15~30g을, 씨앗은 8~15g을 달여 1일 3회 나누어 복용하거나 외용한다.
- **칼에 베인 상처** : 싱싱한 잎을 짓찧어 바른다.
- **변비** : 아마 또는 개아마 씨앗 분말 2스푼을 그냥 섭취하거나 주스에 타 마신다. 식사용으로 하면 다이어트에 좋다.
- **금기** : 임산부는 아마의 약용을 금한다.

변비·다이어트 ▶ 변비에 좋고 무좀 특효

소리쟁이 (牛耳大黃) 마디풀과 | 여러해살이풀

Rumex aquaticus | 유사종 : 참소리쟁이·토대황

- 생약명 : 우이대황
- 개화 : 6~7월
- 높이 : 0.3~0.8m
- 열매 : 7~8월
- 잎 : 어긋나기, 긴 타원형
- 약용 : 뿌리

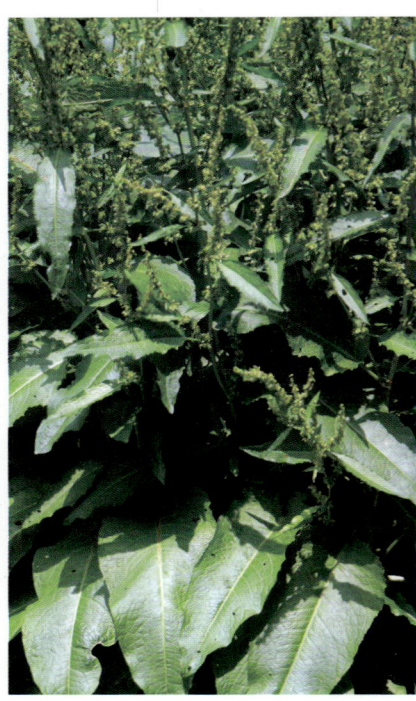

토대황

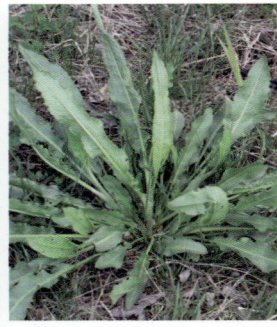

소리쟁이 뿌리잎

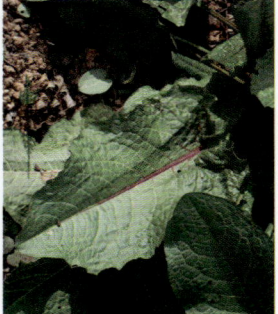

참소리쟁이 뿌리잎

중국산 한약재인 대황과 비슷한 식물은 국내에 '토대황'과 '소리쟁이'가 있다. 대황에 비해 약효는 떨어지지만 약용 목적으로 흔히 사용한다. 토대황은 울릉도와 같은 심산지역에서 자생한다. 토대황과 비슷한 생김새의 소리쟁이는 강가나 하천변에서 흔히 자란다. 둘 다 줄기에 능선이 있고 잎은 쪼글쪼글하다. 토대황은 높이 1.5m, 소리쟁이는 0.8m로 자란다. 소리쟁이 유사 식물로는 '참소리쟁이', '금소리쟁이', '개대황'이 있다.

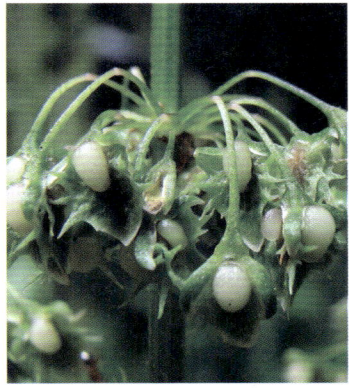
소리쟁이 열매

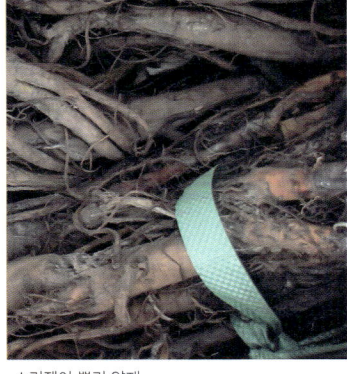
소리쟁이 뿌리 약재

서식지 소리쟁이는 야생에서 흔히 자라는데 주로 습기가 있는 강가나 하천변에서 많이 볼 수 있다.

이용부위 뿌리, 어린잎은 국, 나물로 식용한다.

토양과 번식 습한 비옥토에 파종, 분주

채취 4~5월 줄기가 올라오기 전 뿌리잎을 채취하여 세척한 뒤 햇볕에 말린다.

성미와 효능 맛은 쓰고 시며 성질은 차다. 근육통, 해열, 이질, 기관지염, 기침, 가래, 급성간염, 개선피부염, 무좀, 옴, 종기, 변비에 좋다.

사용법

- **기본요법**: 5~15g을 달여 1일 2~3회 나누어 복용하고, 각종 피부염에는 외용한다.
- **변비**: 어린잎을 국으로 끓여 먹는다. 변이 말라 잘 나오지 않으면 뿌리를 달여 복용한다.
- **무좀**: 달임을 바르거나 분말을 들기름이나 식초에 풀어 바른다.
- **금기**: 설사, 비위가 냉한 사람은 복용을 금하며, 신맛 독성이 있기 때문에 허용량 이상 복용하지 않도록 주의한다.

변비·다이어트 ▶ 비만증·다이어트에 효능

말채나무 (毛梾枝葉) 층층나무과 | 낙엽활엽 교목

Cornus walteri

- 생약명 : 모래지엽
- 높이 : 10m
- 잎 : 마주나기, 난형
- 개화 : 6~7월
- 열매 : 9~10월
- 약용 : 줄기

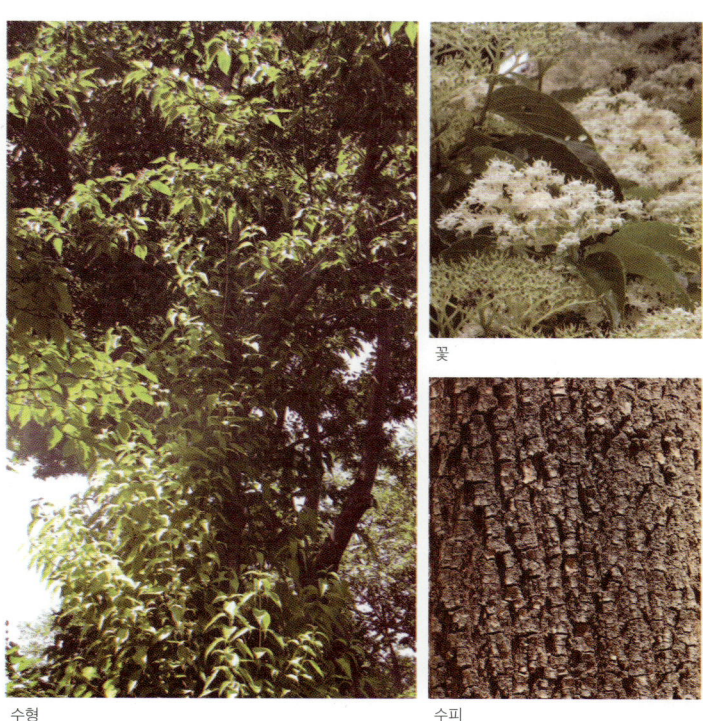

수형 수피 꽃

줄기는 높이 10m로 자라고 잎은 마주나며 넓은 달걀형으로 끝이 길게 뾰족하다. 잎의 측맥은 4~5쌍이므로 층층나무와 구별할 수 있다. 꽃은 6월에 취산꽃차례로 자잘한 흰색 꽃이 달리고 꽃 지름은 1.5cm 정도이다. 열매는 9~10월에 검정색으로 익는다. 말채나무와 비슷한 나무인 '흰말채나무'는 약용목적이 서로 다르다. 말채나무는 다이어트에, 흰말채나무는 신장염, 흉막염 등에 약용한다. 번식은 파종이나 삽목으로 할 수 있다.

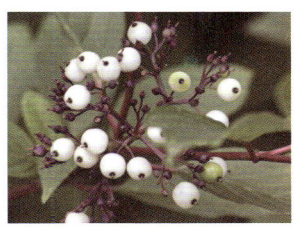
흰말채 열매

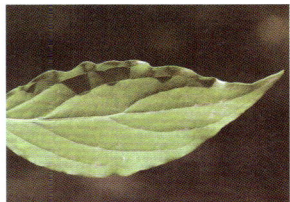
말채 잎

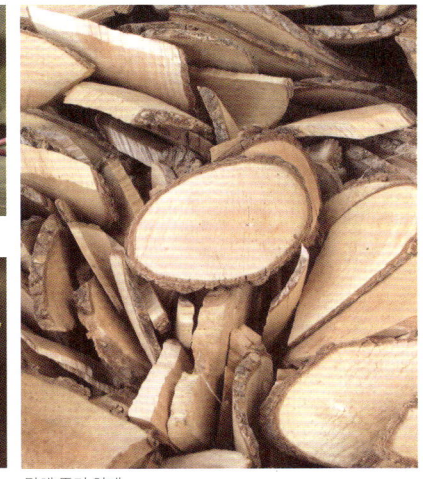
말채 줄기 약재

서식지 말채나무는 중부이남의 산지 계곡가에서 자생한다.

이용부위 줄기와 잎

토양과 번식 부식토에 파종, 삽목

채취 필요할 때 잎과 줄기를 채취한다.

성미와 효능 맛은 달고 성질은 평하거나 차다. 말채나무의 잎은 예로부터 '모리지엽', '빼빼목'이라 하여 옻독에 달여 바르면 효능이 있다. 줄기는 해열, 해독, 이뇨에 효능이 있고 최근 비만증에 좋다고 하여 큰 인기를 얻고 있다.

사용법

- **기본요법** : 잎은 해독, 옻독, 칼에 베인 상처에 효능이 있다. 달여서 외용한다.
- **비만증** : 줄기 20~40g을 달여 복용하되 장기간 복용하지 않는다. 원칙적으로 복용금지 식품임을 주의한다.
- **금기** : 빼빼목은 식품의약품안전처 복용금지식품이다. 주로 다이어트 목적으로 복용하지만 위장과 간에 부작용을 발생시킬 수 있으므로 임산부, 허약체질, 간이 약한 자는 금한다.

노화 예방 ▶ 두뇌촉진·노화방지에 효능

인삼 (人蔘) 두릅나무과 | 여러해살이풀

Panax ginseng | 유사종 : 산삼

- 생약명 : 인삼
- 개화 : 4월
- 높이 : 0.6m
- 열매 : 7~8월
- 잎 : 돌려나기, 소엽 5개
- 약용 : 뿌리

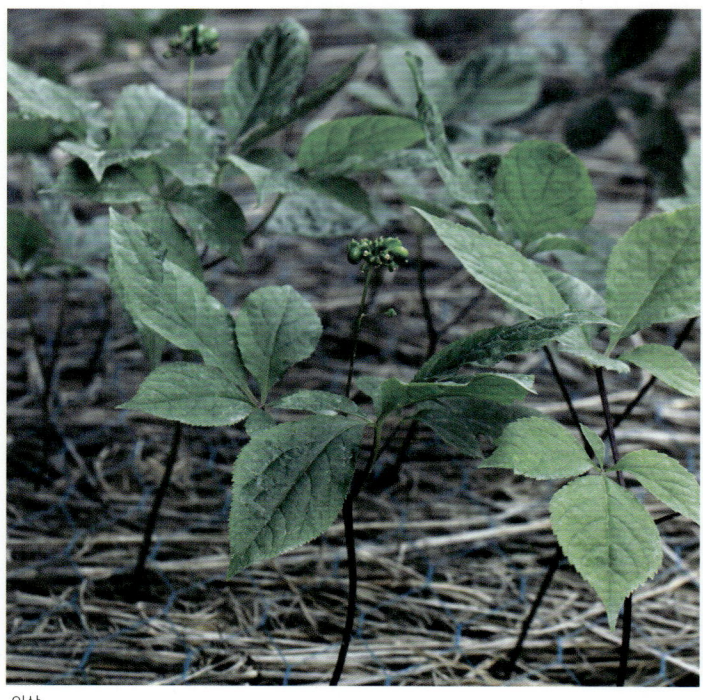

인삼

주로 밭에서 재배한다. 뿌리는 도라지 뿌리처럼 생겼으나 비대한 덩이뿌리이다. 잎은 가지 끝에서 3~4개가 돌려나며 소엽은 5개이다. 4월에 연한 녹색의 꽃이 피고, 열매는 7~8월에 타원형으로 붉게 익는다. 인삼과 비슷하나 깊은 산에서 자생하는 것은 '산삼', 인삼을 깊은 산에서 심어 기른 것은 '장뇌삼'이다. 가공하지 않은 싱싱한 상태의 인삼은 '수삼'이고, 수삼은 보관상 문제가 있으므로 쪄서 말린 것이 '홍삼'이다.

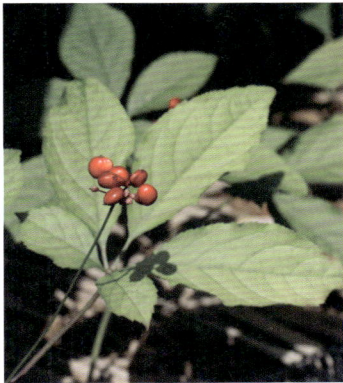 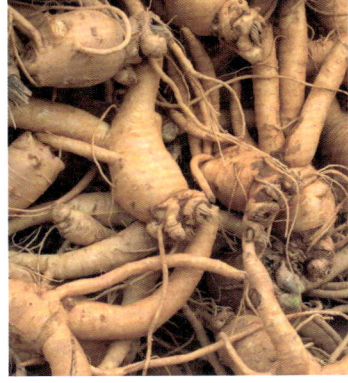

열매 　　　　　　　　　　　　　　홍삼 약재

서식지 깊은 산에서 자라나 지금은 밭에서 흔히 재배하여 키운다.

이용부위 뿌리와 잎

토양과 번식 부식질 토양에 파종

성미와 효능 맛은 달고 쓰며 성질은 차다. 뿌리는 오래전부터 만병통치, 강장제로 사용되었으며, 원기회복, 권태, 건망증, 두뇌회전, 정신병, 신경쇠약, 두통, 기혈부족, 항암, 시력, 갈증, 빈뇨에 효능이 탁월하다. 찜으로 찌면 홍삼이 되고 성질은 따뜻하게 변한다. 홍삼은 인삼의 독성을 제거하고 고혈압, 항염, 항노화에 효능이 있으므로 가공하지 않은 상태의 수삼보다 홍삼을 가치를 더 높이 쳐 주기도 한다.

사용법

- **기본요법** : 각종 탕으로 먹거나 홍삼즙으로 먹는다. 개고기, 육류, 기름진 음식과의 복용은 금기다.

노화 예방 ▶ 노화방지·항암에 효능

씀바귀 (苦菜) 국화과 | 여러해살이풀

Ixeridium dentatum | 유사종 : 노랑선씀바귀

- 생약명 : 고채
- 높이 : 0.1~0.2m
- 잎 : 피침 모양
- 개화 : 5~7월
- 열매 : 7~8월
- 약용 : 전초

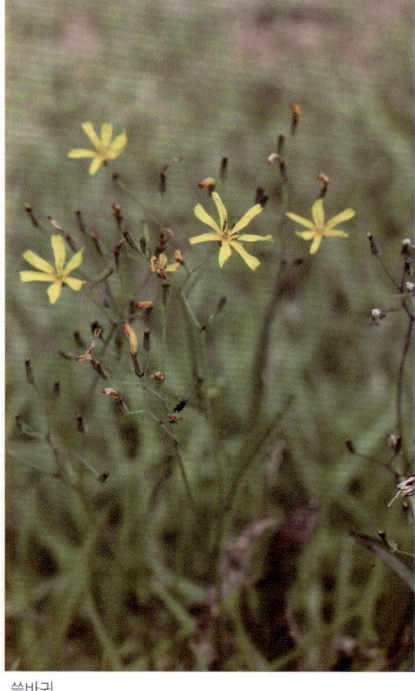

씀바귀

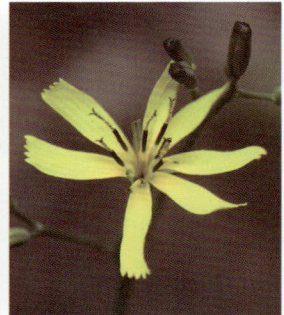

꽃

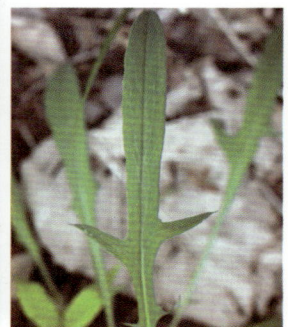

잎

우리나라 산과 들에서 흔히 자란다. '고채(苦菜)'라고도 한다. 잎이나 줄기를 자르면 흰액이 나오는데 맛이 쓰다. 약용 및 식용할 경우 '노랑선씀바귀'도 같이 취급한다. 씀바귀는 혀꽃(꽃잎처럼 보이는 부분)이 5~7개 달리고 노랑선씀바귀는 23~27개가 달린다. 식용할 경우 꽃이 피기 전 전초를 수확하고 약용할 경우 봄~가을에 채취한다. 요즘은 나물로 인기가 많기 때문에 씀바귀 재배농가가 많다. 번식은 종자로 할 수 있다.

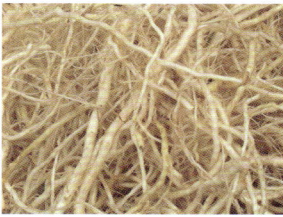
씀바귀 나물

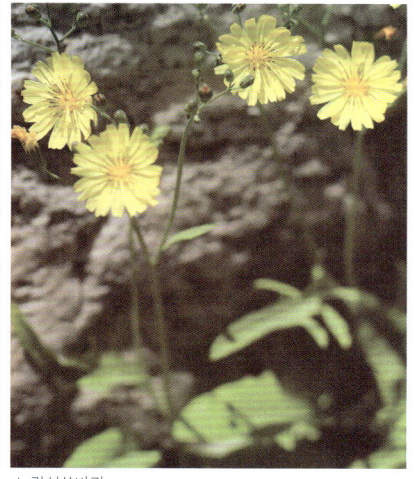

씀바귀 뿌리　　　　　　　　　　노랑선씀바귀

서식지 씀바귀는 농촌의 들판이나 높은 산의 초입 양지바른 풀밭, 무덤가에서 자란다. 노랑선씀바귀는 야산 풀밭에서도 흔히 볼 수 있다.

이용부위 전초, 어린잎은 국, 나물로 식용한다.

토양과 번식 비옥토에 파종

채취 봄~가을에 뿌리째 채취한 뒤 흙을 털어내고 약용하거나 햇볕에 말려 약용한다.

성미와 효능 맛은 쓰고 성질은 차다. 항암, 항산화, 부종, 지혈, 요로결석, 혈액순환, 오랜 기침, 폐렴, 타박상, 골절, 월경불순, 설사, 뱀에 물린 상처에 효능이 있다.

사용법

- **기본요법** : 7~15g을 달여 1일 2~3회 나누어 복용하거나 외용한다.
- **근육통** : 뿌리를 나물로 즐겨 무쳐 먹는다.
- **씀바귀술** : 씀바귀 생뿌리 700g, 담금주 1.8리터, 설탕 300g으로 담그고 1~2개월 숙성시킨 뒤 걸러내고 마신다.

노화 예방 ▶ 노화 예방·자양강장에 효능

지치 (紫草) 지치과 | 여러해살이풀

Lithospermum erythrorhizon

- 생약명 : 지초, 자초
- 높이 : 0.3~0.7m
- 잎 : 어긋나기
- 개화 : 5~7월
- 열매 : 8~9월
- 약용 : 뿌리

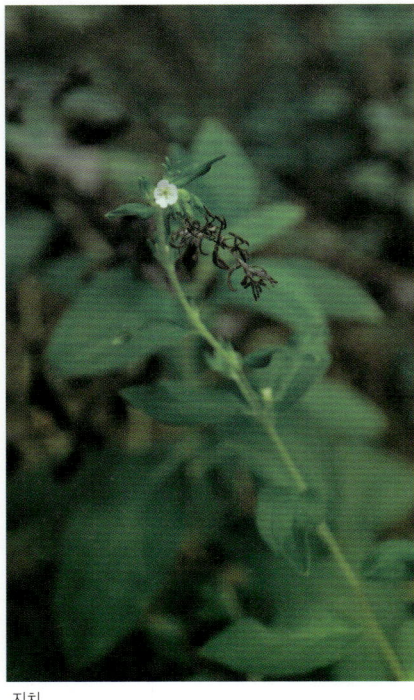

지치

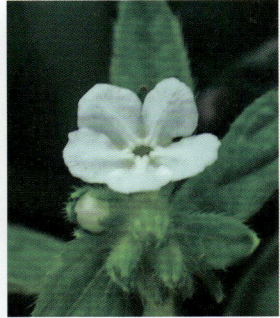

꽃

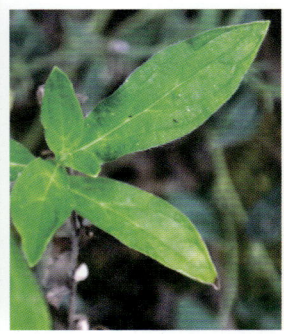

잎

굵은 적갈색 뿌리에서 줄기가 높이 30~70cm로 자라고 줄기에는 털이 많다. 잎은 어긋나고 두터우며 약간의 잔털이 있다. 5~6월에 피는 흰색 꽃은 꽃받침이 5갈래로 갈라지고 꽃잎처럼 보인다. 열매는 8~9월경 성숙하는데 광택이 있고 그 자체가 지치 씨앗이다. 가을에 수확한 종자는 이듬해 4월 중순~5월 초순 사이에 파종하되, 여름장마에 뿌리가 썩기 때문에 비가림 시설을 한다. 여름에 파종해 이듬해 늦봄에 수확하기도 한다.

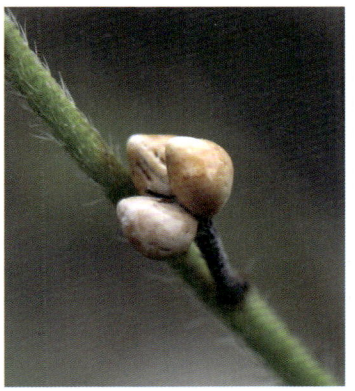
열매(씨앗)

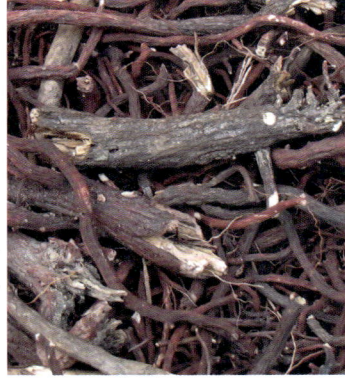
뿌리 약재

서식지 높은 산에서 주로 자생하지만 개체수가 적다. 전남 진도와 충북 지역의 농가에서 약용 및 염료식물로 재배한다.

이용부위 뿌리

토양과 번식 부식토에 파종

채취 봄, 가을에 뿌리를 채취한 뒤 세척하지 않고 흙을 잘 털어내어 햇볕에 말린다. 흔히 지치는 뿌리에 묻어있는 흙조차 약성이 있다고도 한다.

성미와 효능 맛은 달고 짜며 성질은 차갑다. 해열, 해독, 홍역, 화상, 동상, 항염, 항균, 항암, 습진, 질염, 부스럼, 여드름, 피부미용, 혈액순환, 변비(활장), 지혈, 혈뇨, 혈변, 코피, 탁한 오줌에 효능이 있다.

사용법

- **기본요법** : 3~10g을 달여 복용하거나 외용한다. 차로 마실 경우 1~2g 정도의 둥굴레와 물 250ml를 넣고 달여 마신다.
- **홍주(지치술)** : 중간 뿌리 1개(70g), 담금주 1.8리터로 담근 뒤 6개월간 숙성시켜 마시되, 1년 숙성시킨 술이 더 맛있다.
- **금지** : 위장이 허약하고 설사를 하는 자는 약용을 금한다.

노화 예방 ▶ 항산화 성분 함유

무화과나무(無花果) 뽕나무과 | 낙엽활엽 관목

Ficus carica

- 생약명 : 무화과
- 개화 : 5~6월
- 높이 : 2~4m
- 열매 : 8~10월
- 잎 : 갈라진 모양
- 약용 : 열매

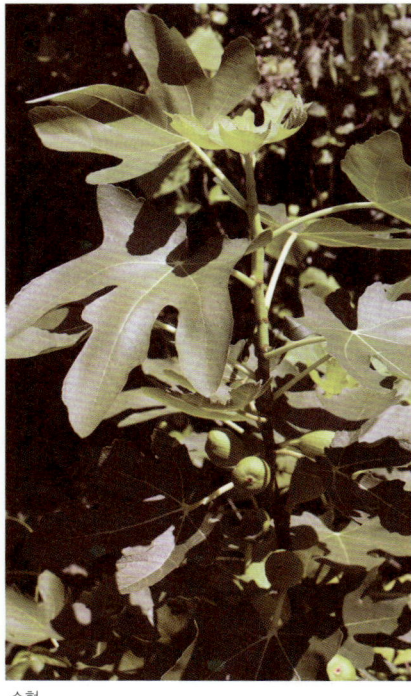

수형

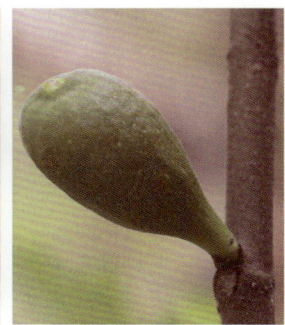

열매

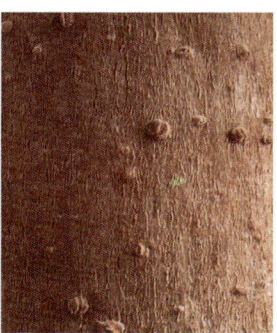

수피

지중해 연안 서아시아 원산으로서 국내에서는 과일나무로 심어 기른다. 줄기는 높이 2~4m로 자란다. 어긋난 잎은 넓은 달걀 모양이고 가장자리는 3~5개로 갈라진다. 꽃은 5~6월에 꽃주머니 모양으로 달리고 꽃주머니 안쪽에 자잘한 꽃이 핀다. 꽃은 암꽃과 수꽃이 따로 달린다. 열매는 8~10월에 황록색이나 어두운 자주색으로 성숙한다. 번식은 종자와 삽목으로 할 수 있는데 보통 그해에 자란 새가지를 잘라 심는 것이 좋다.

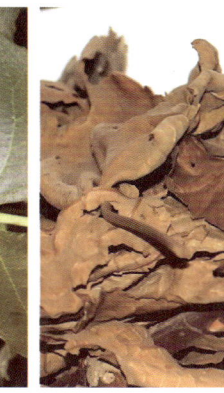

잎   잎 약재

서식지 추위에 약해 남부지방에서만 심어 기를 수 있다. 서해안이나 동해안같은 해안기후를 가진 도시에서도 심어 기를 수 있다.

이용부위 열매, 잎, 뿌리

토양과 번식 비옥토에 파종, 삽목

채취 8~10월에 열매가 성숙했을 때 채취한 뒤 햇볕에 말린다. 뿌리는 가을에 채취한 뒤 햇볕에 말린다.

성미와 효능 열매의 맛은 달고 성질은 평하다. 청열, 해수, 기침, 인후종통, 변비, 치질, 개선피부염, 항암, 항균, 항염에 효능이 있고 열매에는 항산화물질이 매우 많이 함유되어 있어 노화예방에도 좋다. 잎과 뿌리의 맛은 싱겁고 떫으며 성질은 평하다. 장염, 설사, 흉통에 효능이 있다.

사용법

- **기본요법** : 열매 15~37g을 달여 복용한다. 뿌리와 잎은 9~15g 달여 복용한다.
- **노화예방** : 무화과 열매를 생으로 즐겨 먹는다.
- **무화과술** : 열매 800g, 담금주 1.8리터로 술을 담근 뒤 3개월간 숙성시키고 음용한다.

유독성 식물 ▶ 진정·부종에 약용

앉은부채(臭菘) 천남성과 | 여러해살이풀

Symplocarpus renifolius | 유사종 : 애기앉은부채

- 생약명 : 취숭
- 개화 : 2~4월
- 높이 : 0.5m
- 열매 : 6~7월
- 잎 : 원심형
- 약용 : 뿌리

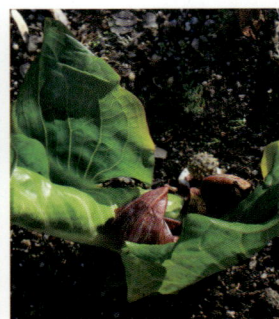

봄 잎

앉은부채

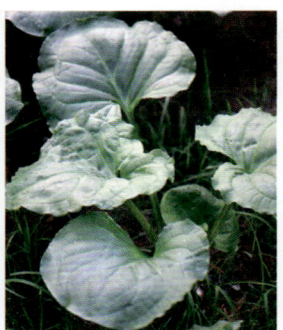

여름 잎

우리나라와 일본, 북미에서 자생한다. 굵고 짧은 뿌리에서 포가 올라온 뒤 그 안에 둥근 모양의 육수꽃차례로 자잘한 꽃이 달린다. 꽃이 떨어질 무렵이면 부채 모양의 잎이 올라오기 시작하고 별도의 원줄기는 없다. 여름이면 잎자루가 길게 자란 뒤 잎의 너비가 30~40cm 정도로 크게 자란다. 유독식물이지만 뿌리를 약용하기도 한다. 전체에서 암모니아 냄새가 난다. 번식은 6월에 거북 등처럼 생긴 둥근 씨앗을 채취한 뒤 파종한다.

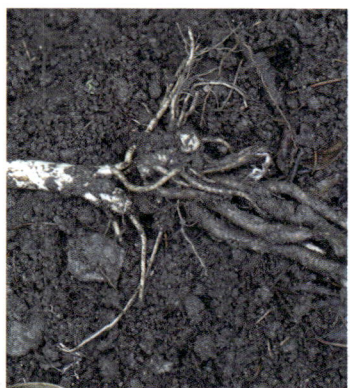
잎자루 뿌리

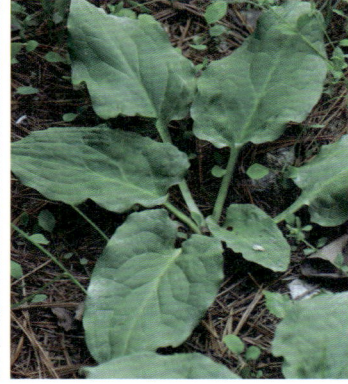
애기앉은부채

서식지 높은 산의 축축한 계곡가의 응달 풀밭에서 흔히 자란다. 애기앉은 부채도 유독성 식물이고 전체에 암모니아 냄새가 나며 봄에 잎이 먼저 나고 꽃은 여름에 피며 꽃 크기도 앉은부채에 비해 작다.

이용부위 뿌리와 잎

토양과 번식 부식토에 파종

채취 잎이 시든 여름~가을에 잎자루의 뿌리를 수확한 뒤 세척하고 절편으로 자른 뒤 건조시킨다. 녹색잎도 뿌리처럼 약용한다. 전초에 독성이 있으므로 약용에 주의한다.

성미와 효능 독성이 있다. 진정, 부종, 이뇨에 사용한다.

사용법

- **기본요법** : 전초 3~7g을 500ml의 물에 달여 차처럼 2~3회 음용한다.
- **벌레물린 상처** : 싱싱한 잎을 짓이겨 바른다.
- **금기** : 전초에 함유된 독성물질은 건조시키거나 가열해도 잔여성분이 남아있으므로 전문가의 도움으로 법제화한다. 체질에 따라 또는 복용량을 초과하면 두통, 피로, 시각장애, 주의력 감퇴, 구토, 피부염증, 수면장애가 발생한다.

유독성 식물 ▶ 대장 질환에 약용

애기나리 (寶珠草) 백합과 | 여러해살이풀

Disporum smilacinum | 유사종 : 큰애기나리

- 생약명 : 보주초
- 높이 : 0.2~0.4m
- 잎 : 어긋나기, 긴 타원형
- 개화 : 4~5월
- 열매 : 8~9월
- 약용 : 뿌리

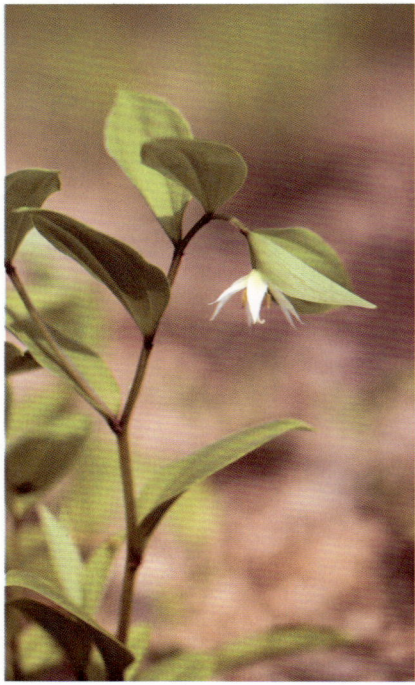
애기나리

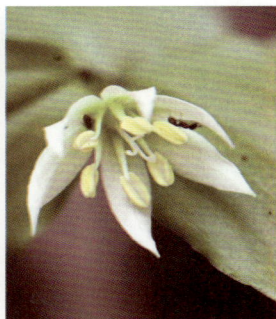
꽃

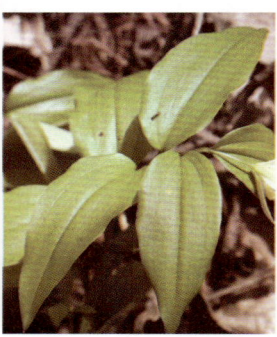
잎

애기나리는 20~40cm 내외로 자란다. 4~5월에 피는 꽃은 지름 3cm 정도이고 보통 1~2개씩 달린다. 꽃잎은 6개, 수술도 6개이다. 열매는 둥글고 검정색으로 익는다. 큰애기나리는 높이 40~70cm로 자라고 잎 크기도 애기나리에 비해 2배 넓다. 꽃은 1~3개씩 달린다. 보통 암술대와 수술대 길이가 같으면 큰애기나리, 암술대가 수술대보다 길면 애기나리로 동정한다. 번식은 8~9월에 받은 씨앗을 11월이나 이듬해 4월에 파종한다.

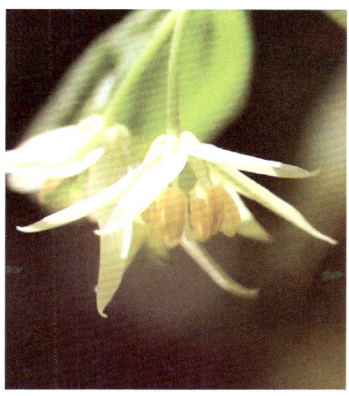 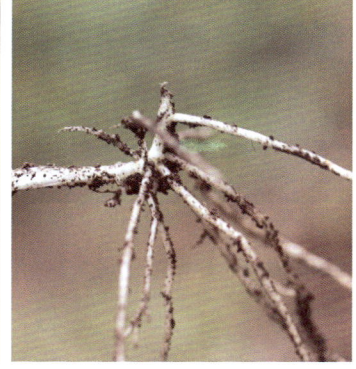

큰애기나리의 꽃   큰애기나리의 뿌리

서식지 전국의 높은 산 활엽수 아래 응달에서 군락을 이루며 자생한다. 큰애기나리는 제주도를 제외한 전국의 산지의 숲속에서 자라며 애기나리보다 약간 큰 30~70cm로 자란다. 애기나리는 가지 끝에 꽃이 1개만 달리는데 반해 큰애기나리는 가지 끝에 여러 개가 달린다.

이용부위 뿌리

토양과 번식 부식토에 파종, 분주

채취 여름~가을에 뿌리를 채취한 뒤 깨끗이 세척하고 햇볕에 말린다.

성미와 효능 맛은 쓰고 맵고 성질은 따뜻하다. 해수, 천식, 배속 응어리(적취), 혈변, 소화작용을 돕고, 대장염, 치질, 폐결핵, 폐기종에 약용하고 폐, 비장을 좋게 한다.

사용법

- **기본요법** : 15g을 달여 복용하거나 외용한다.
- **금기** : 애기나리와 큰애기나리의 잎을 조금 씹으면 독성이 감지되므로 약용할 경우 한의사의 법제화 후 약용한다.

유독성 식물 ▶ 옴·백선피부염에 약용

멀구슬나무 (苦楝皮) 멀구슬나무과 | 낙엽활엽 교목

Melia azedarach

- 생약명 : 고련피
- 높이 : 15m
- 잎 : 홀수깃꼴겹잎
- 개화 : 5~6월
- 열매 : 9~10월
- 약용 : 종자

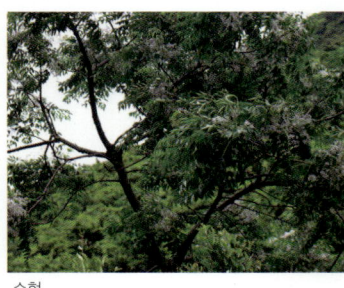
수형

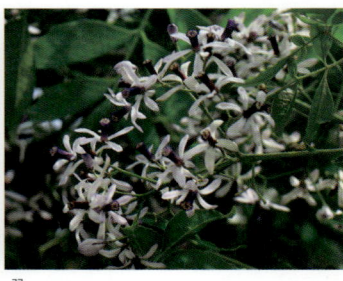
꽃

일본 원산의 멀구슬나무는 남부지방과 제주도에서 심어 기른다. 꽃은 5월말에 피고 열매는 9~10월에 성숙한다. 어긋난 잎은 2~3회 깃꼴겹잎이다. 약성분도 있지만 함께 독성분이 함께 있다. 열매는 가을에, 꽃은 5월말에, 잎은 여름~가을에, 수피는 필요할 때 채취한 뒤 햇볕에 말려 준비한다.

이용부위 수피와 종자

토양과 번식 사질비옥토에 파종, 근삽

성미와 효능 맛은 쓰고 성질은 차고 약간 독성이 있다. 간, 비장, 위장에 좋다. 회충, 백선, 옴, 청혈에 효능이 있다. 종자는 지통, 복통, 가슴통, 완복창통, 산통, 회충에 효능이 있다. 잎은 피부습진, 정창에 사용하고 꽃을 태워 모기를 쫓는다.

사용법

- **기본요법** : 각각 4.5~9g을 달여 복용하거나 외용한다.
- **금기** : 간염, 신장염 환자는 약용을 금한다.

유독성 식물 ▶ 염좌에 약용

동의나물(驢蹄草) 미나리아재비과 | 여러해살이풀

Caltha palustris

- 생약명 : 여제초
- 개화 : 4~5월
- 높이 : 0.3~0.6m
- 열매 : 6~7월
- 잎 : 둥근 심장형
- 약용 : 뿌리

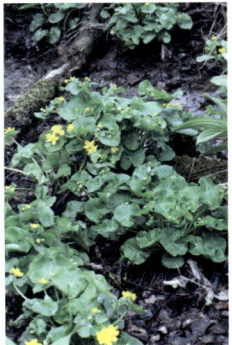
군락

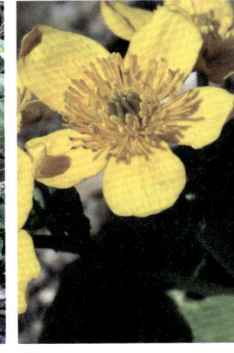
꽃

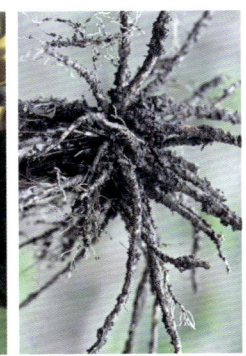
뿌리

깊은 산의 냇가나 축축한 습지에서 자생한다. 뿌리잎은 둥근 심장 모양의 잎이 모여나며, 줄기잎은 어긋난다. 줄기 끝에 2~4개의 노란색 꽃이 핀다. 독성이 있으므로 채취시 알레르기를 유발할 수도 있다. 전초를 채취한 뒤 잘 건조시키면 독성이 어느 정도 사라진다고 알려져 있다.

이용부위 뿌리

토양과 번식 부식비옥토에 파종

성미와 효능 맛은 맵고 성질은 다소 차갑다. 해독, 혈액순환, 부종, 열사병의 머리 발열, 염좌, 감기, 화상, 뱀에 물린 상처에 사용한다.

사용법

- **기본요법** : 5~10g을 달여 복용한다(1일 2~3회 나누어 복용).
- **염좌** : 생뿌리와 개머루 뿌리, 술지게미로 달여 환부에 바른다.
- **금기** : 독성이 있으므로 1일 복용량 초과에 주의한다.

유독성 식물 ▶ 냉병·독사교상에 효능

냉초(斬龍劍) 현삼과 | 여러해살이풀

Veronicastrum sibiricum

- 생약명 : 참룡검
- 높이 : 0.7~1.7m
- 잎 : 돌려나기, 긴 타원형
- 개화 : 7~8월
- 열매 : 9~10월
- 약용 : 전초

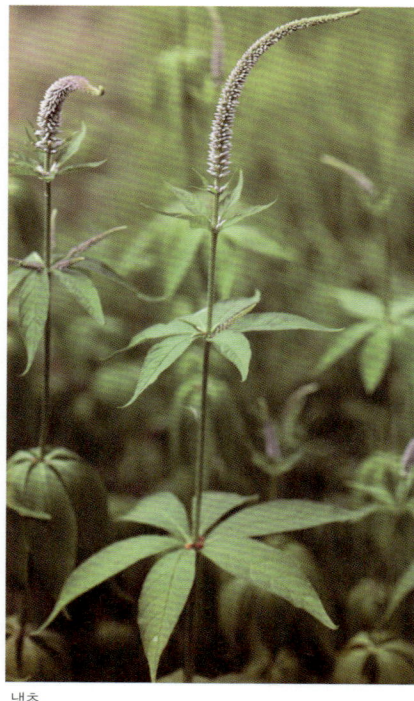

냉초

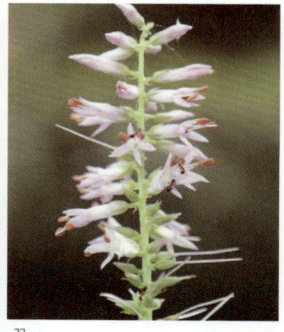

꽃

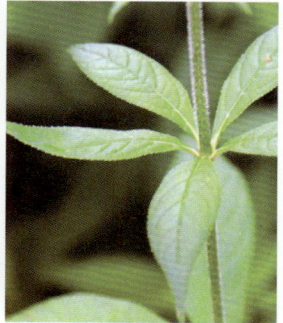

잎

북부지방의 높은 산 풀밭에서 자생한다. 뿌리는 나무뿌리처럼 단단하고 줄기는 90~170cm로 자라고 털이 있다. 잎은 마디마다 3~8개씩 돌려난다. 잎자루는 없고 잎의 가장자리에 톱니가 있다. 꽃은 7~8월에 총상꽃차례로 홍백색의 자잘한 꽃들이 모여 달린다. 수술 2개가 길게 튀어나와 있다. 열매는 달걀 모양이며 끝이 뾰족하다. 번식은 9~10월에 종자를 채취한 뒤 바로 파종하면 다음해 봄에 발아한다.

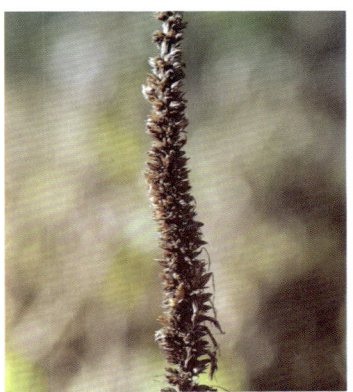
열매

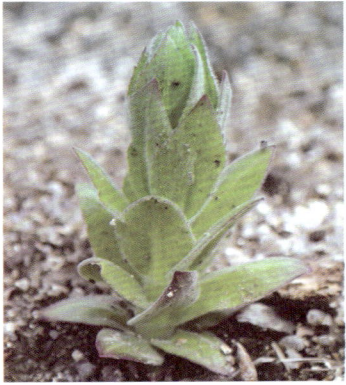
어린순

서식지 경기 이북, 강원 이북의 산지 축축한 곳에서 자생하며 꽃의 색상은 홍백색이거나 분홍빛을 띤 백색이다.

이용부위 뿌리와 지상부

토양과 번식 부식토에 파종

채취 여름~가을에 지상부를 수확한 뒤 세척하고 건조시킨다. 어린순은 며칠 우려내면 나물로 섭취할 수 있지만 독성이 있으므로 식용을 피하는 것이 좋다.

성미와 효능 맛은 쓰고 성질은 차다. 감기, 근육통, 요슬통, 중풍, 해독, 방광염, 냉병, 각종 통증을 멈추는 효능이 있다. 벌레, 벌, 독사, 전갈에 물린 상처에도 효능이 있다.

사용법

- **기본요법** : 6~12g을 달여 1일 3회 나누어 복용하거나 외용한다.
- **독사, 벌에 물린 상처** : 싱싱한 잎을 짓찧어 바르거나 달여서 바른다.
- **금기** : 독성이 있으므로 임산부는 복용을 금한다.

유독성 식물 ▶ 관절통·마비 증세에 효능

큰꽃으아리 (鐵線蓮) 미나리아재비과 | 낙엽활엽 덩굴나무

Clematis patens | 유사종 : 위령선

- 생약명 : 철선련
- 높이 : 4m
- 잎 : 3출엽, 5소엽
- 개화 : 5월
- 열매 : 9월
- 약용 : 뿌리

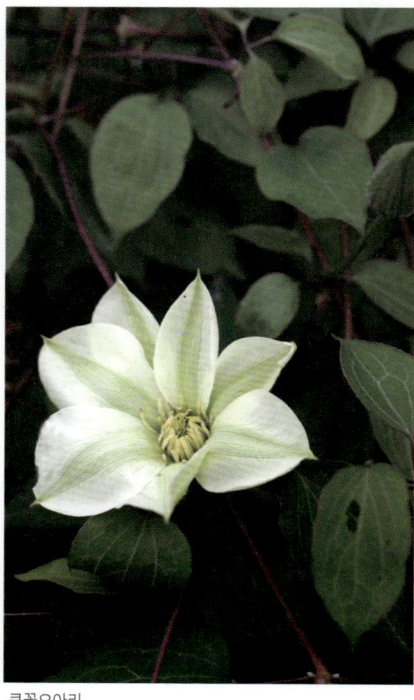

큰꽃으아리

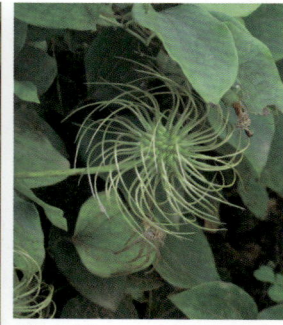

위령선 열매

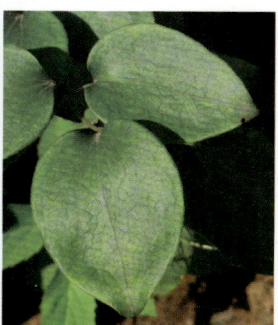

위령선 잎

큰꽃으아리와 '위령선'은 거의 같은 모양의 덩굴식물이다. 국내 자생종인 큰꽃으아리는 꽃받침에 포가 없고, 위령선은 포가 있으므로 이점으로 구별한다. 큰꽃으아리는 도시 높은 산은 물론 전국의 산에서 자생하고, 중국 원산의 위령선은 약용 목적으로 재배한다. 외국산 원예 품종은 '클레마티스'가 있다. 큰꽃으아리와 위령선의 뿌리를 '철선련'이라 하여 약용한다. 번식은 종자나 삽목으로 할 수 있는데 삽목은 봄, 가을에 실시한다.

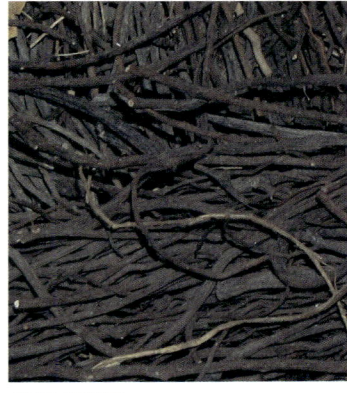 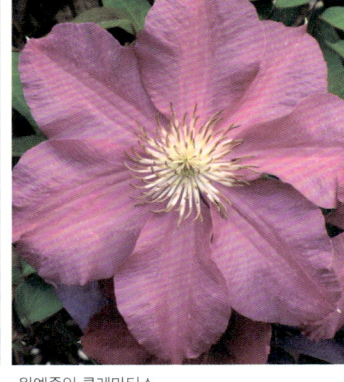

위령선 뿌리 약재 　　　　　　　원예종인 클레마티스

서식지 큰꽃으아리는 산의 낮은 지대, 숲 가장자리에서 흔히 자생하지만 군락을 이루지 않고 독자 생존한다. 위령선은 중국에 약 20여종이 있으며 중국 토종 으아리 종류도 포함된다.

이용부위 뿌리

토양과 번식 부식토에 파종, 삽목

채취 가을~겨울에 뿌리를 채취한 뒤 물에 담가 축 적신 뒤 햇볕에 말려 약용한다.

성미와 효능 맛은 맵고 짜고 성질은 따뜻하고 독성이 있다. 이뇨, 진통, 부종, 관절염, 안면마비, 사지마비, 편두통, 신경통, 외상, 항균, 황달, 월경불통에 효능이 있다.

사용법

- **기본요법** : 하루 5~10g 정도를 달여 술과 함께 복용한다.
- **안면마비** : 위령선 30g, 방풍 30g을 달여 복용한다.
- **관절통** : 위령선 15g, 두충 20g을 달여 복용한다.
- **금기** : 독성이 있으므로 장기간 복용을 금한다. 또한 위령선은 단방복용보다는 다른 약재를 섞어 복용하는 경우가 많다.

유독성 식물 ▶ 낭창에 효능

놋젓가락나물
미나리아재비과 | 여러해살이풀

Aconitum jaluense | 유사종 : 투구꽃

- 생약명 : 부자, 초오, 오두
- 높이 : 0.5~1.5m
- 잎 : 손바닥 모양
- 개화 : 8~9월
- 열매 : 10~11월
- 약용 : 뿌리

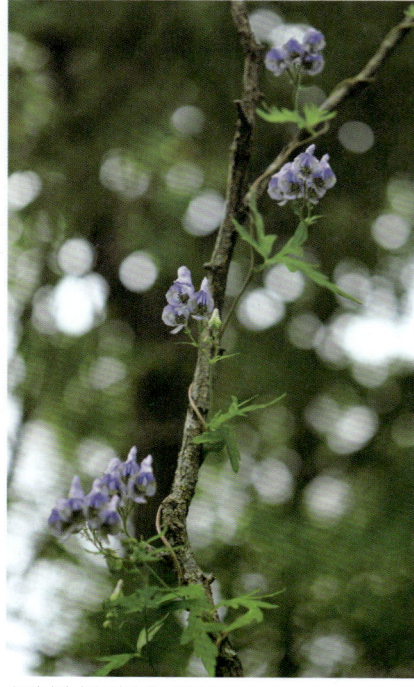

놋젓가락나물 (사진제공 이동혁)

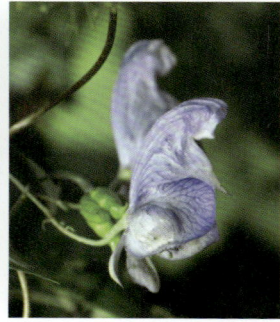

놋젓가락나물의 꽃

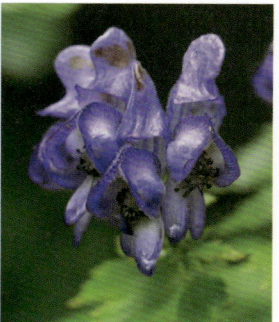

투구꽃의 꽃

투구꽃이나 놋젓가락나물, 또 그와 비슷한 근연종 식물들의 알 모양 뿌리를 '부자(附子)'라고 하고, 곁뿌리를 '초오(草烏)'라고 한다. 사약 재료로 사용한 소문난 독성 약재이므로 약용할 경우 법제화가 필요하다. 투구꽃과 놋젓가락나물은 거의 비슷하지만 투구꽃 줄기는 꼿꼿이 각지게 자라는 경향이 있고, 놋젓가락나물 줄기는 부드럽게 휘며 자라는 성질이 있다. 잎은 어긋나며 잎자루에 털이 있다.

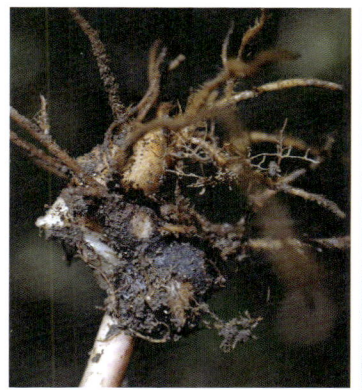 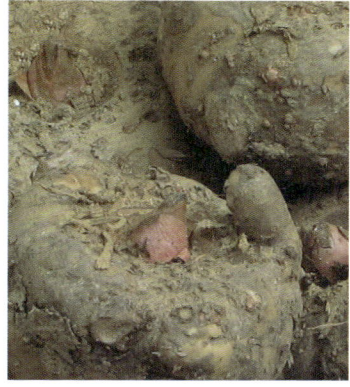

투구꽃 어린 뿌리 부자 약재

서식지 투구꽃은 전국의 높고 깊은 산의 그늘에서 흔히 자란다. 놋젓가락나물은 투구꽃에 비해 개체수가 훨씬 적다.

이용부위 뿌리

토양과 번식 점질부식토에 파종, 분주

채취 9월에 뿌리를 수확한 뒤 건조시킨다. 큰 덩어리 모양 뿌리는 '부자', 덩어리 모양 뿌리의 자식 뿌리는 '초오', 덩어리가 생기지 않은 자잘한 뿌리는 '천웅'이라고 한다.

성미와 효능 맛은 맵고 쓰고 성질은 따뜻한 맹독성 식물이다. 독화살이나 사약의 재료로 사용하지만 법제화한 뿌리를 허약체질, 식욕부진, 진통, 낭창에 약용하거나 환부에 바른다.

사용법

- **낭창**: 부자 10g, 생지황 5g, 천남성 5g을 독한 술 50ml를 넣고 짓찧어 환부에 30분 정도 찜질한다.
- **사역탕**: 생부자 4g, 감초 12g, 말린 생강 10g, 돼지쓸개즙 45g으로 만든 탕이다. 병 치료를 잘못해 발한이 심하거나 팔다리가 떨리고 가슴이 불안한 증상에 약용하였지만 현재는 부자의 독성 때문에 약용하지 않는다.

유독성 식물 ▶ 피부염에 효능

미치광이풀(東浪宕) 가지과 | 여러해살이풀

Scopolia japonica

- 생약명 : 동랑탕
- 높이 : 0.3~0.6m
- 잎 : 어긋나기
- 개화 : 4~5월
- 열매 : 5~6월
- 약용 : 뿌리

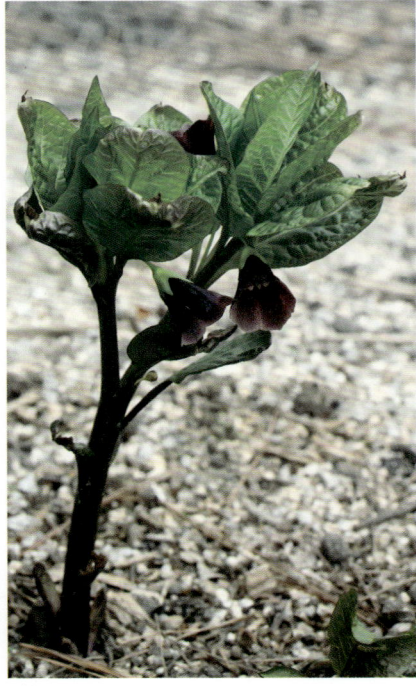

전초

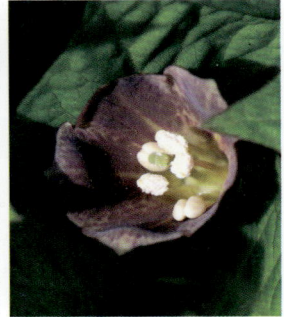

꽃

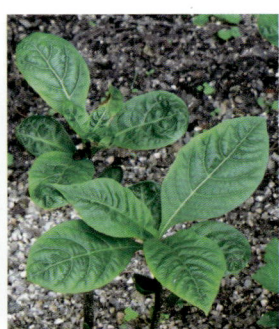

어린잎

깊은 산 계곡가의 축축한 반응달에서 군락을 이루며 흔히 자란다. 뿌리는 시간이 흐를수록 점점 굵어지고, 줄기는 30~60cm로 자라는데 여름에는 가지를 무성하게 뻗으면서 키 작은 관목처럼 보인다. 꽃은 4~5월에 피고, 노란색으로 피는 것은 '노랑미치광이풀'이라고 한다. 열매는 5~6월에 성숙하지만 크게 자란 잎에 가려 잘 보이지 않는다. 번식은 종자, 포기나누기로 할 수 있다.

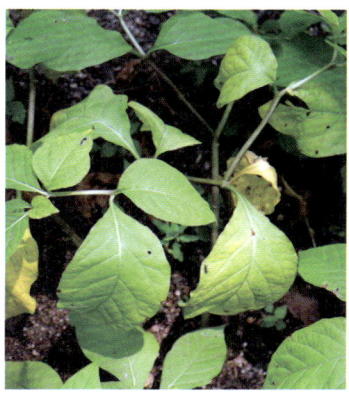
여름에 성숙한 잎

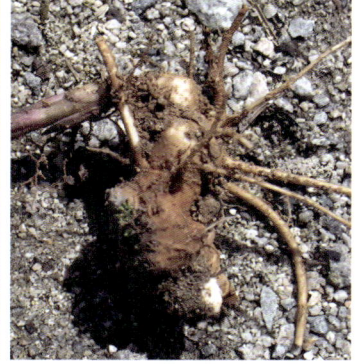
뿌리

서식지 중부지방의 깊은 산 계곡가에서 자생한다. 산림청 지정 희귀식물에 속하여 약용하려면 재배하여 약용한다. 이 풀에는 신경흥분효과가 있어 소가 먹으면 미친 듯이 날뛴다 하여 미치광이풀이라고 한다.

이용부위 뿌리

토양과 번식 점질부식토에 파종, 분주

채취 봄, 가을에 뿌리를 채취해 햇볕에 말린다.

성미와 효능 맛은 쓰고 성질은 차며 독성이 매우 강하다. 동통, 진통, 외상 출혈, 알콜중독에 의한 떨림, 종기, 옴, 백선, 탄저병, 말라리아, 살충에 효능이 있는데 특히 진통에 효능이 있다.

사용법

- **기본요법** : 분말 0.3~0.6g을 술과 함께 복용한다. 외용에는 달여서 외용한다.
- **금기** : 독성이 매우 강해 내복을 잘못하면 정신광란, 환각, 심장마비를 일으킨다. 내복할 경우 반드시 전문가의 지시에 따라 복용한다.

유독성 식물 ▶ 축농증에 효능

족도리풀 (細辛) 쥐방울덩굴과 | 여러해살이풀

Asarum sieboldii

- 생약명 : 세신
- 높이 : 0.3m
- 잎 : 심장형
- 개화 : 4월
- 열매 : 8~9월
- 약용 : 전초

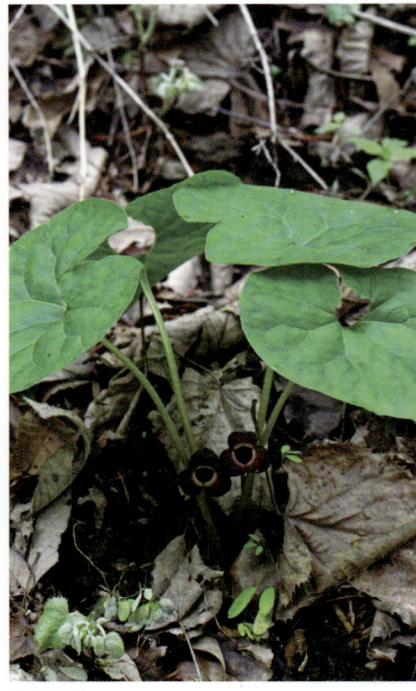

털족도리풀

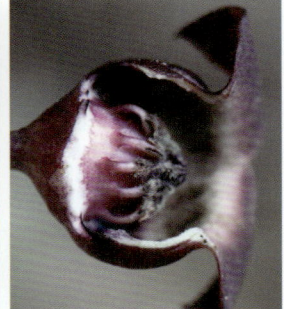

꽃

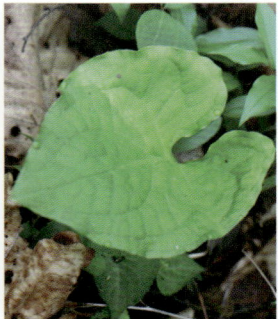

잎

족도리풀, 털족도리풀, 각시족도리풀 등의 10여 종이 국내에 자생한다. 족도리풀은 꽃잎이 앞쪽으로 조금 휘어져 있고 그 외 족도리풀은 꽃잎이 뒤로 휘어져 있는 경우가 많다. 꽃잎이 뒤로 휘어져 있고, 잎자루, 잎에 털이 있는 것은 '털족도리풀'이라고 하지만 털이 나 있는 위치, 털의 양이 조금씩 다르다. 전국의 산지에서 흔히 자라지만 각 지역마다 독특한 족도리풀이 자생하는 경우도 있다. 번식은 근경을 잘라 심으면 된다.

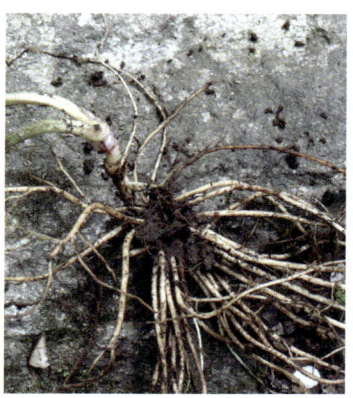
털족도리풀 뿌리

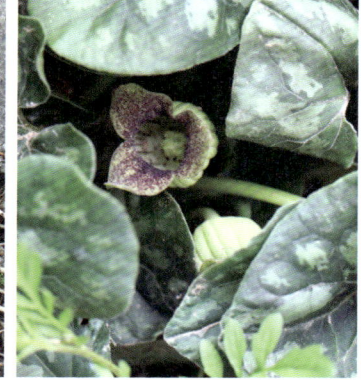
개족도리풀

서식지 털족도리풀은 전국의 산지에서 자생한다. 각시족도리풀은 남부지방에서 자생한다. 개족도리풀은 전라도와 제주도에서 자생한다.

이용부위 뿌리와 지상부

토양과 번식 점질부식토에 근경

채취 초봄이나 8월에 뿌리를 포함한 전초를 채취한 뒤 흙을 털어내고 그늘에서 말린다. 맹독성 식물이므로 약용에 주의한다.

성미와 효능 맛은 맵고 성질은 따뜻하며 독성이 있다. 근육통, 중풍, 코막힘, 축농증, 치통, 두통, 기관지염, 중풍에 의한 이명, 난청, 인사불성에 효능이 있다.

사용법

- **기본요법** : 1~3g을 달여 1일 2~3회 나누어 복용한다.
- **중풍게 의한 인사불성 & 축농** : 1~3g을 달여 1일 2~3회 나누어 복용한다.
- **구취 & 구강염** : 달인 물로 입 안을 헹구어 뱉어낸다.
- **금기** : 복용량을 넘으면 사망할 수도 있지만 여러 약을 제조할 때 1~3g씩 혼합하는 중요한 약제이다. 기가 허한 사람은 금하며 다른 독성식물이나 산수유, 황기와의 배합도 금한다.

유독성 식물 ▶ 경련·마비 증세에 효능

큰천남성 (天南星) 천남성과 | 여러해살이풀

Arisaema ringens | 유사종 : 두루미천남성

- 생약명 : 천남성
- 높이 : 0.2~0.9m
- 잎 : 넓은 피침형
- 개화 : 4~6월
- 열매 : 9월
- 약용 : 뿌리

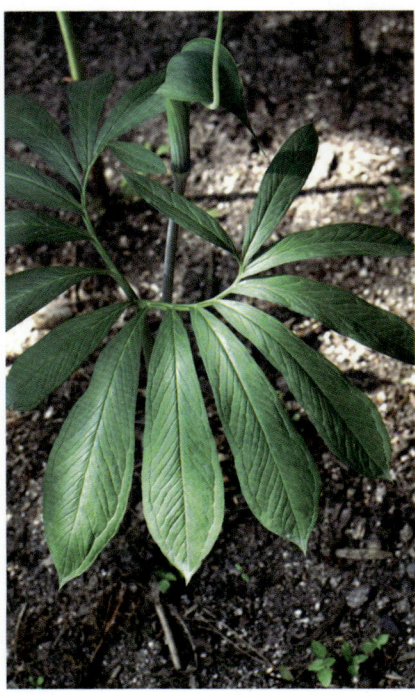
두루미천남성

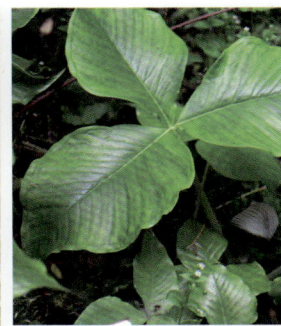
큰천남성

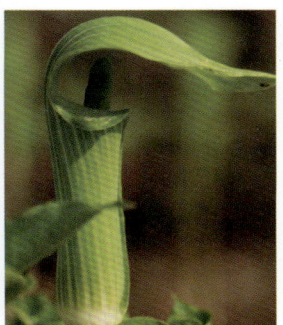
꽃

큰천남성의 잎은 2개로 각각 작은잎 3장으로 이루어져 있다. 뿌리 모양은 공 모양이고 작은 알뿌리가 옆에 달린다. 두루미천남성은 꽃대 부분이 두루미의 목처럼 위로 올라와 있고, 13~19개의 작은 잎이 달려있다. 큰천남성이나 두루미천남성 등의 말린 뿌리는 생약명으로 '천남성' 또는 '남성'이라 하여 약용한다. 열매에는 맹독이 있으므로 식용할 수 없다. 종자번식이 잘 안되므로 보통 포기나누기로 번식시킨다.

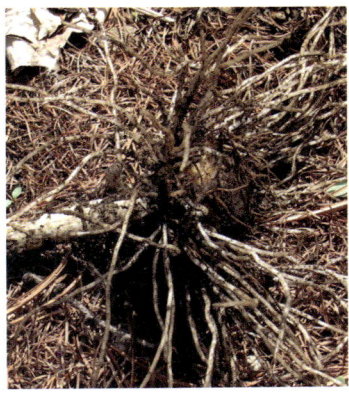
큰천남성 뿌리

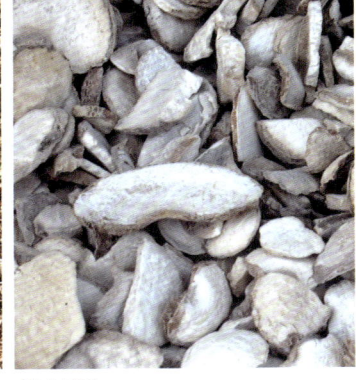
천남성 약재

서식지 남해안과 서해안의 산과 섬에서 자생한다. 몇몇 유사종은 중부내륙 높은 산 계곡가에서도 볼 수 있다.

이용부위 뿌리

토양과 번식 부식토에 파종, 분주

채취 가을, 겨울에 뿌리를 캔 뒤 뿌리껍질과 잔뿌리는 벗겨내고 생강즙으로 삶아 독성을 없앤 후 햇볕에 말린다. 가급적 장갑 낀 손으로 채취한다.

성미와 효능 맛은 쓰고 맵고 성질은 따뜻하며 독성이 있다. 열매에 독성 많으므로 열매는 약용하지 않는 것이 좋다. 근육통, 반신불수, 종기, 신경마비, 파상풍, 중풍, 나력, 어혈, 타박상, 골절, 기관지염에 사용한다.

사용법

- **기본요법** : 2~5g을 달여 복용하거나 외용하되 생강즙으로 삶지 않는 것은 독성이 있어 약용할 수 없다.
- **독사에 물린 상처** : 싱싱한 잎을 짓찧어 바른다.
- **안면마비** : 생 천남성을 식초에 개어 며칠간 바른다.
- **금기** : 싱싱한 생 천남성은 마비, 호흡곤란을 발생시키므로 생 천남성을 약용하려면 전문가의 도움으로 법제화를 한다.

유독성 식물 ▶ 부종·항균에 탁월

자리공 (商陸) 자리공과 | 여러해살이풀

Phytolacca esculenta | 유사종 : 미국자리공

- 생약명 : 장녹, 상륙
- 개화 : 5~7월
- 높이 : 1~1.5m
- 열매 : 10~11월
- 잎 : 어긋나기
- 약용 : 뿌리

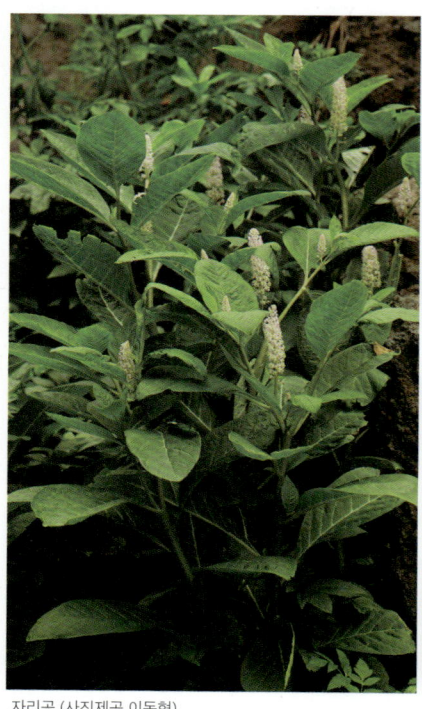

자리공 (사진제공 이동혁)

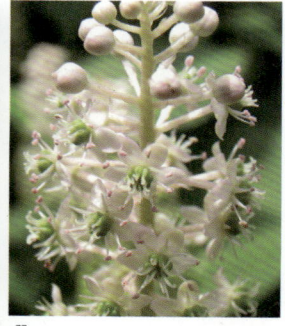

꽃

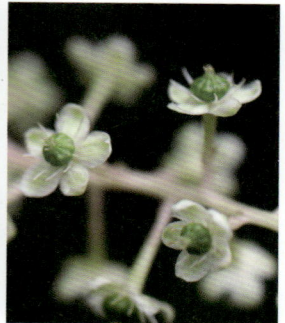

미국자리공의 꽃

자리공과 미국자리공의 뿌리를 '장녹' 또는 '상륙(商陸)'이라 하여 약용한다. 자리공은 수술 6~8개, 씨방은 8개, 꽃자루가 꼿꼿히 서며 꽃이 촘촘히 달리고, 5~7월에 개화한다. 미국자리공은 수술이 8~12개, 씨방은 10개 내외, 꽃자루가 아래로 휘는 경향이 있고, 꽃이 널널하게 달리며 6~8월에 핀다. 들판에서 볼 수 있는 자리공은 대개 미국자리공이다. 종자를 10~11월에 채취해 바로 파종하거나 이듬해 봄에 파종하면 번식이 된다.

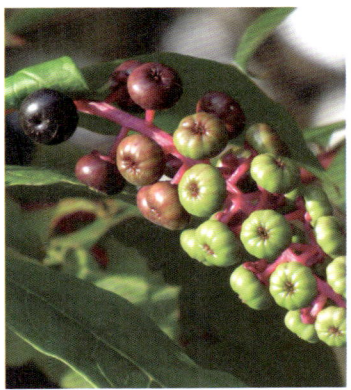
미국자리공의 열매

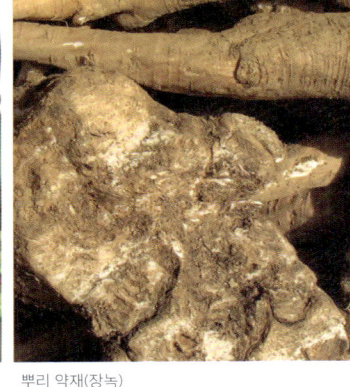
뿌리 약재(장녹)

서식지 자리공은 남부지방에서 자생하지만 개체수가 적다. 미국자리공은 전국의 풀밭 조금 비옥한 곳에서 흔히 자란다. 자리공은 1m 내외 왜소하게 자라고, 미국자리공은 1.5~2m 크게 자란다.

이용부위 뿌리와 꽃

토양과 번식 비옥토에 파종

채취 독성이 심해 오용하면 사망할 수도 있다. 가을~봄에 뿌리를 채취하여 물에 담궈 보습시키고 세척한 뒤 절편으로 조각 내어 햇볕 또는 그늘에서 갈린다. 깨끗한 절편을 쌀식초에 삶아 건조시킨다. (100g당 식초 30ml)

성미와 효능 맛은 쓰고 성질은 차며 독성이 있다. 이뇨, 변비, 해독, 항균, 거담, 인후통, 부종, 신장염, 각기, 악창에 효능이 있다.

사용법

- **기본요법**: 3~9g을 분말로 만들거나 달여서 환부에 외용한다. 내복할 경우 1일 3~4g을 초과하지 말아야 하며 가급적 전문가의 처방에 따라 약용한다.
- **금기**: 임산부, 소아, 설사를 하는 자는 약용을 금하고, 개고기와 함께 먹는 것을 금한다.

유독성 식물 ▶ 피부염·옴에 효능

박새 (黎蘆) 백합과 | 여러해살이풀

Veratrum oxysepalum | 유사종 : 여로

- 생약명 : 여로
- 높이 : 1.5m
- 잎 : 어긋나기
- 개화 : 6~7월
- 열매 : 9~10월
- 약용 : 뿌리

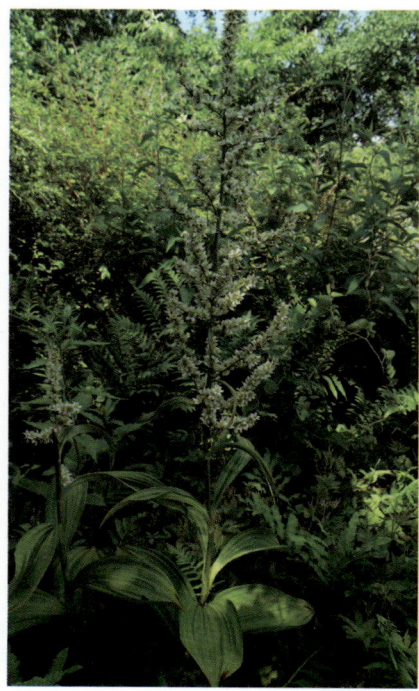

박새

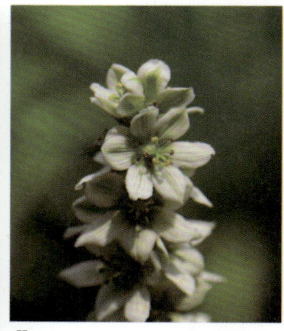

꽃

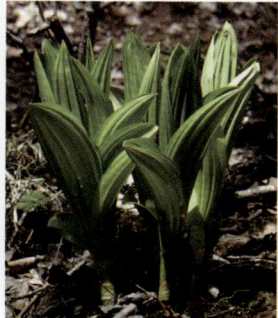

어린잎

사약 재료로 독성식물이다. 간혹 봄에 올라오는 새순을 '산마늘'로 오인하여 사고가 많이 난다. 깊은 산 축축한 곳에 군락을 이룬다. 짧고 굵은 뿌리에서 1.5m의 줄기가 올라온다. 잎은 어긋나고 줄기 아래 잎은 밑부분이 줄기를 감싸며 잎 표면에 줄무늬 맥이 있다. 황백색 꽃이 원뿔 모양의 꽃차례로 여러 개씩 달린다. 화피열편은 6개이고 암술머리는 3개로 갈라진다. 박새와 비슷한 식물인 '여로'는 잎이 좁고 꽃 모양이 조금 다르다.

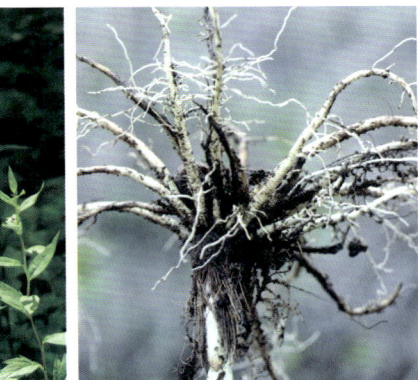

파란여로　　　　　　　　　박새 뿌리

서식지 깊은 산의 경사진 곳에서 흔히 자란다. 주로 물이 고였다 흐르는 개울가나 습지 주변에서 볼 수 있다. 여로는 개체수가 박새에 비해 적다.

이용부위 뿌리

토양과 번식 부식토에 파종

채취 봄에 꽃대가 올라오기 전의 어린뿌리를 채취해 햇볕에 말린다. 한방에서는 박새와 여로 뿌리를 같은 효능의 약재로 취급한다.

성미와 효능 맛은 쓰고 맵고 성질은 차며 독성이 있다. 근육통, 중풍, 황달, 편도선염, 악창, 학질, 살충, 살균, 옴, 악창, 간진 발착 후 말을 못하는 증세 등에 약용한다.

사용법

- **기본요법** : 건뿌리 분말 0.35~0.7g을 알약으로 만들어 복용하거나 외용한다. 독성식물이므로 복용에 주의하기 바라며 가급적 피부염 등의 외용 목적으로 사용한다.
- **옴 & 악창 & 독사교사** : 상처에 개어 바른다.
- **금기** : 몸이 허한 사람과 임산부는 약용할 수 없다. 맹독성 약재이므로 구토, 설사, 간기능 장애, 인사불성, 사망할 수도 있다. 혹 문제가 발생할 경우 서둘러 파를 달여 먹는다.

유독성 식물 ▶ 마취제로 사용

독말풀(曼陀羅花) 가지과 | 한해살이풀

Datura stramonium var. *chalybea*

- 생약명 : 만타라화, 천가자
- 높이 : 1~2m
- 잎 : 어긋나기
- 개화 : 6~8월
- 열매 : 9~10월
- 약용 : 꽃

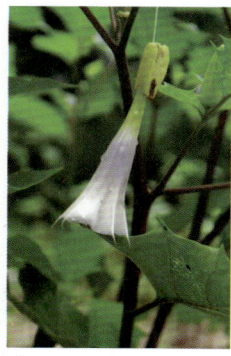 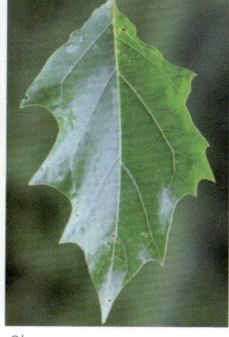 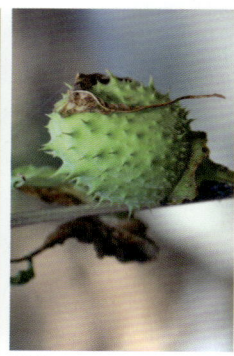

꽃　　　　　　　　　　　잎　　　　　　　　　　　열매

열대 아메리카 원산의 귀화식물로 농촌의 들판에서 흔히 자란다. 농가에서 관상수로 기르는 경우도 많다. 잎과 씨앗에 환각성분의 맹독성이 있는 유독식물이다. 주로 건조시킨 꽃을 주의하여 약용한다.

이용부위 말린 꽃과 잎

토양과 번식 비옥토에 파종

성미와 효능 맛은 맵고 성질은 온화하며 독성이 많다. 독성이 심하므로 전문가의 처방을 받는다. 천식, 기관지염, 통증, 근육경련, 복통, 관절통, 소아만경풍, 마취제에 사용한다.

사용법

- **기본요법** : 0.3~0.6g을 분말 약재로 사용한다. 태워서 흡연하기도 한다. 고혈압, 임산부, 녹내장, 심장병, 간, 신장이 약한 환자는 금한다. 내복할 경우 1일 1g 초과를 금한다.

유독성 식물 ▶ 살충에 효능

상사화(相思花) 수선화과 | 여러해살이풀

Lycoris squamigera | 유사종 : 석산

- 생약명 : 상사화
- 개화 : 8~9월
- 높이 : 0.6m
- 열매 : 없음
- 잎 : 넓은 선형
- 약용 : 뿌리

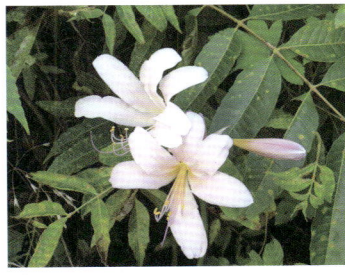
꽃

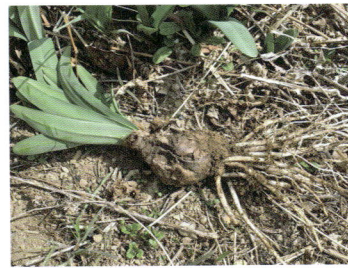
뿌리

남부지방과 제주도에서 자생하며 관상용으로 심어 기른다. 땅속 뿌리(비늘줄기)는 작은 양파 크기의 알 모양이고 잎이 먼저 올라온 뒤 꽃대가 높이 60cm로 자란다. 꽃대 끝에서 4~8개의 꽃이 달린다. 잎은 꽃이 피기 전에 말라 없어진다. '꽃무릇(석산)'도 같은 효능의 약재로 취급한다. 늦가을에 캔 뿌리를 '석산'이라 하며 세척한 뒤 그늘에서 건조시킨 뒤 약용한다.

이용부위 뿌리

토양과 번식 사질양토에 분주

성미와 효능
맛은 달고 맵고 성질은 따뜻하며 독성이 있다. 해독, 가래, 이뇨, 가벼운 소마마비, 부종, 심한 종기, 멍울, 벌레에 물린 가려움증, 항암에 효능이 있고 살충제로도 사용한다. 신체허약자, 임산부는 복용을 금하며, 독성이 심해 사망할 수도 있으므로 전문가의 법제화로 약용한다.

사용법

- **기본요법** : 1.5~3g을 달여 복용한다.
- **화상** : 뿌리즙을 계란 흰자와 섞어 환부에 바른다.

전통 한약재 ▶ 천식·기침에 효능

마황(麻黃) 마황과 | 상록활엽 관목

Ephedra sinica

- 생약명 : 마황
- 개화 : 7~8월
- 높이 : 0.3~0.7m
- 열매 : 9~10월
- 잎 : 비늘 모양
- 약용 : 줄기

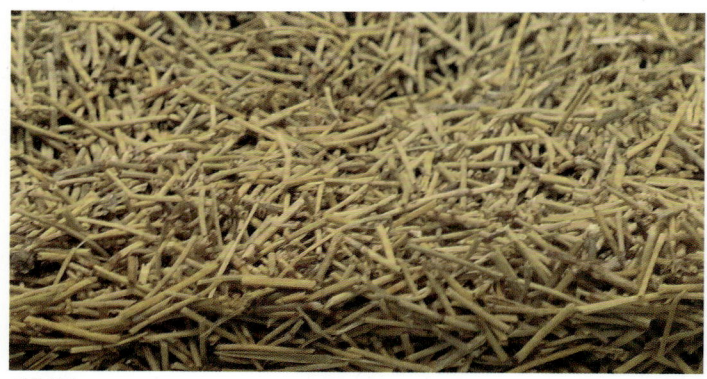

마황 약재

중국 동북부, 몽골에서 자생하며 '초마황(草麻黃)'이라고도 한다. 목적마황(木賊麻黃, Ephedra equisetina)과 화중마황(和中麻黃, Ephedra intermedia) 등도 같은 약재로 취급한다. 약용 부위는 부드러운 줄기이다. 유해성과 부작용이 보고 되어 식약청 사용불가 약재에 속한다.

이용부위 줄기

토양과 번식 비옥토에 파종

성미와 효능 맛은 맵고 쓰며 성질은 따뜻하다. 발한, 해표, 부종, 이뇨, 천식, 비염, 부스럼에 좋고 폐를 보한다.

사용법

- **기본요법** : 3~10g을 달여 복용한다.
- **금기** : 음이 허하고 밤에 식은 땀을 흘리는 자는 약용을 금한다.

전통 한약재 ▶ 소화와 위장을 보함

백두구 (白豆蔻) 생강과 | 여러해살이풀

Amo:num kravanh

- 생약명 : 백두구
- 높이 : 1m
- 잎 : 어긋나기
- 개화 : 여름
- 열매 : 10~11월
- 약용 : 열매

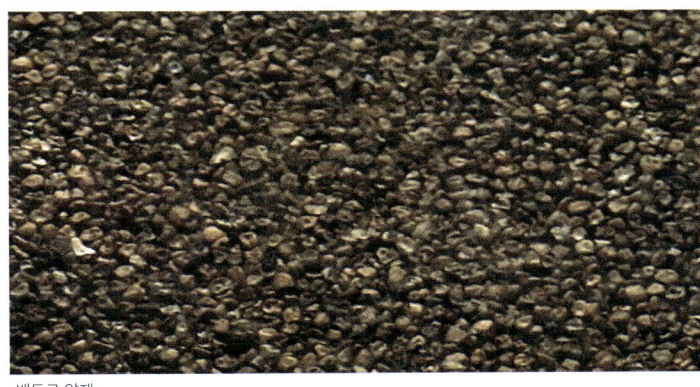

백두구 약재

베트남, 중국 남부 등 더운 지방에서 자생하는 생강과의 백두구 열매를 건조시킨 약재이다. 중국, 일본, 한국에서 약용하는데 각 나라별로 약간 다른 품종을 백구두로 취급하며 약용한다. 농촌에서 흔히 기르는 생강과 거의 비슷한 식물이다.

이용부위 열매

토양과 번식 비옥토에 근삽

성미와 효능 폐, 비장, 위장에 좋다. 맛은 맵고 성질은 따뜻하다. 항균, 메스꺼움, 헛배부름, 식욕부진, 딸꾹질, 소화, 말라리아에 효능이 있다.

사용법

- **기본요법** : 3~10g을 달여 복용한다. 분말은 2~5g을 달여 복용한다. 기가 허한 자나 구토가 있는 자는 약용을 금한다.

전통 한약재 ▶ 산후어혈·여성병에 효능

소목(蘇木) 콩과 | 낙엽활엽 소교목

Caesalpinia sappan

- 생약명 : 소목
- 개화 : 5~6월
- 높이 : 4~8m
- 열매 : 9~10월
- 잎 : 깃꼴겹잎
- 약용 : 심재

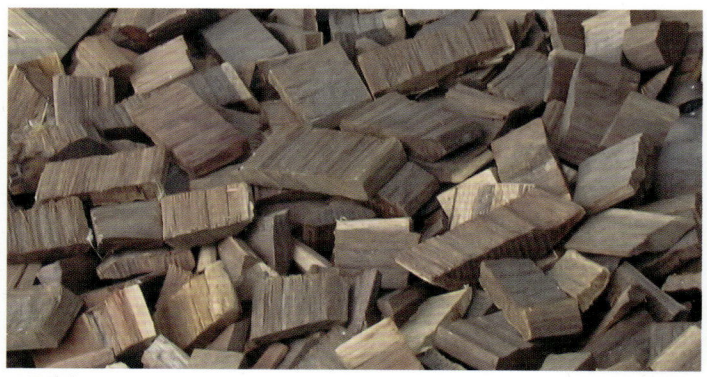

소목 약재

중국 남부, 동남아시아에서 자생하는 콩과식물로 국내에서는 조선시대부터 중국을 통해 수입해왔다. 잎 모양은 자귀나무와 비슷하지만 꽃은 노란색의 콩과식물의 꽃이 핀다. 약용 부위는 줄기의 심재이고 심재 색상이 약간 붉은빛을 띤다. 뿌리는 천연염색제로 사용한다.

이용부위 줄기 심재

토양과 번식 비옥토에 종자

성미와 효능 맛은 맵고 달고 짜며 성질은 평하다. 심장, 간, 비장에 좋다. 무월경, 지혈, 외상, 혈액순환, 산후어혈, 흉복통, 붓고 아픈 증세에 사용한다.

사용법

- **기본요법** : 3~10g을 달여 복용하거나 외용한다.
- **금기** : 임산부는 약용할 수 없다.

전통 한약재 ▶ 양귀비가 즐겨 먹은 열매

여지핵(荔枝) 무환자나무과 | 상록활엽 교목

Litchi chinensis

- 생약명 : 여지, 리치
- 개화 : 2~3월
- 높이 : 8~28m
- 열매 : 6~7월
- 잎 : 어긋나기
- 약용 : 종자

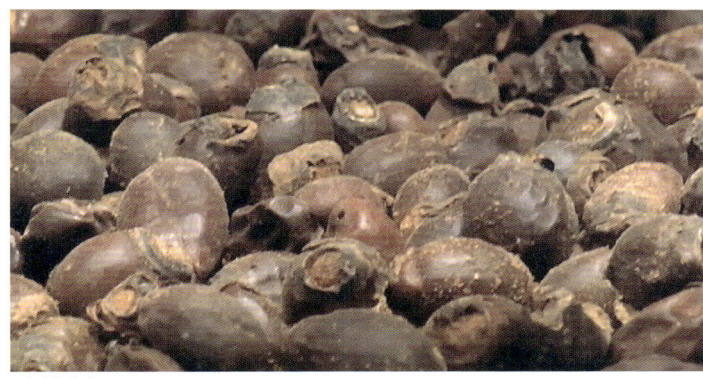

여지핵 약재

'여지'는 중국, 대만, 인도, 베트남, 캄보디아 등에서 자생하는 리치나무를 말한다. 리치나무의 열매를 '리치'라 하고, '여지핵'은 리치 과일의 씨앗이다. 리치는 중국에서 과일의 왕이라고 불릴 정도로 유명한 과일이고 특히 양귀비가 즐겨 먹은 과일로 알려져 있다. 국내에서는 냉동된 리치 열매를 마트에서 팔기도 한다.

이용부위 종자

토양과 번식 비옥토에 파종

성미와 효능 맛은 달고 떫고 쓰며 성질은 따뜻하다. 위통, 산통, 복통, 고환염, 생리통, 당뇨 등에 사용하는데 주로 여성병에 좋다.

사용법

- **기본요법** : 4.5~9g을 달여 복용한다.

전통 한약재 ▶ 잦은 배뇨·야뇨증에 효능

오약(天台烏藥) 녹나무과 | 상록활엽 관목

Lindera aggregata

- 생약명 : 천태오약
- 높이 : 5m
- 잎 : 넓은 타원형
- 개화 : 3~4월
- 열매 : 7~8월
- 약용 : 전체

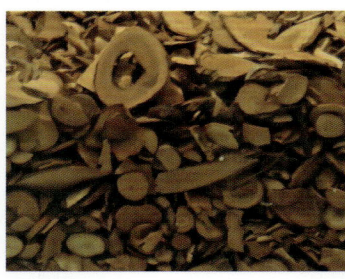

오약 약재

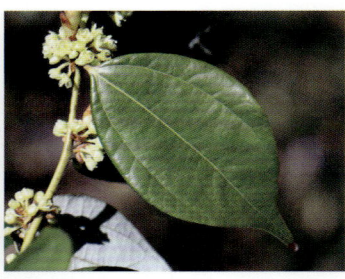

오약의 꽃과 잎

국내에 자생하지 않는 오약은 '천태오약'이라고도 한다. 국내에 오약을 키우는 곳은 없으나, 간혹 약용을 목적으로 키우는 곳도 있다. 전체적으로 키 작은 비목나무처럼 생겼고 잎은 어긋나며 비목나무 잎보다 넓은 타원형으로 가운데 3개의 잎맥이 있다. 국내 자생종이 아니므로 대부분 중국에서 수입한 오약 뿌리를 약용한다. 뿌리는 겨울~초여름에 채취한 뒤 겉껍질을 긁어내고 햇볕에 말린다.

이용부위 뿌리와 지상부

토양과 번식 비옥토에 파종

성미와 효능 맛은 맵고 성질은 따뜻하다. 비장, 신장, 방광에 좋다. 가슴통, 복통, 생리통, 야뇨, 잦은 배뇨, 천식, 기침, 기역(氣逆), 혈액순환, 각기 등에 사용한다.

사용법

- **기본요법** : 3~10g을 달여 복용하거나 외용한다.

전통 한약재 ▶ 항암·불안증·정력에 효능

복령(茯苓) 구멍장이버섯과 | 균류

Poria cocos

- 생약명 : 복령
- 발생 : 여름
- 무게 : 0.5~2kg
- 열매 : -
- 자생 : 깊은 산
- 약용 : 뿌리

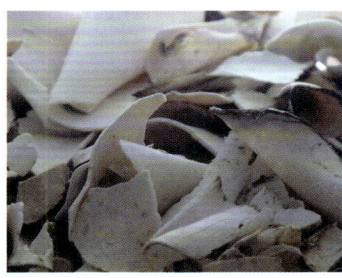

백복령 약재

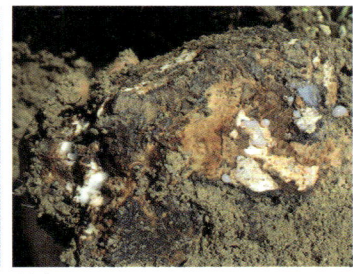

복령

깊은 산속 40년 이상된 소나무가 죽은 뒤 4~10년이 지나면 뿌리에서 발생하는 버섯류로 국내에서도 볼 수 있다. 주로 벌채를 했거나 죽은 소나무 뿌리에서 4~5년 뒤 자연적으로 발생한다. 죽은 소나무의 땅속 곁뿌리에 발생하므로 땅속을 꼬챙이로 찔러 흰액이 묻어나오는지로 복령을 확인할 수 있다. 분홍빛을 띠는 적복령은 치료제로, 백복령은 주로 보약재로 쓴다.

이용부위 전체

토양과 번식 소나무 뿌리에 균류

성미와 효능 맛은 달고 담백하고 성질은 평하다. 폐, 비장, 신장에 좋다. 빈뇨, 이뇨, 부종, 항암, 항당뇨, 구역질, 구토, 설사, 몽정, 임탁, 가래, 건망증, 현기증, 불안증, 불면증에 사용한다.

사용법

- **기본요법** : 10g을 달여 복용하거나 외용한다.
- **복령주** : 복령 1개, 같이 캐낸 소나무 뿌리 1~2개(동쪽으로 뻗은 뿌리), 담금주 1.8리터로 담근 뒤 6개월간 숙성시킨다.

전통 한약재 ▶ 소화·식체에 사용

초과 (草果) 생강과 | 여러해살이풀

Amomum tsaoko

- 생약명: 초과
- 개화: 5~6월
- 높이: 2.5m
- 열매: 9~10월
- 잎: 생강잎과 비슷
- 약용: 열매

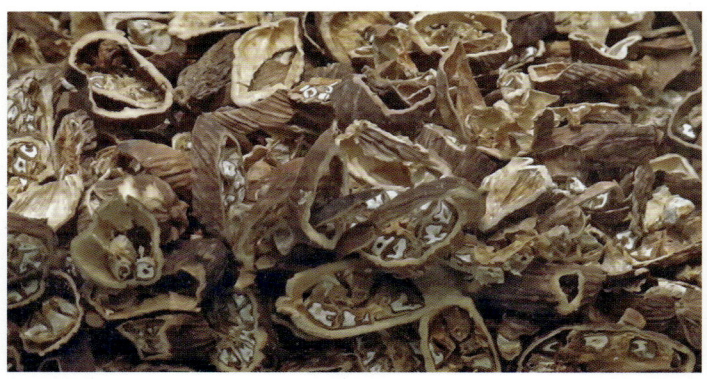

초과 약재

중국의 운남지방 고지대에서 자생하는 생강과의 초과 열매를 말한다. 꽃은 5~6월에 피고 열매는 9~10월에 성숙한다. 열매를 채취한 뒤 열매껍질과 씨앗을 각각 햇볕에 말려 약용한다. 국내에 있는 것은 대개 수입산이다.

이용부위 열매

토양과 번식 비옥토에 파종

성미와 효능 열매의 맛은 쓰고 맵고 성질은 따뜻하다. 비장과 위장에 좋다. 구토, 식체, 설사, 오한, 말라리아, 복통, 복부창만 등에 약용한다. 종자는 소화, 가래, 학질에 사용한다.

사용법

- **기본요법**: 3~6g을 달여 복용하거나 외용한다. 신체허약자와 빈혈이 많은 자는 약용을 금한다.

전통 한약재 ▶ 부종·변비 등에 효능

파두 (巴豆) 대극과 | 상록활엽 관목

Croton tiglium

- 생약명 : 파두
- 개화 : 여름
- 높이 : 4~12m
- 열매 : 8~9월
- 잎 : 어긋나기
- 약용 : 종자

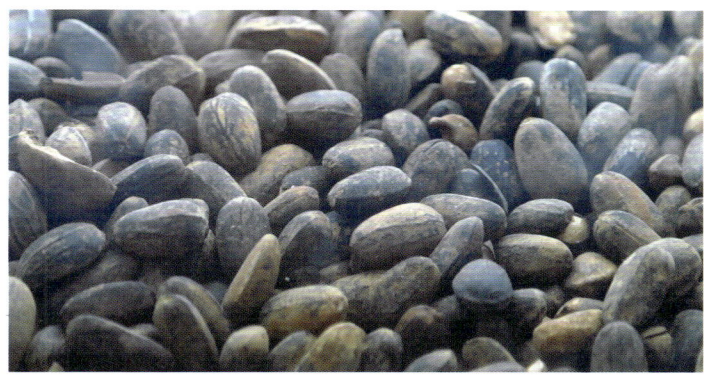

파두 약재

중국, 인도네시아, 필리핀 등에서 자생한다. 크로톤 종류중 하나인 Croton tiglium의 씨앗이다. 공기정화식물로 유명한 크로톤 품종과는 다른 품종이므로 주의한다. 국내에서는 공식적으로 약용이 금지된 독성식물이다.

이용부위 종자

토양과 번식 비옥토에 파종

성미와 효능 맛은 맵고 성질은 뜨겁다. 변비, 감기, 부종, 복수, 가래, 옴, 사마귀에 효능이 있다.

사용법

- **기본요법** : 국내에서는 파두의 약용을 공식적으로 금하고 있다. 사용할 경우 외용 목적으로 사용한다. 독성이 매우 강하므로 잘못 복용하면 구역질, 구토, 복통, 설사, 경련, 현기증, 두통, 호흡곤란, 혼수상태, 사망할 수도 있다.

전통 한약재 ▶ 고혈압·당뇨 예방에 효능

삼채 백합과 | 여러해살이풀

Allium hookeri

- 생약명 : 삼미채
- 개화 : 7~10월
- 높이 : 0.2~0.6m
- 열매 : 가을
- 잎 : 쪽파잎 모양
- 약용 : 뿌리

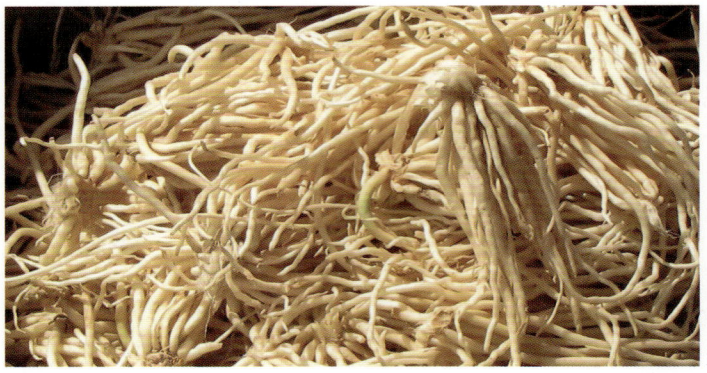

삼채 약재

부추 또는 쪽파와 비슷한 삼채는 동남아시아 원산이다. 정식학명은 'Allium hookeri'이다. 식물체의 유황 성분은 고혈압 개선, 항염에 좋다 하여 인기를 얻고 있다. 약재상에 가면 재배용 뿌리를 판매하므로 가정에서 직접 재배할 수도 있다. 뿌리를 씀바귀나물처럼 무쳐 먹는다.

이용부위 뿌리, 꽃, 잎

토양과 번식 비옥토에 파종

효능 유황 성분이 마늘에 비해 6배 정도 많다. 항염, 기침, 감기, 결핵, 구충, 설사, 소화, 다이어트, 변비에 좋다. 주로 고혈압, 당뇨 예방에 좋다.

사용법

- **기본요법** : 뿌리를 씀바귀처럼 무쳐 먹는다. 잎은 각종 요리에 파처럼 넣어 먹는다. 샐러드로 먹기도 한다.

전통 한약재 ▶ 심신안정에 효능

원지(遠志) 원지과 | 여러해살이풀

Polygala tenuifolia

- 생약명 : 원지
- 개화 : 7~8월
- 높이 : 0.3m
- 열매 : 9~10월
- 잎 : 줄 모양
- 약용 : 뿌리

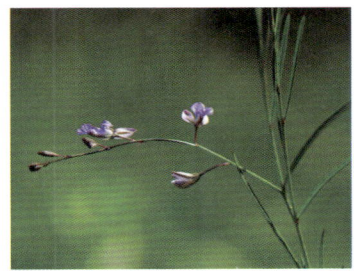

원지 (사진제공 이동혁)

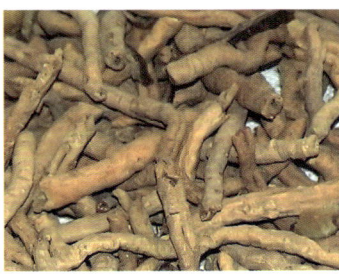

뿌리 약재

북한과 중국에서 자생하는 여러해살이풀로 높이 30cm로 자란다. 뿌리는 굵고 길다. 잎은 얇은 줄 모양이고 줄기에서 어긋난다. 꽃은 7~8월에 자주색으로 피고 총상꽃차례로 달린다. 북한과 중국에서 자생하지만 국내 농가에서 더러 재배하는 경우도 있다.

이용부위 뿌리

토양과 번식 사질양토에 종자

성미와 효능 맛은 쓰고 맵고 성질은 따뜻하다. 폐와 신장에 좋다. 항균, 가래, 개규(開竅), 최면, 심신안정, 진정, 종창에 효능이 있다.

사용법

- **기본요법** : 5~15g을 달여 복용하거나 외용한다. 위염, 위궤양 환자는 약용을 금한다.

전통 한약재 ▶ 산결·경락소통에 사용

마전 (馬錢) 마전과 | 낙엽활엽 교목

Strychnos pierriana

- 생약명 : 마전
- 개화 : 여름
- 높이 : 12m
- 열매 : 9~10월
- 잎 : 마주나기
- 약용 : 종자

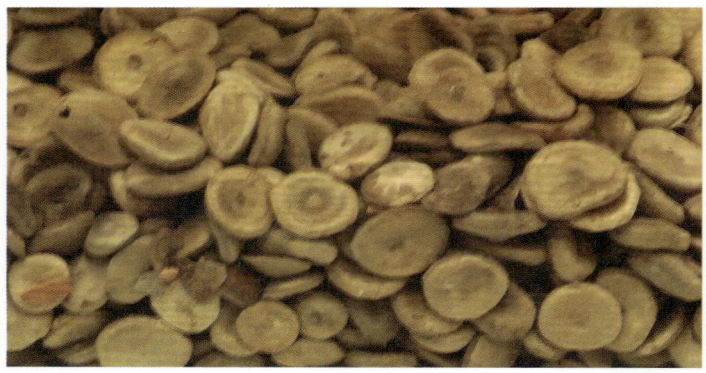

마전 약재

운남마전(雲南馬錢)은 중국 운남에서, 혹마전(或馬錢, *S. nuxvomica*)은 인도, 미얀마 등에서 자생한다. 주로 종자를 약용한다. 독성이 매우 심한 약재이므로 반드시 전문가의 처방하에 약용한다.

이용부위 종자

토양과 번식 비옥토에 파종

성미와 효능 맛은 쓰고 성질은 차고 맹독이 있다. 간과 비장에 좋다. 산결, 부종, 경락, 지통에 사용한다. 독성이 심해 쥐약으로 사용하기도 한다.

사용법

- **기본요법** : 0.3~0.6g을 달여 복용하거나 외용한다.
- **중이염** : 임산부는 약용을 금한다. 일반인도 허용량을 초과 복용하면 호흡곤란이나 혼수상태에 빠질 수 있다.

전통 한약재 ▶ 항암·혈압에 효능

영지버섯 (靈芝) 구멍장이버섯과 | 균류

Ganoderma lucidum

- 생약명 : 영지
- 발생 : 여름
- 무게 : 10~200g
- 열매 : -
- 자생 : 깊은 산
- 약용 : 전체

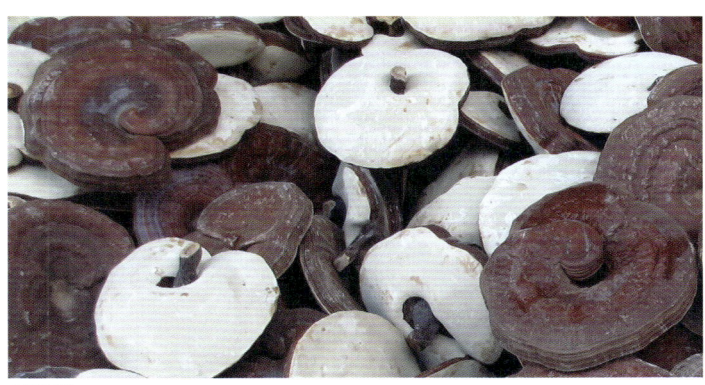

영지버섯

여름에 활엽수의 밑둥이나 뿌리, 그루터기에서 자생한다. 모양의 변이가 심하지만 육질은 플라스틱처럼 광택이 있다. 영지버섯은 표면 색상에 따라 청지, 백지, 적지, 자지, 흑지, 황지 등이 있고 주 약효는 비슷하다. 채취한 영지버섯은 깨끗이 세척한 뒤 찜통에서 10분간 찐 뒤 건조시킨다.

이용부위 전체

토양과 번식 활엽수 밑둥에 균류

성미와 효능 폐, 간, 신장에 좋고 기침, 천식, 해수, 불면증, 소화불량, 항암, 항균, 신경, 혈압에 좋다. 적지버섯은 맛이 쓰고 성질은 평하고 독성은 없다.

사용법

- **기본요법** : 1일 3~5g을 달여 2~3회 나누어 복용한다.
- **영지차** : 10g을 차로 은은하게 달여 마신다.

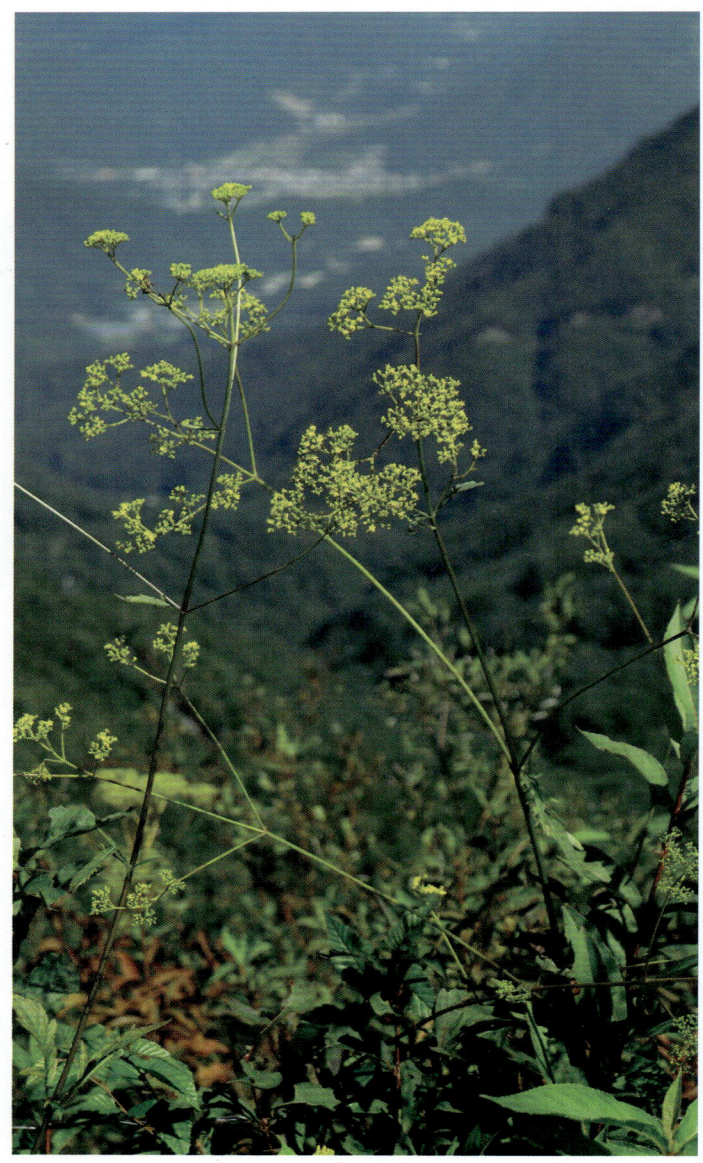
마타리

부록

용어해설
찾아보기

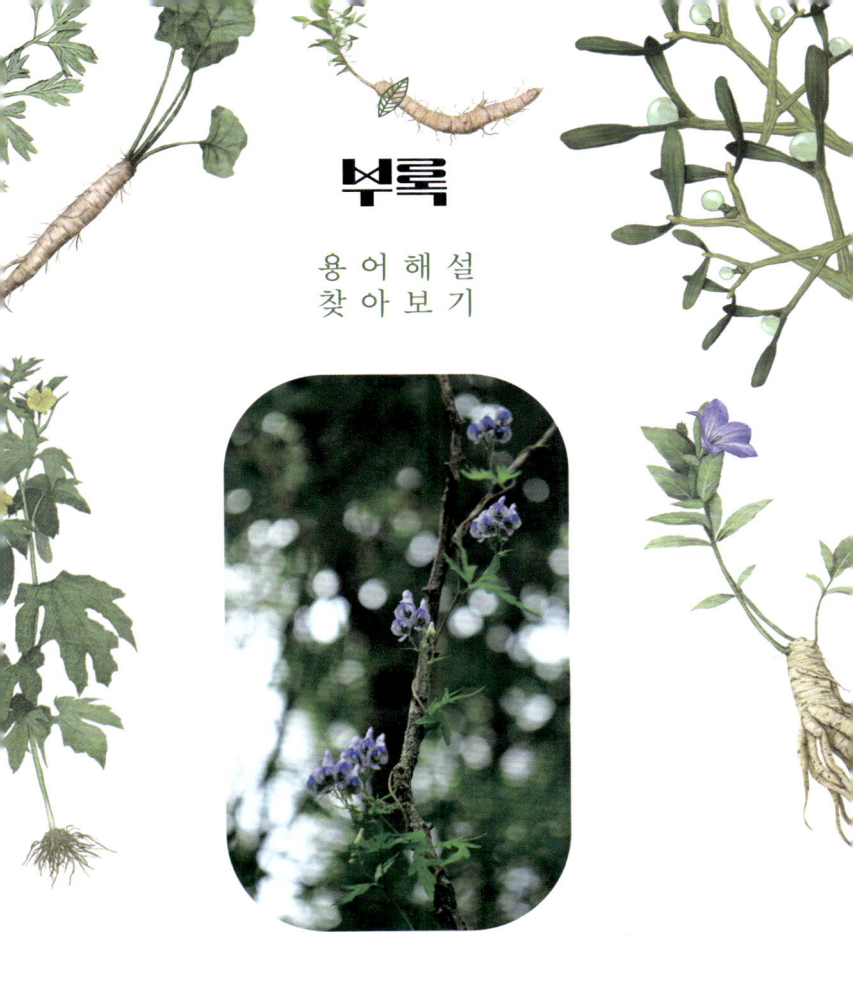

본문에서 설명한 식물 용어 풀이(한자 및 우리말)와 본문에 소개한 300여 종 산약초의 식물명, 생약명, 이명 등을 찾아보기 쉽게 가나다순으로 정리하였다.

겹꽃 여러 겹의 꽃잎으로 이루어진 꽃을 말한다.

겹우산 모양 꽃차례 우산 모양의 꽃차례가 여럿 모여서 겹을 이룬 꽃차례 : 복산형화서(複散形花序). 겹산형화서, 겹산형꽃차례

겹잎 2개 이상의 작은잎이 모여서 하나의 잎을 이루는 형태를 말함. : 복엽(複葉)

관상화 빨대처럼 속이 비어 있는 모양의 꽃을 말한다. : 대롱꽃

기는줄기 땅 위로 기면서 마디에서 뿌리를 내리는 줄기 : 포복경(匍匐莖)

기부 밑부분

깃 모양의 겹잎 새의 깃 모양처럼 생긴 겹잎을 말한다. 깃꼴겹잎 : 우상복엽(羽狀複葉)

꽃가루 수술의 꽃밥 속에 들어 있는 생식세포를 말한다. : 화분(花粉)

꽃덮이 수술과 암술을 보호하는 비생식기관. 대개 꽃잎(꽃부리)과 꽃받침이 구별되지 않을 때 둘을 아우르는 용어이다. : 화피(花被). 안쪽의 것은 속꽃덮이(내화피), 바깥쪽의 것을 겉꽃덮이(외화피)라고 한다.

꽃대 꽃차례의 자루로 꽃의 축이 되는 부분을 말한다.

꽃받침 꽃의 가장 바깥쪽에서 꽃잎을 받치고 있는 부분으로, 여러 개의 꽃받침 조각이 함께 붙어 있는 경우에 쓴다. 꽃부리와 함께 꽃덮이를 이룬다.

꽃받침잎 꽃받침을 이루는 조각이 붙어 있지 않고 떨어진 경우, 각각의 꽃받침을 일컫는다. : 꽃받침조각

꽃밥 꽃가루주머니. 수술의 일부로 꽃가루를 형성하는 주머니 모양의 부분을 말한다.

꽃부리 꽃잎 전체의 집합된 모습을 이르는 말이다. : 화관(花冠).

꽃잎 수술과 꽃받침 사이에 있는 기관. 꽃덮이의 안과 밖의 모양이 다를 때 안쪽 꽃덮이를 말한다. 꽃잎이 서로 붙어 있는 경우에는 꽃부리라고 한다.

꽃자루 꽃 또는 꽃차례의 자루 : 화경(花梗)

꽃줄기 잎이 달리지 않는 줄기가 뻗어 통상 끝에 하나의 꽃이 달리는 줄기를 말한다.

꽃차례 가지에서 꽃의 배열 상태 : 화서(花序)

내화피 : 꽃덮이의 안쪽의 것 : 속꽃덮이

닫힌꽃 꽃덮이가 열리지 않고 자가수분을 하는 꽃 : 폐쇄화(閉鎖花)

덩굴손 줄기나 잎의 일부가 물체를 감을

용어해설

수 있게 변형된 부분

덩이줄기 덩이 모양으로 된 땅속줄기 : 괴경(塊莖)

돌려나기 하나의 마디에 잎이나 가지가 3개 이상 나는 상태 : 윤생(輪生)

땅속줄기 땅속에서 자라는 줄기 : 지하경(地下莖)

방석 모양 로제트 모양. 뿌리에서 나온 잎이 땅 위에 치마나 방석처럼 사방으로 퍼져 장미꽃 모양을 이룬 상태를 말한다.

마주나기 하나의 마디에 한 쌍의 잎이 마주 달리는 모양 : 대생(對生)

머리 모양 꽃차례 꽃차례가 원판 모양을 이루고 그 위에 대롱꽃이나 혀꽃이 조밀하게 배열하는 꽃차례 : 두상화서(頭狀花序)

모인 우산 모양 꽃차례 꽃대 끝에 1개의 꽃이 생기고 그 밑의 가지에서 갈라져 나와 다시 꽃이 피고, 거기서 다시 계속 가지가 갈라져 나와 꽃이 달리는 꽃차례 : 취산화서(聚散花序), 취산꽃차례, 집산화서(集散花序), 집산꽃차례

무성지 꽃이 피지 않고 벋는 줄기

벌레잡이주머니 식충식물에서 잎이 변하여 주머니 모양으로 된 것 : 포충낭(捕蟲囊)

불염포 꽃차례를 덮을 정도로 넓게 커진 포엽

비늘줄기 줄기 밑부분이나 땅을 기는 줄기 끝부분에 굵직하게 생기는 여러 개의 비늘조각 : 인경(鱗莖)

뿌리잎 뿌리나 땅속줄기에서 땅 위로 돋아난 잎 : 근생엽(根生葉)

뿌리줄기 굵직하여 얼핏 뿌리처럼 보이는 땅속줄기 : 근경(根莖)

살눈 식물체의 일부분에 생겨 독립적인 개체로 발달하는 부분 : 무성아(無性芽), 주아(珠芽)

살이삭 모양 꽃차례 두툼한 육질이며 이삭처럼 작고 많은 꽃이 달리는 꽃차례. 육수화서(肉穗花序)

삼출엽 3개의 작은잎으로 이루어진 겹잎, 3출엽

샘털 끈끈한 액을 분비하는 털: 선모(腺毛)

선 모양 길이에 비해 폭이 가늘고 양쪽 가장자리가 거의 평행을 이루는 잎, 꽃잎, 꽃받침잎 등의 모양 : 선형(線形), 줄모양

소포엽 배열한 포엽 중에서 가장 꽃 가까이에 있는 것을 말한다.

소화경 작은꽃자루

수술 통상 꽃밥과 수술대로 이루어진 생

식기관. 수술대가 없는 수술도 있다.

수술대 수술에서 꽃밥을 받치는 원기둥 모양의 자루 부분

술 모양 꽃차례 긴 꽃대에 꽃자루의 길이가 비슷한 꽃들이 배열되어 밑에서부터 위로 피어 올라가는 꽃차례 : 총상화서(總狀花序)

씨방 암술의 팽창한 밑부분으로, 열매로 발달하는 부분

암술 열매를 형성하는 기관. 통상 암술머리, 암술대, 씨방으로 구성됨. 암술대가 없는 경우도 있음

암술대 암술머리와 씨방 사이의 원기둥 모양의 자루 부분

암술머리 꽃가루를 받는 암술의 일부분으로 통상 암술대의 끝부분을 가리킴.

양성화 양성꽃. 한 꽃에 암수의 성기관이 모두 구비되어 있는 꽃 : 완전화(完全花)

어긋나기 잎이나 가지가 마디마다 어긋나게 달리는 모양 : 호생(互生)

영양잎 포자낭이 만들어지지 않는 양치식물의 잎 : 영양엽(營養葉)

외화피 겉꽃덮이. 꽃덮이의 바깥쪽의 것을 말한다.

우산 모양 꽃차례 길이가 거의 같은 꽃자루들이 우산 모양을 이룬 꽃차례 : 산형화서(散形花序), 산형꽃차례

원뿔 모양 꽃차례 꽃차례를 이루는 가지가 갈라지며 술 모양의 꽃차례의 복합형이고 전체적으로 원뿔 모양을 이룸 : 원추화서(圓錐花序), 원추꽃차례

이삭 모양 꽃차례 길고 가느다란 꽃차례 축에 꽃자루가 없는 꽃이 조밀하게 달린 꽃차례 : 수상화서(穗狀花序), 이삭꽃차례

잎몸 잎에서 잎자루와 턱잎을 제외한 넓은 부분

잎자루 잎몸을 지탱하며 잎과 줄기를 연결하는 자루 부분. : 엽병(葉柄)

잎집 줄기를 칼집같이 둘러싸는 모양으로 발달하는 잎의 밑부분

작은잎 쪽잎. 겹잎을 이루는 여러 개의 잎 중 하나 : 소엽(小葉)

작은잎자루 겹잎을 이루는 작은잎의 자루 : 소엽병(小葉柄)

젖혀진 우산 모양 꽃차례 아래쪽 꽃의 작은꽃자루(소화경)가 길고 위쪽으로 갈수록 점점 짧아서 꽃들이 같은 높이에서 피기 때문에 전체적으로 젖혀진 우산 모양 또는 평면의 접시 모양으로 배열하는 꽃차례 : 산방꽃차례

짝수 깃 모양의 겹잎 짝수깃꼴겹잎. 전

용어해설

체가 짝수이고 깃털 모양을 이룬 겹잎. : 우수우상복엽(偶數羽狀複葉)

총포 꽃이나 꽃차례 또는 열매를 둘러싸고 있는 잎의 변이체

턱잎 잎자루 또는 잎자루 밑부분 주변의 줄기 위에 쌍으로 발달하는 부속체. : 탁엽(托葉)

포 꽃이나 꽃차례 밑에 달리는 잎 모양의 부속체 : 포엽(苞葉), 포잎

포자 무성생식의 수단으로 형성하는 생식세포 : 홀씨

포자낭 포자가 들어 있는 주머니. 그 속에서 포자가 형성된다. : 홀씨주머니

포자엽 홀씨 형성 기능이 있는 잎의 총칭 : 홀씨잎

피침 모양 버들잎 모양. 바소꼴. 바소는 곪은 곳을 째는 침을 말함. 잎, 꽃잎, 꽃받침조각 등의 끝이 가늘어지면서 피침처럼 되는 모양

헛수술 꽃밥이 달리지 않아 꽃가루가 생기지 않는 기관으로, 생식성이 없는 수술이다.

혀꽃 꽃잎이 편평한 혓바닥 모양의 꽃을 말한다 : 설상화(舌狀花)

홀수 깃 모양의 겹잎 설상화(舌狀花). 혀 모양꽃. 전체가 홀수이고 깃털 모양을 이룬 겹잎이다.

• 참조 : 오감으로 쉽게 찾는 우리 야생화
　　　　(이동혁 지음)

찾아보기는 초본과 목본을 구별하여 목본 식물은 ● 색깔로 표시하였고 각 식물의 생약명과 이명은 (*) 표시로 구별하였다.

ㄱ

가는오이풀	320
가는잎쐐기풀	336
가는잎향유	221
가래나무	68
가시도꼬마리	324
가시오갈피	72
*갈근	46
갈대	182
갈퀴덩굴	18
갈퀴현호색	118
감국	238
감나무	244
감절대	100
감초	346
감태나무	290
강활	282
개감초	346
개구리발톱	115
개구릿대	342
개대황	364
개망초	236
개맨드라미	268
개별꽃	302
개불알풀	74
개소시랑개비	86
개시오	178
개아마	362
개족도리풀	391
갯기름나물	214
갯방풍	214
갯실새삼	65
*건강	296
겨우살이	16
결명자	266
겹작약	136
*경마	255
*계관화	268
*계안초	310
*계피	70
*고과	356
고들빼기	285
*고련피	380
*고매채	285
*고목	242
고삼	248
*고접자	285
*고채	370
골담초	144

찾아보기

과남풀	80
*관동	205
관동화	205
광대나물	134
광대수염	90
*광엽수소	318
괭이눈	322
괭이밥	172
*구기자	274
구기자나무	274
구릿대	342
*구맥	164
구절초	102
궁궁이	140
*권백	26
*귀전우	36
굴나무	300
*금계아	144
금괭이눈	322
금소리쟁이	364
*금은화	234
*금작화	144
*금전고엽초	322
금창초	210
*기생목	28
긴개별꽃	302
긴개싱아	329
*길경	216
까마중	20
꼭두서니	218
꽃치자	292
꽃향유	221
꽈리	332
꾸지뽕나무	30
꿀풀	184

ㄴ

나도하수오	62
*남성	392
냉초	382
*노근	182
노랑선씀바귀	370
노랑하늘타리	48
노박덩굴	104
*녹란화	93
*녹약	56
놋젓가락나물	386
눈개불알풀	74
눈빛승마	254
느릅나무	228
*능실	14

ㄷ

달래	108
달맞이꽃	344
달뿌리풀	182
*담마	336
*담죽엽	257

당개지치	42	뚱딴지	50
*당귀	142	띠	152
당마가목	130		
*대계	110		
*대소초	344	## ㅁ	
*대조	262		
대추나무	262	마	304
댓잎현호색	118	마가목	130
댕댕이덩굴	166	마름	36
더덕	160	*마선호	337
더위지기	180	마시멜로우	220
덧나무	148	마전	410
도꼬마리	324	*마치현	270
도라지	216	마타리	276
독말풀	398	마황	400
독활	122	*만도배	196
*동랑탕	388	*만타라화	398
동의나물	381	말오줌나무	148
*돼지감자	50	말채나무	366
된장풀	150	*망근	138
*두견화	126	망초	246
두루미천남성	392	*매괴화	52
*두중	200	매듭풀	310
두충	200	매미꽃	106
둥굴레	58	맥문동	186
둥근잎매듭풀	310	맨드라미	268
*딱주	24	머위	206
딱지꽃	232	멀구슬나무	380
딱총나무	148	*모과	240
*땅두릅	122	모과나무	240
땅빈대	112	*모래지엽	366
		모시대	24

찾아보기

목련	226	백선	334
*목방기	166	*백수오	64
*목적	273	*백지	342
*무화과	374	*백출	224
무화과나무	374	*백하수오	64
문모초	209	뱀딸기	176
*문형	88	*번백초	92
*물감나무	116	*벌나무	190
*물쑥갓	124	벽오동	202
미국자리공	394	*보개초	134
미나리	294	*보주초	378
미치광이풀	388	복령	405
민들레	174	*복분자	57
		복분자딸기	57
		봄망초	236

ㅂ

		*봉두채	206
바디나물	219	*봉삼	334
바위구철초	102	부용	96
바위손	26	*부자	386
바위솔(둥근바위솔)	19	부처손	26
박새	396	붉나무	230
박하	258	붉은서나물	124
*발계	16	*비단풀	112
배초향	221	비비추	94
*백과수	252	비수리	60
백년초	354	뽕나무	350
백두구	401		
*백두옹	330		
*백모근	152	## ㅅ	
*백모하고초	210	*사매	176
백목련	226	*사삼	24

사철쑥	180	삼지구엽초	54
*산가자	42	삼채	408
산겨릅나무	190	삽주	224
산구절초	102	*상기생	28
산국	238	*상륙	394
산달래	108	*상백피	350
*산마	304	상사화	399
*산모	78	*상엽	350
산뽕나무	350	새삼	65
*산사	146	생강	296
산사나무	146	생달나무	70
*산사자	146	석결명	266
산삼	368	석류풀	272
*산수유	66	석산	399
산수유나무	66	석잠풀	318
*산약	304	석창포	280
산오이풀	320	선개불알풀	74
*산와거	233	*선학초	22
*산장초	332	섬광대수염	90
*산죽	40	섬시오	178
산짚신나물	22	*세신	390
산철쭉	126	소경불알	160
*산청목	190	*소괴화	150
*산초	264	소나무	128, 288
산초나무	264	소리쟁이	78, 364
산톱풀	114	소목	402
*산편두	357	소엽	298
*산해라	160	소태나무	242
*산호초	290	속새	273
*삼미채	408	*속썩은풀	326
삼백초	222	솜양지꽃	92

찾아보기

*송	288	애기수영	78
송이풀	337	애기쐐기풀	336
쇠뜨기	88	애기앉은부채	376
쇠무릎	158	애기원추리	154
쇠비름	270	애기향유	221
*수근	294	*야관문	60
*수세미	348	야광나무	146
수세미오이	348	*야국화	238
수영	78	*야근채	198
술패랭이꽃	164	*야록마	312
쉽싸리	95	*야오동	32
승마	254	*야지마	90
*시수	244	*야합피	260
시호	178	약모밀	76, 222
*식방풍	214	*약촉규	220
*신이	226	양지꽃	86
실새삼	65	*어성초	76
싱아	329	어저귀	255
쑥	180	억새	138
씀바귀	370	*얼룩조릿대	40
		*엄나무	132
		엉겅퀴	110

ㅇ

		여로	396
아마	362	*여제초	381
*아삼	314	여주	356
아주가	210	*여지	403
앉은부채	376	여지핵	403
애기괭이눈	322	*연	286
애기나리	378	연꽃	286
애기땅빈대	112	*염부자	230
애기마름	14	*영실	352

423

*영지	411	원추리	154
영지버섯	411	*원호	118
예덕나무	32	*원화	340
*오가피	316	*원화근	340
오갈피나무	72, 316	*원황정	58
***오동**	202	위령선	384
*오두	386	*위릉채	232
*오디	350	*유근피	228
오리나무	116	*율초	156
*오미자	250	으름덩굴	188
*오배자	230	*은선초	84
*오수	204	은행나무	252
오수유	204	음나무	132
오약	404	*음양곽	54
오이풀	320	이고들빼기	285
옥녀꽃대	84	*이백저	168
옥수수	151	*이호채	247
옥잠화	328	익모초	98
*옥죽	58	*인동	234
옻나무	34	인동덩굴	234
*와송	19	인삼	368
왕고들빼기	233	*인진호	180
왕호장근	100	*일년봉	236
*용규	20	*일지호	114
용담	80	잇꽃	139
*용담초	80		
*우방자	44		
*우슬	158	**ㅈ**	
우엉	44		
*우이대황	364	자귀나무	260
원지	409	자리공	394
		*자목	30

찾아보기

*자소엽	298	주름잎	93
*자오가	72	주먹맨드라미	268
*자옥잠	94	중국패모	208
자주광대나물	134	쥐꼬리망초	271
*자초	372	쥐오줌풀	284
*자화전호	219	*지구자	194
*자화지정	319	*지금초	112
*작상	271	지렁쿠나무	148
작약	136	*지마황	272
잔대	24	지모	120
잣나무	128	*지실	14
*장녹	394	*지유	320
*적아백	32	*지초	372
*적양	116	지치	372
적작약	136	지칭개	247
적하수오	62	지황	306
전호	314	진달래	126
*절패모	208	*진피	300
*접골목	148	질경이	358
*접골선도	209	질경이택사	38
접시꽃	96	짚신나물	22
*정공피	130	찔레꽃	352
제비꽃	319		
제주조릿대	40		

ㅊ

*제피	82	*차전자	358
*젠피	82	차풀	357
조릿대	40	참가시나무	168
조릿대풀	257	참개별꽃	302
족도리풀	390	참나물	198
좀가지풀	196	참당귀	142
좁쌀풀	196		

*참룡검	382	*치자연	86
참마	304	*칠수	34
참소리쟁이	364	췸	46
참좁쌀풀	196		
*창이자	324		
*창출	224		

ㅋ

칼잎용담	80
큰개불알풀	74
큰개현삼	162
큰괭이밥	172
큰꽃으아리	384
큰달맞이꽃	344
큰도꼬마리	324
큰땅빈대	112
큰애기나리	378
큰용담	80
큰원추리	154
큰조롱	64
큰천남성	392

*천가자	398
천궁	140
*천규	115
천남성	392
천마	278
천문동	212
*천초	264
*천초근	218
*천태오약	404
*천화분	48
*철선련	384
청가시덩굴	28
청미래덩굴	28
*청해축	190
초과	406
초석잠	318
*초오	386
*초장초	172
초피나무	82, 264
*촉규화	96
*총백	213
*취숭	376
층층갈고리둥굴레	58
*치자	292
치자나무	292

ㅌ

*태자삼	302
*택란	95
택사	38
털괭이눈	322
털족도리풀	390
토대황	78, 364
*토사자	65
토천궁	140
토현삼	162

찾아보기

톱풀	114
*통천초	93
투구꽃	386
통통마디	360

ㅍ

파	213
파두	407
*파파납	74
*팔선초	18
*팔월찰	188
팥꽃나무	340
패랭이꽃	164
패모	208
*패장	276
편백	338
*포공영	174
포천석창포	280
풀솜대	56
피나물	106
*필두엽	88

ㅎ

*하고초	184
하늘타리	48
하수오	62
*하청화근	106
한라석창포	280

*한인진	180
할미꽃	330
*함초	360
*합환목	260
*합환피	260
해당화	52
*해동피	132
*해백	108
*해송자	128
*핵도추	68
향유	221
헛개나무	194
현삼	162
현호색	118
호두나무	68
호장근	100
혹쐐기풀	312
홀아비꽃대	84
*홍화	139
홑왕원추리	154
화살나무	14
*화초	82
환삼덩굴	156
*황경피	170
*황굴화	276
향유	221
헛개나무	194
현삼	162
현호색	118
호두나무	68
호장근	100

혹쐐기풀	312
홀아비꽃대	84
*홍화	139
홑왕원추리	154
화살나무	14
*화초	82
환삼덩굴	156
*황경피	170
*황굴화	276
황금	326
황기	308
황련	256
*황백	170
황벽나무	170
*황칠	192
황칠나무	192
*흰초	154
흰꿀풀	184
흰말채나무	366
흰바디나물	219
흰작약	136
*히노키	338
*힐초	284

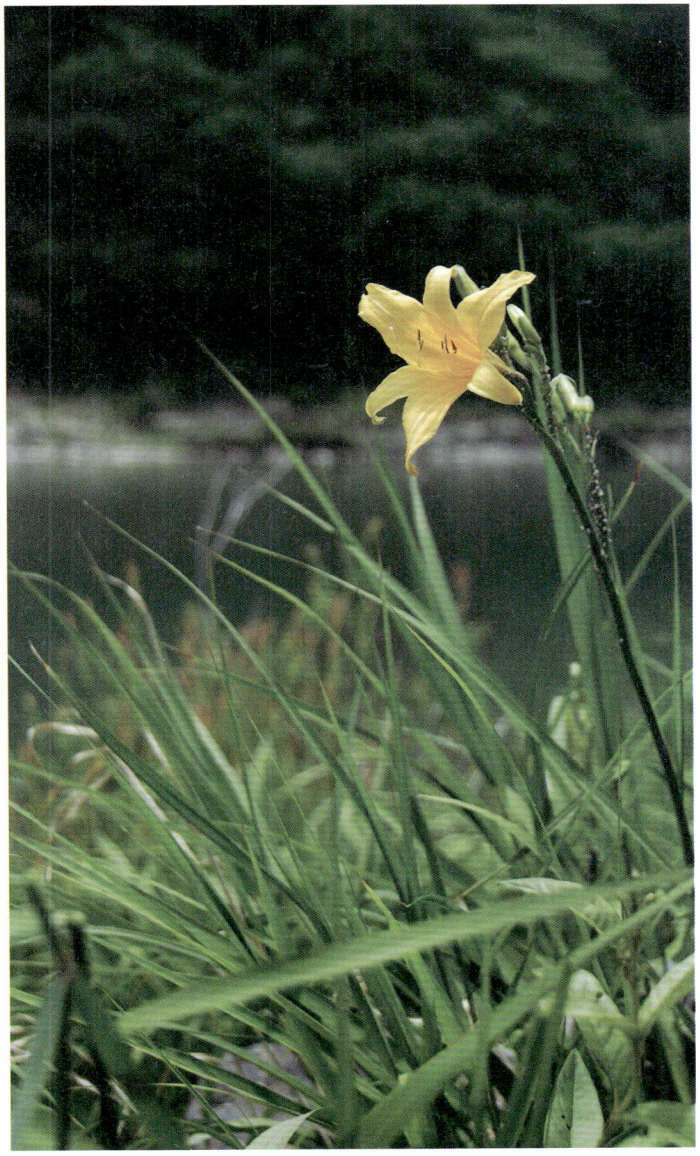

원추리

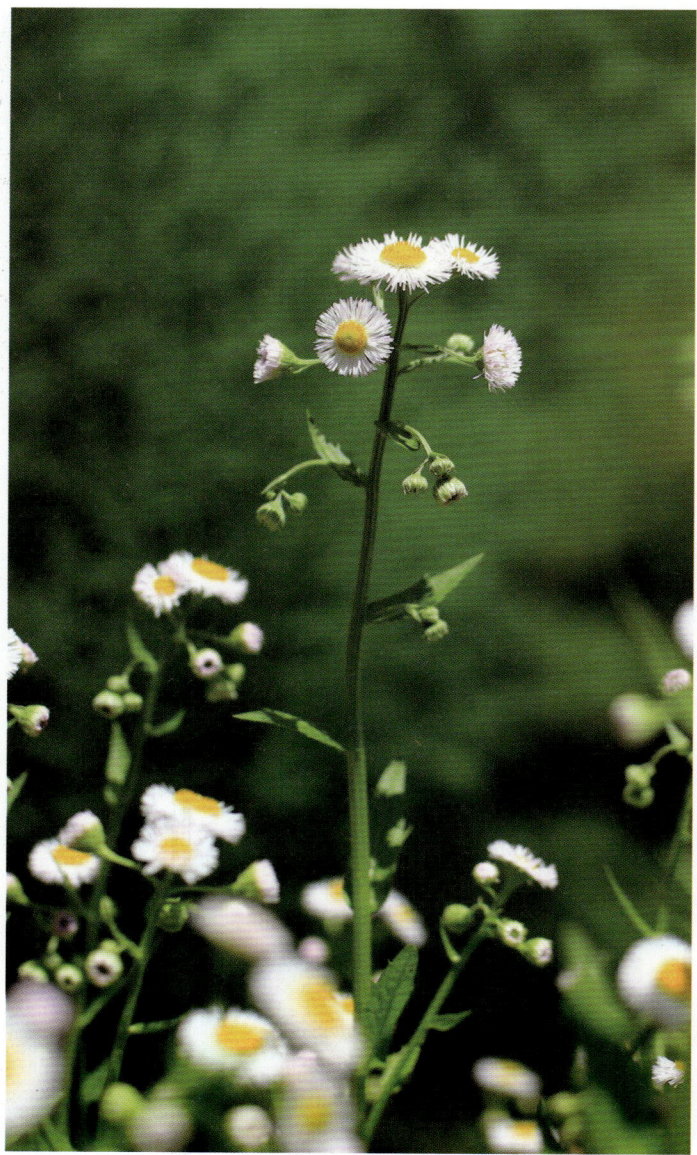
개망초

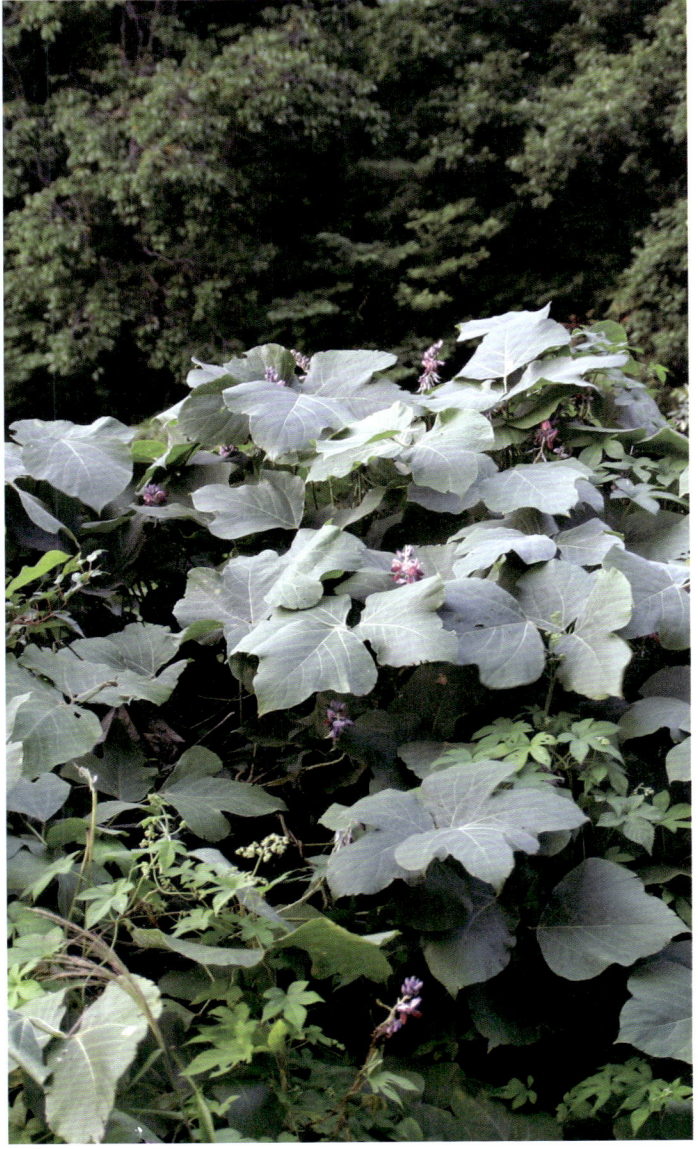

칡

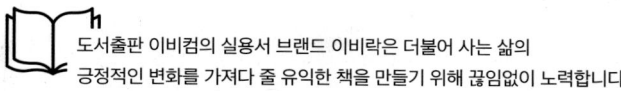

도서출판 이비컴의 실용서 브랜드 이비락은 더불어 사는 삶의
긍정적인 변화를 가져다 줄 유익한 책을 만들기 위해 끊임없이 노력합니다.
원고 및 기획안 bookbee@naver.com